穴之道

——中医原创思维下的腧穴解读

朱燕中／编著

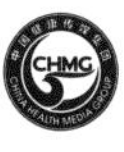

中国健康传媒集团
中国医药科技出版社

内容提要

穴不妄设，名不徒取。针灸非一穴一术，而是自成体系的医道。本书从中医原创思维出发，着眼穴名，揭开腧穴之奥；立足中医经典视角观察，复古中医的本来面目，论述了十二经脉及任督二脉的循行，注重腧穴名称的释义，特别注重腧穴的气血运行状态以及穴性，使腧穴的阴阳五行属性与天地之气味相应。本书角度新颖，发人深省，相信你读来必有醍醐灌顶，茅塞顿开之感悟，可供中医针灸临床工作者及中医爱好者阅读。

图书在版编目（CIP）数据

穴之道：中医原创思维下的腧穴解读 / 朱燕中编著 . — 北京：中国医药科技出版社，2018.6

ISBN 978-7-5214-0089-2

Ⅰ. ①穴…　Ⅱ. ①朱…　Ⅲ. ①经络—基本知识 ②俞穴（五腧）—基本知识　Ⅳ. ① R224

中国版本图书馆 CIP 数据核字（2018）第 061834

美术编辑　陈君杞

版式设计　也　在

出版　**中国健康传媒集团** | 中国医药科技出版社

地址　北京市海淀区文慧园北路甲 22 号

邮编　100082

电话　发行：010—62227427　邮购：010—62236938

网址　www.cmstp.com

规格　710 × 1000mm $^1/_{16}$

印张　31 $^3/_4$

字数　464 千字

版次　2018 年 6 月第 1 版

印次　2022 年 9 月第 3 次印刷

印刷　三河市万龙印装有限公司

经销　全国各地新华书店

书号　ISBN 978-7-5214-0089-2

定价　89.00 元

前言

多年前就有写这本书的冲动，我在美国教中医很多年，一次看到一本学生必读的英文版针灸书，书中将公孙穴译成“爷爷和孙子”，将商阳穴译成“阳的交易”，心底有一种感觉，有责任写一本书，澄清腧穴的本质。十四经腧穴的名称可以说是古代文化的百科全书，穴名内容涉猎广泛，上及天文，下至地理，中合人事。腧穴是古人给后人留下的最直接、最准确、最完整的信息，而且没有遗失和删改，是古代圣人思想的结晶，是优秀的古代文化遗产之一。为后世了解古代文化，掌握中医逻辑，理解腧穴本质，提供了第一手材料。因此，读懂穴名，对中医概念的正确理解至关重要。

古代圣人是人，不是神，腧穴经络是基于正常人的思维逻辑制定的，因此我研究经络腧穴强调要从常人的逻辑思维出发，并且还要从经典的视角观察，复古中医的本来面目，充分阐明古人依据自然法则所制定的医学体系，在此基础上进一步思考继承与发展的问题，不要局限于现代常规思维模式。

本书的写作目的有两个，一是进一步阐明《内经》经络体系；二是通过对腧穴名称的注释，复原古人赋予腧穴的内涵。名不虚设，穴不徒取，腧穴名称是揭开腧穴秘密的钥匙。本书内容的独到之处有以下几个方面，书中介绍了《内经》经络学,《内经》中所介绍的经络知识，内容丰富，涉猎广泛，逻辑深刻，今天的教科书多没有触及其实质内容。《内经》曰：“人以天地之气生，四时之法成。”人身小宇宙，是立体的，是有机的，是运动变化的。而天人相应，天人合一，自然有天地日月、山川水泉，人体有心肺、脾胃、肝肾及经脉气血与之相应；天地间有云雨、湖海，人有气水升降出入、四海气街与之相应等。本书重在强调中医理论的逻辑性，还有很多观点也是本书特别提出，如关于终始、根结、标本、气街、四海等概念的理解，以及对经别、经水、大络等概念的深入探讨。

腧穴方面，本书着重腧穴名称的注释，新开辟了腧穴的［气血运行状态］以及［穴性］。中医临床治疗主要有中药和针灸两种模式，两者有着本质不同，中药是外来的，以治病为目的，腧穴是自身的，是身体的一部分，腧穴的命名主要反映身体生理现象，不是以祛邪治病为其首要目的，因此在分析穴名时，要根据其所在部位、经脉归属，结合天人相应关系，尽可能地贴近其生理属性，并以此为基础加以思考。例如阴市穴，阴市者，阴气聚积之处，阴盛则阳气收藏。阴市之名不是因为阴寒之邪聚集而得，是因其属性而得名。阳明主降，阴市之上有伏兔，阴精伏藏之处。从髀关开始，阳气开始收藏，因此有伏兔之藏精，阴市者阴盛，阳气因此得以收藏，所以《针灸甲乙经》《针灸大成》都认为本穴禁灸。

本书特别列出的腧穴［气血运行状态］一项中，介绍了气血运行状态主要来自两个方面，一是指腧穴之气与经脉相将而行，运行于经脉内外，一般经穴都有这个特点。二是气血运行于脉外，与经脉运行不同，应天道而行的状态，即地气上为云，天气下为雨，典型腧穴有五输穴等。

本书独特之处还在于强调穴性的重要性，目前中医院校针灸教材中只讲腧穴主治，不讲穴性和功能。所谓穴性是指腧穴的阴阳五行属性，并与天地之气味相应，例如五输穴就具备了阴阳五行六气的特殊属性，阳经的六输穴对应六气，阴经的五输穴对应五味。其他腧穴属性还与名称、所在部位，及其他属性相关，掌握穴性对穴位的准确使用至关重要。

本书难免存在需要改进之处，还请各位读者多提宝贵意见。

朱燕中

2018年1月

目录

上篇

经络腧穴总论

下篇
经络腧穴各论

第十四章　足厥阴肝经 ……………………………………… 397

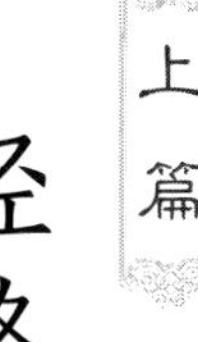

经络腧穴总论

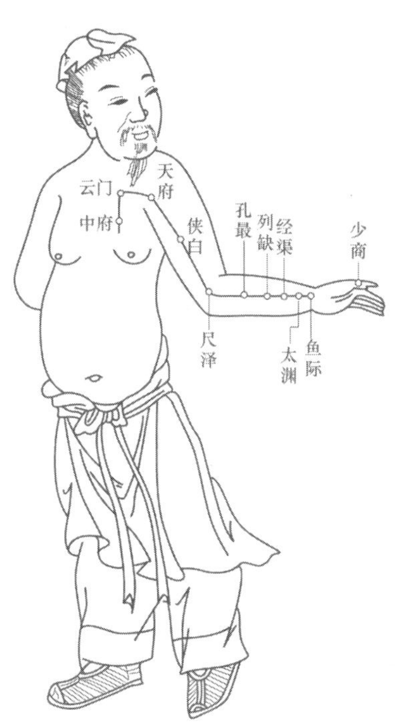

第一章 经 络

第一节 中医哲学基础

中医形成的哲学基础，是古人细观自然，详查人体，将自然与人相应，结合古代术数形成的。术数理论所涵盖的范围相当广泛，阴阳五行六气等基本概念都属于此范畴，术数理论是古代哲学思想实际应用的具体体现。

《灵枢·经水》:“天至高不可度，地至广不可量，此之谓也。且夫人生于天地之间，六合之内，此天之高，地之广也，非人力之所能度量而至也。若夫八尺之士，皮肉在此，外可度量切循而得之，其死可解剖而视之。其脏之坚脆，腑之大小，谷之多少，脉之长短，血之清浊，气之多少，十二经之多血少气，与其少血多气，与其皆多血气，与其皆少血气，皆有大数。其治以针艾，各调其经气，固其常有合乎。”

经文中说天之高，地之广，不可度量，人生于天地六合之内，也如同于此天之高，地之广，非人力之所能度量。有形的皮肉筋骨，外可度量切循，内可解剖而视，而脏之坚脆，腑之大小，谷之多少，脉之长短，血之清浊，气之多少，十二经之多血少气，多气少血，血气皆多，血气皆少，则都有大数。其中的大数即指术数，治疗以针刺艾灸，调节其经气，巩固其平衡，也要合于术数。这里道出了一个秘密，中医的形成是基于古人的客观所见和术数推理。

第二节 天人相应

天人相应是中医形成的基础，天地人之道彼此相应，孔子云:“吾道一以贯之。”天地间的自然结构与人体结构相应，天地间的阴阳变化也与人体相应，万物的生成是阴阳协同作用的结果，即所谓天为阳主生，地为阴主成，人体生理变化与自然界新陈代谢变化相一致。要想了解人体，需要将天人对应起来，先了解天，后明了人。

一、经脉与经水相应

古人认为人有十二经脉，地有十二条河流，十二经脉与十二经水相应，因此只要能彻底了解经水的状态，就能明确经脉的属性。

《灵枢·经水》:“此人之所以参天地而应阴阳也，不可不察。足太阳外合于清水，内属于膀胱而通水道焉。足少阳外合于渭水，内属于胆。足阳明外合于海水，内属于胃。足太阴外合于湖水，内属于脾。足少阴外合于汝水，内属于肾。足厥阴外合于渑水，内属于肝。手太阳外合于淮水，内属于小肠，而水道出焉。手少阳外合于漯水，内属于三焦。手阳明外合于江水，内属于大肠。手太阴外合于河水，内属于肺。手少阴外合于济水，内属于心。手心主外合于漳水，内属于心包。”

三阴三阳合天之六气，十二经脉应地之经水，十二经脉又外合于六气，内属于脏腑，所以手足三阴三阳，外合于十二经水，而经水又内属于脏腑，这就是人之所以参天地而应阴阳的原因。清水位于黄河与淮河相合之处，两河分流所出为清河，黄河应肺经，淮河应小肠经，肺属天而主气，为水之上源，主通调水道，下输膀胱。小肠泌别清浊，清者之津液入下焦，渗入膀胱，所以膀胱为津液之府，受气化而出，六腑都收受阴浊之物，唯有膀胱中的津液之水独清，因此足太阳外合于清水，内属于膀胱而通水道。渭水出于雍州，合于污秽浑浊之水，而唯有渭水独清，好像是浊中之精，应中精，胆为中精之府，排泄胆汁于肠胃中，应浊中之清，因此足少阳外合于渭水，内属于胆。古人认为陆地周围有东南西北四海，海水环绕陆地，地居海之中，阳明居中土，万物所归，又为水谷之海，因此足阳明外合于海水，而内属于胃。

海有四海，环绕陆地，与之相对的湖泊则有五，即所谓五湖四海，四者向心而生五,五者向外而生六,五湖居陆地中，湖水灌注四旁，如同脾居中央而灌溉于四旁，因此足太阴外合于湖水，而内属于脾。汝水发源于河南的天息山，即嵩山，古人根据圭表所测，大陆的地中居河南，并且是居于天地之中，天居地上，能看见的地方大约有182.5度多，地下也同样。古人认为北极出地上36度，南极入地下也是36度，而嵩山正当天之中极，是由于天气包于地之外，又从中而通贯入地中，因此名天息。肾主水，天一生水，肾为生气之原，上应于喉以司呼吸，因此足少阴外合于汝水，而内属于肾。渑水出于清州之临淄，而向西入于淮河，由于大陆西高东低，陆地上的水，大都从西向东流，而渑水却自东而来，因此应足厥阴的东方肝木。

淮水即淮河，从海水而入于淮泗，小肠者受盛之官，收受胃中所来的水液，济泌于膀胱，因此手太阳外合于淮水，内属于小肠。漯济是西北的大河，漯合于济而入于河南各州，济水合于少阴心经，为君主官，少阳为君主之相，阴阳相合，因此手少阳合于漯水，而内属于三焦。古人认为长江之水发自西属之岷山，蜿蜒曲折，行程万里，东入大海。大肠是传道之官，上接小肠之水谷，济泌别汁，变化出焉，吸收津液，形成粪便排出体外，因此手阳明外合于江水，内属于大肠。

由于中原地势西高东低，黄河好像从天上发出，黄河源自于星宿海，星宿海，藏语称错盆（意为"花海子"），地处黄河源头地区，海拔愈4000米。"星宿海"是天上星宿似海的意思，按照后天八卦，黄河来自乾位，行程千里，仅有一曲，俗话说黄河之水天上来，肺合乾卦，五行属金，位居上焦，应合于天，肺藏气，肺气化水而降，为下焦水液之生源，肺主通调水道，下属膀胱，黄河有很多分支，如清水、漯水、济水、渭水等，都与肺的输布相关，因此手太阴外合于河水，而内属于肺。济水发源于王屋山，尽管有一些河流从此穿过，但其水不受其影响而浑浊，始终保持清水，因此称为清济，该河流水量不大，但却保持尊贵的地位，因此居四渎之一。《晋书·天文志》："东井南垣之东四星曰四渎，江、河、淮、济之精也。"是古代对四条独流入海的大河的称呼，即"江、河、淮、济"。心为君主之官而独尊，因此手少阴外合济水，内属于心。漳水有二，一出于上党沾悬大黾谷，名为清漳，一出上党长子悬鹿谷山，名为浊漳，二漳源头不同，向下流淌而相合。血者，神气也，阴中之清，心所主，合于厥阴包络，而流行于经脉之中，犹如二水合流，因此手心主外合于漳水，内属于心包。

二、人体上下与天地相应

除了前面讲的经脉与经水相应以外，人体分上下，亦与天地上下相应。

《灵枢·经水》："凡此五脏六腑，十二经水者，外有源泉，而内有所禀，此皆内外相贯，如环无端，人经亦然。故天为阳，地为阴，腰以上为天，腰以下为地。故海以北者为阴，湖以北者为阴中之阴；漳以南者为阳，河以北至漳者，为阳中之阴；漯以南至江者，为阳中之太阳，此一隅之阴阳也，所以人与天地相参也。"

水泉在地之下，地居天之中，水随天气上下环转于地之外，而再通贯于地中，因此说外有源泉，而内有所禀，是因为地禀在泉之水，而外为十二经水之源流，内外相贯，如环无端。而与人相应，地下泉水应肾藏精，地应中焦脾胃，天气应肺气运行。《水热穴论》："肾者，至阴也。至阴者，盛水也。肺者，太阴也。少阴者，冬脉也。故其本在肾，其末在肺，皆积水也。"是肾脏之精水，膀胱之津水，都随肺主之气，而营运于肤表，因此腰以上为天，腰以下为地，天地上下之皆有水。

所谓海以北者，是胃居中央，胃为水谷之海，中央胃土之下为阴，有肝肾两脏。所谓湖以北者，是根据脾土所在部位而划分，因此为阴中之阴。所谓漳河以南者为阳，是说心主包络之上，有心肺两脏，漳河以上为天，为阳，为南；以下为地，为阴，为北。所谓黄河以北至漳河者，是说从上焦而向后行于背部，所以为阳中之阴；漯河以南至长江者，是说从中焦而向前行于腹部，为阳中之太阳。这些位置阴阳的确定，是人面南背北，人生于天地之间，六合之内，以此身一隅之阴阳，应天地的上下四旁，所以与天地参。

三、气血之行与天道相应

前面讲到了经脉应经水是地之道，气血出入于脉之内外是应天之道。

《逆顺肥瘦》："黄帝曰：少阴之脉独下行，何也？岐伯曰：不然。夫冲脉者，五脏六腑之海也；五脏六腑皆禀焉！其上者，出于颃颡，渗诸阳，灌诸精；其下者，注少阴之大络，出于气街，循阴股内廉，入腘中，伏行骭骨内，下至内踝之后，属而别。其下者，并行少阴之经，渗三阴；其前者，伏行出跗，属下，循跗入大趾间，渗诸络而温肌肉。故别络结，则跗上不动，不动则厥，厥则寒矣！黄帝曰：何以明之？岐伯曰：以言导之，切而验之，其非必动，然后乃可明逆顺之行也。黄帝曰：窘乎哉！圣人之为道也，明于日月，微于毫厘，其非夫子，孰能道之也。"

经文中讲血气行于脉外，以应天之道。所谓天道是指"司天"在上，"在泉”在下，水天之气，上下相通，如“地气上为云，天气下为雨”，也属于这个范畴。水天之气与人之血气相应，血气充肤热肉，淡渗皮毛，而肌肉充盈。如果气血不足，则水道不行，而形体羸瘦。

经文还提到冲脉，为五脏六腑之海，五脏六腑之气都要禀赋于冲脉而行。冲脉上行的部分，出于颃颡，渗入诸阳，灌注诸阴；下行的部分，注于少阴之大络，下出于气街。而五脏六腑的血气，都从冲脉而渗灌于脉外至皮肤间，若水随气而运行于天表。由于少阴主先天之水火，水火是精气，所以冲脉并入少阴之经，渗入三阴，沿着足跗入于大趾间，灌渗诸络而温肌肉，是少阴之精气，又从冲脉而营运出入于经脉皮肤之外内。

因此如果别络郁结，则少阴之气不能行于足跗上，跗上之脉不搏动。不动是由于少阴之气厥于内，因此厥则寒。此气血郁结于脉内，而不能通于脉外，因此要疏导之，即导气外出。通过查脉以明确精血之行，其非跗上不动，然后方可明确逆顺之行。所谓逆顺之行，是指少阴之精气，渗灌于肤表，而复营运于脉中，应司天在泉之气，绕地环转，而复通贯于地中。

五脏六腑，应五运而在地中，所谓五运，是指神机之出入；皮肤经脉，则应六气在外，所谓六气，是指气机运行于左右上下，环转升降。五脏六腑之气，禀冲脉而营运于肤表，应地气之出于外。

四、四肢躯干分部与天地相应

前面讲的是经脉和经脉中运行的气血与天地相应，本节介绍四肢躯干与天地相应（表 1–1）。

《灵枢·九针论》：“黄帝曰：愿闻身形，应九野，奈何？岐伯曰：请言身形之应九野也。左足应立春，其日戊寅己丑。左胁应春分，其日乙卯。左手应立夏，其日戊辰己巳。膺喉首头应夏至，其日丙午。右手应立秋，其中戊申己未。右胁应秋分，其日辛酉。右足应立冬，其日戊戌己亥。腰尻下窍应冬至，其日壬子。六腑膈下三脏应中州，其大禁，大禁太一所在之日，及诸戊己。凡此九者，善候八正所在之处。所主左右上下，身体有痈肿者，欲治之，无以其所直之日溃治之，是谓天忌日也。”

九野是地之九州在天的分野，四肢形骸与之相应。按星书，立春应天文箕尾分野，《禹贡》冀州之域，而左足应立春，其日戊寅、己丑；春分应天文心房分野，《禹贡》徐州之域，而左胁应春分，其日乙卯；立夏应天文翼轸分野,《禹贡》荆州之域，而左手应立夏，其日戊辰、己巳；夏至应天文井鬼分野,《禹贡》雍州之域，而膺喉首头应夏至，其日丙午；立秋应天文参井分野,《禹贡》梁州之域，而右手应立秋，其中戊申、己未；秋分应天文奎娄分野,《禹贡》兖州之域，而右胁应秋分，其日辛酉；立冬应天文危室分野,《禹贡》青州之域，而右足应立冬，其日戊戌己亥；冬至应天文牛斗分野,《禹贡》扬州之域，而腰尻下窍应冬至，其日壬子；中州应天文张柳分野,《禹贡》豫州之域，而六腑膈下三脏应中州，其大禁，大禁太一所在之日，及诸戊己。

表 1-1 身体躯干与天地相应图表

身体	左足	左胁	左手	膺喉首头	右手	右胁	右足	腰尻下窍	六腑膈下三脏
季节	立春	春分	立夏	夏至	立秋	秋分	立冬	冬至	中州
其日	戊寅、己丑	乙卯	戊辰、己巳	丙午	戊申、己未	辛酉	戊戌、己亥	壬子	大禁
分野（九野）	箕尾	心房	翼轸	井鬼	参井	奎娄	危室	牛斗	张柳
禹贡（九州）	冀州	徐州	荆州	雍州	梁州	兖州	青州	扬州	豫州

天有九野，地有九州，人有九窍九脏，都上通于天气，是以身形应九野，而合于天之四时八节。手足之所主为戊己，戊己是十天干，五行属土，土属四肢。岁半以上，天气主之；岁半以下，地气主之。膺、喉、头、首应夏至，是因为身半以上为阳；腰尻以下应冬至，是因为身半以下为阴。丙午属火，因此主夏；壬子属水，因此主冬。胁主外内出入之枢，因此主春秋二分。是由于春主阳气上而阴气下，秋主阴气上而阳气下。乙卯属木，主于东方，因此其日乙卯。辛酉属金，主于西方，因此其日辛酉。六腑膈下三脏，居形身之中而在下，因此应地之中州。《遁甲经》:“六戊为天门，六己为地户，故为天忌。肺应天，心应日，膈下三脏应地，气从下而上；左足应立春，右足应立冬，气复归于下。”

第三节　营卫气血

经脉中运行的是气血，营卫是后天水谷精微之气，是气血的必要补充，因此解释经脉必先要明确营卫气血。

一、来源

营气既是水谷之精气，又是血之气，《营卫生会》："营出于中焦，卫出于下焦。"清者为营，浊者为卫，这是入胃水谷之精气，而分出两行为营卫之道，即营行脉中，卫行脉外，这里的营卫之气是精气（营之气）。经文有云："中焦受气取汁，化而为血，以奉生身，莫贵于此，故独行于经隧，命曰营气。"这是将血之气也称为营气，因此说营出中焦化为血的营气（血之气），与营卫之精气稍有区别。

卫气是水谷之悍气，《决气篇》："上焦开发，宣五谷味，熏肤充身泽毛，若雾露之溉是谓气。"《五味篇》："辛入于胃，其气走于上焦，上焦者，受气而营诸阳者也。"卫者，阳明水谷之悍气，出于下焦，从下而升，从上焦而出于表，滋养在表的阳气。

充溢皮肤之血气，是中焦水谷之津液，随三焦出气，以温养肌肉，充滋皮肤。因此，《痈疽章》："肠胃受谷，上焦出气，以温分肉，而养骨节，通腠理。中焦出气如露，上注溪谷而渗孙脉，津液和调，变化而赤为血，血和孙脉先满溢，乃注于络脉皆盈，乃注于经脉，阴阳已张，因息乃行。行有经纪，周有道理，与天协议，不得休止。"中焦收受水谷精微，经过胃的腐熟消化，出气于上如雾露状，上注于溪谷，所谓溪谷即是肌肉分会之处，在这里的津液，先和调于分肉孙络之间，然后在此处变化为赤色，而为血，血气调和，再从脉外入于孙络，孙络满溢，后再注于大的络脉，最后入于经脉中。

故出于中焦的津液，奉心神赤化而为血，以奉养生身，这滋养形骸肌肉的营血，独行于经隧，称之为营气，这里的血，是从中焦出于皮肤肌肉，并且在此灌注孙脉和经脉，这个血之气称为营气，与应呼吸漏下的营气不同，后者行于十二经脉中，循环无端，无始无终。同时称为营气的血之气，在外还与卫气相将，昼夜出入，同时又内注于经脉，随呼吸运行，这种运行规律，应天道阴阳，随着太阳升起而营运于外，再随着天气降入地中，而复通贯于中。

二、营卫运行

（一）营行脉中，卫行脉外

营行脉中，是指营行于十二经脉中，应呼吸漏下。

《营卫生会》："岐伯答曰：人受气于谷，谷入于胃，以传与肺，五脏六腑，皆以受气，其清者为营，浊者为卫。营在脉中，卫在脉外，营周不休，五十而复大会，阴阳相贯，如环无端。卫气行于阴二十五度，行于阳二十五度，分为昼夜，故气至阳而起，至阴而止。故曰：日中而阳陇为重阳，夜半而阴陇为重阴。故太阴主内，太阳主外，各行二十五度，分为昼夜。夜半为阴陇，夜半后而为阴衰，平旦阴尽而阳受矣，日中而阳陇，日西而阳衰，日入阳尽，而阴受气矣。夜半而大会，万民皆卧，命曰合阴，平旦阴尽而阳受气。如是无已，与天地同纪。"

水谷进入胃腑后，经过胃的腐熟消化，由脾转输，上传于肺，肺朝百脉，输精于脉中，五脏六腑都因此而受到营气的滋养，这是营血直接滋养五脏六腑和十二经脉。水谷精微中清纯的部分为营，浊厚的部分为卫，别出两行营卫运行的道路，营行于脉中，卫行于脉外，营运周环不休，一昼一夜共五十营周，然后再大会于手太阴肺，阴阳相贯，如环无端，这是营气之行于脉中，循度环转，以应呼吸漏下。

卫行脉外，是卫气夜行于阴二十五度，日行于阳二十五度，分为昼夜，应天道运行。因此卫气运行至阳的时候，睡醒起床而目张，卫气运行至阴的时候，休息睡觉而目瞑。日中的时候阳气最盛，而卫气正行于阳位，因此为重阳；夜半十分阴气最旺，而卫气正行于阴位，因此为重阴。太阴主地，太阳主天，卫气白天时候行于太阳所主的肤表，而夜晚行于五脏的募原，募原是脏腑外的大网膜，属土，是太阴所主之地中。外内各行二十五度，分为昼夜，这是卫气之所行。

夜半时刻为阴气旺盛，夜半过后阴气始衰，平旦时刻，阴气竭尽而阳始受气，日中时而阳气旺盛，太阳西落时而阳气始衰，当太阳完全下山时，阳气竭尽而阴始受气。夜半而阴阳大会，全民都入睡了，称为合阴，这是天气夜行于阴，而与阴气会合。天道运行，昼夜的阴阳，平旦卫气行阴，阴气竭尽而肌表阳气再受此卫气，如是昼夜出入循环不已，与天地阴阳变化同纪。

（二）营卫相将而行

营卫相将而行，是指营气出于三焦，运行于皮下，伴随卫气而行，应天道阴阳营运于脉外。《营卫生会》："黄帝曰：愿闻三焦之所出。岐伯答曰：上焦出于胃上口，并咽以下，贯膈而布胸中，走腋，循太阴之分而行，还至阳明，上至舌，下足阳明，常与营俱行于阳二十五度，行于阴亦二十五度，一周也。故五十度而复大会于手太阴矣。"上焦出于胃上口，胃之上口是上焦所归属的部位。上焦之气出胃上口，并胃咽以上贯膈，布散于胸中，出胸中，横走腋下，循太阴肺经脉的云门、中府穴的部分而行，返还至阳明经的天鼎、扶突穴而上行至舌，又下行于足阳明经部，常与营俱行于阳二十五度，行于阴也二十五度一周，因此五十度而又大会于手太阴，之所以上焦之气大会于手太阴，是因为其从胸腋太阴部分出而行。

手之三阴，从脏走手，足之三阴，从足走脏，营气行于二十八脉之中，二百七十息，以应漏下二刻为一周，则阴阳外内，经脉脏腑，都循行到，是一日不分昼夜五十营，非日行于阳而夜行于阴。而所谓的日行于阳二十五度，行于阴亦二十五度，是营卫相将行于脉外，营气由脉外入于脉中，阴阳出入。所谓上焦之气常与营日行于阳，夜行于阴，这里的营气属于后者，是营卫相将而行于脉外的营气。

（三）卫气之行应日月之行

卫行脉外，应天道阴阳运行，日行应每日的周天运行，月行应每月的海水东西盛衰。《岁露论》："邪客于风府，病循膂而下，卫气一日一夜，常大会于风府，其明日日下一节，故其日作晏，此其先客于脊背也。故每至于风府，则腠理开，腠理开则邪气入，邪气入则病作，此所以日作尚晏也。卫气之行风府，日下一节，二十一日，下至尾底，二十二日入脊内，注于伏冲之脉，其行九日，出于缺盆之中，其气上行，故其病稍益。至其内搏于五脏，横连募原，其道远，其气深，其行迟，不能日作，故次日乃蓄积而作焉。"卫气充行于皮肤肌腠，卫外于形身之外，昼行于阳，夜行于阴，应天运的开阖，一日一夜，大会于风府。其明日日下一节，二十二日，内注于伏冲之脉。其行九日，上出于缺盆。应月行一月而一周天，海水西盛，人的血气积聚，肌肉充盛；海水东盛，人的血气亏虚，卫气退却，去形独居，应海水的消长。由于一日一夜，天道绕地一周，水天之气，上下相通，而月以应水。

卫气行于肌腠之间，寒则皮肤急而腠理闭，暑则皮肤缓而腠理开，因此以夏伤于暑，秋成疟，以此来证明卫气的运行。疟者，暑邪藏于肌肤，秋时阴气外出，阴与阳遇，寒与热争，邪正相持，而发为疟。风府，督脉穴，在脑后发际中，邪气客于风府，循脊膂而下。

卫气一日一夜，大会于风府，其明日日下一节，因此其日作晏，阳气日衰，而邪气先客于脊背。因此卫气每至于风府，则腠理开，开则邪气入，而与卫气相遇，则病作。由于卫气日下一节，因此作日晏。由于卫气日下一节，则开，其下节之腠理，邪气因开而入，与卫气相遇，而病乃作。伏冲者，冲脉伏行背里，为经络之海，卫气循外而下，从内而上，环转一周，应天道。

卫气行阳行阴，应天与日之晦冥，循脊膂而下注冲脉而上，应天道之营运于外，而复通贯于地中，卫气内注于伏冲之脉，外注于足阳明之脉，犹司天在泉，上下环转，泉在天之下，而与地中之经水相通。内搏五脏者，邪留于五脏之募原。募原者，横连于脏腑之脂膜。疟邪内搏于五脏募原之间，则其道远，其气深，不能与卫气俱行而外出，因此不能日作而间日乃发。这里是说卫气夜行于阴者，行于五脏募原之间。

《岁露论》："黄帝曰：卫气每至于风府，腠理乃发，发则邪入焉。其卫气日下一节，则不当风府，奈何？岐伯曰：风府无常，卫气之所应，必开其腠理，气之所舍节，则其府也。"卫气出于缺盆之中，其气上行，一日一夜，大会于风府，明日日下一节。一年三百六十日，而气盈五日九百四十分，则一月该盈四百九十五分，是出于缺盆之第九日。行一日一夜，正朔日之平旦，而大会于风府。其明日日下一节，则邪与卫气也会于下节，而大会于风府。卫气之所应，必开其腠理，开则邪循脊膂而下入，与卫气相遇，则病乃作，因此风无常府，是说卫气日下所舍之节，则其府，因此说常大会于风府。常者，谓一岁之中，常十二大会于风府；大会者，与督脉相会。盖始于风府，其日下所舍之节即其府。

所谓卫气离去，是从身体形骸内入于伏冲之脉。二十二日，入于内，注于伏冲，其行九日，复出于缺盆，其气上行，是说每月的朔日，复出于形身，复会于风府。因此，《八正神明论》："月始生则血气始精，卫气始行。"月晦初苏称为朔，是说卫气至朔日开始行于阳，而大会于风府。这是卫气之与天地相参，与日月相应的例证。

（四）气血内外出入

《卫气失常》："黄帝曰：卫气之留于腹中，蓄积不行，菀蕴不得常所，使人支胁胃中满，喘呼逆息者，何以去之？伯高曰：其气积于胸中者，上取之，积于腹者，下取之，上下皆满者，旁取之。黄帝曰：取之奈何？伯高对曰：积于上，泻人迎、天突、喉中；积于下者，泻三里与气街；上下皆满者，上下取之，与季胁之下一寸；重者，鸡足取之。诊视其脉大而弦急，及绝不至者，及腹皮急甚者，不可刺也。"

本段经文出自《卫气失常》一篇，是通过介绍卫气失常，以说明卫气所出所主的正常之处，有浮沉浅深，有太过不及的不同。另外《卫气行》一篇论述卫气昼行于阳，夜行于阴，外内出入而循脉度；《卫气失常》论述了卫气的初生和始出的道路，卫气行于皮肉筋骨之间，所以能温分肉，充皮肤，肥腠理而司开阖，卫气是阳明水谷的悍气。

水谷入于胃，其中的精微物质，先出于胃的上中二焦，以滋养灌注五脏，资补五脏之精。同时胃中的精微物质别出两行，也就是营卫之道，即营行脉中，卫行脉外。之所以称之为别出两行，是因为这里的营气，与《营气》篇中所论述的营气不同，"营气之道，内谷为宝，谷入于胃，乃传之肺，流溢于中，布散于外，精专者行于经隧，常营无已，终而复始，是谓天地之纪。"两者所出之处和运行的道路各有不同。同时卫气与宗气所出和运行的道路也各有不同。虽然是出于两行，但营卫相互交通，营气出于气分，而行于脉中；卫气出于脉中，而散于脉外，这是阴阳血气交相互通的道路之一。

而所谓精专的，行于经隧的营血，起始于手太阴肺，而终于足厥阴肝，脏腑相通，外内相贯，环转无端，终而复始。这里的行于经隧精专的营血，与营行脉中，伴随着一呼一吸，脉行六寸，昼行二十五度，夜行二十五度的运行道路各有不同。所谓营行脉中，以应呼吸漏下，是中焦所生之津液，随三焦出气，外注于皮肤溪谷的气分，渗入于孙脉络脉，奉心神赤化而为营血，运行于脉中，也就是《五十营》所论述的经脉运行，即十二经脉之始于手太阴肺，终于足厥阴肝，周而复始的，是营血行于脉中。十二经脉又都出于井，溜于荥，而行于经，入于合，是皮肤之气血，溜于脉中，而与经脉之血气，合于肘膝之间。

出于皮下的气血有二,一是《营气》篇中，所谓精专者行于经隧，从经隧而出于孙络皮肤；一是《五味》篇中，所谓“别出两行，营卫之道”，是水谷精微随三焦出气以温肌肉，变化而赤。入于脉中的气血有二,一是五输穴的，井出，溜于经荥，从合穴入于经脉。一是脉外气血从皮肤而入于络脉，到经脉中。经脉血气，行于脉外，则是从本标而出于气街。

血气从经隧而出于孙络皮肤，是海之所以行云气于天下。随三焦出气以温肌肉，应司天在泉，水随气而营运于肤表。肤表之气血，入于脉中，应天运于地之外，而复通贯于地中；经脉之血气，行于皮肤之外，犹如地之百川，流注于泉下，而复营运于天表。此天地上下升降外内出入之相通，人合天地阴阳之道，营运不息，可以与天地相参。如果升降停止，则气立孤危；出入废止，则神机化灭。

第四节 经络系统

一、理论基础

（一）相关概念

经者，气之所行，气归精，精化气，因此经者，精也，两者同音，相关联。肾主藏精，肾精是生气之源。中焦脾胃为水谷精微之源，主补益充盈。

脉者，血脉也，心藏脉，生血之源，脉与心相关联。

隧者，与髓同音，肾主骨生髓，因此遂与肾相关联。

络者，心包络也，心主之相，与血脉相关。

经脉之外还有别络，即大络，经隧。

经脉之外还有别经，即经别。

经隧即大络,《玉版》:“胃者，水谷血气之海也，海之所行云气者，天下也，胃之所出血气者，经隧也。经隧者，五脏六腑之大络也。”五脏藏精化气通于皮下，由肾所主，肾主骨生髓，通于脑。

经脉心肾统主，十二经脉之血气，与脉外皮肤之气血，都生于胃腑水谷之精，而各走其道。十二经脉是指六脏六腑手足三阴三阳之脉，营血行于脉中，潜伏行于分肉之内，深而不见，而大多浮显可见的血脉都是络脉，分支而横向的为络，络脉别出的为孙。

（二）经脉气血运行方式

气血运行有脉外、脉内，在里、在表的不同，脉有形，气无形；地有形，天无形，经脉系统有形的部分包括经脉和大络两部分，气血运行如同天地间气水转换。气血运行包括以下几种形式，应地上河流运行，应地下水泉运行，应天周运行，应天地云雨转化等。十二经脉应地面的江河流水；十二经脉之下还有经隧，即十五大络，应地下水泉；经脉之外还有营卫之气相将而行，日行于脉外，夜行于五脏，应日月随天周运行，天气营运环抱大地，再入地中；五脏六腑之所出，都在十二经脉，十五大络，二十七气出于井穴，溜于荥，应地气上为云，天气下为雨。脉中营血运行，如河中水流；脉外营卫相将而行，如昼夜的日月之行，随天道运行而营运循环往复无止。

二、十二经脉

（一）作用机制

《内经》:“肝藏血，心藏脉，脾藏营，肺藏气，肾藏精。”又曰：“随神往来者谓之魂，并精而出入者谓之魄”“气归精”“精化为气。”心肝主血脉，肺肾主精气；气生于精，血行于脉。脾藏营，为后天之本，血是营阴奉心神赤化而成；精是火藏于水中而成。脉生于中焦脾胃，始于下焦肾水，由心统主。心贯注火神于脉中，营阴因此而赤化为血，血色红，火之色，又肺朝百脉，在心肺的共同作用下，血随经脉输送于全身各处，与脉外的津液相合，化为阳气，充肤热肉，所以手之阴经下行。同时在脾肾的作用下，阴精随经脉上输于心肺，所以足之阴经上行。经脉的作用就是使常态不可能发生的成为可能，水火不容是常态，阴阳对立是常态，而经脉的输布功能能使火藏于水中，使阳下交于阴中。这就是为什么《内经》说经脉者，所以能决生死。

（二）五运六气属性

五运者，五行营运，五脏六腑合五行；六气者，天之六气，三阴三阳上奉之，十二经脉内连脏腑，外应天之六气，因此运气相合则为：太阳膀胱寒水，阳明大肠燥金，少阳三焦暑火，太阴脾湿土，少阴心热火，厥阴肝风木，太阳小肠寒火，阳明胃燥土，少阳胆暑木，太阴肺湿金，少阴肾热水，厥阴心包风火。

（三）起始顺序

十二经脉主输布营血，源于后天水谷精微，水谷精微都先上输于肺，肺为水谷精微之上源，所以经脉输布始于肺。肺应天，天为阳主生，为万物之起始，因此经脉始于肺。**十二经脉循行顺序：手之三阴从胸走手，手之三阳从手走头，足之三阳从头走足，足之三阴从足走胸。**

（四）运行机制

结合经脉的五运六气属性，肺合太阴湿金，肺属金，在上，主皮毛，应天，乾金，属天。因此肺应天之湿气，或者说肺之湿气在天，源于地气上为云，是阳热熏蒸地湿所成，因此天之湿气，中有阳气，有湿热之性。大肠在肺之外表，合阳明燥金，与肺同应天，是天之燥气，天之燥气应秋季凉燥。大肠与肺相表里，大肠之凉燥在外，肺之湿气在内，应天气聚敛成雨而降于地表，即天气下为雨。在经脉运行过程中，大肠经秉持肺经气血，转输交与足阳明胃经。大肠经与胃经相接，属阳明，具有相同经气，又相连接的特点，与五脏间相连接不同。五脏中具有相同经气的脏腑，其经脉是不相接的，例如脾肺都属太阴，但经脉不相接，说明五脏间的气血传输不是在十二经脉中进行的，而六腑间气血的传输是在脉中完成的。肺大肠同属金，为天，脾胃同属土，为地，天气降为雨，流于地上，属阳明胃土，这是经脉部分传输。而脉外之气的传变则与之不同，肺气源于脾气上输，肺通调水道下输膀胱，并下交肾水。

从手阳明大肠燥金运行来的血气，传输于足阳明胃燥土，土应地，胃之燥土为地之燥，这点也是胃与大肠的区别。大肠合天之燥金，胃合地之燥土，天之燥气性凉，而地之燥气性热，即所谓“火就燥”。与足阳明胃相表里的是足太阴脾湿土，脾之湿土合地之湿，这点也是肺与脾的区别，肺合天之湿金，脾合地之湿土，天之湿气偏湿热，地之湿气偏寒湿。肺经脉气血，在大肠经的秉持下，应天气化为雨，降于地表，地表为燥土，由胃所主，血气在地表吸收阳热之气，渗入地中，地中为湿土，由脾所主。在人是胃受水谷，化为精微，通过经脉传输给脾。脾胃相比，脾本性偏湿，胃本性多阳，脾之湿属阴，湿主藏脾之阴精，即所谓“脾藏营”，因此说脾之精是通过胃经脉的血气得以补充的，脾精盛，精化为气，即脾之阳气。脾藏营，心藏脉，营行脉中，所以脾经接心经，这是经脉的传输方式，脉外之气的部分，是脾之气根于肾之气，脾气上输肺气，肺气降补充肾水。

手少阴心的五运六气，应天之热气，地行之火，热与火相合称为君火；手太阳小肠是寒火，应天之寒气，地行之火，主阳气降。太阳随天道运行，东升西落，心合昼，主日升，小肠合夜，主日落。心属火，藏脉，心之君火藏于血中，运行于经脉，与之相表里的手太阳小肠，其气为太阳，性寒，在心之表，因此手太阳小肠经脉秉持手少阴心之君火，交于膀胱经。手太阳小肠接足太阳膀胱，两者同名经，经气相同，六腑同名经相连，经脉中的气血同经相传。

足太阳膀胱寒水，水根于地下水泉，中焦脾胃属土为地，水从天上来，降入中土之下而为膀胱之水。小肠之寒气秉持心之热君火，交与膀胱经，随膀胱经脉下行，膀胱寒水之气，秉持少阴热君火，降火入地下水泉，少阴肾水所藏，所以足少阴肾的五运六气为热水。

足少阴肾经秉持少阴水火，上交心包，肾藏精，五运六气为热水，化为水气上交于心包之风火，风主开散，火性炎上，热水秉持风水转输于手少阳三焦经，三焦五运六气为暑火，合称为相火。三焦之暑火秉持心包之风火，转输于足少阳胆经，胆经五行属木，六气为暑，三焦将火藏于胆木之中，足少阳胆经秉持相火，转输于足厥阴肝经，其中暑气转化为风气，火藏于木中。足厥阴肝经之五行属木，六气为风，风者，阳从阴出，阳被阴所郁滞；木者，少阳初生，阳出于阴，因此肝应阳气初生，木能生火。足厥阴肝经下接手太阴肺经，是木藏于金中，在经脉中，脉为阴，少阳初生之气藏于血中，归属手太阴肺脉。

（五）气血运行规律

（1）三阳经脉气血运行规律：六腑经脉分有手足，手三阳经脉是六腑上合之，从手走头运行，手三阳经脉气血源于手三阴，手三阳只是奉持，转输手三阴经脉的气血，入接足三阳经脉，其中手三阳经脉未添加任何新的外来物质。而足三阳经脉中分别加入了来自足之腑输送来的精微物质，如足阳明胃补充后天水谷精微，足太阳补充津液，足少阳补充胆汁等。

（2）三阴经脉气血运行规律：五脏藏精，五脏经脉分有手足，经气相同的经脉不相接，手三阴之脏在上，为阳，从上而下，经脉气血在手三阳的奉持下，传输足三阳，足三阳经脉经过补充添加后，传输足三阴，足三阴之脏在下，为阴，从下而上。足三阴经脉授受五脏之精，并且经过足三阳经脉气血的不断补充，足三阴经脉中精化气，上交手三阴之脏。

（3）十二经脉运行规律：阳入于阴，最后归于太阴为开，少阴为枢，厥阴为阖。肺大肠胃脾是天入于地，心小胱肾是火入于水，包三胆肝是火入于木；脾接心是土接火，属于子入于母；肾接心包是水接火，属于水克火；肝接肺是木接金，属于被克入克我。因此十二经脉的排列顺序是阳入于阴，是因为营血为阴，行于脉中。

（4）脉外精气运行规律：阳出于阴，最后归于气的升降出入。肝气左升，木生心火；肾主水，水化气而升，温中焦脾土，上交心火，心火降，温中土，暖肾水；脾气上输肺，肺气右降，下交肾水。脉外精气的升降与天道运行相关。

三、十五大络

十五大络也称经别，所谓别，是指十二经脉之外，别有经络。阳络之走于阴，阴络之走于阳，与经脉缪处，而各走其道，即《缪刺论》中所谓“大络者，左注右，右注左，与经相干，而布于四末，不入于经俞”，与经脉所运行的道路完全不同。《玉版论》曰：“胃者，水谷血气之海也；海之所行云气者，天下也；胃之所出血气者，经隧也；经隧者，五脏六腑之大络也。”胃腑所生的血气，其精专者独行于经隧，而从手太阴肺脉，而终于足厥阴肝经，是营血循行于十二经脉之中，一脉流通，环转不息，其血气之四布于皮肤者，从脏腑之别络而出，虽与经相干，与经并行，而各走其道，出于孙络，散于皮肤，因此手太阴之经，别曰列缺，是说肺手太阴之脉外，别有经络，出为列缺；手少阴之经，别曰通里；足太阳曰飞扬，足少阳曰光明，与手足之井荥输经合穴不相干。称为太阴少阴，太阳少阳，而没有称为肺手太阴之脉等，说明与脏腑之经脉各缪处。这胃腑中的血气，四布于肤表之阳分者，从大络而出于孙络皮肤，从络脉而阴走于阳，阳走于阴，如江河之外，别有江河，江可通于河，河可通于江，与经脉之营血，一以贯通者不相同，因此手太阴之别，名曰列缺，是肺手太阴之经脉外，别有经络，出于列缺，起于腕上分间。分间者，谓手太阴之经脉，与经别之于此间而相分。并太阴之经者，并太阴之经脉而行。散入于鱼际，谓入鱼际而散于皮肤，即上文所谓“诸络脉必行绝道而出入，复合于皮中，其会见于外。实则手锐掌热，气盛于外；虚则欠欬，小便遗数，气虚于内，肤表之血气，由脏腑经隧之所生。当取之去腕半寸，即列缺穴间，别走阳明者，阴络之从此而别走于阳。”

《经脉》：“手太阴之别，名曰列缺……手少阴之别，名曰通里……手心主之别，名曰内关……手太阳之别，名曰支正……手阳明之别，名曰偏历……手少阳之别，名曰外关……足太阳之别，名曰飞扬……足少阳之别，名曰光明……足阳明之别，名曰丰隆……足太阴之别，名曰公孙……足少阴之别，名曰大钟……足厥阴之别，名曰蠡沟……任脉之别，名曰尾翳……督脉之别，名曰长强……脾之大络，名曰大包……”

十五大络的排列顺序：手太阴、手少阴、手心主，手太阳、手阳明、手少阳，足太阳、足少阳、足阳明，足太阴、足少阴、足厥阴，任脉、督脉，脾之大络。三阴是太阴、少阴、厥阴，反映的是精的收藏与气化过程。三阳手足不同，手三阳是太阳、阳明、少阳，反映的是阳气由多到少的顺序；足三阳是太阳、少阳、阳明，反映的是六经所在部位。

四、十二经别

《灵枢·经别》：“黄帝问于岐伯曰：余闻人之合于天道也，内有五脏，以应五音、五色、五时、五味、五位也；外有六腑，以应六律。六律建阴阳诸经而合之十二月、十二辰、十二节、十二经水、十二时、十二经脉者，此五脏六腑之所以应天道。夫十二经脉者，人之所以生，病之所以成，人之所以治，病之所以起，学之所始，工之所止也。粗之所易，上之所难也。请问其离合，出入奈何？岐伯稽首再拜曰：明乎哉问也！此粗之所过，上之所息也，请卒言之。”

此节论述十二经脉、十五大络之外，而又有经别。十五大络称为“别”，是指十二经脉之外，而有别络；十二经别所说的“别”，是说十二经脉之外，而又有别经。

五脏为阴，六腑为阳。阳者，天气也，主外；阴者，地气也，主内。以六腑应六律，以合阴阳诸经，是五脏内合六腑，六腑外合十二经脉，由此五脏六腑得以应天道。

《五营运论》:“在脏为肝，在体为筋，在脏为肺，在体为皮。”是五脏之外合于皮肉筋骨。《本脏篇》:“肺合大肠，大肠者，皮其应；心合小肠，小肠者，脉其应。”是五脏内合六腑，六腑外合于皮肉筋骨。五脏六腑，阴阳相合，离合之道，有无穷变化，从经别的关系中可以看出其规律。以足太阳、足少阴为例,《经别》:“足太阳之正，别入于腘中，其一道下尻五寸，别入于肛，属于膀胱，散之肾，循膂，当心入散；直者，从膂上出于项，复属于太阳此为一经也。足少阴之正至腘中，别走太阳而合，上至肾，当十四椎出属带脉；直者，系舌本，复出于项，合于太阳此为一合。成以诸阴之别，皆为正也。”

所谓正者，是说经脉之外，别有正经，而不是支络。称之为经别，又称之为正经，说明此经别比经脉更深，更能反映出脏腑经脉的本质。足太阳与足少阴为一合。足太阳之正，从经脉而别入于中，一支别从肛门而入属于膀胱，散之肾，复循脊膂上行，当心而散。直行的部分，从背膂上出于项，复属于太阳之经脉，此为一经别，是从经而别行，又再属于太阳之经脉。足少阴之正，至腘中，别走于太阳之部分，而与太阳之正相合，上行至肾，当脊之十四椎处，外出而属于带脉。其直行者，从肾上系舌本，复出于项，与太阳上出于项之经，正相合于项间，以为一合。

（一）经别的本质

经别明确说明脏腑经脉以阴为本，阳为之标，即《阴阳离合论》:“阳予之正，阴为之主，少阴之上，名曰太阳。”阳予之正者，是说阳是阴之正，而阴为之主，阳本于阴而生，所以说“成以诸阴之别”，是说三阳之经别，合于三阴，以成手足三阴之经别，三阳是归于三阴之正，因此都称为正。以三阳之别，外合于三阴之经，而内合于五脏；三阴之别，只合三阳之经，而不合于六腑。

（二）十二经脉的营气流行特点

六阴脉属脏络腑，六阳脉属腑络脏，而三阴经脉的经别，都上至肾属心走肺，而都不络于六腑。如足太阳之脉，循膂络肾；膀胱之经别，则别入于肛，属膀胱，散之肾。足少阴肾脉，贯脊属肾络膀胱；其经别至中，别走太阳而上至肾，又出属带脉，而复出于项。手少阴心脉，起于心中，出络心系，下膈络小肠；其经别入于渊液两筋之间，属于心。手厥阴心包络之脉，起于胸中，出属心包，下膈历络三焦；而经别下渊液三寸，入胸中，别属三焦。手太阴肺脉，起于中焦，下络大肠，还循胃口，上膈属肺；其经别入渊液少阴之前，入走肺，散之太阳。这些特点说明了经别以三阴为本，标于三阳。

（三）经别明确了六合内涵

《生气通天论》中提出六合概念，曰："夫自古通天者，生之本，本于阴阳，天地之间，六合之内，其气九州九窍五脏十二节，皆通乎天气。"《阴阳应象大论》："帝曰：余闻上古圣人，论理人形；列别脏腑，端络经脉；会通六合，各从其经；气穴所发，各有处名；溪谷属骨，皆有所起；分部逆从，各有条理；四时阴阳，尽有经纪；外内之应，皆有表里，其信然乎？"天地之六合原于四时、四方，四方、四时生五行，东南为左，西北为右，日月阴阳二气，于天地间上下四旁，昼夜环转。人之六合生于天之四时之气，四气生五行，五行生五味，五味生五脏，所谓"东方生风，风生木，木生酸，酸生肝，肝生筋，筋生心，肝主目。其在天为玄，在人为道，在地为化。化生五味，道生智，玄生神"。五脏藏精化气为三阴三阳六气，即"其生五，其气三"，六气行于六经，六经分手足为十二经，十二经脉合为六合。足太阳之正与足少阴之正为一合，足少阳之正与足厥阴之正为二合，足阳明之正与足太阴之正为三合，手太阳之正与手少阴之正为四合，手少阳之正与手厥阴之正为五合，手阳明之正与手太阴之正为六合。所以，《灵枢·阴阳二十五人》："天地之间，六合之内，不离于五，人亦应之。"六合原于五行，《阴阳应象大论》："天有四时五行，以生长收藏，以生寒暑燥湿风。人有五脏化五气，以生喜怒悲忧恐。"因此经别所表述的是人之六合，生于五脏，终于六经，成于十二经脉相合。六合与六气不同，六气是两个同名经形成一气，例如足太阳与手太阳合为太阳之气，而六合是表里经形成一合，例如足太阳与足少阴为一合。不同之处，六气讲的是三阴三阳之气，六合讲的是表里相合的五行之形。

五、经筋

手足十二经筋起于指井，经络于形身之上下，以应天之四时六气，十二辰，十二月，也秉三阴三阳之气所生，《内经》有云"气生形"，三阴三阳六气生十二经筋之形。十二经筋之气上奉天之气，与四时之气相应。《经筋》："足太阳之筋……名曰仲春痹也。足少阳之筋……名曰孟春痹也。足阳明之筋……

名曰季春痹也。足太阴之筋……名曰孟秋痹也。足少阴之筋……名曰仲秋痹也。足厥阴之筋……名曰仲夏痹也。手少阳之筋……名曰季夏痹也。手阳明之筋……名曰孟夏痹也。手太阴之筋……名曰仲冬痹也。手心主之筋……名曰孟冬痹也。手少阴之筋……名曰季冬痹也。”

以足太阳之筋为例，《经筋》曰：“足太阳之筋，起于足小指，上结于踝，邪上结于膝，其下循足外侧，结于踵，上循跟，结于腘；其别者，结于踹外，上腘中内廉，与腘中并上结于臀，上挟脊上项；其支者，别入结于舌本；其直者，结于枕骨，上头，下颜，结于鼻；其支者，为目上网，下结于頄；其支者，从腋后外廉结于肩髃；其支者，入腋下，上出缺盆，上结于完骨；其支者，出缺盆，邪上出于頄。其病小指支跟肿痛，腘挛，脊反折，项筋急，肩不举，腋支缺盆中纽痛，不可左右摇，在燔针劫刺，以知为数，以痛为输，名曰仲春痹也。”在外者，皮肤为阳，筋骨为阴，病在阴者名曰痹，痹是指血气留闭而为痛。卯合于二月，主左右之太阳，因此为仲春之痹。手足阴阳之经筋，应天之四时，岁之十二月，因此其为病，也应时而生，非由外感。

十二经筋的排列顺序：足太阳、足少阳、足阳明，足太阴、足少阴、足厥阴；手少阳、手阳明、手太阳，手太阴、手心主、手少阴。足之经筋对应的是形体结构，反映的是气生形，手之经筋对应的是阳气的升降顺序。

六、皮部

《素问·皮部论》：“凡十二经络脉者，皮之部也”“视其部中有浮络者”“欲知皮部以经脉为纪者，诸经皆然。”

（1）“阳明之阳，名曰害蜚”：阳明的阳络，名曰害蜚。蜚，飞动也。阳明者，应午时，为盛阳之时，在表犹如万物之气在飞动，阳盛阴生，阴气加其上，飞动受阻，有害于飞，因此名曰害蜚。

（2）“少阳之阳，名曰枢持”：枢者，枢机也；持者，主持也。少阳主枢，因此名曰枢持。

（3）“太阳之阳，名曰关枢”：关者，阖也。太阳主诸阳之气而主表，阳气生于阴中，枢转而外出。太阳之气，从内而出，止于体表，关闭转枢，卫固于外，因此名曰关枢。

（4）“少阴之阴，名曰枢儒”：儒者，柔也。少阴为三阴开阖之枢，与少阳三阳开阖之枢相对，而阴气柔顺，因此名曰枢儒。

（5）“心主之阴，名曰害肩”：阴者，厥阴之络。两阴交尽，故曰厥阴。肩者，肩负，责任也。指担任一身之阴，阴极阳生，一阳加之，因此称之为害肩。

（6）“太阴之阴，名曰关蛰”：蛰者，阴藏蛰动之虫。气藏于阴，而欲动蛰于外，少阴主之，太阴主关闭之，因此名曰关蛰。与太阳之关枢相对，太阳主关闭少阳之阳枢，太阴主关闭少阴之蜇动。

内为阴，外为阳，太阴主内，太阳主外。枢转外出之阳，而太阳主关闭之，因此称为关枢。阴主藏精，精者动蛰之气，太阴主关闭之，因此称为关蛰。两阳合明为阳明，两阴交尽为厥阴，以阳盛而一阴加之，而称害蜚；阴极而一阳加之，而称害肩。少阳主三阳之枢，因此称为枢持，少阴主三阴之枢，因此称为枢儒。皮部以六经开阖枢区别之，开阖枢是六经之气的特性，因此六经在皮部的运行是六气，应天之道。

“帝曰：夫子言皮之十二部，其生病皆何如？岐伯曰：皮者，脉之部也，邪客于皮则腠理开，开则邪入客于络脉，络脉满则注于经脉，经脉满则入舍于府藏也，故皮者有分部，不与而生大病也。”

第五节　根结、终始、标本、气街、四海

一、根结

根结是六气合于六经，六经之气的本标（表 1–2）。六经之气与十二经脉的营血运行不同，前者循天道而行，具有时间性，同于《伤寒论》中六经欲解时；而十二经脉的营血运行每天五十周，与天道运行的阴阳属性无关。

《灵枢·根结》：“奇邪离经，不可胜数，不知根结，五脏六腑折关败枢，开合而走，阴阳大失，不可复取。九针之玄，要在终始；故能知终始，一言而毕，不知终始，针道咸绝。”

本段经文讲三阴三阳之气，主开，主阖，主枢，六气是无形之气，出入于内外，而合于有形之经。所谓根结，是六气合六经之本标；所谓开阖枢，是脏腑阴阳之六气的运行方式；所谓终始，经脉血气之始终。

表 1-2 总论六经根结表

经脉	根（井穴）	结
太阳	至阴	命门（目）
阳明	厉兑	颡大（钳耳）
少阳	窍阴	窗笼（耳中）
太阴	隐白	太仓
少阴	涌泉	廉泉
厥阴	大敦	玉英，络于膻中

《灵枢·根结》："足太阳根于至阴，溜于京骨，注于昆仑，入于天柱、飞扬也。足少阳根于窍阴，溜于丘墟，注于阳辅，入于天容、光明也。足阳明根于厉兑，溜于冲阳，注于下陵，入于人迎、丰隆也。手太阳根于少泽，溜于阳谷，注于小海，入于天窗、支正也。手少阳根于关冲，溜于阳池，注于支沟，入于天牖、外关也。手阳明根于商阳，溜于合谷，注于阳溪，入于扶突、偏历也。此所谓十二经者，盛络皆当取之。"（表 1-3）

表 1-3 手足三阳经气出入之处表

阳经	根	溜	注	入
足太阳	至阴	京骨	昆仑	天柱、飞扬
足少阳	足窍阴	丘墟	阳辅	天容、光明
足阳明	厉兑	冲阳	下陵	人迎、丰隆
手太阳	少泽	阳谷	小海	天窗、支正
手少阳	关冲	阳池	支沟	天牖、外关
手阳明	商阳	合谷	阳溪	扶突、偏历

前面总论三阴三阳之气，合于六经，根于下而结于上，这里再分别论述三阳之气，入于手足之经，而且都循颈项而上出，因此说此十二经者，盛络都可以刺之，是因为气留于脉络，则络盛，取而泻之，使三阳之气能够从上出于脉外。

飞扬、光明、丰隆、支正、外关、偏历等穴，都位于经穴与合穴之间，所谓的所入为合，是说脉外之气血，从井穴处，溜于经中，至肘膝而与脉内之血气相合，因此说脉入为合。

这里讲三阳之气，从井穴处入于脉中，上入于颈项之天柱、天容、人迎、天窗、天牖、扶突等穴，而上出于头面，与五输穴的血气“溜于荥，注于输，行于经，入于合”不同，前者讲的是阳气的出入，五输穴讲的是营血之气的出入。又三阳之气循天道而行，与时间相关；十二经脉则不同，血气运行于十二经脉中与时间的变化无关。因此另外提出飞扬、光明、丰隆、支正等加以说明两者出入于经脉外内之不同。手足之十二经脉，都从四肢之五输而归于中，而又再从中出于四肢末端，而上出颈项。

二、终始

终始是始于五脏之阴，终于六气之阳，五脏藏精，精化三阴气，五脏之精与水谷精微相合而生三阳气，合而为六气。

《灵枢·终始》：“凡刺之道，毕于终始，明知终始，五脏为纪，阴阳定矣。阴者主脏，阳者主腑，阳受气于四末，阴受气于五脏，故泻者迎之，补者随之，知迎知随，气可令和，和气之方，必通阴阳。”

人之脏腑阴阳，经脉气血，本于天地之所生，有始而有终。《五营运论》曰：“东方生风，风生木，木生酸。酸生肝。南方生热。热生火。火生苦。苦生心。”风寒暑湿燥热，天之六气，木火土金水，地之五行，天食人以五气，地食人以五味，是天之六气，化生地之五行五味，五行五味，以生人之五脏。五脏内合六腑，以应地之五行，外合六经，以应天之六气。因此说明知终始，五脏为纪，是说人之五脏，本应五行之化。

而经文中的“请言终始，经脉为纪，平与不平，天道毕矣”，是说人之经脉，应天之六气。人的阴阳血气，是开始于地之五行，并由天之六气所生，而终止于地之六经，及天之六气。因此，《内经》说：“其生五，其数三。”是说始生于五行，而终于三阴三阳之气数。阴者主脏，阳者主腑，脏腑阴阳之相合，脏腑五行所发之气为阳，脏腑五行所藏之精为阴，《内经》云：“阳受气于四末，阴受气于五脏。”所谓阳受气于四末，是指四肢末端的井穴为阳气所出之处，血气由内出外，与脉外津液化生阳气，而合入于脉中，应阳受天气于外。而阴受气于五脏，是指五脏藏精，化阴气于内，因此阴受气于五脏，应阴受地气于内。《内经》所谓泻者迎之，是指迎阴气外出；补者随之，是指追阳气之内交。因此终始者，是始于脏腑五行所藏之精，终于脏腑藏精所化之气；藏精为阴，化气为阳；阴受气于脏腑，阳受气于四末。换句话说，这里的阳指三阴三阳之气，阴指脏腑之藏精，所以始于在内的脏腑之精，终于四末所出的三阴三阳之气。

三、标本

标本是以络脉所起之处为本，所出之处为标，是经脉的起始。（表 1–4）

《卫气》：“黄帝曰：五脏者，所以藏精神魂魄者也；六腑者，所以受水谷而行化物者也。其气内于五脏，而外络肢节。其浮气之不循经者为卫气；其精气之行于经者为营气。阴阳相随，外内相贯，如环之无端。亭亭淳淳乎，孰能穷之。然其分别阴阳，皆有标本虚实，所离之处。能别阴阳十二经者，知病之所生；候虚实之所在者，能得病之高下；知六腑之气街者，能知解结契绍于门户；能知虚实之坚软者，知补泻之所在；能知六经标本者，可以无惑于天下。”

营行脉中，卫行脉外，而经脉皮肤的血气，外内出入，阴阳相贯，循环往复，无始无终。所谓标本，是以络脉所起之处为本，所出之处为标。所谓虚实，是说血气出于气街，离开经脉而营养于皮肤肌腠，则经脉虚而肌肤实。所谓高下，是指本在下而标出于上。

《卫气》一篇是讲经脉内的营气，出于气街，与脉外的卫气相将而行，并且是昼行阳而夜行于阴。营卫是水谷之精气，营行脉中，卫行脉外，两者都是无形之气；水谷之津液，化而为血，以奉生身，而称为营气的，则是有形之血。由于是运行于经隧皮肤的，因此都称之为营气。而这些充肤热肉的血，有从冲脉而散于皮肤的，有从大络而出于脉外的，有随三焦出气之津液，化而为赤的，都称之为营气。是因为以血为营，血之气为营气。

表 1–4　十二经脉标本表

	本		标	
十二经脉	部位	相关穴位	部位	相关穴位
足太阳	跟以上 5 寸中	跗阳	两络命门（目）	睛明
足少阳	窍阴之间	足窍阴	窗笼（耳）之前	听会

续表

	本		标	
十二经脉	部位	相关穴位	部位	相关穴位
足少阴	内踝下上 3 寸中	交信、复溜	背俞与舌下两脉	肾俞、廉泉
足厥阴	行间上 5 寸所	中封	背俞	肝俞
足阳明	厉兑	厉兑	人迎，颊挟颃颡	人迎
足太阴	中封前上 4 寸中	三阴交	背俞与舌本	脾俞、廉泉
手太阳	外踝之后	养老	命门（目）之上 1 寸	攒竹
手少阳	小指次指之间上 2 寸	中渚	耳后上角下外眦	丝竹空
手阳明	肘骨中上至别阳	曲池	颜下合钳上	迎香
手太阴	寸口之中	太渊	腋内动	中府
手少阴	锐骨之端	神门	背俞	心俞
手厥阴	掌后两筋之间 2 寸中	内关	腋下下 3 寸	天池

《卫气》:“足太阳之本，在跟以上五寸中，标在两络命门。命门者，目也。足少阳之本，在窍阴之间，标在窗笼之前。窗笼者，耳也。足少阴之本，在内踝下上三寸中，标在背输与舌下两脉也。足厥阴之本，在行间上五寸所，标在背腧也。足阳明之本，在厉兑，标在人迎，颊挟颃颡也。足太阴之本，在中封前上四寸之中，标在背俞与舌本也。”

十二经脉之本出于手足之腕踝，其标在于胸腹头气之街。标者，好像树的梢杪，杪绝而出于络外的径路。本者，好像是木的根干。标本与根结都有始终，而各有分别，根结是讲三阴三阳之气的开阖枢，循天道而行，具有时间的阴阳属性，是无形之气的变化。标本则论十二络脉之标本出入，与天道运行的阴阳属性无关，是有形的经脉血气。又开阖枢是说三阴三阳之气入于脉中为阖，出于肤表为开，出入于皮肤经脉之外内为枢，是讲气而及于脉络，论血气出入于十二经脉之中，以合三阴三阳之气，因此而称之为太阳、少阳、阳明、太阴、少阴、厥阴，而不言脏腑之经脉。标本是论脉络而及于气，血气行于肤表，应六气的司天在泉，营运于地之外；肤表之气血，溜注于脉中，应天之水气又贯通于地内。《五营运》篇中谓：“燥胜则地干，暑胜则地热，风胜则地动，湿胜则地泥，寒胜则地裂，火胜则地固。”十二经脉与经水流行于地中的状态相应，经脉的血气从络脉而出于肤表，犹如经水从支流注入于海，海水又生成云气，再上通于天。因此在论阴阳六气的时候，不能离开经脉，论十二经脉的时候，也不能离开阴阳，人与天地相互参照。

《卫气》："手太阳之本，在外踝之后，标在命门之上一寸也。手少阳之本，在小指次指之间上二寸，标在耳后上角下外眦也。手阳明之本，在肘骨中，上至别阳，标在颜下合钳上也。手太阴之本，在寸口之中，标在腋内动也。手少阴之本，在锐骨之端，标在背俞也。手心主之本，在掌后两筋之间二寸中，标在腋下下三寸也。"

手太阳之本，在外踝之后，标在命门之上一寸，而出于头气之街。手少阳之本，在小指次指之间上二寸，标在耳后上角下外，而出于头气之街。手阳明之本，在肘骨上至别阳，标在颜下合耳上，而出于头气之街。手太阴之本，在寸口之中，标在腋内之动处，而出于胸气之街。手少阴之本，在锐骨之端，标在背俞，而出于胸气之街。手心主之本，在掌后两筋之间二寸中，标在腋下三寸，而出于胸气之街。

十二经脉的终始，出于井，溜于荥，注于输，行于经，入于合，而内属于脏腑，这是属于脏腑的十二经脉。十二络脉的本标，是经脉的支别，因此称此为气之大络，络脉道绝则小的路径开通，是血气从络脉之起处为本，尽处为标，络绝径通而出于气街。经脉内属脏腑，外络形身，应神机之出入；而血气从络脉出于气街，营运于肤表的，是应精气的降升。出入废则神机化灭，升降息则气立孤危，即经文所谓"亭亭淳淳，孰能穷之"，是说血气之升降出入，合于天地之化育营运无息。

四、气街

气街是络绝而径通，气所出之处。十二经脉有终始，是指出于井，溜于荥，注于输，行于经，入于合，而内属于脏腑，这是隶属于脏腑的十二经脉。十二经脉的络脉有本标，大络是经脉的支别，是气的大络，络绝则径通，血气从络脉的起始处为本，络脉的终止处为标，并且最后出于气街。

《卫气》："请言气街，胸气有街，腹气有街，头气有街，胫气有街。故气在头者，止之于脑；气在胸者，止之膺与背俞；气在腹者，止之背俞，与冲脉于脐左右之动脉者；气在胫者，止于气街，与承山踝上以下。"

所谓络绝则径通，是络脉之尽绝之处，血气从此通出于皮腠。所谓止者，尽也。止之于脑者，是说头气之街，络脉尽于脑。止之膺与背俞者，是说胸气之街，络脉有尽于膺胸之间的，有从胸上循肩背而始绝的。经脉内的血气，或从胸腋部的络脉尽处，而出于皮肤，或从背俞之络脉尽处而出于皮肤。十二经脉，上出于头气之街，胸气之街的，血气从下而上出于标。经云："冲脉者，经脉之海也。主渗灌谷，与阳明合于宗筋，阴阳总宗筋之会，会于气街。而阳明为之长，皆属于带脉，而络于督脉。"是阳明之血气，又从冲脉而出于腹气之街，因此与冲脉会于脐之左右动脉。《动输》曰："冲脉与少阴之大络，起于肾，下出于气街，循阴股内廉，邪入腘中。"腘中是足太阳经所经过的部分，因此与足太阳的承山穴，交会于踝上以下，足少阴又同冲脉而出于胫气之街。

五、四海

《灵枢·海论》："黄帝问于岐伯曰：余闻刺法于夫子，夫子之所言，不离于营、卫、血、气、夫十二经脉者，内属于腑脏，外络于肢节，夫子乃合之于四海乎？岐伯答曰：人亦有四海、十二经水。经水者，皆注于海；海有东、西、南、北，命曰：'四海'。黄帝曰：以人应之，奈何？岐伯曰：人有髓海，有血海，有气海，有水谷之海，凡此四者，以应四海也。黄帝曰：远乎哉！夫子之合天地四海也，愿闻应之奈何？岐伯答曰：必先明知阴阳、表里、荥输所在，四海定矣！黄帝曰：定之奈何？岐伯曰：胃者，水谷之海也，其输上在气冲，下至三里；冲脉者，为十二经之海，其输上在于大杼，下出于巨虚之上下廉；膻中者，为气之海，其输上在于柱骨之上下，前在于人迎；脑为髓之海，其输上在于其盖，下在风府。"

天主生万物，地主成万物，人的形体经脉，应地之四海与十二经水。自然界中水之气和天之气是上下相通的，因此人体的头气有街，胸气有街，腹气有街，胫气有街，是由经气上下出入形成的。要想了解人是如何与天地四海相合的，必先要明确阴阳表里，以及精气是如何营养输出的。《玉版》曰："胃者，水谷血气之海也，海之所行云气者，天下也，胃之所出血气者，经隧也。经隧者，五脏六腑之大络也。"海的运行方式是海水蒸发上行，再天气下为雨，而下行入于地下水泉，因此四海有上输和下至两处。胃是水谷之海，其气输出，上在气冲，经云："气在腹者，止之背俞。"下至足三里穴，是水谷之海，上从气冲穴通于天气，出于腹气之街，下从足三里穴通于经水。冲脉者，为十二经之海，其气输出，上在于大杼穴；下至巨虚之上下廉，而出于胫气之街，是冲脉外从大杼穴通于天气，而内从上下巨虚穴通于经水。膻中者，为气之海，在胸腔内，宗气所聚之处，宗气流入于气海，其下者注于气街，其上者走于息道，因此气在胸者，止之膺与背俞，因此其气输出，上在背的天柱穴，前在膺胸的人迎穴，是气海上通于天出于天柱，前通于经水之处，人迎穴，出于胸气之街。脑为髓之海，气在头者，止之于脑，因此其气输出，上在头盖，下在督脉的风府穴，是髓海之上通于天，出于头气之街，而下通于经水，出于风府。十二经脉应地之十二经水，而经水都皆注于海，海有东西南北，而海之云气，上通于天，这是人之所以合天地四海。

第二章　腧 穴

第一节　腧穴基础

腧穴是经脉之气所灌注之处，其气有随天道运行，有随经脉运行，有应司天在泉，有应天气下为雨，地气上为云等，彼此有别，又相互关联。经脉之气是经脉中的营气，出于脉外皮下与经脉相干而行，好像是经脉外面环绕运行着一层气，不离经脉，而又行于脉外。五输穴之井出，是五脏藏精所化之气，应地气上为云，天气下为雨。根结是六经之气的出入，应天道运行，随时间变化而改变，《伤寒论》的六经之气属于此范畴。另外还有大络之气，本标之气，气街四海之气等。

一、腧穴功用

腧穴的功用一是调经，二是调气。所谓调经是指维持经脉通畅，通过局部调气而及于经，也可以通过放血疗法以调经。所谓调气，是指调节精气阴阳之间的转化，包括调节一般的腧穴，即经脉发于皮下之气。也可以调节腧穴之气的寒热升降，例如，五输穴、络穴、原穴、背俞穴、募穴等。经云："盛则泻之，虚则补之，热则疾之，寒则留之，陷下则灸之，不盛不虚，以经取之。"其中盛虚寒热由精气的异常所致，而不盛不虚则是经脉异常。

二、腧穴部位

《内经》所谓"地气上为云，天气下为雨""阳化气，阴成形""气生形，精化为气""阴病者，升极而降；阳病者，降极而升"，这些都是天地间的物理变化，西医医理则更偏于化学变化，这也是为什么中医更强调人体上下、前后、内外等诸多不同，其观点偏于整体观念，而西医更重视局部变化的原因之一。

穴位所在不同位置决定腧穴穴性。例如：位于上下、前后、内外等部位不同，其属性也不同，上为阳，下为阴；前为气，背藏精；内为阴，外为阳。在上主降，在下则升。在腹部藏气，气聚生津；在背部藏精，精化为气。在内主出，在外则入。

三、穴性

穴性是指腧穴之气的阴阳寒热，升降出入，以及五运六气等功能属性。是每个腧穴所具有的独特属性，穴性决定腧穴功能主治，主要反映在其所属经脉，所在部位上下前后表里，特殊腧穴，以及穴名等方面。

假借药性以对比穴性，中药的功能主治取决药性，所谓药性就是药物的四气五味和归经。例如，麻黄之所以能祛除风寒之邪，是因为麻黄的四气是温，五味是辛，归肺、膀胱经。经云："阳为气，阴为味。"所谓四气即寒热温凉，五味即酸苦甘辛咸，四气原于天，五味生于地。归经是指药物作用部位。因此药性源于天气、地味、所作用于人体的部位。经云："天食人以五气，地食人以五味。"

天有四气，还有六气，四气是从外而内，六气从内而外，中药以天之四气作用于人体，人之五脏藏精化为三阴三阳，上通于天之六气，即风寒暑湿燥热。药物之五味为五行之阴，人之五行是五脏藏精与化气之间的转化。

天为阳，地为阴，天之六气与地之五行相合，形成五运六气。五输穴为精气所发，由内出外，内连脏腑，外行于皮下。五输穴的穴性是由天地阴阳所决定的。例如，足三里穴，属于足阳明胃经，足阳明胃五行属土，六气属燥。又足三里是五输穴的合穴，五行属土，土之气为湿。综合来看，足三里的穴性是，五行属土，六气为燥中有湿，这也是为什么足三里即可补脾又可降胃气的原因。

除了五输穴以外，其他腧穴则属于经气的范畴，经气出入于经脉内外，**腧穴性的一般规律是：居高位以降为顺，居下则以升为常；在内则出，在外则入；在内多热，在外多寒。**因此要了解经脉属性，腧穴的名称，气穴的出入，如根结、标本、四海、气街、终始等内容。

第二节 腧穴逻辑

一、腧穴个数

十四经脉上的腧穴称为十四经穴位，简称“经穴”。《内经》中记载穴名大约 160 个，但大部分没有介绍具体位置。后有《明堂孔穴》，对各经穴位有了比较全面的记载，据晋代皇甫谧《针灸甲乙经》转载《明堂孔穴》的穴名总数为 349 个。到了宋代，王惟一《铜人腧穴针灸图经》一书增至 354 个，增加了督脉的灵台、腰阳关，膀胱经的厥阴俞、膏肓俞，心经的青灵等，对穴位的归经和排列顺序进行了较为全面地整理，并首次铸有针灸铜人两座。宋代王执中的《针灸资生经》（明·《针灸大成》同）再增入 5 穴，即膀胱经的眉冲、督俞、气海俞、关元俞，胆经的风市，共 359 个。清·《医宗金鉴》仍遗漏眉冲；至李学川《针灸逢源》才汇集各穴确定为 361 经穴。（表 2–1）

表 2–1 历代增加的穴数见下表

	《内经》	《明堂孔穴》《针灸甲乙经》《千金翼方》	《铜人腧穴针灸图经》《十四经发挥》	《针灸资生经》《针灸大成》	《医宗金鉴》	《针灸逢源》
总穴名	约 160	349	354	359	360	361

二、腧穴术数

腧穴之个数与古代术数内容相关，通过术数可以看出古人附加在这些穴位上的思想内涵，这里举几个例子。

（一）穴名之数

穴名总数的变化经历了不同阶段，最为重要的两个阶段值得我们特别关注，一是宋代王惟一制作的针灸铜人上的腧穴数量；二是《针灸逢源》记载的最终腧穴数量。

目前所保存的针灸铜人原始面貌，是由宋代王惟一制作，他还著有《铜人腧穴针灸图经》一书，书中记载腧穴穴名 354 个，354 是农历普通年一年的天数。农历一年不是太阳历的 365 又 1/4 天，而是计算两个正月初一之间，天的总数，普通年是 354 天，闰月年是 383 或 384 天。宋代王惟一所制作的铜人身上的腧穴数量，是对应中国古代农历一年的天数的。

目前十四经腧穴穴名总数为 361 穴，出自清·李学川的《针灸逢源》，该书刊于 1817 年。从晋朝的《针灸甲乙经》开始一直到明代，虽然经历了上千年的演化，但最终还是停在了 361 这个数字上，从此以后再未增加，这是为什么呢？我们来解析一下数字 361，19×19=361，会下围棋的人，一眼就可以看出，这是围棋棋盘上交叉点的总和，也是围棋棋子的总和。棋盘有 361 个交叉点，每个交叉点又是一气。围棋有气和死活概念，生命也因有气而活，气数尽则死，人生如棋，身体上的腧穴如棋盘的气点也有 361 个。但为什么要最终选择 361 呢？ 361 是 19 的平方，19 是由 9+10 生成，十是河图之数，九是洛书之数，从 1 到 10 中，10 是阴的最大数，9 是阳的最大数，因此 19 是阴阳之和。河洛之数，是天地间阴阳之最大数，围棋之所以用 361 是取天地之数，人身的生命也同与此。

（二）督任脉腧穴之数

督脉上有 28 个腧穴，对应二十八星宿，月亮所经过的地方，月有阴阳圆缺，月亮本身不发光，月亮的光线来自于太阳，月亮的新月与满月表示夜间藏精盛衰，满月时藏精充盛，新月时藏精不足，因此《内经》中有月满不能使用补法，月生不能用泻法的针刺治疗原则。督脉主一身之阳，所谓阳是指精的气化状态，脊柱内之脊髓为精之海，由肾统主，与藏精化为气相关，为阳之根本。

任脉上有 24 个腧穴，对应二十四节气，24 是 6 的倍数，六与气运相关。二十四节气是阳历，是因为太阳与地球的角度和距离不同而形成，天之阳气与此相关。督脉在背部正中线主藏精和气化，任脉在身前正中线主藏阴津和化气，经云：“水火者，阴阳之征兆也。”督脉应火，任脉应水，相合而化气。肚脐以下任脉上的腧穴多用于补气，肚脐以上的腧穴则多清热，或者滋阴清热。临床上常以督脉腧穴温阳祛邪，以任脉腧穴滋阴清热。

第三节 腧穴属性

一、五输穴

（一）气血运行

肝藏血，心藏脉，肝属木，心属火，木生火，肝血行于脉中，心神则不断将心火注入于血中，所以血成红色，红色五行属火，因此血行于脉中的功用，是将具有火性的营血通过经脉输送于全身各处，与所到之处的津液、精气相合，化为气，再输布于经俞、皮下肌腠等部位。血气有充肤热肉的功效，四肢为诸阳之本，井穴位于四肢末端，都说明脉中所出精气阳热之性盛。因此可以说，井穴主出，是脉中的营血由此出于皮下，与脉外津液相合，化气，溜于荥，而注于俞，俞穴是火盛于水的极致，而从经穴开始，阳气减弱，阴津始盛，水盛于火，由气生津，行于经穴，从合穴入于经脉中。

五输穴的气血运行与十二经脉气血运行不同，十二经脉之始于手太阴肺，终于足厥阴肝，周而复始者，是营血运行于脉中。十二经脉之所出于井，溜于荥，行于经，入于合，是脉中的血气出于皮下，与脉外的气血相合，从四肢末端，向上回流至肘膝关节处，从合穴于脉中，与经脉血气相合。

（二）重要之处

《九针十二原》："黄帝曰：愿闻五脏六腑所出之处。岐伯曰：五脏五俞，五五二十五俞，六腑六俞，六六三十六俞，经脉十二，络脉十五，凡二十七气，以上下。所出为井，所溜为荥，所注为输，所行为经，所入为合，二十七气所行，皆在五输也。"

五脏为阴，其输有五；六腑为阳，其输有六（表2–2，表2–3）。五输在内合于阴之五行，六输在外通于天之六气。经脉十二,六脏六腑之经脉，络脉十五，脏腑之十二大络及督脉之长强、任脉之尾翳、脾之大包，凡二十七脉之血气，出入于上下手足之间。所出为井，所溜为荥，所注为输，所行为经，所入为合，此二十七气之所行，皆在于五输，是由于十二经脉之血气，本于五脏五行之所生，而脉外皮肤之气血，出于五脏之大络，溜注于荥输，而与脉内之血气，相合于肘膝之间，此论脏腑经脉血气出入。

（三）五行属性

五输穴的特点：①五输穴是脏腑所出之处，十二经脉与十五络脉之气所行之处。②阳经五输穴包括原穴，阴经原穴与输穴相合。③五输穴有阴阳五行属性，阴经的五输穴为本，阳经的五输穴与之相表里，并且上通于天之六气。

五输穴的五行属性：五脏五输穴所出为井木，六腑六输穴所出为井金，井者“木上有水”(《周易》)。树木上的水来源有二,一是从天上来，树木之上的水是金气收敛所生，二是从地下来，树木上的水，是木吸收地下之水，而达于木之上。以四季物候来说明，春季三月木旺，树木上生有露水，水色发青，木根于地，地下有水，自根部而直达于枝叶，树木因此而繁荣，因此阴井为木。秋三月金旺，树木上生有露水，水色偏白，金秋气凉，聚敛天气为水以降，自树木的叶溜入根，秋后枝叶虽枯槁，而蒂固根深，由于秋金之气，抑制树木枝叶生长，而补益地下的水分，因此阳井为金。井金井木确定后，则根据五行相生顺序确定其他五输穴的五行属性，阴井为木，阴荥为火，阴输为土，阴经为金，阴合为水；阳井为金，阳荥为水，阳输为木，阳原阳经为火，阳合为土。

表 2-2 阴经五输穴图表

	井木	荥火	输土	经金	合水
肺	少商	鱼际	太渊	经渠	尺泽
心主	中冲	劳宫	大陵	间使	曲泽
肝	大敦	行间	太冲	中封	曲泉
脾	隐白	大都	太白	商丘	阴陵泉
肾	涌泉	然谷	太溪	复溜	阴谷

表 2-3 阳经五输穴图表

	井金	荥水	输木	原	经火	合土
大肠	商阳	二间	三间	合谷	阳溪	曲池
小肠	少泽	前谷	后溪	腕骨	阳谷	小海

续表

	井金	荥水	输木	原	经火	合土
胆	足窍阴	侠溪	足临泣	丘墟	阳辅	阳陵泉
胃	厉兑	内庭	陷谷	冲阳	解溪	足三里
膀胱	至阴	足通谷	束骨	京骨	昆仑	委中
三焦	关冲	液门	中渚	阳池	支沟	天井

（四）穴性

五输穴具有明确的阴阳五行属性，其阴阳属性源于其所出经脉，其五行属性源于本身五输穴的五行属性。阴之五输合于五味，阳之六输合于六气。阴阳五行属性是中医辨证治疗的基础，针灸选穴与中药治疗具有相类似的辨证形式，药物治疗根于药物的四气五味及归经，即阴阳五行和部位，五输穴可以与其一一对应。

经云："气为阳，味为阴。"阴经五输穴对应地之五味，井木，应酸味；荥火，应苦味；输土，应甘味；经金，应辛味；合水，应咸味。五味在内入五脏，分别补益五脏精气，其作用形式：酸敛，苦坚，甘缓，辛散，咸软。阳经五输穴加原穴对应天之六气，井金，应燥气（凉）；荥水，应寒气（寒）；输木，应风气（温）；原火，应热气（热）；经火，应暑气（热）；合土，应湿气（平）。表里经五输穴配伍临床治疗功用，与药物之四气五味临床功用相对应，经云："气味辛甘发散为阳，酸苦涌泻为阴。"同一经上的五输穴配伍，阴经主调精，阳经主调气。（表 2–4）

表 2–4　阴阳经五输穴内应外合表

五输穴		井	荥	输	（原）	经	合
流行方式		出	溜	注	过	行	入
阴经	**五行属性**	木	火	土	土	金	水
	内合地之五味	酸（收）	苦（坚）	甘（缓）	淡（渗）	辛（散）	咸（软）
阳经	**五行属性**	金	水	木	火	火	土
	外合天之六气	阳明燥气	太阳寒气	厥阴风气	少阴热气（君火）	少阳暑气（相火）	太阴湿气
	与天之四气相应	凉	寒	温	热	热	平

二、原穴

五脏五输，六腑六输，各行其道，相互配伍，五脏五输，原穴与输穴出同一穴，六腑六输，即出为井，溜为荥，注为输，过为原，行为经，入为合。五脏以输为原，是指皮下精微物质通过输穴，灌注入于五脏，以补充五脏之精。六腑的原穴是由内出外，五脏藏精化气，外出于六腑，禀于三焦，出于原穴之处。因此十二原穴有出入不同，阳经原穴的气血由内而外出于原穴，阴经原穴由外而内入于五脏。气血在人体经脉中运行是由五脏到经脉、络脉、浮络而至皮下，即由地而天运化过程；皮下之气血再通过五输穴的合穴、阴经的原穴，以及气街等部位再回流入经脉，即由天而地的运化过程。原穴是五脏精气之源，五脏元真之气生于天之气，依靠后天水谷精微的补充，后天之精微从原穴而来。

《灵枢·九针十二原》："五脏有六腑，六腑有十二原，十二原出于四关，四关主治五脏，五脏有疾，当取之十二原。十二原者，五脏之所以禀三百六十五节气味也，五脏有疾也，应出十二原。十二原各有所出。明知其原，睹其应，而知五脏之害矣。阳中之少阴，肺也，其原出于太渊，太渊二。阳中之太阳，心也，其原出于大陵，大陵二。阴中之少阳，肝也，其原出于太冲，太冲二。阴中之至阴，脾也，其原出于太白，太白二。阴中之太阴，肾也，其原出于太溪，太溪二。膏之原，出于鸠尾，鸠尾一。肓之原，出于脖胦，脖胦一。凡此十二原者，主治五脏六腑之有疾者也。胀取三阳，飧泄取三阴。"

气味所生之津液，从脏腑之膏肓，外渗于皮肤络脉，化赤为血，荣于经俞，注于脏腑，外内出入之相应。津液是水谷气味之所生，中焦之气，蒸津液，化其精微，发泄于腠理，淖泽注于骨，补益脑髓，润泽皮肤，是津液注于三百六十五节，而渗灌于皮肤肌腠。溢于外则皮肉膏肥，余于内则膏肓丰满。膏，是指脏腑之膏膜；肓，是指肠胃之募原。气味所生之津液，从内之膏肓，而淖泽于外，是以膏肥之人。其肉淖而皮纵缓，故能纵腹垂腴，外内之相应。

《痈疽》："中焦出气如露，上注溪谷，而渗孙脉，津液和调，变化而赤为血。血和则孙脉先满溢，乃注于络脉，皆盈，乃注于经脉，阴阳已张，因息乃行。行有经纪，周有道理，与天合同，不得休止。"所谓谷，是指皮肤之分肉，是津液外注于皮肤，从孙络化赤而注于脏腑之原经。因此说"十二原者，五脏之所以禀三百六十五节气味也”。

四关指两肘两腋，两髀两腘，都是机关之室，真气之所过，血络之所游行的地方。十二原出于四关，四关主治五脏者，是指脏合腑而腑有原，原有关而关应脏。脏腑阴阳相合，外内出入之相通，故曰明知其原，睹其应而知五脏之害。肝、心、脾、肺、肾，内之五脏，阳中之少阴，阴中之少阳，五脏之气，故脏腑有病，取之经脉之原；胀取三阳，飧泄取三阴，此病在三阴三阳之气而取之气。

三、其他特定穴

（一）络穴

络穴即十五大络所出之处，出自《经脉》篇，络穴是大络气血所出皮下之处，大络与十二经脉并行，内连脏腑，脏腑藏精化气，行绝道而出入，阳走阴，阴走阳。以手太阴列缺、手阳明偏历为例，虽然不属于五输穴的井荥输经，但还是经脉上的穴位，经别与经脉各走其道，布于四末，经别与经脉相干而行，在列缺、通里诸经之间，再别出而上行，并经而入掌，散于络脉，而合于皮中。

《皮部论》：“欲知皮部，以经脉为纪，阳明之阳，名曰害蜚，视其上下有浮络者，皆阳明之络也。少阳之阳，名曰枢持，少阴之阴，名曰枢儒，凡十二经络脉者，皮之部也，是皮部之络脉，虽以经脉为纪，并循于十二经脉之部，然从大络而出，别走其道，与经脉缪处，故有害蜚枢持之别名。”

（二）郄穴

出自《针灸甲乙经》，十二经脉和奇经八脉中的阴跷、阳跷、阴维、阳维脉之经气深聚的部位，称为“郄穴”。“郄”有空隙之意。郄穴共有16个，除胃经的梁丘之外，都分布于四肢肘膝关节以下。郄穴从经脉即肌肉的缝隙中发出，性热，喷发力强，因此主治本经循行部位及所属脏腑的急性病证。阴经郄穴多治血证，阳经郄穴多治急性疼痛。此外，郄穴亦有诊断作用，当某脏腑有病变时，可按压郄穴进行检查。

（三）背俞穴、募穴

出自《内经》，脏腑之气输注于背腰部的腧穴，称为“背俞穴”，又称为

"俞穴"。"俞"，有转输、输注之意。六脏六腑各有一背俞穴，共12个。俞穴均位于背腰部足太阳膀胱经第一侧线上，大体依脏腑位置的高低而上下排列，并分别冠以脏腑之名。背俞穴主脏腑藏精，精化气，为气之初始状态。

脏腑之气汇聚于胸腹部的腧穴，称为"募穴"，又称为"腹募穴"。"募"，有聚集、汇合之意。六脏六腑各有一募穴，共12个。募穴均位于胸腹部有关经脉上，其位置与其相关脏腑所处部位相近。募穴是脏腑之精化气会聚与胸部部，为气的终极状态。

（四）下合穴

出自《内经》，是六脏之气下合于足三阳经的腧穴，称为"下合穴"，又称"六腑下合穴"。下合穴共有6个，其中胃、胆、膀胱的下合穴位于本经，大肠、小肠的下合穴同位于胃经，三焦的下合穴位于膀胱经。下合穴是六腑气血汇聚于下肢三阳经的部位，六腑下合穴是脉气从足三阳经上分出注入六腑的部位，所以和六腑的关系密切。

《邪气脏腑病形》："黄帝曰：治内府奈何？岐伯曰：取之于合。黄帝曰：合各有名乎？岐伯答曰：胃合于三里，大肠合入于巨虚上廉，小肠合入于巨虚下廉，三焦合入于委阳，膀胱合入于委中央，胆合入于阳陵泉。"三阳气外合三阳经，三阳经内合于六腑，所谓太阳、少阳、阳明，是指三阳气营运于脉外，与六腑之经脉相合，脉外之气与经脉合于荥输之间，所以以荥输治外经，治在外的经脉。脉内之血气，与三阳气合于肘膝之间，因此以下合穴治内腑，脉中之血气，是六腑所发出的。

（五）八会穴

出自《难经》，指脏、腑、气、血、筋、脉、骨、髓等精气聚会的八个腧穴，称为八会穴。八会穴分散在躯干部和四肢部，其中脏、腑、气、血、骨之会穴位于躯干部；筋、脉、髓之会穴位于四肢部。

（六）八脉交会穴

出自《针经指南》，十二经脉与奇经八脉相通的八个腧穴，称为"八脉交会穴"，又称"交经八穴"，八脉交会穴均位于腕踝部的上下。奇经八脉中的冲脉为血海，督脉为阳脉之海，任脉为阴脉之海，经云：海之所行云气者，天下也，因此八脉交会穴当是调节其所属之脉的海之所行云气者。

（七）交会穴

出自《针灸甲乙经》等，两经或数经相交会的腧穴，称为“交会穴”。交会穴多分布于头面、躯干部。

第四节 《内经》之水热穴

一、五十九热穴

《灵枢·热病》曰：“所谓五十九刺者，两手外内侧各三，凡十二痏。五指间各一，凡八痏，足亦如是。头入发一寸旁三分各三，凡六痏。更入发三寸边五，凡十痏。耳前后口下者各，项中一，凡六痏。巅上一，聪会一，发际一，廉泉一，风池二，天柱二。”本章所列出五十九穴用于清热，《素问·水热穴论》中也有一组五十九热穴，数量相同，作用相似，但穴位大部分不同。《素问》五十九热穴，位于身体上部，热逆于上，曰：“头上五行行五者，以越诸阳之热逆也；大杼、膺俞、缺盆、背俞，此八者，以泻胸中之热也；气街、三里、巨虚上下廉，此八者，以泻胃中之热也；云门、髃骨、委中、髓空，此八者，以泻四支之热也；五脏俞傍五，此十者，以泻五脏之热也。”与《灵枢经》五十九热穴不同。气有始终，热也有不同阶段，《灵枢·热病》篇的五十九热穴，主要用于清热之根本，其中包括手指间各八穴，脚趾间各八穴，相当于后世的经外奇穴的八邪与八风。此两组穴位与阳经五输穴的荥穴多有相合，例如，足阳明胃经的荥穴内庭，胆经的侠溪，手少阳三焦的液门等穴与八邪八风位置相同，足厥阴肝经的荥穴在足背部，也与之相合。《难经》有言：“荥主身热。”阳经荥穴五行属水，其气应寒，主清气分之热，阴经荥穴五行属火，合五行之阴精，即五味之苦味，苦坚，主藏精存阴而清热。八邪八风都在手足背部，属阳，因此以清气分之热为主。

二、五十七水穴

《素问》水俞五十七穴：①第一组在背部尻上五行，每行 5 穴，共 25 穴，名为肾俞，主肾精之生。②第二组在伏兔上各两行，每行5穴，共20穴，名为肾之街，主肾精之行。③第三组在踝上各一行，每行6穴，共12穴，此肾脉之下行，名曰太冲，主肾精气化。水病下腹肿，上喘呼不得卧者，肺肾标本俱病，该组穴补肾利水，降肺气。

第五节 穴名内涵

穴不妄设，名不徒取。腧穴中唯有五输穴有五行六气属性，其他腧穴没有形成与五行六气相应的规律，因此没有阴阳寒热的属性。经云："盛则泻之，虚则补之，热则疾之，寒则留之，陷下则灸之，不盛不虚，以经取之，盛者，寸口大三倍于人迎，虚者，则寸口反小于人迎也。"寒热盛虚治以五输穴和其他有特殊属性的穴位，而其他腧穴则主要用于通经，经云："经脉者，所以能决死生，处百病，调虚实，不可不通。"如何通经呢？通经的原则是顺其性，逆其气。穴位的属性和穴名关系密切，这也是本书所要讲的重要内容之一。

例如，中膂俞穴，在骶部，当骶正中嵴旁1.5寸，平第3骶后孔。膂同吕，是为了区别姓吕的"吕"和黄钟大吕的"吕"。《说文解字》曰："吕，脊骨也。"另外吕还用于音律中，十二律中分阴阳，奇数为阳，称为六律；偶数为阴，称为六吕。十二律大致相当于现代音乐中的十二个调，由低到高依次排列为：①黄钟（C），②大吕（#C），③太簇（D），④夹钟（#D），⑤姑洗（E），⑥仲吕（F），⑦蕤宾（#F），⑧林钟（G），⑨夷则（#G），⑩南吕（A），⑪无射（#A），⑫应钟（B）。其中的仲吕就是中膂，在十二律中音调居中，五音属角，五行属木。又孟夏之月，律中仲吕，因此中膂俞是仲吕的背俞穴。仲吕是音律，是天气降于地下，再从地下发出而形成的。孟夏之季，盛阳之气，种于地下，再从地下发出为仲吕之音。虽为盛阳所为，但气尚居中，相对其他季节，秋季气最盛，冬季最弱，春夏气居中。本穴在膀胱俞之下，膀胱者州都之官，津液藏焉，气化则出焉，中膂俞所起的作用是气化，所以可以治疗排尿异常，消渴等症。

下篇

经络腧穴各论

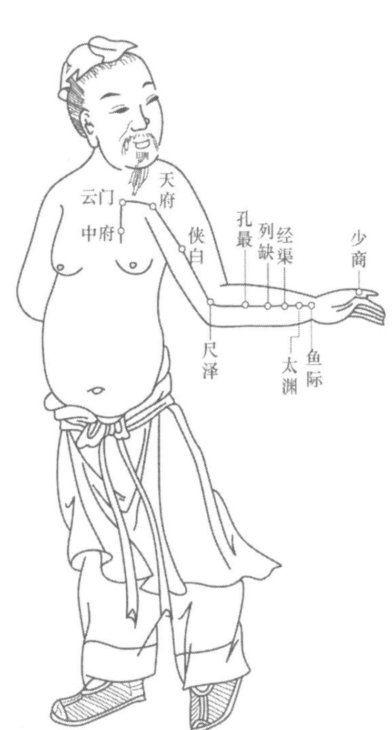

第三章　手太阴肺经

一、经脉循行

《灵枢·经脉》:“肺手太阴之脉，起于中焦，下络大肠，还循胃口，上膈属肺，从肺系横出腋下，下循臑内，行少阴心主之前，下肘中，循臂内上骨下廉入寸口，上鱼，循鱼际，出大指之端；其支者，从腕后直出次指内廉出其端。”

释义：起于中焦，向下联络大肠回绕胃口过膈属于肺脏，从肺系（肺与喉咙相联系的部位）横行出来，沿上臂内侧下行，行于手少阴经和手厥阴经的前面，经肘窝入寸口，沿鱼际边缘，出拇指内侧端（少商）。手腕后方支脉：从列缺处分出，走向食指内侧端，与手阳明大肠经相接。

二、十五大络

《灵枢·经脉》:“手太阴之别，名曰列缺。起于腕上分间，并太阴之经，宜入掌中，散入于鱼际。其病实则手锐掌热；虚则欠欬，小便遗数。取之去腕半寸。别走阳明也。”

三、经别

《灵枢·经别》:“手阳明之正，从手循膺乳，别于肩髃，入柱骨下，走大肠属于肺，上循喉咙，入缺盆，合于阳明也。手太阴之正，别入渊腋少阴之前，入走肺，散之太阳，上出缺盆，循喉咙，复合阳明，此六合也。”

四、经筋

《灵枢·经筋》:“手太阴之筋，起于大指之上，循指上行，结于鱼后，行寸口外侧，上循臂，结肘中，上内廉，入腋，下出缺盆，结肩前，上结缺盆，下结胸里，散贯贲，合贲下抵季胁。其病当所过者，支转筋痛，甚成息贲，胁急，吐血，治在燔针劫刺，以知为数，以痛为输，名曰仲冬痹也。”

五、本经腧穴（共11穴）

中府云门天府白，
尺泽孔最列缺经，
太渊鱼际少商井。

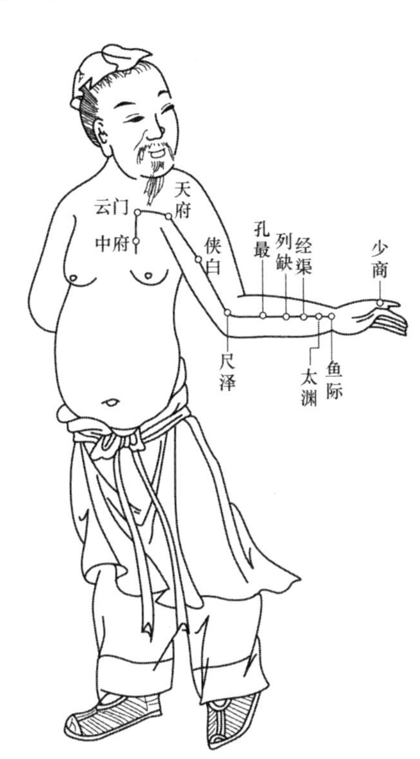

1. 中府　《针灸甲乙经》，募穴

【别名】膺中外俞（《灵枢·五邪》），膺俞（《素问·水热穴论》），膺中俞（《针灸甲乙经》），府中俞（《针灸大成》），肺募（《备急千金要方》）。

【位置】在胸外侧部，云门下1寸，平第1肋间隙处，距前正中线6寸。

【解剖】①肌肉：胸大肌、胸小肌处，内侧深层是第1肋间内外肌。②血管：腋动、静脉，胸肩峰动、静脉。③神经：锁骨上神经中间支，胸前神经分支及第1肋间神经外侧皮支。

【释字】《说文解字》：“中者，内也。”《说文解字》：“府者，聚也。”

【释穴】中者，中焦脾胃；府者，水谷精微之会聚。本穴既是肺经的起始，也是十二经脉的起始，手太阴肺脉起于中焦，中焦脾胃主腐熟运化水谷精微，后天之本，水谷精微会聚于此，因而得名中府。《素问·经脉别论》曰：“食气入胃，散精于肝，淫气于筋。食气入胃，浊气归心，淫精于脉。脉气流经，经气归于肺，肺朝百脉，输精于皮毛。毛脉合精，行气于府。府精神明，留于四脏，气归于权衡。权衡以平，气口成寸，以决死生。饮入于胃，游溢精气，上输于脾。脾气散精，上归于肺，通调水道，下输膀胱。水精四布，五经并行，合于四时五脏阴阳，揆度以为常也。”本段经文讲了食气和饮的代谢过程，食气入胃，由肝布散阴精，入于经脉，上归于肺，肺朝百脉；饮入于胃，由脾输布，上归于肺，于脉外，肺主通调水道。因此水谷精微入于胃，最后都要经过肺的宣发肃降，输布水谷精微从于脉之内外。肺居胸中，五脏之天位，为诸脏之华盖，从上而下，输布水谷精微，具有得天独厚的天然优势。肺朝百脉输布阴精于脉中，应高山雪水融化后，为河流之源；肺通调水道下输膀胱，应天气下为雨。

【气血运行状态】手太阴肺经脉从胸走头，本穴是肺经首穴，经气发于皮下而为中府穴。中府气血来自中焦所出之营气，以及胸中的宗气，会聚于此。

【穴性】本穴属手太阴肺经腧穴，手太阴运气为湿金，五行属金，六气属湿。肺的募穴，《说文解字》：“募者，广求也。”本穴募集中焦水谷精微之气，又胸为宗气所居之处，肺受天之气，因此是三气齐聚中府。本穴是手太阴、足太阴脾经的交会穴，经脉之外，脾气升，肺气降，两者同属太阴，肺以脾为源；经脉之内，肺之天气，降入脾之湿土，因此本穴禀太阴湿金之精气，金中有土。中府主肺藏气，多用于治疗肺虚所引起的病症，如咳嗽，气喘，少气不得息等。

【主治】咳嗽，气喘，肺胀满，胸痛，肩背痛。

【应用】《脉经》：寸口脉细、发热、呕吐，宜服黄芩龙胆汤。吐不止，宜服橘皮桔梗汤，灸中府。

《素问·水热穴论》：大杼、膺俞、缺盆、背俞，此八者，以泻胸中之热也。

《千金翼方》：身体烦热针中府，又灸绝骨五十壮。

《针灸甲乙经》：肺系急，胸中痛，恶寒，胸满悒悒然，善呕胆，胸中热，喘，逆气，气相追逐，多浊唾，不得息，肩背风，汗出，面、腹肿，膈中食饐，不下食，喉痹，肩息肺胀，皮肤骨痛，寒热，烦满，中府主之。

《备急千金要方》：奔豚上下腹中与腰相引痛，灸中府百壮。上气咳逆，短气，气满食不下，灸肺募五十壮。

《针灸大成》：主腹胀，四肢肿，食不下，喘气胸满，肩背痛，呕啘，咳逆上气，肺系急，肺寒热，胸悚悚，胆热呕逆，咳唾浊涕，风汗出，皮痛面肿，少气不得卧，伤寒胸中热，飞尸遁疰，瘿瘤。

《备急千金要方》：中府、阳交，主喉痹，胃满塞，寒热。

【针法灸法】向外斜刺或平刺 0.5~0.8 寸，可灸。

【现代研究】

（1）治疗支气管哮喘：实验观察表明，针刺中府有缓解支气管平滑肌痉挛的作用，可使肺通气量得到改善、哮喘缓解。

（2）改善肝的血液循环：用放射性核素血管内注射法，发现针刺中府可使肝血流量明显增加。

（3）中府阻滞疗法抑制甲状腺功能：动物实验表明，通过对家兔“中府”的局部刺激及局部麻醉阻滞，可见到家兔甲状腺滤泡上皮变为扁平状，呈现甲状腺功能低下的形态学改变。通过对实验疗程的改变及疗效观察，可见到甲状腺组织无过度抑制现象且较长时间后无明显恢复。

2. 云门 《素问》

【位置】在胸外侧部，肩胛骨喙突上方，锁骨下窝凹陷处，距前正中线 6 寸。正坐位，用手叉腰，当锁骨外端下缘出现的三角形凹窝的中点处取穴。

【解剖】①肌腱：胸大肌。②血管：头静脉，深部有胸肩峰动脉分支。③神经：胸前神经的分支臂丛外侧束，及锁骨上神经中后支。

【释字】《说文解字》：“云者，山川气也。”《玉篇》：“门者，人所出入也。”

【释穴】《素问·阴阳应象大论》曰：“地气上为云，天气下为雨，雨出地气，云出天气。”《会元针灸学》曰：“云者，云应气也，上焦如雾，云遇冷下降，遇热升腾而散走：门者司守之门户，故曰云门也。”云者，出于地，上为天之气。肺为五脏华盖，居五脏之顶，因此肺属五脏之天。从手太阴肺脉所出的经脉上行至此，为本经之最高处，有高入云端之势，从此穴离胸而行于上臂内侧，中府来的气血从此穴出，因此称为云门。

【气血运行状态】手太阴肺经脉从胸走头，经气发于皮下而为云门穴。乾坤天地，乾属金，金应天；肺属金，居五脏之高位，应天。从中府来的气血，气化为云气，应地气上为云，运行于天空，气性由热逐渐转凉。

【穴性】本穴属手太阴肺经腧穴，手太阴运气为湿金，五行属金，六气属湿。本穴居高位，应天之湿气，俗话说：高处不胜寒，因此本穴禀太阴湿金之气，穴性偏凉，主清肺降气。

【主治】咳嗽，气喘，胸痛，肩背痛，胸中烦痛。

【应用】《铜人腧穴针灸图经》：刺深使人气逆，故不宜深刺。

《备急千金要方》：瘿，上气，胸满，短气咳逆，灸云门五十壮。

《针灸甲乙经》：暴心腹痛，疝积时发，上冲心，云门主之……咳喘不得息，坐不得卧，呼吸气索，咽不得，胸中热，云门主之……肩痛不可举，引缺盆痛，云门主之……脉代不至寸口，四逆，脉鼓不通，云门主之。

《针灸大成》：主伤寒，四肢热不已，咳逆，喘不得息，胸胁短气，气上冲心，胸中烦满，胁彻背痛，喉痹，肩痛，臂不举，瘿气。

【针法灸法】直刺0.3~0.5寸，局部有酸胀感，可向肩部或肘部放散。可灸。

3. 天府 《内经》

【位置】在臂内侧面，肱二头肌桡侧缘，腋前纹头下3寸处。简便取穴：臂向前平举，俯头鼻尖接触上臂侧处是穴。

【解剖】①肌腱：肱二头肌外侧沟中。②血管：头静脉及肱动、静脉分支。③神经：臂外侧皮神经及肌皮神经。

【释字】《说文解字》："天，巅也。"《说文解字》："府，聚也。"

【释穴】天府者，天之精气聚于此。经云："清阳上为天，浊阴下为地。"清阳之气上升，聚而成天，是来自中府、云门的精气汇聚于此。又天府是星名，在紫微斗数中，天府星是南斗诸星之首，与北斗之首紫薇星相对，紫薇帝星即北极星，犹如万王之王，号令所有星曜，而天府星犹如相辅之官，辅佐君王，管理太阴、贪狼、巨门、天相、天梁、七杀、破军七颗星，本穴属肺经，相辅之官，伴随于君主之旁。又四川省号称天府之国，其气候适宜农作物生长，物产丰富，经云："天有精，地有形。"因此天府之义是精气聚积，本穴是肺之精气聚积之处。

【气血运行状态】手太阴肺经脉从胸走头，经气发于皮下而为天府穴。前为云门，地气上为云，经气运行至此而为天府穴。

【穴性】本穴属手太阴肺经腧穴，手太阴运气为湿金，五行属金，六气属湿。穴名天府，天之精气聚积之处，本穴禀太阴湿金之气，天之精气聚积之处。

【主治】气喘，鼻衄，瘿气，臂痛。

【应用】《备急千金要方》：瘿恶气，灸天府五十壮。

《备急千金要方》：悲泣鬼语，灸天府五十壮。

《千金翼方》：身重嗜眠不自觉，灸天府正十壮，针入三分补之。

《铜人腧穴针灸图经》：治逆气喘不得息，目眩远视，卒中恶，鬼疰，不得安卧。

《灵枢·寒热病》：暴瘅内逆，肝肺相搏，血溢鼻口，取天府。

《针灸甲乙经》：咳上气，喘不得息，暴瘅内逆，肝肺相搏，鼻口出血，身胀，逆息不得卧，天府主之。风汗出，身肿，喘喝，多睡，恍惚，善忘，嗜卧不觉，天府主之。

《针灸大成》：主暴瘅，口鼻衄血，中风邪，泣出，喜忘，飞尸恶疰，鬼语，喘息，寒热疟，目眩，远视，瘿气。

【针法灸法】直刺0.3~0.5寸，局部有酸胀感，可向肩部或肘部放散。可灸。

4. 侠白　《针灸甲乙经》

【位置】在臂内侧面，肱二头肌桡侧缘，腋前纹头下4寸，或者天府下1寸处。简便取穴，《寿世保元》曰："先于乳头上涂墨，令两手伸直夹之，染墨处是穴。"

【解剖】①肌腱：肱二头肌外侧沟中。②血管：头静脉及桡动、静脉分支。③神经：臂外侧皮神经，肌皮神经从此经过。

【释字】《集韵》："侠者，旁通也。"《说文解字》："白者，西方色也，阴用事。"

【释穴】侠白者，肺金之气旁通而降的意思。杨上善说："白，肺色也。此穴在臂，候肺两厢，故名侠白。"侠白穴位于天府下1寸处，天府是天之精气汇聚之处，下一寸者，合天一生水之数，因此侠白是天之湿气遇寒凉，聚而成水，肺气从此穴开始下降，应天气下为雨。

【气血运行状态】手太阴肺经脉从胸走头，经气发于皮下而为侠白穴。从天府来的清阳之气，汇聚成雨水而降，此穴多津水，少阳气，从高而低而行。

【穴性】本穴属手太阴肺经腧穴，手太阴运气为湿金，五行属金，六气属湿。穴名侠白，位高，其气寒凉，聚水而降，旁通两边。本穴禀太阴湿金之精气，金气生水。

【主治】咳嗽，气喘，干呕，烦满，臑痛。

【应用】《铜人腧穴针灸图经》：治心痛，干呕，烦满。

《针灸甲乙经》：心痛，侠白主之……咳，干呕，烦满，侠白主之。

《寿世保元》：治赤白汗斑神法，故以针刺之出血亦已。宜灸侠白穴。

《针灸大成》：主心痛，短气，干呕逆，烦满。

【针法灸法】直刺 0.5~1 寸，局部有酸胀感，似触电样感传至胸前，或向前臂部放散。可灸。

【现代研究】针刺侠白对早期房颤复律有一定作用。

5. 尺泽 《灵枢经》，手太阴经所入为合

【别名】鬼受（《备急千金要方》），鬼堂（《千金翼方》）。

【位置】位于肘横纹中，肱二头肌腱桡侧凹陷处。

【穴位解剖】①肌腱：肘二头肌腱的外方，肱桡肌起始部。②血管：桡侧返动、静脉分支及头静脉。③神经：前臂外侧皮神经，直下为桡神经。

【释字】《说文解字》："尺者，十寸也。"《风俗通·山泽篇》："泽者，言其闰泽万物，以阜民用也。"

【释穴】尺者，从寸口脉尺部到肘横纹相距一尺，《内经》称前臂内侧肌肤为尺肤。泽者，八卦物候之一，应兑卦，五行属金，又乾金为天，因此泽是天之水气降为雨露，滋润陆地表面。寸口脉中，寸为阳，尺为阴，尺脉属肾，五行属水。因此尺泽是天之水气聚而为雨露，应金生水，滋润地表，渗入地下，补充地下水泉，水泉与肾水相应。同时本穴还是五输穴的合穴，五行属水。因此尺泽与金水相关。

【气血运行状态】手太阴肺经脉从胸走头，经气发于皮下而为尺泽穴。前为侠白，天气聚而生水，应天气降为雨，经气运行会聚于此处，入于地中。五输穴气血运行，与经脉气血运行不同，五输穴应天地云雨的气机升降，经脉气血则是河流式的运行。从经渠而来的气血，敛降而成河流，并且汇聚脉外阴精，应天气降为雨，从合穴回流入于经脉中。

【穴性】本穴属手太阴肺经腧穴，手太阴运气为湿金，五行属金，六气属湿。经云："水为阴，火为阳，阳为气，阴为味。"水火相合，火盛则水化气，水盛则火化生五味。阴经五输穴对应五味，阳经五输穴（六穴）对应六气。尺泽为合穴，五行属水，水之味为咸，咸主软坚，其性为平，不散不收，不寒不热。经云："气味辛甘发散为阳，酸苦涌泻为阴。"气以土为平，精以水为平，阳经中的合穴属土性平，阴经中合穴属水性平。《难经》云："合主逆气而泄。"尺泽主治肺气的宣发肃降。尺泽与其他肺经的五输穴相配伍有缓和，调节肺气

的功效。

【主治】咳嗽，气喘，咯血，潮热，胸部胀满，咽喉肿痛，小儿惊风，吐泻，肘臂挛痛。

【应用】《肘后歌》：鹤膝肿劳难移步，尺泽能舒筋骨痛。

《备急千金要方》：主呕泻上下出，两胁下痛。

《灵光赋》：吐血定喘补尺泽。

《针灸甲乙经》：振寒瘈疭，手不伸，咳嗽唾浊，气膈善呕，鼓颔不得汗，烦满，因为疚衄，尺泽主之……左窒刺右，右窒刺左。心膨膨痛，少气不足以息，尺泽主之……咳逆上气，舌干，胁痛，心烦，肩寒，少气不足以息，腹胀，喘，尺泽主之……肘痛，尺泽主之。

《铜人腧穴针灸图经》：治风痹，肘挛，手臂不得举，喉痹，上气，舌干，咳嗽唾浊，四肢暴肿，臂寒，短气。

《针灸大成》：主肩臂痛，汗出中风，小便数，善嚏，悲哭，寒热，风痹，臑肘挛，手臂不举，喉痹，上气呕吐，口干，咳嗽唾浊，痎疟，四肢暴肿，心疼臂寒，短气，肺膨胀，心烦闷少气，劳热，喘满，腰脊强痛，小儿慢惊风。

【针法灸法】直刺 0.5~0.8 寸，局部有酸胀感，或有触电样感向前臂或手部放散；也可用三棱针或粗毫针点刺出血。点刺出血，用于急性吐泻。不宜针刺过深，以免刺伤穴下血管引起内出血。可灸。

6. 孔最　《针灸甲乙经》，郄穴

【位置】位于前臂掌面桡侧，在尺泽与太渊连线上，腕横纹上 7 寸处。简便取穴法：伸臂仰掌，于尺泽与太渊连线的中点向上 1 寸，当桡骨内缘处取穴。

【解剖】①肌腱：肱桡肌，旋前圆肌上端之外缘，桡侧腕长、短伸肌的内缘。②血管：有头静脉，桡动、静脉。③神经：臂外侧皮神经、桡神经浅支。

【释字】《说文解字》：“孔，通也。”《说文解字》：“最，犯而取也。”

【释穴】孔者，孔隙通于皮下；最者，极也。《内经》云：“腰以上为天，腰以下为地”。肘下两寸左右平肚脐，因此肘以上应天，肘以下应地。从尺泽运行来的气血行于地中，至此穴处，肌腠间有大的孔隙，地下水泉应阴精，精气化，从孔隙中出于皮下。由于是从地下出于地上，因此其气性热，可祛寒止痛，宣发肺气，开泄腠理。《外台秘要》曰：“孔最主热病汗不出。”又孔最是手太阴经郄穴，“郄”有空隙之意，郄穴是各经经气深聚的部位，多用于治疗

急性病，阴经郄穴还可用以止血。由于孔最穴性热，阳气盛，运行能力强，因此用以治疗急症。又因为是在阴经，本穴阴中有阳，针刺用泻法，则可凉血止血，可治疗出血病症。

【气血运行状态】手太阴肺经脉从胸走头，经气发于皮下而为孔最穴，地下水泉之精气，从此出于皮下。前为尺泽，天之水气，渗贯地中，经气运行至此而为孔最。

【穴性】本穴属手太阴肺经腧穴，手太阴运气为湿金，五行属金，六气属湿。穴名孔最，地下水泉之气，应精气化，从下出于地表面，流于皮下经输。因此本穴禀太阴湿金之精气，穴性偏热。

【主治】咳嗽，气喘，咯血，咽喉肿痛，肘臂挛病，痔疾。

【应用】《备急千金要方》：孔最，主臂厥热痛汗不出，皆灸刺之，此穴可以出汗。

《针灸甲乙经》：热病汗不出，上髎及孔最主之……厥头痛，孔最主之。

《铜人腧穴针灸图经》：治热病汗不出，此穴可灸三壮即汗出；咳逆，臂厥痛，针三分，灸五壮。

《针灸大成》：主热病汗不出，咳逆，肘臂厥痛屈伸难，手不及头，指不握，吐血，失音，咽肿，头痛。

【针法灸法】直刺 0.5~1 寸，局部有酸胀、沉重感，有针感向前臂放散。针刺时应避开桡动、静脉，以防刺破血管，引起出血。可灸。

7. 列缺 《灵枢·经脉》，络穴；八脉交会穴，通于任脉

【别名】童玄（《古今医统大全》）。

【位置】在前臂桡侧缘，桡骨茎突上方，腕横纹上 1.5 寸，当肱桡肌与拇长展肌腱之间。简便取穴法：两手虎口自然乎直交叉，一手食指按在另一手桡骨茎突上，指尖下凹陷中是穴。

【解剖】①肌腱：肱桡肌腱与拇长展肌腱之间，桡侧腕长伸肌腱内侧。②血管：头静脉，桡动、静脉分支。③神经：前臂外侧皮神经和桡神经浅支的混合支。

【释字】《说文解字》：“列，分解也。”《说文解字》：“缺，器破也。”

【释穴】列缺者，闪电也。《汉书·扬雄传上》曰：“辟历列缺，吐火施鞭。”唐·李白《梦游天姥吟留别诗》曰：“列缺霹雳，丘峦崩摧。”列缺者，高空也，

屈原《楚辞·远游》曰："上至列缺兮，降望大壑。"列缺是肺之大络所出之处，《玉版论》曰："胃者，水谷血气之海也；海之所行云气者，天下也；胃之所出血气者，经隧也；经隧者，五脏六腑之大络也。"胃腑所生的血气，其精专者独行于经隧，从手太阴肺脉开始，终于足厥阴肝经，是营血循行于十二经脉之中，一脉流通，环转不息，其血气之四布于皮肤的，从脏腑之别络而出，虽然与经脉相干，与经脉并行，而各走其道，出于孙络，散于皮肤，因此手太阴之经别名曰列缺，是说肺手太阴之脉之外，别有经络，出为列缺。因此列缺即是肺之经脉的腧穴，也是肺之大络的腧穴，两者相同点，都是从内出外，喷发力量强，速度快，犹如晴天霹雳，电闪雷鸣，由此而得名。

【气血运行状态】手太阴肺经脉从胸走头，经气发于皮下而为列缺穴。肺之大络运行来的血气，由此出于皮下，从阴出阳，肺脏藏精，化气而出。从肺之经脉所来的气血，也是从地下水泉出于皮下。

【穴性】本穴属手太阴肺经腧穴，手太阴运气为湿金，五行属金，六气属湿。本穴禀太阴湿金之精气，气血由内爆发而出，穴从裂缝中出，爆发力较强。

列缺是四总穴之一，有宣疏肺热，利胸膈作用。如果人头顶部因阴寒湿浊所困，表现头重目眩，刺列缺穴可使肺气顿觉清爽，犹如拨开乌云见太阳，因此列缺也称为雷电之神。《席弘赋》："气刺两乳求太渊，未应之时寻列缺，列缺头痛及偏正，重泻太渊无不应。"乳在胸部，胸部犹天之空郭，气郁而乳房刺痛，治以太渊行气解郁，不应则用列缺以破气祛瘀；如果是病在经脉，引起头痛，治以列缺，如果不应，则以重泻太渊，没有不应的，因为太渊为脉之府。

列缺为肺之大络所出之处，与手阳明大肠经相通，肺藏精化气，出于列缺，别走阳明大肠，手阳明经从手走颈项达头面，入下齿中，因此可宣肺解表，祛风通络，治疗外邪所致的头面五官病及颈项病。

列缺穴为八脉交会穴，通于任脉，任脉起于胞宫，出于会阴，与肾相联系，肺属金，又为肾水之母，因此又可用于治疗前阴病。

手太阴之络起于腕上，直入掌中，散入鱼际，故列缺穴也可治手腕无力、桡骨茎突狭窄性腱鞘炎等手腕部疾患。

【主治】伤风，头痛，项强，咳嗽，气喘，咽喉肿痛，口眼㖞斜，齿痛。

【应用】《备急千金要方》：男子阴中疼痛溺血，精出，灸列缺五十壮。

《针灸资生经》：主汗出，四肢肿。

《针灸甲乙经》：热病先手臂痛，身热，瘛疭，唇口聚，鼻张，目下汗出如转珠，两乳下三寸坚，胁下满，悸，列缺主之……疟，热盛，列缺主之……寒热，胸背急，喉痹，咳上气喘，掌中热，数欠伸，汗出，善忘，四肢逆厥，善笑，溺白，列缺主之……寒热，咳，呕沫，掌中热，虚则肩臂寒栗，少气不足以息，寒厥，交两手而瞀，口沫出；实则肩背热痛，汗出，四肢暴肿，身湿摇，时寒热，饥则烦，饱则善，面色变，口噤不开，恶风泣出，列缺主之……小儿惊痫，如有见者，列缺主之，并取阳明络。

《针灸大成》：主偏风，口面㖞斜，手腕无力，半身不遂，掌中热，口噤不开，寒热疟，呕沫，咳嗽，善笑，纵唇口，健忘，溺血，精出阴茎痛，小便热，痫惊，妄见，面目四肢臃肿，肩痹，胸背寒栗，少气不足以息，尸厥，寒热，交两手而瞀。实则胸背热，汗出，四肢暴肿；虚则胸背寒栗，少气不足以息。

《肘后歌》：或患伤寒热未收，牙关风壅药难投，项强反张目直视，金针用意列缺求。

《通玄指要赋》：咳嗽寒痰，列缺堪治。

《四总穴歌》：头项寻列缺。

《灵光赋》：偏正头痛泻列缺。

【针法灸法】向上斜刺 0.3~0.5 寸，局部有酸胀、沉重感，或向肘、肩部放散。针刺手法不能过强，以免伤及骨膜，造成剧痛及腕部无力。可灸。

【现代研究】

（1）声音嘶哑：配照海，留针 30 分钟，每隔 2~3 分钟行针 1 次，取得较好效果。

（2）遗尿：于该穴皮内埋针，左右两侧交替进行。每周 2 次。

（3）遗精：据报道，在该穴埋 28 号 1 寸毫针，每次留针 12~18 小时，每周 3 次，左右交替进行，有较好效果。

（4）颈肩综合征：激光照射列缺、肩髃及压痛点，一般 20 次后可获得较好的镇痛效果。

8. 经渠 《灵枢经》，手太阴经所行为经

【位置】位于在前臂掌面桡侧，桡骨茎突与桡动脉之间凹陷处，腕横纹上 1 寸。

【解剖】①肌腱：桡侧腕屈肌腱的外侧，旋前方肌。②血管：桡动、静脉外侧处。③神经：前臂外侧皮神经和桡神经浅支混合支。

【释字】《说文解字》："经，织从丝也。注：织之从丝谓之经，必先有经而后有纬，是故三纲五常六艺谓之天地之常经。大戴礼曰：南北曰经，东西曰纬。"《说文解字》："渠，水所居。"

【释穴】经渠者，水之所经过。本穴既是肺经腧穴，又是五输穴的经穴，肺经腧穴由列缺传来，应地中水泉；而五输穴的经穴，五行属金，《本输》："行于经渠，经渠，寸口中也，动而不居为经。"五输穴气血运行应地气上为云，天气下为雨的形式，从井穴出，溜于荥，注于输，应地气上为云；行于经，入于合，应天气下为雨，雨水灌满河流，川流不息，所以动而不居。

【气血运行状态】手太阴肺经脉从胸走头，经气发于皮下而为经渠穴。肺脉内的气血行于地中，经过经渠。脉外的血气从太渊而来，至此穴后由升转降，由天之气生成为地之水流，应天气降为雨。

【穴性】本穴属手太阴肺经腧穴，手太阴运气为湿金，五行属金，六气属湿。经渠为五输穴的经穴，五行属金，其穴性从金之辛味，辛主散，可用以发散肺中寒湿之气。《难经》云："经主喘咳寒热。"通过温肺祛寒而止咳定喘，同时增强卫外为固以解表。

【主治】咳嗽，气喘，胸痛，咽喉肿痛，手腕痛。

【应用】《针灸甲乙经》：不可灸，灸之伤人神明。

《针灸甲乙经》：胸中膨膨然，甚则交两手而瞀，暴瘅喘逆，刺经渠及天府。此谓之大俞。

《针灸资生经》：治足心痛。

《铜人腧穴针灸图经》：疟，寒热，胸背拘急，胸中膨膨痛，喉痹，掌中热，咳嗽上气，数欠，热病汗不出，暴瘅喘逆，心痛呕吐，针入二分。

《针灸大成》：主疟，寒热，胸背拘急，胸满膨，喉痹，掌中热，咳逆上气，伤寒，热病汗不出，暴痹（瘅）喘促，心痛呕吐。

【针法灸法】避开动脉，直刺 0.3~0.5 寸。禁灸，《针灸甲乙经》："不可灸，灸之伤人神明。"

9. 太渊　《灵枢经》，原穴，手太阴所注为输，脉会

【别名】鬼心穴、太泉穴（《备急千金要方》）。

【位置】位于掌后腕横纹桡侧端，桡动脉的桡侧凹陷中。

【解剖】①肌腱：位于桡侧腕屈肌腱的外侧，拇展长肌腱内测。②血管：穴下有桡动、静脉。③神经：布有前臂外侧皮神经和桡神经浅支混合支。

【释字】《说文解字》："太，滑也。"《说文解字》："渊者，回水也。"

【释穴】太与少相对，少是初生，太是盛极。渊者，大的漩涡，意寓气血旺盛。太渊又是脐的别名，梁丘子注引《玉纬经》云："脐中为太一君，主人之命也，一名中极，一名太渊，一名昆仑，一名特枢。"《性命圭旨》："一面之神宗泥丸，泥丸九真皆有房。方圆一寸处此中，但思一部寿无穷。所谓方圆一寸者，即释迦摩顶受记之处也。此处乃玄中之玄，天中之天。郁罗萧台，玉山上京。脑血之琼房，魂精之玉室，百灵之命宅，津液之山源。此正在两耳交通之穴，前明堂，后玉枕，上华盖，下绛宫，北极太渊之中，乃真一元神所居之室也。"其中的北极太渊是指神阙与命门之间的位置，脐为先天之所遗，原气之所余。《正字通》云："子初生所繫也。断之为脐带，以其当心肾之中，前直神阙，后直命门，故谓之脐也。"可以看出古人以"太渊"为先天元精之处，有"主人之命"的特性。本穴作为手太阴肺的原穴，还是脉会穴，取肺受天之气，肺朝百脉。太渊又为五输穴的输穴，五行属土，是后天之本中属阳的部分，因此又称为后天之门。

【气血运行状态】手太阴肺经脉从胸走头，经气发于皮下而为太渊穴。肺脉之气血，从经渠而来，流向地中；脉外的气血，从鱼际而来的气血，继续气化至太渊达到极点，与脉外之阴精相合，汇聚成水流，注于太渊。

【穴性】本穴属手太阴肺经腧穴，手太阴运气为湿金，五行属金，六气属湿。穴名太渊，五输穴，五行属土，穴性从土之甘味，本穴禀太阴湿金之阴精，金中有土。

又太渊为脉会穴，《难经·四十五难》曰："经言八会者，何也？然：腑会太仓，脏会季胁，筋会阳陵泉，髓会绝骨，血会膈俞，骨会大杼，脉会太渊，气会三焦外一筋直两乳内也。热病在内者，取其会之气穴也。"脉动是由气和血共同形成的，气行则血行，肺朝百脉，行气于经脉，推动营血运行。太渊又位于寸口脉的寸脉，在"寸关尺"三脉中，"关"居脉之中线，"关"以上九分属阳为"寸"，"关"以下一寸属阴为"尺"。寸脉主一身之气血运行，气行血行而主一身之脉动。

太渊是五输穴的输穴，气血盛极，极则生变，从少商到太渊的气血合于地气上为云，从太渊到尺泽的气血合于天气下为雨，气血运行由升转降。其中一部分气血灌注五脏，以资助五脏藏精，是肺经的原穴。《灵枢·九针十二原》曰："五脏有六腑，六腑有十二原，十二原出于四关，四关主治五脏。五脏有疾，当取之十二原。十二原者，五脏之所以禀三百六十五节气味也。五脏有疾也，应出十二原。十二原各有所出。明知其原，睹其应，而知五脏之害矣。"《难经·六十六难》曰："脐下肾间动气者，人之生命也，十二经之根本也，故名曰原。三焦者，原气之别使也，主通行三气，经历于五脏六腑；原者，三焦之尊号也，故所止辄为原，五脏六腑之有病者皆取其原也。"太渊作为原穴，主以补气。

【主治】咳嗽，气喘，咯血，胸痛，咽喉肿痛，腕臂痛，无脉症。

【应用】《素问·气交变大论》：上临少阴少阳，火措际冰泉涸，物焦藁，病反澹妄狂越，咳喘息鸣，下甚血溢泄不已，太渊绝者，死不治，上应荧惑星。

《灵枢·热病》：热病而汗且出，及脉顺可汗者，取之鱼际、太渊、大都、太白，泻之则热去，补之则汗出，汗出太甚，取内踝上横脉以止之。

《灵枢·厥病》：厥心痛，卧若徒居，心痛间，动作痛益甚，色不变，肺心痛也，取之鱼际、太渊。

《备急千金要方》：唾血振寒嗌干，太渊主之。

《玉龙赋》：咳嗽风痰，太渊、列缺宜刺。

《医宗金鉴》：主治牙齿疼痛，手腕无力疼痛及咳嗽风痰，偏正头痛等症。

《针灸甲乙经》：病温身热五日以上，汗不出，刺太渊，留针一时取之。若未满五日，禁不可刺也。咳逆，烦闷不得卧，胸中满，喘不得息，背痛，太渊主之……臂厥，肩膺胸满痛，目中白翳眼青，转筋，掌中热，乍寒乍热，缺盆中相引痛，数咳，喘不得息，臂内廉痛，上膈，饮已烦满，太渊主之……狂言，太渊主之。唾血，振寒，嗌干，太渊主之……口僻，刺太渊，引而下之。

《针灸大成》：主胸痹逆气，善哕，呕饮食，咳嗽，烦闷不得眠，肺胀膨，臂内廉痛，目生白翳，眼痛赤，乍寒乍热，缺盆中引痛，掌中热，数欠，肩背痛寒，喘不得息，噫气上逆，心痛，脉涩，咯血呕血，振寒，咽干，狂言，口僻，溺色变，卒遗矢无度。

【针法灸法】直刺 0.3~0.5 寸，避开桡动脉。禁直接灸。

【现代研究】

（1）太渊有改善肺通气量的作用：可降低气道阻力，改善肺通气量，使肺的呼吸功能加强。

（2）对血液运行失常及出血等疾患有较好的疗效：临床观察表明，针刺太渊对咯血及脑出血均有显著效应。

（3）对血压有较好的调整作用：临床观察表明，针刺太渊对三期高血压有降压作用。

10. 鱼际 《灵枢经》，手太阴经所溜为荥

【位置】位于第1掌指关节后凹陷处，约当第1掌骨中点桡侧，赤白肉际处。

【解剖】①肌腱：拇短展肌和拇指对掌肌。②血管：拇指静脉回流支。③神经：前臂外侧皮神经和桡神经浅支混合支。

【释字】《说文解字》："鱼者，水虫也。"《说文解字》："际者，壁会也。"

【释穴】鱼是水中之虫，水为阴，虫为水中之生物，属阳，为水中之火，因此鱼的寓意为阴中之阳。际指赤白肉际，赤属火，白属金，火为阳，金为阴；际还有天地之际之意思，《易·泰》："无往不复，天地际也。"因此鱼际指阴阳相交，阴中有阳，阳又寓于阴中。本穴为手太阴荥穴，五行属火，也符合阴中有阳，水中有火的意思。

【气血运行状态】手太阴肺经脉从胸走头，经气发于皮下而为鱼际穴。肺脉之气血，从太渊来，行于地中。脉外之气血，从井穴少商所出之气血，血中之阳进一步化气，与脉外之气相合，地气继续上升为云，有小水而溜于鱼际。

【穴性】本穴属手太阴肺经腧穴，手太阴运气为湿金，五行属金，六气属湿。穴名鱼际，水中之阳，为五输穴的荥穴，五行属火，穴性从苦味。本穴禀太阴湿金之精气，金中有火。《难经》说："荥主身热。"这是所有荥穴的共性，而阴经荥穴清热，是从其味苦，苦主清降；阳经荥穴清热，因其气寒，热者寒之。经文又有苦味主坚，坚者，实也，主藏，鱼际穴闭藏肺气之精，清肺热从其根。临床上主要用于因肺热引起的咳嗽，还可以配伍尺泽以降肺气。如果配伍合谷还可以治疗因风寒袭卫所引起的肺气上逆的症状。

【主治】咳嗽，咯血，咽喉肿痛，失音，发热。

【应用】《灵枢经》：肺心痛也，取之鱼际、太渊。

《灵枢·热病》：热病而汗且出，及脉顺可汗者，取之鱼际、太渊、大都、太白。泻之则热去，补之则汗出。

《灵枢·厥病》：厥心痛，卧若徒居，心痛间，动作痛益甚，色不变，肺心痛也，取之鱼际、太渊。

《医宗金鉴》：惟牙痛可灸。

《针灸甲乙经》：凡唾血，泻鱼际，补尺泽。

《针灸甲乙经》：寒厥及热烦心，少气不足以息，阴湿痒，腹痛不可以食饮，肘挛支满，喉中焦干渴，鱼际主之……痉，上气，鱼际主之……唾血，时寒时热，泻鱼际，补尺泽……短气心痹，悲怒逆气，怒，狂易，鱼际主之……胃逆，霍乱，鱼际主之。

《备急千金要方》：产后宜勤挤乳，不宜令汁蓄积，蓄积不去，便结不复出，恶汁于内，引热温壮结坚，牵掣痛，大渴引饮，乳急痛，手不得近，成妒乳，非痈也。急灸两手鱼际各二十七壮。断痈状也。

《针灸大成》：主酒病，恶风寒，虚热，舌上黄，身热头痛，咳嗽哕，伤寒汗不出，痹走胸背痛不得息，目眩，心烦少气，腹痛不下食，肘挛支满，喉中干燥，寒栗鼓颔，咳引尻痛，溺血呕血，心痹悲恐，乳痈。

【针法灸法】直刺 0.3~0.5 寸，局部胀痛；或用三棱针点刺出血或挑刺。可灸。

【现代研究】

（1）针刺鱼际可缓解支气管平滑肌痉挛，有很好的平喘作用。

（2）动物实验表明，针刺鱼际穴可改善肺呼吸功能，使呼吸平稳。

11. 少商 《灵枢·本输》，手太阴经所出为井

【别名】鬼信（《备急千金要方》）。

【位置】位于手拇指末节桡侧，距指甲角 0.1 寸处。

【穴位解剖】①血管：指掌固有动、静脉所形成的动、静脉网。②神经：前臂外侧皮神经和桡神经浅支混合支，正中神经的掌侧固有神经的末梢神经网。

【释字】《说文解字》：“少，不多也。”《说文解字》：“商，从外知内也。”

【释穴】少指少阳初生之气；商指商音，五音之一，五行属金。《礼·月令》：“其音商。”少商者，金中的少阳初生之气。井穴，五行属木。《易》：“井者，木上有水。”树木上的水来源有二，一是从天上来，树木之上的水，是天之气收

敛所生；二是从地下来，木吸收地下水，贯溢木上所成。前者属阳，后者为阴，阳经五输穴的井穴属金，应天气收敛；阴经五输穴的井穴属木，应地气出生。少商穴为金中的少阳木气初生，与大肠经井穴商阳相表里，商阳在表，少商在里，商阳是金中之金，少商是金中之木。

【气血运行状态】手太阴肺经脉气血从胸走手，经气发出于腧穴，行于脉外，随经脉而行于皮下。脉中血气行于指端，从井穴少商出于皮下，化为气血，少阳初生之气，与脉外之阴津相遇，火盛而水化气，应地气上为云。

【穴性】本穴属手太阴肺经腧穴，手太阴运气为湿金，五行属金，六气属湿。穴名少商，五输穴井穴，《难经·六十八难》云："井主心下满。"这是井穴的共性，脉中血气化为气血出于皮下，心藏脉而主血，如果井穴气血转化不利，瘀滞于脉中，脉中血气逆上呛心，而心下满，甚至昏迷，癫狂。肺之井穴的血气不出，逆于上，而致肺气不降，肺气宣发不利，所以出现咽喉肿痛，咳嗽，发热，鼻衄等。因此不论是针刺还是放血，都可宣发肺气，清热利咽。三棱针放血直接影响气血运行，不但可以同理血脉，还可以清热降气安神，防止心肺之气上逆。

【主治】咽喉肿痛，咳嗽，鼻衄，发热，昏迷，癫狂。

【应用】《备急千金要方》：主耳前痛。

《铜人腧穴针灸图经》：忽腮颔肿大如升，喉中闭塞。

《类经图翼》：泄诸脏之热，项肿，雀目不明，中风。

《针灸甲乙经》：热病象疟，振栗鼓颔，腹胀睥睨，喉中鸣，少商主之……痓，寒厥及热厥，烦心善哕，心满而汗出，刺少商出血立已……寒濯濯，心烦，手臂不仁，唾沫，唇干引饮，手腕挛，指肢痛，肺胀上气，耳中生风，咳喘逆，痹，臂痛，呕吐，饮食不下膨膨然，少商主之。

《针灸大成》：主颔肿喉闭，烦心善哕，心下满，汗出而寒，咳逆，痎疟振寒，腹满，唾沫，唇干引饮，食不下，膨膨，手挛指痛，掌热，寒栗鼓颔，喉中鸣，小儿乳蛾。

《外科证治全生》：喉中似有物如龙眼大，吞不入，吐不出，名梅核气。男妇皆有此证，针少商穴妙。

《乾坤生意》：凡初中风，暴卒昏沉，痰涎壅盛，不省人事，牙关紧闭，药水不下，急以三棱针刺此穴及少冲、中冲、关冲、少泽、商阳，使血气流行，乃起死回生、急救之妙穴。

《针灸逢源》：癫狂，针刺少商、人中、隐白、大陵、申脉、风府、颊车、承浆、劳宫、上星、会阴、曲池。

《针灸治验录》：顿咳，针刺少商、四缝、合谷、内关、太渊。

《备急千金要方》：呕吐，针刺少商、劳宫。

《千金方》：咳逆，针刺少商、大陵。

【针法灸法】

（1）针法：直刺 0.1 寸，或向腕平和 0.2~0.3 寸，局部有刺痛感。三棱针点刺出血，推血至指端捏紧，迅速刺入并挤出 5~10 滴血。

（2）灸法：艾炷灸 3~5 壮；或艾条灸 5~10 分钟。

【现代研究】

（1）三棱针点刺或毫针刺治疗重症肺炎所致高热、惊厥、呼吸急促患者，有较快的退热作用。

（2）上肢麻木：三棱针点刺治疗中风后遗症之上肢或指端麻木，每日 1 次。

（3）针刺或三棱针点刺，治疗腹部手术后呃逆 30 例，效果良好。

（4）对异常胎位孕妇，艾灸少商可使腹部松弛，胎动活跃，具有一定的转胎作用。

附：腧穴与古代音律

古代音律有五音十二律，五音是宫、商、角、徵、羽 5 个音阶，近似现代音乐简谱中的 1、2、3、5、6，与五行相配，宫属土，商属金，角属木，徵属火，羽属水。十二律是古代律制，古称六律，实为十二律，即古乐的 12 个调。律的本意是指用来定音的竹管，传说古人用 12 个长度不同的律管，吹出 12 个高度不同的标准音，以确定乐音的高低，这 12 个标准音则称为“十二律”。十二律又分为阴阳两类，奇数六律为阳律，称“六律”，偶数为阴律，称“六吕”，总称“六律六吕”，或简称“律吕”。而古籍中所谓的六律，或者《内经》中所谓的五音六律，其中的六律通常是指阴阳各六的十二律。

表 3-1 五音十二律律管对应图

五声	宫		商		角			徵		羽		
十二律	黄钟	大吕	太簇	夹钟	姑洗	仲吕	蕤宾	林钟	夷则	南吕	无射	应钟
律管长度（寸）	9	8.4	8	7.5	7.1	6.8	6.3	6	5.6	5.3	4.9	4.7

五音生成于黄钟的律音，如果将宫声的长度定为9寸，加以减损或者增益，用来确定商、角、徵、羽四声。《内经》中也记载有黄钟，如《灵枢·九针论》曰：“夫圣人之起天地之数也，一而九之，故以立九野。九而九之，九九八十一，以起黄钟数焉，以针应数也。”为什么是黄钟？黄钟是怎样产生的呢？黄钟是十二律中第一律，对应宫音，发do的音，对应四季中的仲冬，是冬至所在的月份。冬至藏精而一阳生，一阳生是精气最为充足，从这点可以看出，由于黄钟对应冬至，所以律管最长，而音最低，主藏，阴极一阳初生。

关于律管和黄钟的内容，《汉书·律历志》这样说：“其传曰，黄帝之所作也。黄帝使泠纶自大夏之西，昆仑之阴，取竹之解谷，生其窍厚均者，断两节间而吹之，以为黄钟之宫。制十二筒以听凤之鸣，其雄鸣为六，雌鸣亦六，比黄钟之宫，而皆可以生之，是为律本。至治之世，天地之气合以生风；天地之风气正，十二律定。黄钟：黄者，中之色，君之服也；钟者，种也。天之中数五，五为声，声上宫，五声莫大焉。地之中数六，六为律，律有形有色，色上黄，五色莫盛焉。故阳气施种于黄泉，孳萌万物，为六气元也。以黄色名元气律者，著宫声也。宫以九唱六，变动不居，周流六虚。”

这里首先讲到十二律管是黄帝所做，黄帝派遣泠纶从大夏国向西去，到达昆仑山的北面，取得解谷所产的竹子。采用竹孔与肉厚薄均匀的竹子，折断两竹节之间的部分吹奏，作为黄钟律的宫声。制作了12个竹筒用来听凤凰的鸣叫声，其中雄凤叫了六下，雌凰也叫了六下，与黄钟律的宫声相比较，这十二下叫声都以黄钟为基本，上下相生而得到，所以黄钟宫为律吕之本。然后，经文详细介绍了什么是黄钟及黄钟之数的内涵。黄者，中央土之色，君主衣服的颜色；钟者，种也。一三五七九，奇数为阳，天之数，五居中，五为音，声音起于宫音，五音之最盛。二四六八十，偶数为阴，地之数，六居中，六为律，律有管形，还有颜色，其色上为黄，五色最盛。因此所谓黄钟是指将阳气施种于地下黄泉，而主生长万物，上应天之六气，因此为地的六气之元。而以黄色定为元气律本，并且著于宫声。宫音以九唱六，是说黄钟的律管为九寸，而黄钟经过“三分益损法”生林钟，林钟的律管长为6寸，林钟对应徵音，林钟生太簇，律管长8寸，对应商音。

从黄钟的生成和五音之商音的形成过程中可以得知，五音是天气入于地中，再由地中发出，是从上而下，再从下升上，因此说五音是气的生发。同时也说明五音与天地之气相通，天气降于地中，地气又上通于天。十四经腧穴中用五音命名腧穴的很少，而用五音命名井穴的，只有少商和商阳两穴，是因为手阳明大肠与手太阴肺五行都属金，金与气相关，五音则是源于气的生发。金与气最直接关系是肺属金，肺主藏气，金性凉，收敛在天之气，化水而降。手阳明与手太阴的井穴主气出，天地间气的初生是由十二律完成的，因此肺与大肠经的井穴用五音的商来命名。少商是指气出在地，商阳则是气出于天，少商出自阴经，商阳出自阳经，少商五行属木，商阳五行属金，所以少商气出从阴出阳，主升，商阳气出从天主降。

第四章　手阳明大肠经

一、经脉循行

《灵枢·经脉》:“大肠手阳明之脉，起于大指次指之端，循指上廉，出合谷两骨之间，上入两筋之中，循臂上廉，入肘外廉，上臑外前廉，上肩，出髃骨之前廉，上出于柱骨之会上，下入缺盆，络肺下膈，属大肠。其支者，从缺盆上颈，贯颊，入下齿中，还出挟口，交人中，左之右，右之左，上挟鼻孔。”

释义：起于食指末端（商阳），沿食指内（桡）侧向上，通过一、二掌骨之间（合谷）向上进入两筋（拇长伸肌腱与拇短伸肌腱）之间的凹陷处，沿前臂前方，并肘部外侧，再沿上臂外侧前缘，上走肩端（肩髃），沿肩峰前缘向上出于颈椎（大椎），再向下入缺盆（锁骨上窝）部，联络肺脏，通过横膈，属于大肠。缺盆部支脉：上走颈部，通过面颊，进入下齿龈，回绕至上唇，交叉于人中，左脉向右，右脉向左，分布在鼻孔两侧（迎香），与足阳明胃经相接。

二、十五大络

《经脉》:“手阳明之别，名曰偏历。去腕三寸，别入太阴；其别者，上循臂，乘肩髃，上曲颊偏齿；其别者，入耳，合于宗脉。实腁龋聋；虚则齿寒痹隔。取之所别也。”

三、经别

《灵枢·经别》:“手阳明之正，从手循膺乳，别于肩髃，入柱骨下，走大肠属于肺，上循喉咙，入缺盆，合于阳明也。手太阴之正，别入渊腋少阴之前，入走肺，散之太阳，上出缺盆，循喉咙，复合阳明，此六合也。”

四、经筋

《灵枢·经筋》："手阳明之筋，起于大指次指之端，结于腕，上循臂，上结于肘外，上臑，结于髃；其支者，绕肩胛，挟脊；直者，从肩髃上颈；具支者，上颊，结于頄；直者，上出手太阳之前，上左角，络头下右颔，其病当所过者，支痛及转筋，肩不举，颈不可左右视。治在燔针劫刺，以知为数，以痛为输，名曰孟夏痹也。"

五、本经腧穴（共20穴）

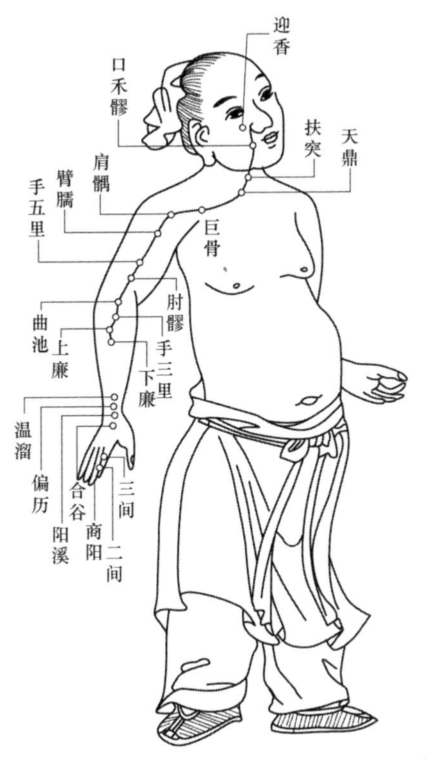

商阳二间三间合，
阳溪偏历与温溜，
下廉上廉手三里，
曲池肘髎手五里，
臂臑肩髃巨骨天，
扶突口禾髎迎香。

1. 商阳　《灵枢·本输》，手阳明经所出为井

【别名】绝阳（《针灸甲乙经》），而明（《医心方》）。

【定位】手食指末节桡侧，距指甲角0.1寸。

【解剖】①血管：指及掌背动、静脉网。②神经：正中神经的指掌侧固有神经，桡神经的指背侧神经。

【释字】《说文解字》："商，从外知内也。"《说文解字》："阳，高明也。"

【释穴】商者，中国古代五声音阶之一，相当于简谱中的"2"，五行属金。阳者，与阴相对。商阳者，商金中属阳的部分。八卦的乾卦，五行属金，应天（见附）。本穴与手太阴井穴少商，都具有金性，应天，少商在内，商阳在外，同居天位，位高而具强盛势能，高处不胜寒，商阳在外性凉，又是手阳明大肠经的井穴。《周易》："井者，木上有水。"商阳之水，从天而来，是天气遇凉化水而降。

【气血运行状态】手阳明大肠经血气从手走头，本穴是第一个穴，手阳明大肠经奉持太阴肺经气血而行，经气发于此处皮下而为商阳穴。是五输穴的井穴，手阳明大肠精气从此出，汇聚皮下精气，溜于荥，注于输，行于经，从合穴入于经脉中。

【穴性】本穴属手阳明大肠经腧穴，运气为燥金，五行属金，六气为燥。五输穴井穴，五行属金，应天之凉燥之气，因此本穴禀手阳明燥金之阴精。商阳与少商相比较，两者同为井穴，肺和大肠互为表里经，少商在内为阴，商阳在外为阳，少商是从内而出，属金中之少阳，五行属木，商阳是从外而入，五行属金。针刺少商，或点刺出血可清肺热，降心气，治疗声音嘶哑。针刺商阳，点刺放血，治疗因风寒之邪侵袭，所引起的咽喉肿痛等症。少商偏于治疗阴虚有热声音嘶哑类症状，商阳偏于治疗外邪闭郁所引起的咽喉肿痛。少商和商阳还可以协同作用，少商从阴，商阳从阳，五输穴中阴经对应五味，阳经对应六气，如少商五行属木，其味酸，通过酸敛滋阴，以清热降逆。商阳五行属金，其气凉，从气分清热。另外作为井穴，主治"井主心下满"的部分同于少商。

【主治】耳聋，齿痛，咽喉肿痛，颔肿，青盲，手指麻木，热病，昏迷。

【应用】《素问·缪刺论》：邪客于手阳明之络，令人气满，胸中喘息，而支胠，胸中热。刺手大指次指爪甲上，去端如韭叶，各一痏，左取右，右取左，如食顷已。邪客于手阳明之络，令人耳聋，时不闻音。刺手大指次指爪甲上，去端如韭叶，各一痏，立闻。

《铜人腧穴针灸图经》：喘咳支肿。

《医宗金鉴》：中风暴仆昏沉，痰塞壅。

《针灸甲乙经》：热疟口干，商阳主之……臂瘛引口中，寒，肿肩肿，引缺盆，商阳主之……青盲，商阳主之……耳中生风，耳鸣，耳聋，时不闻，商阳主之……口干，下齿痛，商阳主之。

《针灸大成》：主胸中气满，喘咳支肿，热病汗不出，耳鸣聋，寒热痎疟，口干，颐颔肿，齿痛，恶寒，肩背急相引缺盆中痛，目青盲。灸三壮，左取右，右取左，如食顷立已。

《备急千金要方》：商阳、巨髎、上关、承光、瞳子髎、络却，主青盲无所见。

《循经考穴编》：指麻木。

【针法灸法】一般向上斜刺 0.1 寸，或三棱针点刺出血。孕妇禁针。可灸。

附：先后天八卦图

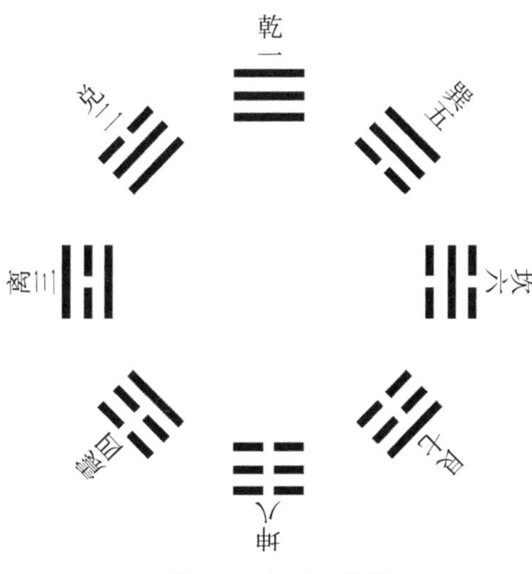

图 3-1　先天八卦图

先天八卦（图 3-1）：乾为天，坤为地，震为雷，巽为风，坎为水，离为火，艮为山，兑为泽。

后天八卦（图 3-2）：兑卦和乾卦在西和西北方，属金；坤卦和艮卦在中央对线，属土；震卦和离卦，在东南方，中间加巽，成木生火，坎水在北方，内藏相火。

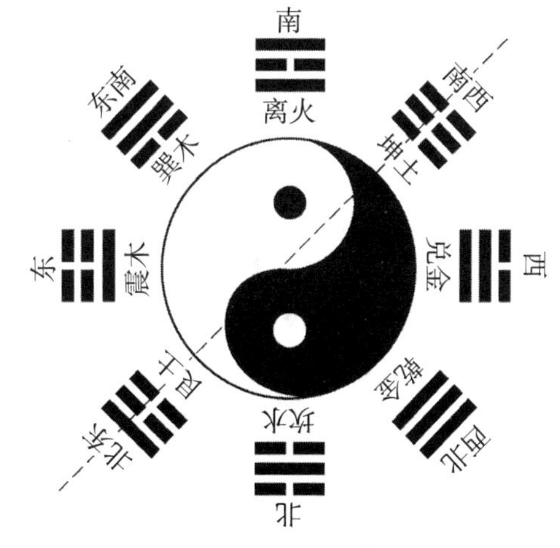

图 3-2　后天八卦图

2. 二间 《灵枢经》，手阳明所溜为荥

【别名】间谷（《针灸甲乙经》）。

【位置】微握拳，第 2 掌指关节前桡侧凹陷中。

【解剖】①肌腱：指屈浅、深肌腱。②血管：桡动脉的指背及掌侧动、静脉。③神经：桡神经的指背侧固有神经，正中神经的指掌侧固有神经。

【释字】《说文解字》："二，地之数也。"《说文解字》："间，隙也。"

【释穴】二间位于在第二掌指关节前，又名间谷。从商阳运行来的金气，出于皮下，行于山谷间，先溜于荥穴二间的间谷，再注于输穴三间的少谷。二间穴属水，其气性寒，三间穴属木，其气应风，运行于山谷间的气血，由阴转阳。《说文解字》曰："二，地之数也。"二为火之生数（见附），奇数为阳，偶数为阴，二为阴火，是阴极阳生，其气为寒，内有少阳初生，所以二间性寒。该穴主要用于清手阳明大肠经腑之热。可以配肺经鱼际清肺热，配胃经内庭清阳明腑热。

【气血运行状态】手阳明大肠经血气从手走头，经气发于此处皮下而为二间穴。本穴是五输穴的荥穴，手阳明大肠精气从此溜于荥，注于输，行于经，从合穴入于经脉中。脉内外气血，从商阳而来，流经此处，在地之上，山谷间，在天之气为寒，在地之形为小溪，虽然气寒但具高强势能，溪流湍急。

【穴性】本穴属手阳明大肠经腧穴，运气为燥金，五行属金，六气为燥。经云："水为阴，火为阳，阳为气，阴为味。"水火相合，火盛则水化气，水盛则火化味。阳经火盛，阴经水盛，因此阳经五输穴对应六气，阴经五输穴对应五味。五输穴的荥穴，五行属水，其性寒凉。二间与鱼际为表里关系，二间在天，合寒之气，聚气生水而降；鱼际穴在内，五行属火，火之味为苦，主藏肺之阴精，两者协同作用于精气收藏。本穴禀手阳明燥金之精气，金中有水。

【主治】目昏，鼻衄，齿痛，口歪，咽喉肿痛，热病。

【应用】《针灸甲乙经》：多卧善唾，肩髃痛寒，鼻鼽赤多血，浸淫起面，身热，喉痹如梗，目眦伤，忽振寒，肩痛，二间主之。

《席弘赋》：牙齿肿痛并咽痹，二间阳溪疾怎逃。

《针灸大成》：主喉痹颔肿，肩背痛，振寒，鼻鼽衄血，多惊，齿痛，目黄，口干口㖞，急食不通，伤寒水结。

《百症赋》：寒栗恶寒，二间疏通阴郄暗。

《通玄指要赋》：目昏不见，二间宜取。

【针法灸法】一般直刺 0.2~0.3 寸，局部有胀痛感。可灸。

附：

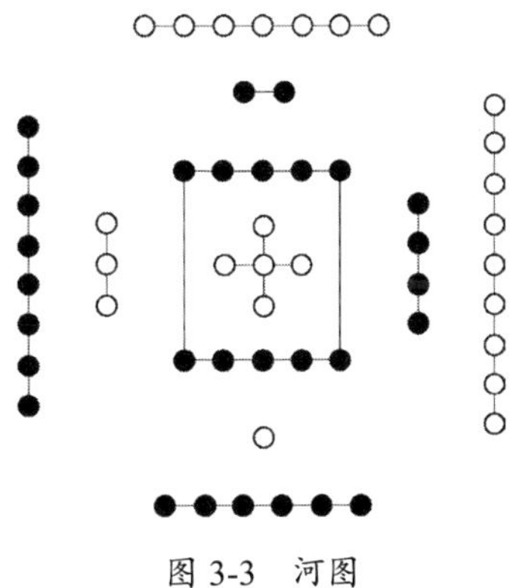

图 3-3　河图

河图（图 3–3）：用 10 个黑白圆点表示阴阳、五行、四象，图形为正方形，因而分列五方。北方位列下方，1 个白点在内，6 个黑点在外，表示玄武星象，五行属水。东方位列左侧，3 个白点在内，8 个黑点在外，表示青龙星象，五行属木。南方位列上方，2 个黑点在内，7 个白点在外，表示朱雀星象，五行属火。西方位列右侧，4 个黑点在内，9 个白点在外，表示白虎星象，五行属金。中央居中心，5 个白点在内，10 个黑点在外，表示天空的中心点，五行属土。其中，奇数用白点表示，属阳；偶数用黑点表示，属阴。四象之中，每象各统领 7 个星宿，共二十八宿。

河图之数是由从 1 到 10 的 10 个数组成，其中奇数 1、3、5、7、9 为阳，偶数 2、4、6、8、10 为阴。阳数相加为 25，阴数相加得 30，阴阳相加共为 55 数。古人云："天地之数五十有五"，即是天地之合数为 55。又有"以成变化而行鬼神也"，是指万物之数都由天地之数化生而成的。从 1 到 10 除了有术数的属性以外，还表述了天地间五行物质的生成顺序，即天一生水，地二生火，天三生木，地四生金，天五生土。《尚书大传 · 五行传》曰："天一生水，地二生火，天三生木，地四生金。地六成水，天七成火，地八成木，天九成金，天五生土。"

3. 三间　《灵枢经》，手阳明经所注为输

【别名】少谷（《针灸甲乙经》）。

【位置】微握拳，第 2 掌指关节后，桡侧凹陷处。

【解剖】①肌肉：第 1 骨间背侧肌，深层为拇内收肌横头。②血管：手背静脉网，指掌侧有固有动脉。③神经：桡神经浅支。

【释字】《说文解字》："三，天地人之道也。"《说文解字》："间，隙也。"

【释穴】间有间隙，缝隙的意思，引申又有天地之间，阴阳之间的意思。

数三之义有三，第一，根据河图理论，“天三生木，地八成之”，“三”有木的意思，木曰曲直，木之气为风，与筋有关。第二，“三者，天地人三才之道也，”《易经·系辞下》云：“有天道焉，有人道焉，有地道焉，兼三才而两之。”《说卦》云：“立天之道曰阴与阳，立地之道曰柔与刚，立人之道曰仁与义，兼三才而两之。”“三才”一词源于此。《道德经》云：“道生一，一生二，二生三，三生万物。”道者虚无，称为无极，道生一则为太极，一生二则为阴阳，阴阳相互交会转化，因而产生生命。第三，三泛指气，经云：“其生五，其气三。”另外，三间的别名为少谷，是在合谷之前的小山谷。

【气血运行状态】手阳明大肠经血气从手走头，经气发于此处皮下而为三间穴。本穴是五输穴的输穴，手阳明大肠精气从此注于输，行于经，从合穴入于经脉中。二间之气为天之寒气，三间之气为天之风气；二间穴在地之小溪，注于三间，而为河流。

【穴性】本穴属手阳明大肠经腧穴，运气为燥金，五行属金，六气为燥。输穴，五行属木，其性从风气。本穴禀手阳明燥金之精气，具有木性。风主开泄，因此有疏通经络，祛寒止痛的功用。例如董氏奇穴的大白穴（三间穴），与灵骨穴相配伍治疗诸多痛症，也许与三间穴的木性相关。

【主治】咽喉肿痛，牙痛，腹胀，眼痛，肠泻，洞泄。

【应用】《备急千金要方》：三间、前谷，主目急痛。

《医宗金鉴》：主治牙齿疼痛，食物艰难，及偏风眼目诸疾。

《针灸甲乙经》：寒热，唇口干，喘息，目急痛，善惊，三间主之……多卧，善唾，胸满肠鸣，三间主之……齿龋痛，恶清，三间主之……喉痹，咽如梗，三间主之。

《针灸大成》：主喉痹，咽中如梗，下齿龋痛，嗜卧，胸腹满，肠鸣洞泄，寒热疟，唇焦口干，气喘，目眦急痛，吐舌，戾颈，善惊，多唾，急食不通，伤寒气热，身寒结水。

《席弘赋》：更有三间肾俞妙，善除肩背浮风劳。

【针法灸法】直刺三间穴0.3~0.5寸，局部有麻胀感，或向手背放散。可灸。

4. 合谷 《灵枢经》，手阳明经原穴

【别名】虎口（《针灸甲乙经》）。

【位置】手背，第1、2掌骨间，当第2掌骨桡侧的中点处。简便取法：①

拇、食指并拢，于最高点取之。②以一手拇指指关节横纹，放在另一手的拇、食指之间的指蹼缘上，屈指当拇指尖尽处是穴。

【解剖】①肌肉：第 1、2 掌骨之间，第 1 骨间背侧肌中，深层有拇收肌横头。②血管：手背静脉网。③神经：桡神经浅支的掌背侧神经，正中神经的指掌侧固有神经。

【释字】《说文解字》："合，合口也。"《尔雅·释水》："谷，水注溪曰谷。"

【释穴】合谷者，谷气大会之处。《素问·气穴论》："肉之大会为谷，肉之小会为溪。"脾主肉，通于谷，因此合谷与土气相通。"肉之大会"是后天水谷精微之气所发，"肉的小会"是肌肉的纹理，类似于腠理，是元真之精气所发。《金匮要略》曰："腠者，是三焦通会元真之处，为血气所注；理者，是皮肤脏腑之纹理也。"合谷所处位置肌肉丰富，属"肉之大会"，大肠经原穴，是五脏元真之精气通过六腑所发之处。其性热，有很强的散寒解郁功用。本穴又名虎口，首先是腧穴所在部位的形似；其次虎口者险要之地；又西方白虎，五行属金，金克木，意指合谷可祛风。本穴与太冲又为四关穴，合谷主散外感邪气闭阻在气分的阳气，太冲主通内伤邪气闭阻在经脉的气血。

【气血运行状态】手阳明大肠经血气从手走头，经气发于此处皮下而为合谷穴。又本穴为大肠经原穴，是肺脏之精气，出于大肠之腑，通过三焦气化，出于皮下腠理，汇聚于此而成大的山谷之气。合谷在天之气为热，在地之形为温热的水泉。

【穴性】本穴属手阳明大肠经腧穴，运气为燥金，五行属金，六气为燥。穴名合谷，肉之大会，通于土气。本穴禀阳明燥金之精气，又具火、土之性。合谷穴的功能可分为以下四部分。

（1）解表。手阳明大肠经与手太阴肺经相表里，手太阴肺主卫气，风寒之邪侵袭人体肌肤，营卫被郁，表现为太阳伤寒与太阳中风两种不同的病症。太阳伤寒是由于寒伤营而卫郁，表现为头痛、身痛、恶寒、关节疼痛、无汗等症。太阳中风是由于风伤卫而营瘀，表现为恶风汗出，发热，脉浮数等症状。治疗用合谷穴散风寒从表，解除营卫之郁。可以根据伤寒与中风的不同证型加以穴位配伍，如果肺有热可加鱼际穴，如果有头痛可以加后溪穴等。

（2）止痛。合谷穴性热，发散力量很强，可以用于因瘀所形成的疼痛，主要是手阳明大肠经的疼痛，也包括面部的疼痛病症等。记得我在国内中医医院外科工作时，有些外科手术是用针刺麻醉配合药物麻醉的，例如最典型的甲状腺瘤切除术，就是采用针刺麻醉与局部药物麻醉相结合，具有患者术后恢复快，手术当中不易损伤喉返神经等优点。针刺麻醉所选用的穴位主要是合谷穴与内关穴，也说明此穴止痛力量之强。

（3）止泻。大肠主津液所生，合谷性热，其用为热升，可以直接蒸发肠中津液以实便。与之相反，如果大便秘结则可以选用二间穴清热通便。

（4）引产。合谷穴作为孕妇的禁忌穴是众所周知的，其古代医家的论述多以遵循《针灸大成》所云："针三分，留六呼，灸三壮。合谷，妇人妊娠可泻不可补，补即堕胎。"

【主治】头痛，目赤肿痛，鼻衄，齿痛，牙关紧闭，口眼㖞斜，耳聋，痄腮，咽喉肿痛，热病无汗，多汗，腹痛，便秘，经闭，滞产。

【应用】《铜人腧穴针灸图经》：妇人妊娠不可刺之，损胎气。

《针灸资生经》：风疹，合谷、曲池。

《针灸甲乙经》：痱痿，臂腕不用，唇吻不收，合谷主之……聋，耳中不通，合谷主之……齿龋痛，合谷主之。

《针灸大成》：疔疮生面上与口角，灸合谷；小儿疳眼，灸合谷（二穴），各一壮。

《针灸大成》：主伤寒大渴，脉浮在表，发热恶寒，头痛脊强，无汗，寒热疟，鼻衄不止，热病汗不出，目视不明，生白翳，头痛；下齿龋，耳聋，喉痹，面肿，唇吻不收，喑不能言，口噤不开，偏风，风疹痂疥，偏正头痛，腰脊内引痛，小儿单乳蛾。少汗，先补合谷，次泻复溜；多汗，先泻合谷，次补复溜。

《拦江赋》：无汗更将合谷补，复溜穴泻好施针，倘若汗多流不绝，合谷收补效如神。

《长桑君天星秘诀歌》：寒疟面肿及肠鸣，先取合谷后内庭。

《四总穴歌》：面口合谷收。

《百症赋》：天府、合谷，鼻中衄血宜追。

【针法灸法】直刺 0.5~1 寸，局部有酸胀感，可扩散至肘、肩、面部；深刺透劳宫、后溪 1.5~2 寸时，或出现手掌酸麻并向指端放散。孕妇禁针。孕妇不宜灸。

【现代研究】

（1）针刺合谷对机体的血液循环、血液、消化及内分泌系统有调整作用，并可增加机体的防卫免疫能力。

（2）急性扁桃体炎：雄黄、大蒜适量贴敷合谷穴 3~6 小时（即起泡），能迅速止痛并减轻扁桃体红肿。

（3）治疗慢性喉炎：电刺激合谷、人迎可用于治疗慢性单纯性喉炎及早期声带小结。

（4）呃逆：直刺合谷治疗呃逆 40 例，取得较好效果。

（5）预防产后出血与催产：合谷能明显增加宫缩力，延长宫缩持续时间，缩短产程。

（6）镇痛作用：据动物实验证明，“合谷”有明显的镇躯体痛和内脏痛的作用。电针双侧合谷穴 5 分钟后，治疗牙痛。针刺四关为主，并根据头痛部位局部配穴，治疗 391 例头痛获较好疗效。电针合谷可提高胃镜检查成功率，其优点是镇痛效果显著，肌肉松弛良好，无明显不良反应。

（7）针刺合谷、足三里能使胃切除术后肠胀气的患者肛门排气时间明显提前。

（8）电针合谷可以明显减轻脑缺血后细胞性水肿及线粒体肿胀程度，从形态学上证实了合谷有明显改善脑缺血的作用。

（9）针刺双侧合谷可双向调节血压。

5. 阳溪 《灵枢经》，手阳明经所行为经

【别名】中魁（《针灸甲乙经》）。

【位置】腕背横纹桡侧，手拇指向上翘时，拇短伸肌腱与拇长伸肌腱之间的凹陷中。

【解剖】①肌腱：拇短、长伸肌腱之间。②血管：头静脉、桡动脉的腕背支。③神经：桡神经浅支。

【释字】《说文解字》：“阳，高明也。”《说文解字》：“溪，山渎无所通者。”

【释穴】阳溪穴，阳为阴之对，指阳位；溪即沟溪。从外形上看，凡经气行至凹隙处，取名溪、谷、渊、池、泉、海。此穴为手阳明大肠经之所行，居手腕的背侧，其位属阳，位于伸拇长肌腱与伸拇短肌腱之间的凹陷中，形似溪涧，故名阳溪。《内经》云：“肉之小会为溪。”肉之小会指肌肉之纹理，阳溪是具有阳热之性的水溪。一般来说，“肉之大会”通于脾土，“肉之小会”溪通于肾水。以谷和溪命名的腧穴往往都相邻，应当与脾肾相关。

【气血运行状态】手阳明大肠经血气从手走头，经气运行至此，发于皮下

而为阳溪穴。五输穴中阳溪在合谷穴之后，合谷穴主热升，阳溪穴主热降，所谓阳中之溪，是阳中有阴，阴升阳降，汇聚于此的水流逐渐增强。与之相表里的是肺经的经渠，经渠是在地中的水渠，阳溪是在地表的水溪。

【穴性】本穴属手阳明大肠经腧穴，运气为燥金，五行属金，六气为燥。经穴，五行属火，其性从暑气，其用为热降。穴名阳溪，南方流淌的具有阳热之性的水溪。阳溪穴在合谷穴之后，合谷穴主阳热之气升极，阳溪穴主暑，暑性是热夹杂湿气，阳气由升转降。阳溪穴的功能主治：第一，止头痛，此穴最善缓解头痛及眼痛酸胀。此功能与合谷穴不同，阳溪穴是助阳气降而止痛，而合谷是宣发解表，解郁止痛。第二，是用于局部腕关节气滞血瘀症状。

【主治】头痛，目赤肿痛，耳聋，耳鸣，齿痛，咽喉肿痛，手腕痛。

【应用】《备急千金要方》：主臂腕外侧痛不举。

《医宗金鉴》：主治热病烦心，瘾疹痂疥，厥逆头痛，咽喉肿痛及狂妄，惊恐见鬼等症。

《针灸甲乙经》：热病烦心，瞶目，目痛泣出，厥逆头痛，胸满不得息，阳溪主之。疟，寒甚，阳溪主之。痂疥，阳溪主之。

《针灸大成》：主狂言喜笑见鬼，热病烦心，目风赤烂有翳，厥逆头痛，胸满不得息，寒热疟疾，寒嗽呕沫，喉痹，耳鸣，耳聋，惊掣肘臂不举，痂疥。

《针灸资生经》：牙痛，屈手大指本节后陷中（阳溪穴），灸三壮，初灸觉病牙痒，再灸觉牙有声，三壮痛止，永不复作，左痛灸右，右痛灸左。

《席弘赋》：牙痛腰痛并咽痹，二间阳溪疾怎逃。

【针法灸法】直刺 0.3~0.5 寸，局部酸胀。治疗桡骨茎突狭窄性腱鞘炎可采用“恢刺”法，用以治疗筋肉拘急和筋痹之症。所谓恢刺是在患部附近取穴，先直刺入其针，再提针傍刺，需数次行针，以恢复之，故名恢刺。或“短刺”法，治疗骨痹的方法，本法针刺要深，进针时采取徐摇渐进，并要在骨的附近上。可灸。

6. 偏历 《灵枢经》，手阳明经络穴

【位置】屈肘，前臂背面桡侧，当阳溪与曲池连线上，腕横纹上 3 寸处。

【解剖】①肌腱：桡骨远端，桡侧腕伸肌腱与拇长展肌腱之间。②血管：头静脉。③神经：掌侧为前臂外侧皮神经和桡神经浅支，背侧为前臂背侧皮神

经和前臂骨间背侧神经。

【释字】《说文解字》:“偏者，侧也。”《说文解字》“历，过也。”《论衡·超奇》:“上通下达谓之历。”

【释穴】偏即偏离，历即行走，是手阳明经之大络从此穴分出，偏离别行手太阴经脉，故名偏历。杨上善谓:“手阳明经上偏出此络，经历手臂，别走太阴，故曰偏历也。”偏历位于阳溪之后，又是大络，《玉版》曰:“人之所受气者，谷也。谷之所注者，胃也。胃者，水谷气血之海也。海之所行云气者，天下也。胃之所出气血者，经隧也。经隧者，五脏六腑之大络也。”十五大络与十二经脉并行，内连脏腑，脏腑之精化气从络穴别出。手太阴肺经大络为列缺，与之相表里，列缺从内而外，如电闪雷鸣喷发而出，偏历在外，引阳入阴，针刺可清泻阳明经热，主治目赤，耳鸣等。

【气血运行状态】手阳明大肠经血气从手走头，经气运行至此，发于皮下而为偏历穴。同时手阳明经之大络从此穴分出，斜络于手太阴肺。

【穴性】本穴属手阳明大肠经腧穴，运气为燥金，五行属金，六气为燥。一般来说，位于经穴与合穴之间的腧穴，穴性偏热，阳经经穴五行属火，阴经五行属金，火之气为热，金之味为辛，在此处的穴性以辛温为主。因此本穴禀阳明燥金之精气，又具火性。

【主治】目赤，耳鸣，鼻衄，喉痛，手臂酸痛，水肿。

【应用】《针灸甲乙经》:风疟，汗不出，偏历主之……癫疾多言，耳鸣，口僻，颊肿，实则聋，龋，喉痹不能言，齿痛，鼻鼽衄;虚则痹，膈俞、偏历主之。

《医宗金鉴》:肺经里之原穴太渊，大肠表之络穴偏历，二穴应刺之症，即胸胀溏泻，小便频数，洒洒恶寒，翕翕发热，咳嗽喘促，气短，皮肤、肩、背、缺盆麻木痉痛，皆肺、大肠经病也。

《针灸大成》:主肩髆肘腕酸疼，眯目，齿痛，鼻衄，寒热疟，癫疾多言，咽喉干，喉痹，耳鸣，风汗不出，利小便。实则龋聋，泻之;虚则齿寒痹膈，补之。

《针经标幽赋》:刺偏历利小便，医大人水蛊。

【针法灸法】直刺或向上斜刺 0.5~1.0 寸。或针尖向肘部方向斜刺 0.5~0.8 寸，局部有酸胀感。可灸。

7. 温溜 《针灸甲乙经》，手阳明经郄穴

【别名】逆注（《针灸甲乙经》），蛇头（《针灸甲乙经》）。

【位置】屈肘，前臂背面桡侧，当阳溪与曲池连线上，腕横纹上5寸处。

【解剖】①肌腱：桡侧腕伸肌，肌腹与拇长展肌之间。②血管：桡动脉分支及头静脉。③神经：前臂背侧皮神经与桡神经深支。

【释字】《广韵》："温，暖也。"《说文解字》："溜，水在郁林郡县。"

【释穴】温即温暖；溜，通流，水流貌。经脉之气至此穴如温水溜过。肘以上应天，肘以下应地，手太阴经居里运行于地下，手阳明经居表运行于地上，《经水》有云，手阳明大肠经外合长江，长江居南方，有多道弯，性温热，因此而得名。又名蛇头，一名逆注，外形上，握拳可以看到此穴处肌肉，即桡侧腕伸肌，隆起如蛇头，头向下。经穴特性上，本穴为郄穴，该处有一缝隙，精气由此处喷涌而出，犹如蛇头。功能上，本穴可温通经脉，善治肘臂寒痛，又可治疗疮痈，犹如蛇毒可治疗疔疮。

【气血运行状态】手阳明大肠经血气从手走头，经气运行至此，发于皮下而为温溜穴。前为偏历，络穴，经气运行并聚积之处。

【穴性】本穴属手阳明大肠经腧穴，运气为燥金，五行属金，六气为燥。穴名温溜，手阳明经郄穴，穴性温热，因此本穴禀阳明燥金之精气，具火性，主通行经脉，祛瘀，消肿止痛，治急症。

【主治】头痛，面肿，咽喉肿痛，疔疮，肩背酸痛，肠鸣腹痛。

【应用】《备急千金要方》：肠鸣而痛，温溜主之。

《千金翼方》：狂癫哭泣，灸手逆注三十壮。

《针灸甲乙经》：伤寒，寒热头痛，哕衄，肩不举，温溜主之……痁，面赤肿，温溜主之……肠鸣而痛，温溜主之……口齿痛，温溜主之。癫疾，吐舌，鼓颔，狂言见鬼，温溜主之……狂仆，温溜主之……喉痹不能言，温溜与曲池主之。

《针灸大成》：主肠鸣腹痛，伤寒哕逆噫，膈中气闭。寒热头痛，喜笑狂言见鬼，吐涎沫，风逆四肢肿，吐舌，口舌痛，喉痹。

《百症赋》：审他项强伤寒，温溜期门而主之。

【针法灸法】直刺0.5~0.8寸，局部酸胀，针感向手部放散。可灸。

8. 下廉 《针灸甲乙经》

【别名】手下廉（《圣济总录》）。

【位置】前臂背面桡侧，阳溪与曲池连线上，肘横纹下4寸处。

【解剖】①肌肉：桡骨的桡侧，桡侧腕伸短肌及腕伸长肌，深层有旋后肌。②血管：桡动脉分支。③神经：前臂背侧皮神经及桡神经深支。

【释字】《说文解字》："下，底也。"《说文解字》曰："廉之言敛也。堂之边曰廉，天子之堂九尺，诸侯七尺，大夫五尺，士三尺，堂边皆如其高，贾子曰廉远地则堂高、廉近地则堂卑是也。堂边有隅有棱，故曰廉。廉、隅也。又曰。廉、棱也。引申之为清也、俭也、严利也。"

【释穴】下即下方；廉的本义指在厅堂之内有棱有角之处，从九尺，七尺等的高度，含有隔开外界对厅堂内清净打扰的意思，而廉做了这个分界线。引申于人的言行举止，指为了保持内心的清洁，平安，无私而采取的措施。多重外在的行为表现，兼顾了内心的清廉节制之意。下廉在局部隆起肌肉的侧缘下方，廉者，前臂上段肌肉隆起的形态。下廉、上廉二穴在前壁外侧，肌肉成菱形凸起处，在侧棱下端者为"下廉"，在侧棱上端者为"上廉"，以其所在部位而得名。由于是在肌肉棱角之处，脾主肌肉，胃主受纳，脾为胃行其津液，因此上下廉与中焦脾胃相关。

【气血运行状态】手阳明大肠经血气从手走头，经气运行至此，发于皮下而为下廉穴。脉外气血来自温溜，流经下廉穴；经脉内血气，流经此处，其经气发于下廉穴。气生形，下廉气血主生养此形。

【穴性】本穴属手阳明大肠经腧穴，运气为燥金，五行属金，六气为燥。穴名下廉，脾气所生之形，因此本穴禀阳明燥金之精气，又具中土之性，气血充足，主疏通手阳明之经气，主治头痛，眩晕，目眩，目痛。

【主治】头痛，眩晕，目痛，肘臂痛，腹胀，腹痛。

【应用】《针灸甲乙经》：溺黄，下廉主之……眼痛，下廉主之。

《针灸大成》：主飧泄，劳瘵，小腹满，小便黄，便血，狂言，偏风热风，冷痹不遂，风湿痹，小肠气不足，面无颜色，痃癖，腹痛若刀刺不可忍，腹胁痛满，狂走，挟脐痛，食不化，喘息不能行，唇干涎出，乳痈。

《铜人腧穴针灸图经》：头风，臂肘痛。

《针灸资生经》：胸胁小腹痛，偏风，热风，冷痹不遂，风湿痹。

《循经考穴编》：脑风眩晕，腹痛如刺，狂言狂走。

【针法灸法】直刺0.5~0.8寸，局部酸胀，针感可向手臂及手指放散。可灸。

【现代研究】针刺下廉穴，可解除胃病患者的胃痉挛。

9. 上廉 《针灸甲乙经》

【别名】手上廉（《圣济总录》）。

【位置】前臂背面桡侧，阳溪与曲池连线上，肘横纹下3寸处。

【解剖】①肌肉：桡侧腕伸肌肌腹与拇长展肌之间。②血管：桡动脉分支及头静脉。③神经：前臂背侧皮神经与桡神经深支。

【释字】《说文解字》："上，高也。"《说文解字》曰："廉之言敛也。"

【释穴】此穴在局部隆起肌肉侧缘的上方，故名上廉。《经脉》说手阳明大肠经脉"循臂上廉"。下廉、上廉二穴在前臂外侧，肌肉成菱形凸起处，在侧棱下端者为"下廉"，在侧棱上端者为"上廉"。由于是在肌肉棱角之处，脾主肌肉，又胃为水谷精微之源，脾胃所生水谷精微之气，生养身体形骸。

【气血运行状态】手阳明大肠经血气从手走头，经气运行至此，发于皮下而为上廉穴，从下廉来的气血，流经此处，其经气发于上廉穴。血气生养此形。

【穴性】本穴属手阳明大肠经腧穴，运气为燥金，五行属金，六气为燥。穴名上廉，上为阳，下为阴，上廉通于阳明胃，下廉通于太阴脾，因此本穴禀阳明燥金之精气，又具阳土之性。疏通阳明经脉，以行手阳明之经气，由于位于下廉之上，主治病症也在人体高位，如头痛、中风等。

【主治】头痛，肩膊酸痛，半身不遂，手臂麻木，肠鸣腹痛。

【应用】《针灸甲乙经》：小便黄，肠鸣相逐，上廉主之。

《铜人腧穴针灸图经》：脑风头痛，小便难黄赤，肠鸣气走，疰痛。

《针灸聚英》：胸痛，偏风半身不遂，骨髓冷。

《针灸大成》：主小便难黄赤，肠鸣，胸痛，偏风半身不遂，骨髓冷，手足不仁，喘息，大肠气滞，脑风头痛。

【针法灸法】直刺0.5~0.8寸，局部酸胀向下放散至手。可灸。

【现代研究】针刺上廉穴，可增强胃蠕动，解除胃痉挛，促进胃内滞留液排空。

10. 手三里 《针灸甲乙经》

【别名】三里(《备急千金要方》)。

【位置】前臂背面桡侧，阳溪与曲池连线上，肘横纹下 2 寸处。

【解剖】①肌肉：桡侧腕伸肌肌腹与拇长展肌之间。②血管：桡返动脉的分支。③神经：前臂背侧皮神经与桡神经深支。

【释字】《说文解字》："手，拳也。"《说文解字》："三，天地人之道也。"《说文解字》："里，居也。"

【释穴】手足分阴阳，手在上为阳，足在下为阴。又肘以上为天，肘以下为地，该穴在肘旁，平肚脐，位于天地之间，天气降，地气升，天地气交而生人，经云："天食人以五气，地食人以五味。"因此穴性应天地气交。本穴与足三里相对应，手三里在上肢，足三里在下肢，两者都是介于天地之间，阴阳气交。《道德经》："道生一，一生二，二生三，三生万物。"三者，气也。《内经》："其生五，其气三。"五脏藏精，化为三气，即三阴三阳。里者，居也。因此本穴是由天地阴阳气交所形成，阴阳之枢纽，主运行中焦土气。

足三里、足五里、手三里、手五里四个穴名称相近，穴义却有很大不同。足三里，足阳明经穴，在小腿前外侧，当犊鼻下3寸；足五里，足厥阴肝经穴，在大腿内侧，当气冲直下 3 寸，大腿根部。手三里，手阳明大肠经穴，在阳溪与曲池连线上，肘横纹下 2 寸处；手五里，手阳明大肠经穴，当曲池与肩髃连线上，曲池上 3 寸处。

大肠与胃同属阳明，在肘膝之下各有三穴，其名亦同。即在肘前有本穴及上廉、下廉，在膝以下有三里、巨虚上廉、巨虚下廉。手三里上下廉之后，是得益于上下廉的气血补充；而足三里在上下巨虚之前，足三里的气血行于上下巨虚。

足三里，中焦土气所居之处，在下主升。足五里，下焦先天之精所居之处，在内主出。手三里，上焦金气所居之处，在上主降。手五里，阳明后天之精所居之处，在外主布散于尺肤。因此手三里主行阳明经气，通行经络，行气止痛，手阳明之天之燥气，天燥性凉，气聚敛而成雨，降入足阳明地之燥气，以补益阳明胃气。

【气血运行状态】手阳明大肠经血气从手走头，经气运行至此，发于皮下而为手三里，前为上廉，气血运行并聚积于此。

【穴性】本穴属手阳明大肠经腧穴，运气为燥金，五行属金，六气为燥。穴名手三里，介于天地之间，天地气交而成。因此本穴禀阳明燥金之精气，具中土之性。

【主治】齿痛颊肿，上肢不遂，腹痛，腹泻。

【应用】《针灸甲乙经》：肠痛时寒，腰痛不得卧，手三里主之。

《铜人腧穴针灸图经》：治手臂不仁，肘挛不伸，瘰疬。

《杂病穴法歌》：手三里，治舌风舞。

《针灸大成》：主霍乱遗矢，失音，齿痛，颊颔肿，瘰疬，手臂不仁，肘挛不伸，中风口僻，手足不遂。

《席弘赋》：手足上下针三里，食癖气块凭此取。

《杂病穴法歌》：头风目眩项捩强，申脉、金门、手三里。

【针法灸法】直刺 0.8~1 寸，局部酸胀沉重，针感可向手背部扩散。禁用直接灸。

【现代研究】

（1）镇痛作用：针刺手三里可使皮肤痛阈升高。

（2）针刺手足三里，可使弛缓的胃蠕动加强，紧张的胃蠕动减慢，并可解除幽门痉挛。

（3）治疗肩周炎：多数肩周炎患者的患侧手三里处有明显的压痛，故在此针刺、艾灸、腧穴注射、腧穴点按等均有治疗作用。

11. 曲池 《灵枢经》，手阳明经所入为合

【别名】鬼臣（《备急千金要方》），阳泽（《千金翼方》）。

【位置】肘横纹外侧端，屈肘，当尺泽与肱骨外上髁连线中点。

【解剖】①肌肉：桡侧腕长伸肌起始部，肱桡肌的桡侧。②血管：桡返动脉的分支。③神经：前臂背侧皮神经，内侧深层为桡神经本干。

【释字】《说文解字》："曲，象器曲受物之形。"《广韵》："池，停水曰池。"

【释穴】曲池穴在肘外侧，屈肘穴处凹陷，其形如池。"曲"字有这样几层含义，此穴在肘部，有弯曲的意思，大肠经外合长江，弯曲多容易郁滞。根据"木曰曲直"的理论，木郁则曲，木疏则直，木郁风动，因此保证曲池的通畅，有疏风解郁的作用。《千金翼方》曰："瘾疹，灸曲池二穴，随年壮神良。"《医宗金鉴》曰："主治中风，手挛筋急，痹风疟疾，先寒后热等症。"《千金方》：

“耳痛。举体痛痒如虫噬，痒而搔之，皮便脱落作疮，灸曲池二穴，随年壮，发即灸之神良。”曲池穴是治疗风证的要穴，包括肝风内动，风邪袭表。而祛风的手法多选用灸法，可以助其经气疏散，疏解肝郁。本穴当与肺经合穴尺泽相对，曲合肝木，尺合肾水；池、泽都与水相关。木为阳，水为阴，曲池五行属土，尺泽五行属水，土克水，两者有表里关系。

【气血运行状态】手阳明大肠经血气从手走头，经气运行至此，发于皮下而为曲池穴，经脉中的气血从手三里而来。从五输穴运行来的气血，行经合谷穴后，应天气降为雨，在阳溪穴汇聚成水流，从合穴曲池入于经脉中。

【穴性】本穴属手阳明大肠经腧穴，运气为燥金，五行属金，六气为燥。曲池为合穴，五行属土，其性平，用以调理手阳明大肠经腑气机运行。手阳明从手走头，接足阳明从头走足，阳明以降为顺，阳降于阴，土为至阴之地，阳降则在外清爽，在内温暖。阳明气阻而上逆，阳郁生上热，则外有热内有寒，气逆则有热，内寒则腹泻。《难经》所谓“合主气逆而泻”正是此意。手阳明大肠经与肺经相表里，五行属金，居天位，与曲池相表里的腧穴是肺经合穴尺泽，尺为阴，尺泽为阴之水泽，曲池之水在地表，量大，总的来说，阳明燥金之气凉，凉可收敛，聚气化水，因此尺泽清热降气在内，曲池清热降气在外。

【主治】咽喉肿痛，齿痛，目赤痛，瘰疬，瘾疹，热病上肢不遂，手臂肿痛，腹痛吐泻，高血压，癫狂。

【应用】《针灸甲乙经》：伤寒余热不尽，曲池主之……胸中满，耳前痛，齿痛，目赤痛，颈肿，寒热，渴饮辄汗出，不饮则皮干热，曲池主之……肩、肘中痛，难屈伸，手不可举，腕重急，曲池主之……目不明，腕急，身热，惊狂，躄痿痹，瘛疭，曲池主之……癫疾吐舌，曲池主之。

《针灸大成》：主绕踝风，手臂红肿，肘中痛，偏风半身不遂，恶风邪气，泣出喜忘，风瘾疹，喉痹不能言，胸中烦满，臂膊疼痛，筋缓捉物不得，挽弓不开，屈伸难，风痹，肘细无力，伤寒余热不尽，皮肤干燥，瘛疭癫疾，举体痛痒如虫啮，皮脱作疮，皮肤痂疥，妇人经脉不通。

《针经标幽赋》：肩井、曲池，甄权刺臂痛而复射。

《备急千金要方》：耳痛。举体痛痒如虫噬，痒而搔之，皮便脱落作疮，灸曲池二穴，随年壮，发即灸之神良。

《千金翼方》：瘾疹，灸曲池二穴，随年壮神良。

《医宗金鉴》：主治中风，手挛筋急，痹风疟疾，先寒后热等症。

【针法灸法】直刺 0.8~1.2 寸，深刺可透少海穴，局部酸胀或向上放散至肩部或向下放散至手指。治肘部疼痛时，可用“合谷刺”。《灵枢·官针》：“合谷刺，左右鸡足，针于分肉之间，以取肌痹，此脾之应也。”是指在患部肌肉针刺，斜刺进针后，退回浅部又分别向左右斜刺，形如鸡爪分叉。该法是一种加强刺激的方法，主要用于治疗与脾有关的肌肉痹症等疾患。此外，历代也有人解释为三针或四针同用。“齐刺”即用以治疗寒气侵袭较深的痹证。其一针直刺病所正中，另两针刺其傍，又名三刺。三棱针点刺放血。可灸。

【现代研究】

（1）降血压作用：针刺曲池后原发性高血压患者的收缩压及舒张压均有不同程度地降低，对脑血流有不同程度地改善。

（2）降血糖作用：以曲池、三阴交、阳陵泉三穴为主穴，结合分型配穴治疗糖尿病，2 个月为 1 个疗程，75% 患者血糖有不同程度降低。

（3）对血液循环系统有明显影响：针刺曲池可增强冠心病患者的心肌收缩力，使其心率减慢，对房性期前收缩、心房颤动有一定的治疗作用。

（4）针刺曲池等穴，对胃肠蠕动、胃蛋白酶、胃酸含量有良性调整作用。

（5）抗过敏作用：用胎盘组织液腧穴注射，或针刺曲池、血海、足三里等穴，可治疗荨麻疹。

12. 肘髎 《针灸甲乙经》

【别名】肘尖穴（《外科枢要》）。

【位置】臂外侧，屈肘，曲池上方 1 寸，肱骨边缘处。

【解剖】①肌肉：桡骨外上髁上缘肱肌起始部，肱三头肌外缘。②血管：桡侧副动脉。③神经：前臂背侧皮神经及桡神经。

【释字】《说文解字》：“肘，臂节也。”《奇经八脉考》：“髎，骨空处也。”

【释穴】肘髎穴在肘部，靠近骨隙处，故名肘髎。手阳明大肠经腧穴，从肘部开始到肩部，穴位多用解剖部位命名，如肘髎、臂臑、肩髃、巨骨等，与肺经在上臂的腧穴相对比，肺经腧穴则多表示天气的状态，云门、天府、侠白等。肺与大肠相表里，肘以上为天，肺在天为气，大肠在天则为形。肺主气之升降，肺的运气为湿金，是天之湿气，大肠运气为燥金，是天之凉燥，天之湿气在凉燥之气的作用下，凝聚成水而降，应天气降为雨，濡养形骸，因此大肠经则多主滋养局部形骸。

【气血运行状态】手阳明大肠经血气从手走头，经气运行至此，发于皮下而为肘髎穴。前为曲池，脉中精气逐渐充盛，行至肘髎穴处，经脉之气从骨缝隙中发出。

【穴性】本穴属手阳明大肠经腧穴，运气为燥金，五行属金，六气为燥。穴名肘髎，经脉之气生养此形，本穴禀阳明燥金之精气，具水性。通行经脉中的血气，主治肩部酸痛，肘部酸痛。

【主治】肘臂部瘫痪疼痛，麻木，挛急。

【应用】《针灸甲乙经》：肩肘节酸痛，臂痛，不可屈伸，肘髎主之。

《类经图翼》：肘节风痹，臂痛不举，麻木不仁，嗜卧。

《针灸大成》：主风劳嗜卧，肘节风痹，臂痛不举，屈伸挛急，麻木不仁。

【针法灸法】直刺 0.5~0.8 寸，局部有酸胀感，可向前臂放散。可灸。

13. 手五里　《针灸甲乙经》

【别名】五里、尺之五里、手之五里（《灵枢经》），臂五里（《圣济总录》）

【位置】臂外侧，当曲池与肩髃连线上，曲池上 3 寸处。

【解剖】①肌肉：肱骨桡侧，为肱桡肌起点，外侧为肱三头肌前缘。②血管：稍深为桡侧副动脉。③神经：前臂背侧皮神经，深层内侧为桡神经。

【释字】《说文解字》："手，拳也。"《说文解字》："五，阴阳在天地间交午也。"《说文解字》："里，居也。"

【释穴】十二经脉分手足，手足分阴阳，手在上为阳，足在下为阴，在上主降，在下则升。五者，五行，《内经》说："其生五，其气三。"五脏藏精，化为三气，即三阴三阳。手五里是指脏腑精气在手部所出之处。

《玉版》曰："迎之五里，中道而止，五至而已，五往而脏之气尽矣。"其中的五里，即手五里穴。十二脏腑之血气，行于经脉皮肤之外内的，大会于手太阴、阳明，因此说迎之五里，中道而止。迎其五脏之气至即已，若五往而追其气之行，则五脏之气，尽泄于外。五脏各有五输，五五二十五输，若皆取之，则竭其输。

《本输》曰："阴尺动脉，在五里，五输之禁也。"阴尺动脉，在五里，五输之禁，是说十二经脉与十五大络的气血同源，都源于中焦胃气，手太阴的尺动脉与手阳明的五里穴同源，五输穴是五脏六腑之所出，是十二经脉之气和十五大络之气，共二十七气所出之处，因此五里穴为五输穴的禁忌之处。

胃腑所生的气血，如同云气布散于天下，从脏腑的经隧，也就是五脏六腑的大络，布散于四肢末端，充溢于皮肤分肉之间，而不循行于经脉内外，因此不入于经脉的腧穴。五脏六腑的十五大络，与十二经脉各行其道，又彼此相干，而布于四肢末端。其中手阳明的大络，与手阳明经脉相干而行，手阳明大络的气血循手五里穴出于皮下，而布散于尺肤。

脏为阴，腑为阳，经脉为阴，皮肤为阳。手阳明大肠是手太阴肺的腑，五脏营血，行于脉中者，是因着胃气而进入手太阴经脉，以应尺寸之脉；而五脏精血，从十五大络行于脉外者，则是因着胃气而出于手阳明大络，以应于尺肤。因此寸口脉急者，尺肤也急；脉缓者，尺肤也缓。正如《内经》所说："善调尺者，不待于寸。"因此说手五里出于脉外的气血，来自十五大络五脏的精血。之所以《内经》说手五里穴禁刺，是因为多次反复针刺手五里穴，会消耗五脏精血。另外由于五脏精血从手阳明大络出于皮下，并且布散于尺肤，因此可补手三里之气。

对比手三里、手五里、足三里、足五里、足三里，中焦土气所居之处，在下主升。足五里，下焦先天之精所居之处，在内主出。手三里，上焦金气所居之处，在上主降。手五里，阳明后天之精所居之处，在外主布散于尺肤。

【气血运行状态】手阳明大肠经血气从手走头，经气运行至此，发于皮下而为手五里穴。同时五脏精血行于脉外者，以及从手阳明大络出于尺肤者，都是从手五里穴发出的。

【穴性】本穴属手阳明大肠经腧穴，运气为燥金，五行属金，六气为燥。手五里穴，脏腑精气所出之处，五里穴对全身气血循行有帮助，临床上可以补气，提神，行气活血，以灸和按揉为主，不要随意用针。

【主治】肘臂挛痛，瘰疬。

【应用】《针灸甲乙经》：痎疟，心下胀满痛，上气，灸手五里，左取右，右取左。寒热颈疬适，欬，咳呼吸难，灸五里，左取右，右取左。嗜卧，四肢不欲动摇，身体黄，灸手五里，左取右，右取左。目，少气，灸手五里，左取右，右取左。

《针灸大成》：主风劳，惊恐，吐血，咳嗽，肘臂痛，嗜卧，四肢不得动，心下胀满，上气，身黄，时有微热，瘰疬，目视，痎疟。

《百症赋》：（手）五里、臂臑，生疬疮而能治。

《备急千金要方》：瞶目䀮䀮，少气，灸五里，右取左，左取右。

《针灸资生经》：五里，治惊恐。

【针法灸法】直刺 0.5~0.8 寸，《针灸甲乙经》：禁不可刺。可灸。

14. 臂臑　《针灸甲乙经》

【别名】头冲（《备急千金要方》），颈冲（《千金翼方》）。

【位置】臂外侧，三角肌止点处，曲池与肩髃连线上，曲池上七寸处。

【解剖】①肌肉：肱骨桡侧，三角肌下端，肱三头肌外侧头的前缘。②血管：旋肱后动脉的分支及肱深动脉。③神经：前臂背侧皮神经，深层有桡神经本干。

【释字】《说文解字》："臂，手上也。"《说文解字》："臑，臂羊矢也。"

【释穴】上肢统可称为臂。古代解剖将肌肉不附着在骨上的部位称为臑，本穴正当上臂肌肉不附着骨骸之处。臂臑在上肢，肌肉丰厚之处，手阳明大肠经气所发，大肠经多气多津，以肺之精气为本。与臂臑相对的是肺经的天府，天府主气行，气生形，因此此处腧穴多以解剖位置的形来命名。大肠经脉气血行经此处，以其精气营血资养肌肉筋骨。

【气血运行状态】手阳明大肠经血气从手走头，经气运行至此，发于皮下而为臂臑穴。前为肘髎，经脉中气血运行至此而聚积。

【穴性】本穴属手阳明大肠经腧穴，运气为燥金，五行属金，六气为燥。臂臑在手大肠经，与肺经的天府、侠白相对应，肺经的天之湿气，与在外的大肠经有形的形骸相表里，肺之湿气经过经输化为津液到臂臑穴，濡养在外的有形的肌肉筋骨，经气郁滞则津液亏虚，可生瘰疬；经脉郁滞而生臂痛，因此本穴主治瘰疬，肩臂疼痛。

【主治】肩臂痛，颈项拘挛，瘰疬，目疾。

【应用】《针灸甲乙经》：寒热，颈疬，肩臂不可举，臂臑俞主之。

《类经图翼》：臂痛无力，寒热瘰疬，颈项拘急。

《针灸大成》：主寒热，臂痛不得举，瘰疬，颈项拘急。

【针法灸法】直刺 0.5~1.0 寸，或针尖向肩部方向斜刺 0.8~1.2 寸，透入三角肌中，局部有酸胀感，可向肩部传导。可灸。

【现代研究】臂臑对乳腺手术有良好的镇痛作用，实验观察提示此镇痛作用是通过下丘脑外侧区实现的。

15. 肩髃 《针灸甲乙经》，手阳明、阳跷交会穴

【别名】髃骨（《素问》），中肩井（《备急千金要方》），扁骨（《外台秘要》），尚骨（《循经考穴编》）。

【位置】臂外侧，三角肌上，臂外展，或向前平伸时，肩峰前下方向凹陷处。

【解剖】①血管：旋肱后动、静脉。②神经：锁骨上神经，腋神经。

【释字】《广韵》："肩，项下。"《说文解字》："髃，肩前也。"

【释穴】肩髃者，《类经·十二经脉》注："肩端骨罅为髃骨。"此穴在肩的髃骨处，即肩角、肩头。前面滋养上臂肌肉的臂臑穴，此处则是肩头之髃骨处，与肺经的天府、云门穴相对，肺之天气化为精微，运行于手大肠经，在阳明燥金的转化下，化为精微物质，行于形骸肩关节处，发于肩髃穴，经云："所言节者，神气之所游行出入也。"脾主肌肉，心藏神，其前的臂臑穴是肌肉丰厚之处，脾气所注；本穴位于肩关节处，是心神所注。

【气血运行状态】手阳明大肠经血气从手走头，经气运行至此，发于皮下而为肩髃穴。前为臂臑，经脉中的血气运行聚于此处。

【穴性】本穴属手阳明大肠经腧穴，运气为燥金，五行属金，六气为燥。肩髃为手阳明经、阳跷的交会穴，是神气灌注关节，滋养肌肉；阳跷主动，肩髃穴处于肩关节部位，主关节活动。又肩髃穴居天位，可宣发皮下邪气郁滞，并行气通经。所以主肩关节及周围软组织疾患，瘾疹，瘰疬等病症。

【主治】肩臂挛痛不遂，瘾疹，瘰疬。

【应用】《针灸甲乙经》：肩中热，指、臂痛，肩髃主之。

《针灸大成》：主中风手足不遂，偏风，风痪，风痿，风病，半身不遂，热风，肩中热，头不可回顾，肩臂疼痛，臂无力，手不可向头，挛急，风热，瘾疹，颜色枯焦，劳气泄精，伤寒热不已，四肢热，诸瘿气。

《百症赋》：肩髃、阳溪，消瘾风之热极。

《铜人腧穴针灸图经》：若灸偏风不遂，七七壮止，不宜多灸，恐手臂细，若风病筋骨无力久不瘥，当灸不畏细也。

《铜人腧穴针灸图经》：唐鲁州刺史库狄钦，风痹，不能挽弓，甄权针肩髃，针进即可射。

《外科大成》：乳痈，乳毒，乳岩。

【针法灸法】直刺或针尖向肘部斜刺1.0~1.5寸。或抬臂，向极泉方向进针，深1.5~2寸；或向三角肌等方向分别透针，进针2~3寸，有酸胀感扩散至肩关节周围，或有麻电感向臂部放散。注意：行针时禁忌活动肩部，否则易发生弯针，甚至折针的现象，故有“已针不可摇，恐伤针”之说。可灸。

16. 巨骨 《素问》，手阳明经、阳跷交会穴

【位置】肩上部，当锁骨肩峰端与肩胛冈之间凹陷处。

【解剖】①肌肉：斜方肌与冈上肌中。②血管：深层有肩胛上动、静脉。③神经：锁骨上神经分支，副神经分支，深层有肩胛上神经。

【释字】《说文解字》：“巨者，规矩也。”《说文解字》：“骨，肉之核也。”

【释穴】巨骨指膺上横骨，即锁骨，古代解剖称为巨骨，此穴在锁骨与肩胛骨所构成的直角方形而得名。该穴正当锁骨外端，位居肩端，此穴在锁骨与肩胛骨所构成的直角方形，因而支撑起一个空间，保护胸腔脏器。前有臂臑，脾气所注；肩髃，心神所注；本穴巨骨，肾气所注，因为肾主骨生髓。肩髃和巨骨形成心肾相交之势。

【气血运行状态】手阳明大肠经血气从手走头，经气运行至此，发于皮下而为巨骨穴，前为肩髃，气运行至此，居高位，经脉中的津液营血上行，经气发于皮下，与肺经同位穴位水谷精微之气下行形成对照。

【穴性】本穴属手阳明大肠经腧穴，运气为燥金，五行属金，六气为燥。由于是巨骨撑起胸腔的空间，因此该穴可调节胸中气机运行，治疗胸腔疾病，如胸腔瘀血等。又为手阳明经、阳跷的交会穴，血气运行于经脉中，主通经活络，在关节交叉部位，主关节活动自如，又因肺之精气运行其中，因此可宣发肺气，疏风解郁。

【主治】肩臂挛痛不遂，瘰疬，瘿气。

【应用】《针灸甲乙经》：手阳明、跷脉之会。

《针灸甲乙经》：肩背髀不举，血瘀肩中，不能动摇，巨骨主之。

《针灸大成》：主惊痫，破心吐血，臂膊痛，胸中有瘀血，肩臂不得屈伸。

《备急千金要方》：主肩中痛，不能动摇。

《铜人腧穴针灸图经》：治肩膊痛，胸中有瘀血，肩背不得屈伸而痛。

【针法灸法】直刺0.4~0.6寸，不可深刺，以免刺入胸腔造成气胸。微斜向外下方刺0.5~1寸，肩关节周围有酸胀感。可灸。

17. 天鼎 《针灸甲乙经》

【别名】天顶（《针灸资生经》）。

【位置】颈外侧部，胸锁乳突肌后缘，结喉旁，扶突与缺盆连线中点。

【解剖】①肌肉：胸锁乳突肌下部后缘，浅层为颈阔肌，深层为中斜角肌起点。②血管：颈外浅静脉。③神经：副神经、颈皮神经在胸锁乳突肌后缘穿出处，深层为膈神经的起点。

【释字】《说文解字》："天，巅也，至高无上。"《说文解字》："鼎，三足两耳，和五味之宝器也。"

【释穴】鼎是古代宝器和烹调炊具，其形上有两耳，下有三足。该穴处两面各有颈肌突显，形成三足之势，又头圆在上像天，因而名之。夏禹铸九鼎以象九州之后，鼎也成为古代权力的象征，所谓："天子九鼎，诸侯七，卿大夫五，元士三。"《易》有鼎卦，巽下离上之卦，火风卦，木在下，火在上，原意烹饪，也有尊贵之义。天鼎者，清阳上为天，体内的清阳之气所注之处。

【气血运行状态】手阳明大肠经血气从手走头，经气运行至此，发于皮下而为天鼎穴，前为巨骨，肾气所注之处，经脉血气运行至此，经气发于皮下。

【穴性】本穴属手阳明大肠经腧穴，运气为燥金，五行属金，六气为燥。根据《周易·鼎卦》"木上有火"，火性炎上，因此本穴禀阳明燥金之气，具火性，有通利头窍功效，主治暴喑气梗诸症。

【主治】暴喑气梗，咽喉肿痛，瘰疬，瘿气。

【应用】《针灸甲乙经》：暴喑气哽，喉痹咽痛不得息，食饮不下，天鼎主之。

《针灸大成》：主暴喑气梗，喉痹嗌肿，不得息，饮食不下，喉中鸣。

《备急千金要方》：天鼎、气舍、膈俞，主喉痹哽噎咽肿不得消，食饮不下。

《百症赋》：天鼎间使，失音嗫嚅而休迟。

【针法灸法】直刺 0.3~0.5 寸，局部酸胀，针感向咽喉放散。可灸。

18. 扶突 《灵枢经》

【别名】水穴（《外台秘要》），水泉、水突（《经穴汇解》）。

【位置】颈外侧部，结喉旁，当胸锁乳突肌前、后缘之间。

【解剖】①肌肉：胸锁乳突肌胸骨头间颈阔肌中，深层为肩胛提肌起始点。②血管：深层内侧有颈升动脉。③神经：耳大神经，颈皮神经，枕小神经及副神经。

【释字】《说文解字》："突，犬从穴中暂出也。"《说文解字》："扶，铺四指为扶。"

【释穴】扶指旁边，突即隆起，指喉结，此穴在喉结旁。古有"铺四指为扶"之说，扶约当手之四横指，等于同身3寸，该穴位于喉结突起旁开一扶。扶突穴前为天鼎，天鼎是木上有火，火性炎上，其气上冲，经气发于此处而有突起。任脉有璇玑与天突两穴，璇玑指北斗七星，天突指北极星，天突位置最高，因此称之为突，本穴与之相仿。

【气血运行状态】手阳明大肠经血气从手走头，经气运行至此，发于皮下而为扶突穴。前为天鼎穴，经脉血气运行至此，经气发于皮下，气机突起上行，上通于头之窍。

【穴性】本穴属手阳明大肠经腧穴，运气为燥金，五行属金，六气为燥。手阳明大肠经脉奉持手太阴肺之血气，至天部扶突，是气机突起的部位。此穴气机上行，上行通头窍，宣发肺气，因此该穴不论气行太过或不足，都将导致肺气升降异常，因此本穴主调肺气宣发肃降。

【主治】咳嗽，气喘，咽喉肿痛，暴喑，瘰疬，瘿气。

【应用】《灵枢经》：暴喑气梗，取扶突与舌本出血。

《针灸甲乙经》：咳逆上气，咽喉鸣喝，喘息，扶突主之。

《针灸大成》：主咳嗽多唾，上气，咽引喘息，喉中如水鸡声，暴喑气梗。

《外台秘要》：咳逆上气，咽喉鸣，喝喘息，暴喑，气哽。

《备急千金要方》：扶突、大钟、窍阴，主舌本出血。

【针法灸法】一般直刺0.5~0.8寸，局部有酸胀感，可向咽喉部放散，出现发紧发胀之感。可灸。

【现代研究】

（1）针刺麻醉：针刺扶突透翳风穴用于脑手术针刺麻醉，针刺扶突配足三里、太冲，或配腕针用于甲状腺瘤、甲状腺囊腺瘤、甲状腺次全或全叶切除术等。

（2）针刺扶突穴能使大脑皮层兴奋过程增强。

（3）实验表明，针刺扶突可使正常人甲状腺对碘的摄取量提高。

19. 口禾髎 《针灸甲乙经》

【别名】和窌（《备急千金要方》），长频（《铜人腧穴针灸图经》），长颊（《针灸聚英》），长髎（《针灸大全》）。

【位置】上唇部，鼻孔外缘直下，平水沟穴。

【解剖】①肌肉：上颌骨犬齿窝部，上唇方肌止端。②血管：面动、静脉的上唇支。③神经：面神经、三叉神经第二支下支与眶下神经的吻合丛。

【释字】《说文解字》："口，人所以言食也。"《说文解字》："禾者，嘉谷也。二月始生，八月而孰，得时之中，故谓之禾。禾，木也。木王而生，金王而死。"《奇经八脉考》："髎，骨空处也。"

【释穴】口指口部，禾指谷物，髎指骨隙，谷物从口入胃，穴在口旁骨隙中。本穴在鼻孔下，上颌骨的犬齿窝中，五谷之气入于鼻，五谷之味入于口，因此名为口禾髎。由于本穴介于口鼻之间，即上通于鼻，又下连于口，因此有双重属性，与迎香穴相对比，迎香穴应肺之气，气从天而来，口禾髎应地之味，味从地而来。

【气血运行状态】手阳明大肠经血气从手走头，经气运行至此，发于皮下而为口禾髎，前为扶突穴，手阳明大肠经奉持肺经血气，运行至此，经气从鼻旁的骨缝隙中发出。

【穴性】本穴属手阳明大肠经腧穴，运气为燥金，五行属金，六气为燥。此穴是经气从骨缝隙中发出，出于天部，性偏热，在迎香之下，位于口鼻之间，主开鼻窍，以能收受天之气；调口开合，以能收受地之味，主通行经络，治疗口鼻病症。

【主治】鼻塞，鼽衄，口歪，口噤。

【应用】《针灸甲乙经》：鼻窒，口僻，清涕出，不可止，鼽衄有痈，禾髎主之。

《针灸大成》：主尸厥及口不可开，鼻疮息肉，鼻塞不闻香臭，鼽衄不止。

【针法灸法】直刺或斜刺 0.3~0.5 寸，局部有胀痛感。灸法：本穴位于面部危险三角区，禁灸。《铜人腧穴针灸图经》："禁灸，盖以其处肌肉薄也。"

20. 迎香 《针灸甲乙经》，手、足阳明经交会穴

【别名】冲阳（《针灸甲乙经》）。

【位置】鼻翼外缘中点旁，当鼻唇沟中间。

【解剖】①肌肉：上唇方肌中，深部为梨状孔的边缘。②血管：面动、静脉及眶下动、静脉分支。③神经：面神经与眶下神经的吻合丛。

【释字】《说文解字》："迎，逢也。"《说文解字》："香，芳也。"

【释穴】《灵枢·脉度》曰："肺气通于鼻，肺和则鼻能知香臭矣。"《春秋传》曰："黍稷馨香。"凡香物统谓之香，故名迎香。《金针梅花诗钞》迎香条："善通鼻塞号迎香。"本穴是手阳明大肠经的最后一个穴，手阳明大肠经脉奉持肺经营血，运行至此将告一段落，并将转输与足阳明胃经。肺经始于中府，大肠经终于迎香，中府者中焦之府，是水谷精微所注之处；迎香者迎食物之气香，气香从鼻入，肺开窍于鼻，因此是始于肺经，起于中焦，终于肺之鼻窍，前后呼应，也说明了肺与大肠的关系。

【气血运行状态】手阳明大肠经血气从手走头，经气运行至此，发于皮下而为迎香穴。前为口禾髎，经脉血气运行至此。由肺与大肠的气血运行告一段落，从手阳明大肠经转入足阳明胃经，金气也随之转为土气。

【穴性】本穴属手阳明大肠经腧穴，运气为燥金，五行属金，六气为燥。迎香穴是大肠经的最后一个穴，大肠与肺相表里，大肠经气的功能是讲肺气的湿金属性转化为燥金。迎香穴虽为大肠经气所发，是本于肺的湿金之气，肺气在内而发于外，因此宣发力强，主开鼻窍，善治鼻病，以恢复嗅觉。又为手、足阳明胃经的交会穴，迎香穴主收受天之气，下接足阳明胃经，应胃经以降为顺的属性。

【主治】鼻塞，鼽衄，口歪，面痒，胆道蛔虫症。

【应用】《针灸甲乙经》：鼻鼽不利，窒洞气塞，㖞僻多涕，鼽衄有痈，迎香主之。

《太平圣惠方》：鼻息不闻香臭，偏风面痒及面浮肿。

《针灸大成》：主鼻塞不闻香臭，偏风口㖞，面痒浮肿，风动面痒，状如虫行，唇肿痛，喘息不利，鼻㖞多涕，鼽衄骨疮，鼻有息肉。

《百症赋》：面上虫行有验，迎香可取。

【针法灸法】向鼻根部斜刺 0.3~0.8 寸。或沿鼻唇沟向内上平刺 0.5~1 寸，透鼻通穴。治胆道蛔虫病时应向外上平刺 1~1.5 寸，透四白穴。局部有酸胀感，可扩散至鼻部，有时有眼泪流出。迎香穴不宜直接灸。《针灸大成》："禁灸，恐火气有伤气道，肺恶热也。"

【现代研究】

（1）治疗慢性支气管炎：临床疗效统计表明，针刺迎香对慢性支气管炎临床有效率可达 70%~90%，与中药组比较，无论近期疗效或远期疗效均较中药组优越。

（2）治疗鼻炎：针刺迎香能够恢复鼻腔黏膜纤毛清除功能，对慢性鼻炎等黏膜疾患具有治疗作用。

（3）胆道蛔虫症：迎香透刺四白穴治疗胆道蛔虫症，一般针刺约 30 分钟疼痛即可缓解，约 2 小时疼痛消失。

第五章　足阳明胃经

一、经脉循行

《经脉》:“胃足阳明之脉，起于鼻之交頞中，旁纳太阳之脉，下循鼻外，入上齿中，还出挟口，环唇，下交承浆，却循颐后下廉，出大迎，循颊车，上耳前，过客主人，循发际，至额颅；其支者，从大迎前下人迎，循喉咙，入缺盆，下膈，属胃，络脾；其直者，从缺盆下乳内廉，下挟脐，入气街中；其支者，起于胃口，下循腹里，下至气街中而合，以下髀关，抵伏兔，下膝膑中，下循胫外廉，下足跗入中指内间；其支者，下廉三寸而别，下入中指外间；其支者，别跗上，入大指间出其端。”

释义：起于鼻翼两侧（迎香）上行到鼻根部与足太阳经交会，向下沿鼻外侧进入上齿龈内，回出环绕口唇，向下交会于颏唇沟承浆处，再向后沿口腮后下方，出于下颌大迎处沿下颌角颊车，上行耳前，经上关，沿发际，到达前额（前庭）。面部支脉：从大迎前下走人迎，沿着喉咙，进入缺盆部，向下过膈，属于胃，联络脾脏。缺盘部直行的脉：经乳头，向下挟脐旁，进入少腹两侧气冲。胃下口部支脉：沿着腹里向下到气冲会合，再由此下行至髀关，直抵伏兔部，下至膝盖，沿胫骨外侧前缘，下经足跗；进入第二足趾外侧端（厉兑）。胫部支脉：从膝下 3 寸（足三里）处分出进入足中趾外侧。足跗部支脉：从跗上分出，进入足大趾内侧端（隐白）与足太阴脾经相接。

二、十五大络

《灵枢·经脉》:“足阳明之别，名曰丰隆。去踝八寸。别走太阴；其别者，循胫骨外廉，上络头项，合诸经之气，下络喉嗌。其病气逆则喉痹卒喑。实则狂巅，虚则足不收，胫枯。取之所别也。”

三、经别

《灵枢·经别》:“足阳明之正，上至髀，入于腹里属胃，散之脾，上通于心上循咽出于口，上頞顋，还系目系，合于阳明也。”

四、经筋

《经筋》:“足阳明之筋，起于中三指，结于跗上，邪外上加于辅骨，上结于膝外廉，直上结于髀枢，上循胁属脊；其直者，上循骭，结于缺盆；其支者，结于外辅骨，合少阳；其直者，上循伏兔，上结于髀，聚于阴器，上腹而布，至缺盆而结，上颈，上挟口，合于頄，下结于鼻，上合于太阳。太阳为目上网，阳明为目下网；其支者，从颊结于耳前。其病足中指支胫转筋，脚跳坚，伏兔转筋，髀前踵，溃疝，腹筋急，引缺盆及颊，卒口僻；急者，目不合，热则筋纵，目不开颊筋有寒，则急，引颊移口，有热则筋弛纵，缓不胜收，故僻。治之以马膏，其急者；以白酒和桂，以涂其缓者，以桑钩钩之即以生桑炭置之坎中，高下以坐等。以膏熨急颊，且饮美酒，啖美炙肉，不饮酒者，自强也，为之三拊而已。治在燔针劫刺，以知为数，以痛为输，名曰季春痹也。”

五、本经腧穴（共 45 穴）

1. 承泣 《针灸甲乙经》，足阳明经、阳跷、任脉交会穴

【别名】鼷穴、面窌（《针灸甲乙经》），面髎、目下（《素问·气府论》），溪穴（《外台秘要》）。

【位置】正坐位，两目正视，瞳孔之下 0.7 寸，当眼球与眶下缘之间取穴。

【解剖】①肌肉：眶下缘上方，眼轮匝肌中，深层眶内有眼球下直肌，下斜肌。②血管：眶下动、静脉分支，眼动、静脉分支。③神经：眶下神经分支及动眼神经下支的肌支，面神经分支。

【释字】《说文解字》:“承，奉，受也。”《说文解字》:“泣，无声出涕曰泣。”

【释穴】承者，继承也。穴在目下，当流泪时，首先承受之，并顺承而下。足阳明胃经脉起于鼻翼两侧的迎香穴，手阳明大肠经终止于此，气血下接足阳

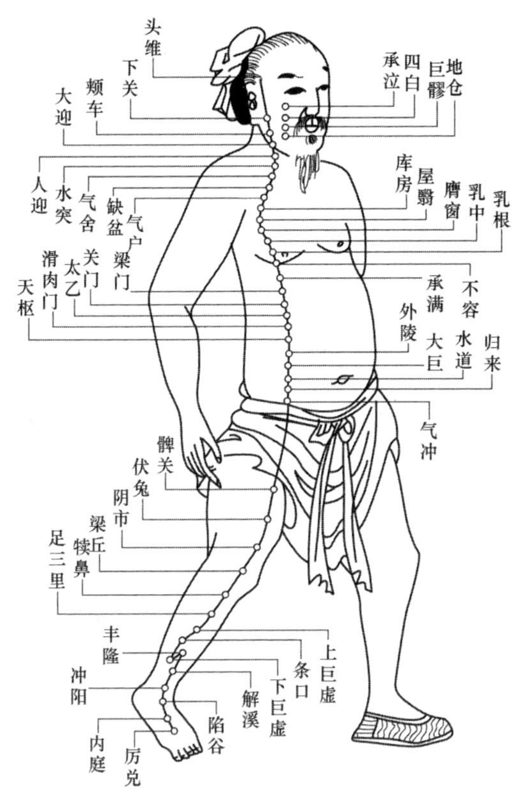

承泣四白巨髎地，大迎颊车下关头，
人迎水突气舍缺，气户库房屋翳膺，
乳中乳根不容承，梁门关门太乙滑，
天枢外陵大巨水，归来气冲髀关伏，
阴市梁丘犊鼻足，上巨条口下巨虚，
丰隆解溪冲阳陷，内庭厉兑胃经完。

明胃经，足阳明胃经运气合燥土，手阳明大肠经运气合燥金，因此这里的承，有顺承接受手阳明燥金之义。大肠燥金者，天之凉燥之气，可聚敛天气而成雨水，意指手阳明秉承手太阴之阴精，交与足阳明胃经，因此泣者指肺气生水。《说文解字》曰："泣者，无声出涕。"是泪从鼻出，因此承泣之义，承接手阳明大肠经气，并聚气生水，注入足阳明经脉。

【气血运行状态】足阳明胃经血气从头走足，手阳明大肠经脉禀持手太阴肺之血气，终于迎香穴，金气性凉，聚气生水，接足阳明胃经，经气发于皮下为承泣穴。

【穴性】本穴属足阳明胃经腧穴，运气为燥土，五行属土，六气为燥。足阳明胃经，合燥土之运气，上承接手阳明大肠经，合燥金之运气，该穴居上，金土之气所发，其气性清凉，主通行经脉，清眼目之热。《针灸甲乙经》有刺承泣主治"目不明，泪出"。又是足阳明经、阳跷、任脉交会穴，阳跷脉主动，因此可治眼目活动异常；任脉主一身之阴，因此主眼目干涩。

【主治】目赤肿痛，流泪，夜盲，眼睑动，口眼㖞斜。

【应用】《备急千金要方》：目动，与项口参相引。

《备急千金要方》：目不明，泪出，目眩瞢，瞳子痒，远视，昏夜无见，目动，与项口参相引。僻口不能言。

《外台秘要》：禁不宜炙，无问多少，三日以后眼下大如拳，息肉长桃许大，至三十日即定，百日都不见物，或如升大。

《铜人腧穴针灸图经》：禁不宜针，针之令人目乌色，可灸三壮，炷如大麦，忌如常法。

【针法灸法】针刺时一般先嘱患者闭目，医者用手指轻轻固定眼球，针尖沿眶下壁缓慢直刺 0.5~1.0 寸，针感整个眼球发胀，不宜提插，以防刺破血管引起血肿。禁灸。

【现代研究】

（1）治疗近视：针刺承泣对治疗近视有较好疗效。选用 30 号 1.5 寸毫针，在承泣进针，以 30° 向睛明方向斜刺，当刺入 1 寸左右，眼区周围有酸胀感或流泪时，轻轻捣刺 3~5 次，留针 10 分钟，出针后按压局部 1~2 分钟。每日 1 次，10 次为 1 个疗程。一般治疗 2~4 个疗程。

（2）调整心率：针刺承泣可使心率减慢。

2. 四白 《针灸甲乙经》

【位置】面部，瞳孔直下，当眶下孔凹陷处。

【解剖】①肌肉：眶下孔处，眼轮匝肌和上唇方肌之间。②血管：面动、静脉分支，眶下动、静脉有面神经分支。③神经：眶下神经处。

【释字】《说文解字》："四者，阴数也。"《说文解字》："白者，西方色也，阴用事。"

【释穴】四者，术数也。《洪范尚书》："地四生金，天九成之。"白者，金之色。大肠经脉禀持肺脉阴精，转输予足阳明胃经脉，阳明经气以降为顺，四白穴取金气凉燥之性，助阳明燥土经气顺降，治疗阳明经气上逆生热所致眼目诸症。头为诸阳之会，阳气来自脉之内外，脉内的阳气主要来自手三阴经脉气血，脉外阳气来自足三阳，四白穴不但可以通行经脉，还可以清脉外气分阳气上逆所引起的病症。

【气血运行状态】足阳明胃经血气从头走足，经脉气血运行至此，经气发于皮下四白穴。前为承泣穴，承接大肠燥金之气，经气运行至此而聚积。

【穴性】本穴属足阳明胃经腧穴，运气为燥土，五行属土，六气为燥。穴名四白，金气用事，因此本穴禀阳明燥土之精气，具金之性。

【主治】目赤痛痒，目翳，眼睑瞤动，口眼㖞斜，头痛眩晕。

【应用】《针灸甲乙经》：目痛口僻，戾目不明，四白主之。

《类经图翼》：头痛目眩，目赤后翳，瞤动流泪，眼弦痒，口眼㖞僻不能言。

《铜人腧穴针灸图经》：凡用针稳审方得下针，若针深，即令人目乌色。

《铜人腧穴针灸图经》：可灸七壮，针入三分，凡用针稳当方得下针，若针深即令人目乌色。

《针灸大成》：主头痛，目眩，目赤痛，僻泪不明，目痒目肤翳，口僻不能言。

【针法灸法】一般直刺 0.3~0.5 寸，针感局部酸胀或有麻电感。向外上方斜刺 0.5 寸，入眶下孔可有麻电感放射至上唇部，治疗三叉神经第 2 支痛。不宜针刺过深，以防刺入眼眶内损伤眼球。禁灸。

【现代研究】

（1）针刺四白接电针治疗面肌痉挛有效。

（2）治疗胆道蛔虫病：针刺四白透迎香，强刺激，留针 30 分钟，行针 1 次，疗效明显。

3. 巨髎　《针灸甲乙经》，阳跷、足阳明经交会穴

【位置】面部，瞳孔直下，平鼻翼下缘处，当鼻唇沟外侧。

【解剖】①肌肉：浅层为上唇方肌，深层为犬齿肌。②血管：面动、静脉及眶下动、静脉。③神经：面神经及眶下神经的分支。

【释字】《说文解字》：“巨者，规矩也。”《奇经八脉考》：“髎者，骨空也。”

【释穴】髎者骨空，巨者规矩，此处由形骸组成一个巨大空间，在上颌与颧骨交接处的巨大缝隙处。肾藏精主骨，骨空可藏精气，阴精又可化气而通行经脉。上有四白，金气用事，本穴巨髎，内通肾气，金生水，前后相应；下有地仓穴，地仓主收受后天水谷精微之气，与巨髎穴形成先后天精气配伍之势。

【气血运行状态】足阳明胃经血气从头走足，经脉气血运行至此，经气从此穴发出为巨髎，前为四白穴，金气用事，经气运行并聚集于此处。

【穴性】本穴属足阳明胃经腧穴，运气为燥土，五行属土，六气为燥。穴

名居髎，内通于骨，骨藏精气，由少阴统主，因此本穴禀阳明燥土之精气，穴性偏热，通行经脉，运行气血。

【主治】口眼㖞斜，眼睑瞤动，鼻衄，齿痛，唇颊肿。

【应用】《针灸甲乙经》：面目恶风寒，䪼肿臃痛，招摇视瞻，瘛疭口僻。

《针灸大成》：主瘛疭，唇颊肿痛，口僻，目障无见，远视，淫肤白膜，翳覆瞳子，面风，鼻肿臃痛，招摇视瞻，脚气膝肿。

《类经图翼》：瘛疭，唇颊肿痛，口㖞，目障，青盲无见，远视，面风鼻肿，脚气，膝胫肿痛。

《针灸资生经》：颊肿痛，巨髎，天窗。

【针法灸法】一般直刺 0.2~0.3 寸，或斜刺或平刺 0.3~0.5 寸，向颊车方向透刺可治疗面瘫；向同侧四白穴方向透刺可治疗面瘫、目翳、近视等，局部有酸胀感。不宜灸。如果需要灸，可用温针灸 3~5 壮，艾条灸 5~10 分钟，不要长时间灸。

【现代研究】针刺巨髎对甲状腺手术有良好的针刺麻醉效应。

4. 地仓 《针灸甲乙经》，手足阳明经、阳跷脉交会穴

【别名】会维（《针灸甲乙经》），胃维（《外台秘要》）。

【位置】面部，口角外侧，上直对瞳孔。

【解剖】①肌肉：口轮匝肌中，深层为颊肌。②血管：有面动、静脉。③神经：面神经和眶下神经分支，深层为颊肌神经的末支。

【释字】《说文解字》："地，元气初分，轻清阳为天，重浊阴为地。"《说文解字》："仓者，谷藏也。仓黄取而藏之，故谓之仓。"

【释穴】《内经》："清阳上为天，浊阴下为地。"地者与天相对，仓是藏谷物的地方。在天之阳气的作用下，地上生长五谷，谷从口入，如进粮仓，此穴在口角之旁，故名地仓。《素问·六节脏象论》："天食人以五气，地食人以五味……五味入口，以养五脏。"古人以面部合天地，以额合天，口合地，五谷入口，先藏于口中，如同仓廪，故以地仓喻为穴名。《会元针灸学》："地仓者，地是地格。因面分三庭，鼻以上为上庭，鼻为中庭，鼻以下为下庭，合而为天人地，三格局也。仓者，仓廪也。五谷之精气，上华面兮，冲旋面至此而上，故名地仓。"《灵枢·师传》："脾者主为卫，使之迎粮，视唇舌好恶，以知吉凶。"胃为水谷之海，后天之本，口是水谷入胃的第一道门户，主收受水谷。又为阳

跷脉、手阳明经、足阳明经交会穴，阳跷脉主动，经脉环绕口部肌肉，主口部肌肉运动异常。

【气血运行状态】足阳明胃经血气从头走足，经脉气血运行至此，经气发于地仓穴，前有巨髎穴，少阴肾精化气所注，经气运行聚积于此处。

【穴性】本穴属足阳明胃经腧穴，运气为燥土，五行属土，六气为燥。穴名地仓，收受地之水谷精微，本穴禀阳明燥土之精气，主咀嚼水谷。

【主治】口歪，流涎，眼睑瞤动。

【应用】《针灸甲乙经》：足缓不收，痿不能行，不能言语，手足痿躄不能行，地仓主之。

《外台秘要》：主口缓不收，不能言语，手足痿躄不能行。

《针灸大成》：主偏风口，目不得闭，脚肿，失音不语，饮水不收，水浆漏落，眼动不止，瞳子痒，远视，昏夜无见。病左治右，病右治左，宜频针灸，以取尽风气。口眼㖞斜者，以正为度。

《铜人腧穴针灸图经》：失音，牙车疼痛，颌颊肿，项强不得回顾。

【针法灸法】斜刺或沿皮刺 0.5~1.0 寸，或透刺颊车。治面瘫时向颊车方向平刺 1.0~2.5 寸；向迎香穴透刺治疗三叉神经痛，局部酸胀可扩散至半侧面部，有时出现口角牵掣感。慎灸。

【现代研究】

（1）治疗周围性面瘫：针地仓透下关、四白透颊车，配双侧合谷和阳白透鱼腰，针刺得气，行提插捻转手法，新病行泻法，久病行补法，留针 30 分钟，每日 1 次，7 次为 1 个疗程，疗效较好。

（2）治疗小儿单纯性流涎：针地仓透颊车，配合水沟、承浆等穴，留针 30~40 分钟，每日 1 次，10 次为 1 个疗程，效果较好，总有效率可达 93.8%。

5. 大迎　《灵枢经》

【位置】在下颌角前方，咬肌附着部前缘，当面动脉搏动处。

【解剖】①肌肉：咬肌附着部前缘。②血管：面动、静脉。③神经：面神经及颊神经。

【释字】《说文解字》："大，天大，地大，人亦大，故大象人形。"《说文解字》："迎，逢也。"

【释穴】古以下颌角前方之骨称"大迎骨"，由此而得名。大迎之上有承泣、四白、巨髎、地仓四穴，主天地气交，收受先后天精微物质，气血运行至于大迎穴，本穴居天地人三才之人部，是天地精气之大会。又阳明多气多血，因此有脉动发于此处，并且从此穴分出一下行经脉行于人迎穴，人迎也称天五会。

【气血运行状态】足阳明胃经血气从头走足，足阳明经脉气血经过了巨髎和地仓的先后天精微的补给，行至此处是先后天精微物质的大会之处，经气发于大迎穴，阳明经脉有搏动于此。

【穴性】本穴属足阳明胃经腧穴，运气为燥土，五行属土，六气为燥。穴名大迎，天地精气之大会，性温，主通行经脉，运行气血，主治因为经脉不通，气血不降所引起的牙部疾病。

【主治】口歪，口噤，颊肿，齿痛。

【应用】《针灸甲乙经》：痓，口噤，大迎主之。寒热，颈瘰疬，大迎主之。癫疾互引口，喘悸者，大迎主之。厥，口僻，失欠，下牙痛，颊肿，恶寒，口不收，舌不能言，不得嚼，大迎主之。

《针灸大成》：主风痓，口噤不开，唇吻动，颊肿牙痛，寒热颈痛瘰疬，口㖞，齿龋痛，数欠气，恶寒，舌强不能言，风壅面浮肿，目痛不得闭。

《外台秘要》：主寒热，颈瘰疬，癫疾，口㖞，喘痓悸，口禁厥，口僻失欠，下牙痛，颊肿恶寒，口不收，舌不能言，不得嚼。

【针法灸法】一般直刺 0.2~0.3 寸，或沿皮刺 0.5~1 寸，避开动脉。可灸。

6. 颊车 《灵枢经》

【别名】曲牙（《素问》），机关、鬼床（《千金翼方》）。

【位置】在面颊部，下颌角前上方约 1 横指（中指），当咀嚼时咬肌隆起，按之凹陷处。

【解剖】①肌肉：咬肌。②血管：咬肌动、静脉。③神经：耳大神经，面神经及咬肌神经。

【释字】《说文解字》："颊者，面旁也。"《说文解字》："车，舆之总名也。"

【释穴】颊，古谓之辅，颊和辅是单指上颌骨；车是单指下颌骨，古人称牙下之骨为车。《左传・僖公五年》："谚所谓辅车相依，唇亡齿寒者，其虞、虢之谓也。"《释名》曰："颐，或曰辅车，其骨强，可以辅持其口，或谓牙车，牙所载也。"大凡器物借用轮轴以为助力者，都可以称为车，用以载物。颊车是指下牙床骨，也就是下颌骨。《医宗金鉴》：“总载诸齿，能咀食物，故名颊车。”颊车穴以下颌骨可以转动处而命名，此穴在下颌角之前咬肌中，因其所在部位之骨名颊车而为穴名。阳明胃经多气多血，前有大迎相助，本穴气血充盛，肌肉丰厚，强劲有力，主下颌骨的上下运动，这也是唯一可以运动的头面部骨骼。

【气血运行状态】足阳明胃经血气从头走足，经脉从大迎穴开始转为上行，而大部分气血下接足阳明胃经的直行经脉，一分支则继续行于面颊部，经气发于颊车穴。

【穴性】本穴属足阳明胃经腧穴，运气为燥土，五行属土，六气为燥。穴名颊车，主下颌骨运动。又名鬼床，为十三鬼穴之一。本穴禀足阳明燥土之精气，主口腔活动。

【主治】口歪，齿痛，颊肿，口噤不语。

【应用】《针灸甲乙经》：颊肿，口急，颊车痛，不可以嚼，颊车主之。

《铜人腧穴针灸图经》：治牙关不开，口噤不语，失音，牙车疼痛，颔颊肿，颈强不得回顾。

《针灸大成》：主中风牙关不开，口噤不语，失音，牙车疼痛，颔颊肿，牙不可嚼物，颈强不得回顾，口眼㖞。

《类经图翼》：颊车、地仓、水沟、承浆、听会、合谷，主口眼㖞斜。

【针法灸法】向地仓方向平刺 0.8~1.5 寸。以治面瘫，可采用滞针法，即向同一方向捻转不动，然后手持针柄向患侧牵拉。向上、下斜刺 0.5~0.8 寸，以治上下牙痛，局部酸胀并向周围扩散。可灸。

【现代研究】

（1）颊车配下关，针刺治疗下颌关节损伤效果好。

（2）颊车是治疗面瘫的常用穴，可针、可针灸并用，可电针，均能改善患者口角㖞斜。

（3）临床报道，电针颊车对三叉神经痛有明显的镇痛效应。实验表明，针刺对三叉神经脊束核痛敏细胞的诱发放电有明显抑制作用。

（4）临床报道，以颊车、下关、合谷、内庭为主穴，配承浆、听会、翳风、太阳，采用透刺法治疗颞颌关节紊乱症有较好效果。

（5）实验室发现针刺颊车，组织学检查可见甲状腺功能低下，提示对甲状腺功能亢进患者有治疗效应。

（6）在颊车穴注射鱼腥草注射液，可以消炎，止痛，消肿，有治疗齿痛作用。

7. 下关 《灵枢·本输》，足阳明、足少阳经交会穴

【位置】在面部耳前方，当颧弓与下颌切迹所形成的凹陷中。

【解剖】①肌肉：颧弓下缘，皮下有腮腺，咬肌起始部。②血管：面横动、静脉，最深层为上颌动、静脉。③神经：面神经颧眶支及耳颞神经分支，最深层为下颌神经。

【释字】《说文解字》："下者，底也。"《说文解字》："关者，以木横持门户也。"《韵会》："关者，要会也。"

【释穴】下关在下颌关节的下方，下颌骨犹如面颊部的"以木横持门户"，关是机关的意思，是要会，下颌骨的运行以此为机关。《灵枢·本输》曰："刺上关者，呿不能欠。刺下关者，欠不能呿。刺犊鼻者，屈不能伸。刺两关者，伸不能屈。"经文通过对上关、下关进针方法的介绍，说明人体气机升降出入，循环往复运行变化的规律。呿，即大张口貌；欠，即撮口出气。上关穴即客主人穴，是足少阳经腧穴。刺上关者，必须要张开口，才有空隙，因此不能欠。下关足阳明经穴，必须合口才能取得该穴，因此刺下关者，欠不能呿。犊鼻是足阳明胃经穴，必须要使膝盖屈曲才能取穴，因此屈不能伸。刺两侧手厥阴经内关穴，必须伸手以取之，因此伸不能屈。这里的"口"代表元气出入的门户；手足指示阴阳上下；欠和呿应开阖的变化；屈伸代表往来无穷。根据经文所述，下关穴与上关穴协同作用，主气机开阖。下关穴是下颌关节的枢纽，还可通行经络，活血行气，主治下颌关节以及牙齿的异常。

【气血运行状态】足阳明胃经血气从头走足，经脉运行至此，经气发于皮下而为下关穴。前有颊车穴，主口腔活动，经气运行并聚积于此。

【穴性】本穴属足阳明胃经腧穴，运气为燥土，五行属土，六气为燥。穴名下关，主气机升降，因此本穴禀阳明燥土之精气，是气机升降的枢纽。

【主治】耳聋，耳鸣，聤耳，齿痛，口噤，口眼㖞斜。

【应用】《灵枢·本输》：刺上关者，呿不能欠；刺下关者，欠不能呿。

《针灸甲乙经》：足阳明、少阳之会。

《针灸甲乙经》：失欠，下齿龋，下牙痛，肿，下关主之。

《备急千金要方》：牙齿龋痛，耳痛。

《备急千金要方》：下关、大迎、翳风主口失欠，下牙齿痛。

《铜人腧穴针灸图经》：疗聤耳有脓汁出，偏风，口目，牙车脱臼。

《类经图翼》：主治偏风，口眼㖞斜，耳鸣耳聋，痛痒出脓，失欠，牙关脱臼。

【针法灸法】一般直刺 0.5~0.8 寸。可灸。

【现代研究】

（1）临床报道，下关配合谷，针后加灸，治疗颞颌关节炎疗效好。

（2）临床上用地塞米松注射此穴，治疗原发性三叉神经痛；用泼尼松龙加普鲁卡因、维生素 B_{12} 在该穴注射，治疗三叉神经痛；针刺该穴治疗原发性三叉神经痛 32 例，均取得良好效果。

（3）注射利多卡因和地塞米松，治疗 113 例鼻炎，对常年性鼻炎有较好效果。

【针法灸法】向下直刺 0.3~0.5 寸，周围酸胀或麻电感放散至下颌。不能深刺，以免刺伤脑膜中动脉，引起出血。可灸。

附：

以“关”字命名的腧穴有 14 个，胃经的下关、关门、髀关；肾经的石关；膀胱经的关元俞、膈关；心包经的内关；三焦经的关冲、外关；胆经的上关、膝阳关；肝经的膝关；督脉的腰阳关；任脉的关元。配对关系的有：上关、下关，内关、外关。关的原意是指古人用于栓门的横木，延伸为要会、机关等。关是气机上下运行，内外出入的关口，例如《内经》说：“刺上关者，呿不能欠。刺下关者，欠不能呿”“刺两关者，伸不能屈。”这里的经文是以上关下关的进针方法，说明人体气机升降出入，循环往复运行变化的规律。另外还有表示五脏藏精化气，出入内外的门户，例如石关是肾精化气所出之处，关门是中土之气出入之门，关元是少阴之气出入之门户等。腧穴中以关、门等字命名的，都是气机运行的机关要道，往往是治疗病症的要点。

8. 头维 《针灸甲乙经》，足阳明、足少阳经、阳维脉交会穴

【别名】颡大（《灵枢经》）。

【位置】头侧部，当额角发际上 0.5 寸，头正中线旁 4.5 寸。

【解剖】①肌肉：颞肌上缘帽状腱膜中。②血管：颞浅动、静脉的额支。③神经：耳颞神经的分支及面神经额、颞支。

【释字】《说文解字》："头，首也。"《说文解字》"维，车盖系。"《广雅》："维，隅也。"

【释穴】头者指人之首，维指隅，角落的意思。头维指在头之额角部位。除此以外，这里的维，还有维持、维系的意思。足阳明胃经的一支至此而绝，络绝而径通，气血从经脉出于头之气街，至于皮下，以维系头部气血运行。头为诸阳之会，胃为后天水谷之海，阳明水谷精微，从此上输头部，有维系滋养头部其他经脉气血津液的作用。

【气血运行状态】足阳明胃经血气从头走足，经脉气血运行至此，经气发于皮下头维穴。经云："足阳明胃脉……循发际，至额颅。"从下关处运行的气血，上于额颅，经脉至此而绝，络绝径通，血气通过气街而出于皮下。

【穴性】本穴属足阳明胃经腧穴，运气为燥土，五行属土，六气为燥。穴名头维，是阳明经在头部的最后一个穴，后天水谷精微从头维出于皮下，本穴禀阳明燥土之精气，滋养补充其他在头部经脉的气血，主治因气血郁滞的头痛，或者气血不足的头晕。

【主治】头痛，目眩，口痛，流泪，眼睑瞤动。

【应用】《黄帝内经·素问》（王冰注）：足少阳、阳明之会。

《针灸甲乙经》：寒热，头痛如破，目痛如脱，喘逆，烦满，呕吐，流汗难言，头维主之。

《医宗金鉴》：头维、攒竹二穴，主治头风疼痛如破，目痛如脱，泪出不明。

《备急千金要方》：头维、大陵主头痛如破，目痛如脱。

《玉龙歌》：眉间疼痛苦难当，攒竹沿皮刺不妨，若是眼昏皆可治，更针头维即安康。

【针法灸法】向下或向后平刺 0.5~0.8 寸，局部有胀痛感，可向周围扩散。《针灸甲乙经》言：禁不可灸，建议少灸。

【现代研究】

（1）临床报道，取头维配百会、风池、通天、阿是穴，腧穴注射三磷腺苷，每日 1 次，10 次为 1 个疗程，可治疗脱发。

（2）据报道，针刺头维，配印堂、太阳点刺放血，治疗眩晕有良好疗效，随眩晕消失患者的收缩压也有所下降。

（3）实验研究发现针刺头维能改善胃肠消化功能。

（4）针刺头维可使白细胞明显上升，中性粒细胞比例也相应上升，对脾功能亢进而白细胞减少的患者有同样效果。

（5）实验室研究，针刺头维可使大多数人皮肤电位显著增加，通常引起交感神经兴奋，但对于交感神经处于高度兴奋状态者则可以抑制。

9. 人迎　《灵枢经》，足阳明、足少阳经交会穴

【别名】天五会（《针灸甲乙经》），五会（《铜人针灸经》）。

【位置】颈部，喉结旁，当胸锁乳突肌的前缘，颈总动脉搏动处。

【解剖】①肌肉：颈阔肌，胸锁乳突肌前缘与甲状软骨接触部。②血管：甲状腺上动脉，颈内、外动脉分歧处，有颈前浅静脉，外为颈内静脉。③神经：颈皮神经，面神经颈支，深层颈动脉球，最深层为交感神经干，外侧有舌下神经降支及迷走神经。

【释字】《说文解字》："人者，天地之性最贵者也。"《说文解字》："迎者，逢也。"

【释穴】《经脉》曰："其支者，从大迎前下人迎。"阳明胃经气血从大迎分出，一支经过颊车、下关，上头维，而主干道则下行至人迎穴。大迎是天地精气大会之处，人以天地之气生，四时之法成，大迎将血气输送到人迎，人迎逢天地精气的补充，气血充盛。本穴又名天五会，经云："天食人以五气，地食人以五味。"人收受天之气，会于人迎，属阳明中土，天之五气合于东南西北中五方，中央属土，因此所谓天五会，是指天气会于中土；与之相对的是地五会，地属阴，合于脉，是地之五行所会之处。

《灵枢·根结》："足阳明根于厉兑，溜于冲阳，注于下陵，入于人迎，丰隆也。"三阴三阳根于井穴，结于头窍，是指三阴三阳之气，合于六经，根于下而结于上。这里又再次提到气的根溜注入，是三阳之气，入于手足之经，而都循颈项而上出，因此说此十二经者，盛络皆当取之。由于气留于脉络，则络盛，取而泻之，使三阳之气，仍上出于脉外。飞扬、光明、丰隆、支正、外关、偏历，在经穴、合穴两者之间。所谓"所入为合"，是说脉外之气血，从井而溜于脉中，至肘膝而与脉内之血气相合，因此说脉入为合。而"根结"所论三阳之气，从井而入于脉中，上入于颈项之天柱、天容、人迎、天窗、天牖、扶突，而上出于头面。与五输穴的血气之溜于荥，注于输，行于经，入于合者之不同。因此另外再提飞扬、光明、丰隆、支正。因此要分别阳气与荣

血，出入于经脉外内之不同。

【气血运行状态】足阳明胃经血气从头走足，经脉气血运行至此，经气从人迎穴发出。脉外之经气，人迎之上有大迎，人迎多气多血，又居高位，因此不但气血充盛，阳气也旺盛。

【穴性】本穴属足阳明胃经腧穴，运气为燥土，五行属土，六气为燥。本穴为足阳明胃经、足少阳胆经、阳维脉的交会穴，阳明多气多血，因此阳气尤为充盛，阳明之血气由此而降。如果因于某种原因，阳明经气不降反逆，则会出现气喘，热邪郁滞，以及血压升高之类病症，因此保证人迎的气血通畅显得尤为重要。

【主治】咽喉肿痛，气喘，瘰疬，瘿气，高血压。

【应用】《灵枢·寒热病》：阳迎头痛，胸满不得息，取之人迎。

《针灸甲乙经》：阳逆霍乱，刺人迎……胸满呼吸喘喝，穷诎窘不得息，刺入人迎，入四分，不幸杀人。

《备急千金要方》：凡霍乱，头痛，胸满呼吸喘鸣，穷窘不得息，人迎主之。

《铜人腧穴针灸图经》：治吐逆霍乱，胸满喘呼不得息，项气闷肿，食不下。

【针法灸法】避开颈总动脉直刺0.2~0.4寸，局部酸胀，针感可向肩部发散。不宜深刺或强刺激，或留针时间过长，以免发生反射性休克。禁灸。

【现代研究】

（1）针刺人迎对血压的影响十分显著，无论对甲状腺功能亢进引起的高血压或实验性高血压（如夹闭麻醉家兔一侧颈动脉，使血压反向性增高）都有明显降压效果，尤其对收缩压最明显。

（2）选取双侧人迎，配合双侧颊车、廉泉，治疗中风恢复期吞咽困难，人迎直刺1寸，平补平泻，留针20分钟，有显著疗效。

10. 水突 《针灸甲乙经》

【别名】水门（《针灸甲乙经》）。

【位置】颈部，胸锁乳突肌的前缘，当人迎与气舍连线的中点。

【解剖】①肌肉：颈阔肌，在甲状软骨外侧，胸锁乳突肌与肩胛舌骨肌上腹的交叉点。②血管：外侧为颈总动脉。③神经：颈皮神经，深层为交感神经发出的心上神经及交感干。

【释字】《说文解字》:“水，准也。中有微阳之气也。”《说文解字》:“突，犬从穴中暂出也。”

【释穴】《经脉》:“肾足少阴之脉……循喉咙，挟舌本”“脾足太阴之脉……挟咽，连舌本，散舌下。”在咽喉部位除了足阳明胃经之外，还有三阴经在此经过。九窍为水注之气，水气灌注头窍从此经过，因此当阳气不足，水液胜出，水气不化，当做吞咽动作时，有水流突起之象。在颈部以“突”字命名的腧穴还有天突、扶突，突有极的意思，水突者水气在上之极点。

【气血运行状态】足阳明胃经血气从头走足，经脉从人迎穴经过，后至此，经气发于皮下水突穴。水突之上为人迎，其阳气尤盛，人迎阳气经过本穴，此处水液充盛，是阳明与少阴、太阴经相干而行，阳盛水化为气，上注于头窍。

【穴性】本穴属足阳明胃经腧穴，运气为燥土，五行属土，六气为燥。阳明为两阳合明，阳明经气以降为顺，经气与水相遇，阳盛则水化气。本穴禀阳明燥土之精气，具有水性。水气充沛，可起到润喉利咽的作用，但如果阳气不足，水液气化不利，则肺气宣发不利；如果阴液不足则可以引起局部咽喉干，以及炎性病变。

【主治】咽喉肿痛，咳嗽，气喘。

【应用】《针灸甲乙经》:咳逆上气，咽喉痈肿，呼吸短气，喘息不通，水突主之。

《备急千金要方》:主喉咽肿。

《针灸大成》:主咳逆上气，咽喉臃肿，呼吸短气，喘息不得卧。

【针法灸法】一般直刺 0.3~0.5 寸，局部有酸胀感。治瘿瘤向内下斜刺 1~1.5 寸，局部有酸胀沉重感。避开动脉，不宜深刺，以免伤及颈总动脉和颈外动脉分支。可灸。

【现代研究】实验室研究发现，针刺水突穴对甲状腺功能有促进和抑制作用，使甲状腺滤泡缩小，上皮变高，降低摄碘量。

11. 气舍　《针灸甲乙经》

【位置】颈部，当锁骨内侧端的上缘，胸锁乳突肌的胸骨头与锁骨头之间。

【解剖】①肌肉：颈阔肌，胸锁乳突肌起始部。②血管：颈前浅静脉，深部为颈总动脉。③神经：锁骨上神经前支，舌下神经的分支。

【释字】《说文解字》："气，云气也。"《说文解字》："舍，市居曰舍。"

【释穴】气舍在肺之上缘，肺藏气。阳明为两阳合明，阳气充盛，但经过水突后，热气得以冷却，与肺气相合。经云："天食人以五气。"天气通于肺，气舍穴正处于呼吸之气所出入之处，舍者，宿舍也，是天气入肺所暂留之处，故而得名。此穴位于肺之上端，在天突穴之旁，是气出入之要道。

【气血运行状态】足阳明胃经血气从头走足，经脉气血运行至此，经气发于气舍穴，气舍之上为水突，阳明燥土之气经过水突之后，阳热之气被冷却滋润，气舍于此。

【穴性】本穴属足阳明胃经腧穴，运气为燥土，五行属土，六气为燥。穴名气舍，阳明燥土之气性热，而经过水突的冷却滋润，阳明经气得以顺降，因此本穴禀阳明燥土之精气，土中有金，是治气机郁滞结聚的要穴。

【主治】咽喉肿病，气喘，呃逆，瘿瘤，瘰疬，颈项强。

【应用】《针灸甲乙经》：肩肿不得顾，气舍主之……瘤瘿，气舍主之。

《铜人腧穴针灸图经》：治咳逆上气，瘤瘿，喉痹，咽肿，颈项强不得回顾。

《外台秘要》：主咳逆上气，瘤瘿气，咽肿，肩肿不得顾，喉痹。

【针法灸法】一般斜刺 0.3~0.5 寸，局部有酸胀感。可灸。

【现代研究】临床报道，针刺气舍、天突等穴，治疗地方性甲状腺肿有一定效果。

12. 缺盆 《素问·气府论》

【别名】天盖（《针灸甲乙经》）。

【位置】在锁骨上窝中央，距前正中线 4 寸。

【解剖】①肌肉：锁骨上窝之中点，有颈阔肌，肩胛舌骨肌。②血管：上方有颈横动脉。③神经：锁骨上神经中支，深层正当肩丛的锁骨上部。

【释字】《说文解字》："缺，器破也。"《说文解字》："盆，盎也。"

【释穴】缺即亏缺，盆是器皿名称，该穴在锁骨上窝，形如破缺之盆。《急就篇》曰："盎，大腹而敛口；盆，敛底而宽上。"盆是器皿，可承受大量从上而来的血气，一支从此处入里，属胃络脾，另一支继续下行至气冲穴。缺盆的底与肺相距最近，也是肺与天气相距最近的地方，因此若肺中有热，火曰炎上，此穴是清肺散热的最佳位置。《内经》中多次出现以缺盆清肺热的经文，如《灵枢·五邪》云："邪在肺，则病皮肤痛，寒热，上气喘，汗出，欬动肩背。取之膺中外腧，背三节五脏之旁，以手疾按之，快然，乃刺之。取之缺盆中以越之。"又名天盖，肺合于天，肺为华盖，本穴是肺尖部所在之处，主清热降肺气。

【气血运行状态】足阳明胃经血气从头走足，经脉气血运行至此，经气从缺盆发出，其上为气舍，行至缺盆分为两支，一支入里，属胃络脾；另一支继续下行至气冲穴。

【穴性】本穴属足阳明胃经腧穴，运气为燥土，五行属土，六气为燥。缺盆穴在肺尖部，清阳出上窍，热在上，因而以越之，肺热在上，常常郁滞于缺盆穴，针刺此穴是清肺散热的常用方法。本穴也是《素问》五十九热穴之一，主以清胸肺之热。经云："大杼、膺俞、缺盆、背俞，此八者，以泻胸中热也。"

【主治】咳嗽，气喘，咽喉肿痛，缺盆中痛，瘰疬。

【应用】《素问》：刺缺盆中内陷，气泄，令人喘咳逆。

《灵枢·五邪》：邪在肺，则病皮肤痛，寒热，上气喘，汗出，欬动肩背。取之膺中外腧，背三节五脏之旁，以手疾按之，快然，乃刺之。取之缺盆中以越之。

《针灸甲乙经》：肩痛引项，寒热，缺盆主之……寒热沥适，胸中满，有大气，缺盆中满痛者死，外溃不死，肩引项不举，缺盆中痛，汗不出，喉痹，咳嗽血，缺盆主之……腰痛不可俯仰，先取缺盆，后取尾骶，刺入三分，留七呼，灸三壮，刺太深，令人逆息。

《针灸大成》：主息奔，胸满喘急，水肿，瘰疬，喉痹，汗出，寒热，缺盆中肿，外溃则生。胸中热满，伤寒胸热不已。

【针法灸法】斜刺0.3~0.5寸，局部有胀痛感，可向上臂放散。不可深刺，以免发生气胸。《类经图翼》："孕妇禁针。"

13. 气户　《针灸甲乙经》

【位置】在胸部，当锁骨中点下缘，距前正中线4寸。

【解剖】①肌肉：锁骨下方，胸大肌起始部，深层上方的锁骨下肌。②血管：胸肩峰动、静脉分支，外上方为锁骨下静脉。③神经：锁骨上神经，胸前神经分支分布处。

【释字】《说文解字》："气，云气也。"《六书精蕴》："户，室之口也。凡室之口曰户，堂之口曰门。内曰户，外曰门。一扉曰户，两扉曰门。"

【释穴】气指胸中之气，户是指室内的门户。气户穴在肺之上端，平肺经云门穴，比喻为气从内室出入肺的门户。气户上有气舍，与之相比，气户穴藏气更深更多，气舍相对比较表浅。足三阳经脉从头走足，这是经脉走向，足三阳经气的运行特点各自有所不同，胃经在前，膀胱经在后，胆经在中间，起枢纽作用；胃经多谷气，膀胱经多津水，胆经多相火。因此气户自本穴所在部位起布散于胸中，从前向后，从上向下。

【气血运行状态】足阳明胃经血气从头走足，经脉气血运行至此，经气布散于气户穴，其上为气舍，气行至此布散于胸中。

【穴性】本穴属足阳明胃经腧穴，运气为燥土，五行属土，六气为燥。气为阳，居胸中，在上，性凉，主气血输布于胸中。气户又指室内之气的门户，因此功能有二，首先助肺藏气，其次又助气的开阖出入。《针灸甲乙经》："口鼻者，气之门户也。"鼻为肺窍。气户穴调节胸中之气，补泻兼宜，犹开之则行，阖之则藏。《针灸甲乙经》云："胸胁支满，喘满上气，呼吸肩息……气户主之。"

【主治】咳嗽，气喘，呃逆，胸胁支满，胸痛。

【应用】《针灸甲乙经》：胸胁支满，喘满上气，呼吸肩息，不知食味，气户主之。

《备急千金要方》：气户、云门、天府、神门主喘逆上气，呼吸肩息，不知食味。

《针灸大成》：主咳逆上气，胸背痛，咳不得息，不知味，胸胁支满，喘急。主息奔，胸满，喘急。

【针法灸法】斜刺 0.3~0.5 寸，不宜深刺，以防气胸。可灸。

14. 库房 《针灸甲乙经》

【位置】胸部，当第 1 肋间隙，距前正中线 4 寸。

【解剖】①肌肉：第 1 肋间隙有胸大肌、胸小肌，深层为肋间内、外肌。②血管：胸肩峰动、静脉及胸外侧动、静脉分支。③神经：胸前神经分支。

【释字】《说文解字》："库，兵车藏也。"《说文解字》："房，室在旁也。"段注："凡堂之内，中为正室，左右为旁，所谓东房、西房也。"

【释穴】库者，藏车之处；房者，人居住之处。库房是人住和藏车之处。库房之上为气户穴，是室内的门户，由户入库，是室侧旁，储藏之处，比喻经脉气渐深，由外入里，因此名库房。经云："腰以上为天，腰以下为地。"阴经天部多以气机运行状态命名穴位，阳经则多以形骸结构命名穴位，五脏藏精化气出于六腑，气生形，诸如气户、库房、屋翳、膺窗等。

【气血运行状态】足阳明胃经血气从头走足，经脉气血运行至此，经气发于库房穴，与气户穴对比，库房穴气更渐深入，由外入里。

【穴性】本穴属足阳明胃经腧穴，运气为燥土，五行属土，六气为燥。库房相对更深入，犹如肺脏背后的储藏室，因此本穴禀阳明燥土之气，深入血分，主治咯血，肺痈等。

【主治】咳嗽，气喘，咳唾脓血，胸肋胀痛。

【应用】《针灸甲乙经》：胸胁支满，咳逆上气，呼吸多喘，浊沫脓血，库房主之。

《循经考穴编》：若伤寒结胸，呕吐脓血。

《备急千金要方》：库房、中府、周荣、尺泽主咳逆上气，呼吸多唾，浊沫脓血。

【针法灸法】斜刺 0.3~0.5 寸，不宜深刺，以防引起气胸。可灸。

15. 屋翳 《针灸甲乙经》

【位置】在胸部，当第 2 肋间隙，距前正中线 4 寸。

【解剖】①肌肉：第 2 肋间隙，有胸大肌，胸小肌，深层为肋间内外肌。②血管：胸肩峰动、静脉分支。③神经：胸前神经分支。

【释字】《说文解字》："屋，居也。"段注："屋者，室之覆也。引申之，凡覆于上者皆曰屋。"《说文解字》："翳，华盖也。"

【释穴】屋是人所居住的地方，又称为室之覆，是屋顶的覆盖部分。翳有华盖的意思。本穴之前有库房之房，下有膺窗之窗，屋翳则是房檐的遮翳，故名"屋翳"，比喻气由内而出于上。

【气血运行状态】足阳明胃经血气从头走足，经脉气血运行至此，经气从屋翳发出，其前为库房，此穴经气由内出外。

【穴性】本穴属足阳明胃经腧穴，运气为燥土，五行属土，六气为燥。屋翳者，屋顶和房檐之遮翳，是肺气在外的保护者，并且与胸腔外的乳房上端形状相似，因此为肺之华盖，可降肺气，而作为房檐的遮翳则可治疗乳房病症。

【主治】咳嗽，气喘，咳唾脓血，胸肋胀痛，乳痈。

【应用】《针灸甲乙经》：身肿，皮肤不可近衣，淫泺苛获，久则不仁，屋翳主之。

《备急千金要方》：主身肿，皮痛不可近衣。

《针灸大成》：主咳逆上气，唾血多浊沫脓血，痰饮，身体肿，皮肤痛不可近衣，淫泺，瘛疭不仁。

《外台秘要》：身体重。

《循经考穴编》：主气逆噎塞，乳中疼痛。

【针法灸法】沿肋间隙向外斜刺 0.5~0.8 寸，不宜深刺，以防引起气胸。可灸。

【现代研究】

（1）现代研究证明，针刺屋翳穴对乳腺增生有显著疗效。

（2）细胞免疫功能实验提示，屋翳穴有提高机体免疫功能的作用。

16. 膺窗 《针灸甲乙经》

【位置】在胸部，当第 3 肋间隙，距前正中线 4 寸。

【解剖】①肌肉：第 3 肋间隙，有胸大肌，深层为肋间内、外肌。②血管：胸外侧动、静脉。③神经：胸前神经分支。

【释字】《说文解字》："膺，胸也。"《说文解字》："窗，在墙曰牖，在屋曰囱。"

【释穴】膺，锁骨之下、乳房之上为膺；窗，屋上通风采光的洞口。膺指胸膺，窗即肺气之窗。从气户到库房，从屋翳再到膺窗，描述的是足阳明经脉在胸部的经气运行规律，气从外而内，从下到上，再从内出外，主胸中之气的升降出入。

【气血运行状态】足阳明胃经血气从头走足，经脉气血运行至此，经气由内出外，发于膺窗穴。其上为屋翳穴，本穴在其下，肺气内外疏通。

【穴性】本穴属足阳明胃经腧穴，运气为燥土，五行属土，六气为燥。经气由内出外，可疏泄胸中郁气，主治胸满、肺寒、胁痛胀满等症。气机调和，可散郁结，疏通气滞，如室内之窗，气通光透。

【主治】咳嗽，气喘，胸肋胀痛，乳痈。

【应用】《针灸甲乙经》：寒热，短气，卧不安，膺窗主之。

《针灸大成》：主胸满，短气，卧不安，唇肿，乳痈寒热，肠鸣注泄。

《备急千金要方》：胸胁痈肿，肠鸣泄注。

【针法灸法】沿肋间隙向外斜刺 0.5~0.8 寸，不宜深刺，以防引起气胸。可灸。

17. 乳中　《针灸甲乙经》

【别名】乳头（《圣济总录》），乳首（《普济方》）。

【位置】第 4 肋间隙，乳头中央，距前正中线 4 寸。

【解剖】①肌肉：乳中穴下为皮肤、输乳孔、输乳窦、输乳管、腺组织、胸大肌。②血管神经：分布着第 4 肋间神经的前皮支及外侧皮支。乳房皮肤的神经分布来自锁骨上神经的分支及第 3、4、5 肋间神经前皮支的乳房内侧支和外侧皮支的乳房外侧支。该处皮肤还有汗腺、皮脂腺、平滑肌。交感神经纤维随外侧动脉和肋间动脉入乳房，分布于血管、平滑肌及腺组织。

【释字】《说文解字》："乳，人及鸟生子曰乳，兽曰产。"《说文解字》："中，内也。"

【释穴】乳的原意是指生产，生子，这里指乳头；中即正中，穴在乳头正中，故名乳中。属足阳明胃经，胃为水谷之海，乳房藏乳汁，乳汁色白，精在外之色。妇人产后而能有乳汁，而经水适断，说明乳汁乃营血所化生，依靠后天水谷之海的不断补充。

【气血运行状态】足阳明胃经血气从头走足，经脉气血运行至此，经气发为乳[illegible]，乳中之上为膺窗，是胸中之气通透的窗户，乳中则是营血精微物质由[illegible]出外的通道。

【穴性】本穴属足阳明胃经腧穴，运气为燥土，五行属土，六气为燥。是乳汁由内出外的通道，《宋·徐秋夫鬼病十三穴歌》载乳中为十三鬼穴之一。目前临床只是作为胸腹部取穴标志，两乳头之间作 8 寸。

【应用】《黄帝内经素问》：刺乳上，中乳房，为肿根蚀。

《针灸甲乙经》：禁不可灸刺，灸刺之，不幸生蚀疮，疮中有脓血清汁者可治。疮中有息肉，若蚀疮者死。

《备急千金要方》：乳中，禁不灸刺。

【针法灸法】本穴不针不灸，只作胸腹部腧穴定位标志。

18. 乳根 《针灸甲乙经》

【别名】薜息（《备急千金要方》）。

【位置】乳头直下，乳房根部，当第 5 肋间隙，距前正中线 4 寸。

【解剖】①肌肉：胸大肌下部，深层有肋间内、外肌。②血管：肋间动脉，胸壁浅静脉。③神经：第 5 肋间神经外侧皮支，深层为肋间神经干。

【释字】《说文解字》："乳，人及鸟生子曰乳，兽曰产。"《说文解字》："根，木株也。"

【释穴】乳指乳头，根即树根，根是指树的地下部分。经云："天覆地载，万物方生，未出地者，命曰阴处，名曰阴中之阴；则出地者，命曰阴中之阳。阳予之正，阴为之主。"乳根之上是乳中，乳中是乳汁的通道，乳根则是乳汁的根，为阴中之阴，乳汁生成之源。

【气血运行状态】足阳明胃经血气从头走足，经脉气血运行至此，经气发于乳根穴，属未出地者，阴中之阴。其上为乳中，乳根为乳汁生成之源。

【穴性】本穴属足阳明胃经腧穴，运气为燥土，五行属土，六气为燥。乳根位于乳房之下部，主生成和运输乳汁，为其根，生成不足则乳汁分泌不足，气机郁滞则生乳痈。因此乳根可补益乳汁，通行乳汁。

【主治】乳痈，乳汁少，咳嗽，气喘，呃逆，胸痛。

【应用】《针灸甲乙经》：胸乳下满痛，膺肿，乳根主之……乳痈，凄索寒热，痛不可按，乳根主之。

《针灸大成》：主胸下满闷，胸痛膈气，不下食，噎病，臂肿痛，乳痛，乳痈，凄惨寒痛，不可按仰，咳逆，霍乱转筋，四厥。

《医宗金鉴》：主治胸前肿，乳痈，小儿龟胸等证。

《席弘赋》：但向乳根二肋间，又治妇人生产难。

【针法灸法】沿肋间隙向外斜刺 0.5~0.8 寸，直刺 0.4 寸，不宜深刺，以免导致气胸。可灸，禁直接灸。

【现代研究】

（1）根据报道，选乳根配合屋翳、天宗、肩井等穴，呈 25° 向外斜刺 1.5 寸，留针 30 分钟，每日 1 次，10 次为 1 个疗程，治疗乳腺增生，总有效率为 97.32%。

（2）实验研究发现，针刺乳根穴，可使风湿性心脏病患者的房性早搏短期内相对减少，对早期房颤有一定的复律作用。

19. 不容　《针灸甲乙经》

【位置】在上腹部，当脐中上 6 寸，距前正中线 2 寸。

【解剖】①肌肉：腹直肌及其鞘处，深层为腹横肌。②血管：第 7 肋间动、静脉分支及腹壁上动、静脉。③神经：第 7 肋间神经分支处。

【释字】《说文解字》："不，鸟飞上翔，不下来也。"《说文解字》："容，盛也。"《说文解字》："盛，黍稷在器中以祀者也。"

【释穴】不即不可，容即容纳。本穴位于胃腑高点，相当于食管的下部，贲门上部。胃主受纳水谷，食后胃满至此处，不能越过此穴，不可再纳；另外这里也不能存任何事物，此穴在胃之上端，饮食入胃，不可在此长时间停留，故名不容。

【气血运行状态】足阳明胃经血气从头走足，经脉气血运行至此，经气发于不容穴，气穴在胃之高点，从上而下，主胃气降。

【穴性】本穴属足阳明胃经腧穴，运气为燥土，五行属土，六气为燥。穴名不容，主胃之受纳。如果过食则胃胀，或者胃的上部有梗阻，则胃气不降，而上逆，表现为恶心呕吐等，因此本穴禀阳明燥土之精气，助饮食入胃中，而不能胃反。

【主治】呕吐，胃病，食欲不振，腹胀。

【应用】《针灸甲乙经》：呕血，肩息，胁下痛，口干，心痛与背相引不可咳，咳则肾痛，不容主之。

《金针秘传》：治腹满痃癖，不嗜食，腹虚鸣，呕吐，胸背相引痛，喘咳口干，痃癖，胁下痛，疝瘕。

《备急千金要方》：脉不出。

【针法灸法】直刺 0.5~0.8 寸。可灸。

【现代研究】

（1）针刺不容穴对奥迪括约肌具有明显的解痉作用，能促使胆总管收缩。

（2）针刺不容穴可使肿大的肝脾直径均有不同程度地回缩，且可使窦性和室上性心动过速即刻减慢。

20. 承满　《针灸甲乙经》

【位置】在上腹部，当脐中上 5 寸，距前正中线 2 寸。

【解剖】①肌肉：腹直肌及其鞘处，深层为腹横肌。②血管：第 7 肋间动、静脉分支及腹壁上动、静脉。③神经：第7肋间神经分支处。

【释字】《说文解字》："承，奉也，受也。"《说文解字》："满，盈溢也。"

【释穴】承即承受，满即充满。承满者，胃受纳水谷至此已经满溢。此穴处是胃所能承受食物的饱和上线，食物承受至此，人会感觉饱，低于此线，或许还有饥饿感，此穴是胀满和胃空的分界线，因此如果能通过针刺本穴，降低承满的位置，降低饥饿感，可以帮助肥胖患者减肥。

【气血运行状态】足阳明胃经血气从头走足，经脉气血运行至此，胃内饱和容积的上线，经气发为承满穴。其上为不容，而此穴是食物满载的上线。

【穴性】本穴属足阳明胃经腧穴，运气为燥土，五行属土，六气为燥。穴名承满，承载饱和，因此本穴禀阳明燥土之精气，主要功能帮助腐熟水谷，防止胃反。

【主治】胃痛，吐血，食欲不振，腹胀。

【应用】《针灸甲乙经》：肠鸣相逐，不可倾侧，承满主之。

《针灸大成》：主肠鸣腹胀，上气，喘逆，食欲不下，肩息，唾血。

《备急千金要方》：肠中雷鸣，相逐痢下，灸承满。

【针法灸法】直刺0.5~0.8寸，上腹部沉重发胀。可灸。

21. 梁门 《针灸甲乙经》

【位置】在上腹部，当脐中上4寸，距前正中线2寸。

【解剖】①肌肉：腹直肌及其鞘处，深层为腹横肌。②血管：第7肋间动、静脉分支及腹壁上动、静脉。③神经：第8肋间神经分支处。

【释字】《说文解字》："梁，水桥也。"《说文解字》："门，闻也。"

【释穴】梁者，水上建桥。门者，出入之通道。梁门之上为承满穴，胃中水谷之精汁，从承满下行至梁门，本穴为腹部肉之隆起处，水谷精微从此门经过下行，梁门作为胃肠道中的第一道门，有约束胃内容物逆反于上的作用。有病名伏梁，《灵枢·邪气脏腑病形》："心脉急甚者为瘈疭；微急，为心痛引背，食不下。缓甚，为狂笑；微缓，为伏梁，在心下，上下行，时唾血。"是指心下有余邪郁滞，主邪薄于心下。还有《金匮要略·水气病》所介绍的水气郁滞心下而为病，症状如同伏梁，曰："气分，心下坚大如盘，边如旋杯，水饮所作，桂枝去芍药加麻辛附子汤主之""心下坚大如盘，边如旋盘，水饮所作，枳术汤主之。"两条都讲水饮病，水在心下，坚大如盘，边如旋杯，下一条是边如旋盘。杯者小，盘者大，小者为脏藏精，大者为腑散气。前者是少阴阳虚，生阳之气不行于上，寒水随虚气上留于心下，治以桂枝去芍药加麻辛附子汤。后者是太阳水气病，太阳之气不升，中焦阳明之气不调，太阳寒水随太阳虚气上冲于心，而留于心下，治疗调中土之气，以土制水。方用枳术汤。另外，《难经·五十六难》谓："心积伏梁，自脐上至心下。"《难经·五十七难》曰："心之积曰伏梁，起于脐下，大如臂，上至心下。"《素问·腹中论》以"少腹盛、上下左右皆有根"为伏梁。《奇病论》以"髀股胻皆肿，环脐而痛"为伏梁。总之，伏梁是指心下有积，或者是水气郁积，或者是邪气郁滞。符合梁门是水桥之义，桥浮在水面上，如有邪气逆上抢心，而形成伏梁病。

【气血运行状态】足阳明胃经血气从头走足，经脉气血运行至此，经气发于梁门穴，前为承满，承载饱和，经气运行并聚积于此。

【穴性】本穴属足阳明胃经腧穴，运气为燥土，五行属土，六气为燥。穴名梁门，胃经在胸腹部的第一道门，约束胃内容物，防止水气上逆，郁积心下。此穴在中脘穴旁 2 寸，正在胃之中部，水谷由此而入胃之下部，其处犹如堤堰以阻滞水谷之上逆。承满与梁门常常在一起使用，是调节中焦水湿的要穴。

【主治】胃痛，呕吐，食欲不振，腹胀，泄泻。

【应用】《针灸甲乙经》：腹中积气结痛，梁门主之。

《针灸大成》：治胁下积气，食饮不思，大肠滑泄，完谷不化。

《备急千金要方》：梁门，主胸下积气。

【针法灸法】直刺 0.8~1.2 寸，局部有酸胀感，或可伴胃部沉重感。可灸。

【现代研究】

（1）电针梁门可以保护胃黏膜，促进胃黏膜的修复，促进溃疡面的愈合，增强肌体免疫力。

（2）针梁门可调整胃蠕动的幅度，减小者使之增大；反之，则减弱。

22. 关门　《针灸甲乙经》

【别名】关明穴（《千金翼方》）。

【位置】在上腹部，当脐中上 3 寸，距前正中线 2 寸。

【解剖】①肌肉：腹直肌及其鞘处。②血管：第 8 肋间动、静脉分支及腹壁上动、静脉分支。③神经：第 8 肋间神经分支。其内部为横结肠。

【释字】《说文解字》："关，以木横持门户也。"《说文解字》："门，闻也。"

【释穴】关指关隘，又有关闭的意思；门即门户，又指出入之处。关门本身多指关卡，内外交通的要道。穴在胃脘下部，上有梁门，下有太乙和滑肉门，关门与梁门同在胃中，太乙与滑肉门是胃肠连接处。关门和梁门还与星象相关，位于星象两河与天阙之间为关梁。《史记·天官书》："两河、天阙间为关梁。"两河指北河星、南河星。天阙为星官名，共两星。关梁位于两河与天阙之间，是日、月、五星的通道，故称关梁。关梁在人身即关门、梁门的合称，指通道。

【气血运行状态】足阳明胃经血气从头走足，经脉气血运行至此，经气发于皮下而为关门穴。前为梁门，水上之梁，经气运行而聚积于此。

【穴性】本穴属足阳明胃经腧穴，运气为燥土，五行属土，六气为燥。本穴犹如胃之关卡，水谷入肠之要塞。《素问·五脏别论》："水谷入口，则胃实而肠虚。"肠虚全赖此穴处关闭，因此，本穴禀阳明燥土之精气，主消化运输。

【主治】腹胀，腹痛，肠鸣泄泻，水肿。

【应用】《针灸甲乙经》：腹胀善满，积气，关门主之……身肿，关门主之。

《铜人腧穴针灸图经》：治遗溺，善满，积气，肠鸣，卒痛，泄利，不欲食，腹中气游走，挟脐急，痎疟振寒。

《类经图翼》：积气胀满，肠鸣切痛，泄利，不食，走气挟脐急痛，痎疟振寒，遗溺。

《备急千金要方》：关门、中府、神门，主遗尿。

《备急千金要方》：关门，主身肿身重。

【针法灸法】直刺 0.8~1.2 寸，局部沉重发胀。可灸。

23. 太乙 《针灸甲乙经》

【别名】太一（《备急千金要方》）。

【位置】在上腹部，当脐中上 2 寸，距前正中线 2 寸。

【解剖】①肌肉：腹直肌及其鞘处。②血管：第 8 肋间动、静脉分支及其腹壁下动、静脉分支。③神经：第 8 肋间神经分支。其内部为横结肠。

【释字】《说文解字》："太，天大，地大，人亦大。故大象人形。"《说文解字》："乙，象春竹木冤曲而出，阴气尚疆，其出乙乙也。"

【释穴】太者，大也；乙为十天干之一，属阴木，甲为阳木，木主少阳初生，甲为阳主气，乙为阴成形。太乙穴位于胃与十二指肠相交之处，形状像乙字，太乙是其源头。

太乙还是星名，在紫微宫阊阖门中（见附）。又名太一，是宇宙万物的本源。太乙即《河图》里的中宫，脾土居中，腹中央为太乙。穴在胃脘下，与小肠连接部，水谷精微经过胃的腐熟消化，而从此处输布，后天水谷精微之源，因此称为太乙，太一，是万物之源，人赖中央脾胃水谷精微之所生。

【气血运行状态】足阳明胃经血气从头走足，经脉气血运行至此，经气发于皮下，出太乙穴，是后天水谷精微之源，是营阴输布的源头，经云："营出中焦"。

【穴性】本穴属足阳明胃经腧穴，运气为燥土，五行属土，六气为燥。太乙万物初生之源，星名，在紫微宫阊阖门中，不但是后天水谷之源，也是天帝所住的紫微宫的门。本穴穴性火热，一旦郁滞可上逆于心，形成心窍闭塞，而表现出神志异常症状。本穴可涤痰开窍，镇惊安神，和中化滞，除湿散热。

【主治】胃病，心烦，癫狂。

【应用】《针灸甲乙经》：狂癫疾，吐舌，太乙及滑肉门主之。

《铜人腧穴针灸图经》：治癫疾，心烦吐舌。

《针灸大成》：治癫疾狂走，心烦吐舌。

《备急千金要方》：飞扬、太乙、滑肉门，主癫疾，狂，吐舌。

【针法灸法】直刺 0.8~1.2 寸，局部有酸胀沉重感。可灸。

附：阊阖

屈原《楚辞·离骚》："吾令帝阍开关兮，倚阊阖而望予。"汉·王逸注："阊阖，天门也。"《淮南子·原道训》："排阊阖，沦天门。"汉·高诱注："阊阖，始升天之门也。天门，上帝所居紫微宫门也。"传说天上有阊阖门，是天帝所住的紫微宫的门。后以此典指天宫之门，也用以借指皇宫大门。

24. 滑肉门　《针灸甲乙经》

【位置】在上腹部，当脐中上 1 寸，距前正中线 2 寸。

【解剖】①肌肉：腹直肌及其鞘处。②血管：第 9 肋间动、静脉分支及腹壁下动、静分支。③神经：第 9 肋间神经分支。

【释字】《说文解字》："滑，利也。"《说文解字》："肉，胾肉，象形。"《说文解字》:“门，闻也。”

【释穴】滑肉门又名滑幽门，幽门乃胃与小肠相交之处，与此穴相近。这是胃脘部的第三道门，也是最后一道门，此门具有滑利、幽深等特点，主滑物通利，往来似窍。滑利需要津液滋润，脾主肌肉，脾为胃行其津液，输布水谷精微，因此脾的功能与之关系密切。

【气血运行状态】足阳明胃经血气从头走足，经脉气血运行至此，经气发于皮下而为滑肉门，气血运行以降为要。

【穴性】本穴属足阳明胃经腧穴，运气为燥土，五行属土，六气为燥。滑肉门位于幽门之处，下接小肠，以滑利降胃气为要，因此本穴禀阳明燥土之精气，又具太阴湿土之精气，主胃气上逆病症。

【主治】胃痛，呕吐，癫狂。

【应用】《铜人腧穴针灸图经》：治癫疾，呕逆，吐舌。

《针灸大成》：主癫狂，呕逆，吐舌，舌强。

《外台秘要》：主狂癫疾，吐舌。

《类经图翼》：癫狂，呕逆，吐血，重舌舌强。

【针法灸法】直刺 0.8~1.2 寸，局部有酸胀感，并向下放散。可灸。

25. 天枢 《素问》

【别名】长溪、谷门（《针灸甲乙经》），长谷、循际、谷明、补元、循元、大肠募（《备急千金要方》）。

【位置】平脐中，距脐中 2 寸。

【解剖】①肌肉：腹直肌及其鞘处。②血管：第 9 肋间动、静脉分支及腹壁下动、静脉分支。③神经：第 10 肋间神经分支。

【释字】《说文解字》：“天，巅也。”《说文解字》：“枢，户枢也。”

【释穴】天即天空，枢即枢纽，天枢者，天的枢纽，是围绕天的中心旋转的。北斗七星中的第一颗星称为天枢，北斗是由天枢、天璇、天玑、天权、玉衡、开阳、摇光七星组成的，北斗七星在古代天文学中占有重要地位，古人把这七星联系起来想象成舀酒的斗形，天枢、天璇、天玑、天权为斗身，古曰魁；玉衡、开阳、摇光为斗柄，古曰杓。北斗七星属于大熊座。天枢星是以北极星为中心，把天璇、天枢连成直线并延长 5 倍距离，即可找到北极星，北极星是夜空中心，是不动的，以天枢为首的北斗七星环绕之而行，斗柄指东天下皆春，斗柄指北天下皆冬，斗柄指西天下皆秋，斗柄指南天下皆夏，由此而确立四季。天枢穴位于脐旁两寸，左右各一，肚脐即神阙穴，是先天所遗留，位于躯干中央，《素问》：“天枢之上，天气主之；天枢之下，地气主之；气交之分，人气从之，万物由之，此之谓也。”因此天枢穴与神阙的关系，好像北斗七星围绕北极星旋转，针刺或按揉该穴，按照左升右降方向调气，可带动身体躯干气机运行。

腹部有三个枢纽：第一，天枢穴本身是中心，天枢在肚脐旁。《内经》有说，腰以上为天，腰以下为地，身体前部就是以肚脐为中心，以上下应天地。天枢是胃经的腧穴，胃属土，居中焦，五行为土，以天之气而论，地位于中心，这个中心在人体就是天枢穴，在天上就是北斗七星的第一颗星。第二，以神阙为中心，神阙位于任脉，任脉统一身之阴，精藏为阴，神阙以上“精化为气”，神阙以下肾藏精，神阙为人体的中心点，也就是阴阳的中心，相对于北极星的位置。第三，天枢还以太乙为中心，太乙是后天之本，太乙对应紫薇垣，是天球的中心。

【气血运行状态】足阳明胃经血气从头走足，经脉气血运行至此，经气发于皮下而为天枢穴，居人之中，应天地之中，天地阴阳合和相交之气。

【穴性】本穴属足阳明胃经腧穴，运气为燥土，五行属土，六气为燥。天枢居人之中，天之中心，天地气交，阴阳升降和调，地气上为云，天气下为雨，可斡旋中焦脾胃，升脾气，降胃气，中土之气为后天水谷精微之气的根本，因此天枢可补足正气。本穴是大肠经募穴，可调节胃肠中的水液升降，主治大便秘结与泄泻。

【主治】腹胀肠鸣，绕脐痛，便秘，泄泻，痢疾，月经不调。

【应用】《针灸甲乙经》：腹胀肠鸣，气上冲胸，不能久立，腹中痛濯濯。冬日重感于寒则泄，当脐而痛，肠胃间游气切痛，食不化，不嗜食，身肿，挟脐急，天枢主之……疟，振寒，热甚狂言，天枢主之……脐疝，绕脐而痛，时上冲心，天枢主之……气疝哕呕，面肿，奔豚，天枢主之……大肠胀者，天枢主之……阴疝，气疝，天枢主之……女子胞中痛，月水不依时休止，天枢主之。

《备急千金要方》：小便不利……灸天枢百壮。天枢，主疟振寒，热盛狂言。天枢，主冬月重感于寒则泄，当脐痛，肠胃间游气切痛。

《针灸大成》：主奔豚，泄泻，胀疝，赤白痢，水痢不止，食不下，水肿腹胀肠鸣，上气冲胸，不能久立，久积冷气，绕脐切痛，时上冲心，烦满呕吐，霍乱，冬月感寒泄利，疟寒热狂言，伤寒饮水过多，腹胀气喘，妇人女子癥瘕，血结成块，漏下赤白，月事不时。

【针法灸法】直刺 1~1.5 寸，局部有酸胀感，可扩散至同侧腹部。可灸。

【现代研究】

（1）电针急性痢疾患者的天枢，在针后 3 分钟内即有肠鸣音的显著变化，15~30 分钟后肠鸣音明显降低，停针后又恢复到针前水平。这与临床报道针刺天枢对急慢性肠炎、细菌性痢疾泄泻、便秘等疾病均有减轻症状、加快康复的治疗作用相吻合，说明针刺天枢对肠功能有一定调整作用。

（2）治疗月经过多，取双侧天枢，用 30 号 1.5 寸毫针，针尖略向外侧刺，留针 40 分钟，行补法，于经前 5 天开始至经期结束为 1 个疗程。

（3）治疗泌尿系结石，以针刺天枢为主穴，配合肾俞、三焦俞等穴，排石率达到 50%。

（4）治疗习惯性便秘，患者取仰卧位，两腿屈膝，医者以强手法顺时针按揉患者天枢，先右后左，按揉 5 分钟后，即有微微腹痛，多于次日排便。每晚 1 次，连续 7 天，即可形成良好的排便习惯。

26. 外陵 《针灸甲乙经》

【位置】在下腹部，当脐中下 1 寸，距前正中线 2 寸。

【解剖】①肌肉：腹直肌及其鞘处。②血管：第 10 肋间动、静脉分支及腹壁下动、静脉分支。③神经：第 10 肋间神经分支。

【释字】《说文解字》："外，远也。"《尔雅》："大阜曰陵。"《玉篇》："陵，冢也。"

【释穴】天枢穴以上的腧穴多以星象，或者地面上的建筑命名，天枢穴以下的多以地形命名，即《内经》所谓的人以天枢为中心，天枢之上为天，天枢以下为地。外者，远也；陵者指帝王陵墓。陵墓外实内虚，此处腹部自上而下，形如大阜，正是内虚外实、内柔外刚之象。外陵之前为天枢，围绕神阙运行，神阙者中央帝王尊贵之位，外陵在天枢之下，犹如帝王的陵墓，远离中心区域。本穴与足太阴的腹结相表里，腹结在大横下 1.3 寸，本穴在天枢下 1 寸，"结"字有凝滞积聚之意，即内有所结，外现陵起，两穴有内外相关之象。

【气血运行状态】足阳明胃经血气从头走足，经脉气血运行至此，经气发于皮下而为外陵穴，其上为天枢穴，转枢天气入地。

【穴性】本穴属足阳明胃经腧穴，运气为燥土，五行属土，六气属燥，足阳明胃经血气从上下行，从天至于地上。本穴禀阳明燥土之气，主燥湿，通络，解郁。

【主治】腹痛，疝气，痛经。

【应用】《针灸甲乙经》：腹中尽痛，外陵主之。

《铜人腧穴针灸图经》：治腹中痛，心如悬，引脐腹痛。

《针灸大成》：主腹痛，心下如悬，下引脐痛。

【针法灸法】直刺 1~1.5 寸，局部有酸胀感，针感向下放散。可灸。

27. 大巨　《针灸甲乙经》

【别名】液门（《医心方》），掖门（《外台秘要》），腋门（《针灸甲乙经》）。

【位置】当脐中下 2 寸，距前正中线 2 寸。

【解剖】①肌肉：腹直肌及其鞘处。②血管：第 11 肋间动、静脉分支，外侧为腹壁下动、静脉。③神经：第 11 肋间神经。

【释字】《说文解字》："大，天大，地大，人亦大。"《说文解字》："巨，规矩也。"

【释穴】大有饱满充实之义；巨有巨大之义。本穴居腹部隆起最高大处，内应小肠及膀胱，其中内容至为丰富珍贵，有如巨大仓库。小肠属手太阳经，膀胱属足太阳经，《内经》中将太阳称为巨阳，太与大通，因此大巨与太阳经相关。其功用在手足太阳经上，其主治为小腹胀满及小便不利。别名液门，是指水液运行之门，与小肠膀胱的水湿代谢相关。

【气血运行状态】足阳明胃经血气从头走足，经脉气血运行至此，经气发于皮下而为大巨穴，其上为外陵，本穴多水气。

【穴性】本穴属足阳明胃经腧穴，运气为燥土，五行属土，六气为燥。本穴又具太阳膀胱之寒水，小肠之寒火之性，因此大巨禀土中水火之运，燥中之寒气，可温补阳气，利水祛湿。

【主治】小腹胀满，小便不利，疝气，遗精，早泄。

【应用】《针灸甲乙经》：偏枯，四肢不用，善惊。

《类经图翼》：烦渴，惊悸不眠。

《外台秘要》：主腹满痛，善烦，疝，偏枯，四肢不用，善惊。

《针灸大成》：主小腹胀满，烦渴，小便难，疝，偏枯，四肢不收，惊悸不眠卧。

《备急千金要方》：主疝偏枯。阴交、气海、大巨主惊不得卧。

【针法灸法】直刺 1~1.5 寸，局部酸胀，针感向下放散。可灸。

【现代研究】大巨穴向下透刺加电针麻仪，对 1549 例腹式输卵管结扎术病人的镇痛优良率为 98.4%。优点是手术时剖腹层次清楚，牵拉反应轻，术中呕吐少，术后恢复快。

28. 水道 《针灸甲乙经》

【位置】在下腹部，当脐中下 3 寸，距前正中线 2 寸。

【解剖】①肌肉：腹直肌及其鞘处。②血管：第 12 肋间动、静脉分支，外侧为腹壁下动、静脉。③神经：第 12 肋间神经。

【释字】《说文解字》：“水，准也。北方之行。”《说文解字》：“道，所行道也。”

【释穴】水即水流，道即道路，穴位深部相当于小肠，并靠近膀胱部位，属下焦，为水道之所出。《素问·灵兰秘典论》曰：“三焦者，决渎之官，水道出焉。”决渎者，挖掘水道的意思，三焦之气根于下焦，出于膀胱。《内经》曰：“巨阳者，诸阳之属也。故为诸阳主气也”“膀胱者，州都之官，津液藏焉，气化则能出矣。”水道为足阳明胃经之腧穴，起三焦决渎之功用，位于膀胱之腑，有通便利水之功，因而得名。

【气血运行状态】足阳明胃经脉血气从头走足，运行至此处，经气发于皮下为水道，从外陵的燥土，到大巨的阳气充盛，再到本穴的水流通道，说明天枢为天地分界线，天枢以下为地。

【穴性】本穴属足阳明胃经腧穴，运气为燥土，五行属土，六气为燥。本穴之上为大巨穴，主太阳之气，本穴为水道，当主太阳之腑，水道穴禀阳明燥土之气，太阳之阳气，少阳相火之气，三阳合以决渎通行水流通道，正如《针灸甲乙经·卷九》云：“三焦约，大小便不通，水道主之。”主治水道不通的病证。

【主治】小腹胀满，小便不利，痛经，不孕，疝气。

【应用】《针灸甲乙经》：三焦约，大小便不通，水道主之……小腹胀满，痛引阴中，月水至则腰脊痛，胞中瘕，子门有寒，引髌髀，水道主之。

《备急千金要方》：三焦、膀胱、肾中热气，灸水道随年壮。少腹胀满，痛引阴中，月水至则腰脊痛，胞中瘕，子门寒，大小便不通，刺水道入二寸半，灸五壮。

《千金翼方》：妊胎不成，若堕胎腹痛，漏胞见赤，灸胞门五十壮。关元左边二寸是也，右边名子户。子脏闭塞不受精，灸胞门五十壮；胞衣不出，或腹中积聚，皆针胞门入一寸，先补后泻。去关元左二寸；子死腹中及难产，皆针胞门。

【针法灸法】直刺 1~1.5 寸，局部有酸胀感，向阴部放散。可灸。

【现代研究】针刺水道穴可使肾炎患者排尿量增加，全身体表浮肿减轻。

29. 归来 《针灸甲乙经》

【别名】溪穴（《针灸甲乙经》）。

【位置】在下腹部，当脐中下 4 寸，距前正中线 2 寸。

【解剖】①肌肉：腹直肌外缘，有腹内斜肌，腹横肌腱膜。②血管：外侧有腹壁下动、静脉。③神经：髂腹下神经。

【释字】《说文解字》："归，女嫁也。"《谷梁传·隐二年》："妇人谓嫁曰归，反曰来归。"《说文解字》："来，周所受瑞麦来麰。天所来也。"

【释穴】女子出嫁为归，出嫁后返回娘家为来。根据《说文解字》所释，"来"的本意是小麦和大麦的统称，并且有从天而来的意思。水为阴，内藏精血，归来之上有大巨、水道两穴，主通利水道，有水流去，而内藏精血得以展现出来。"归"字的繁体字为"歸"，左边是止，右边是妇，女为阴，与阴精相关。综上所述，归来意喻先天之精，即天癸，归与癸谐音。经云："女子二七，男子二八天癸至，故能有子。"归来穴不是女子独有，男子也有。《针灸甲乙经》中本穴又名"溪穴"。经云："溪谷属骨。"肾主骨，也说明此穴与肾精相关。因此本穴是调节先天之精的要穴，主月经失调，不孕不育等。

【气血运行状态】足阳明胃经脉血气从头走足，运行至此处，经气发于皮下而为归来穴，其上有水道，下有气冲，本穴为先天之精气所出之处。

【穴性】本穴属足阳明胃经腧穴，运气为燥土，五行属土，六气为燥。本穴主先天之阴精收藏之处。因此本穴禀阳明燥土之精气，内藏水之阴精，主治男女生殖之精不足等症。

【主治】腹痛，疝气，月经不调，白带，阴挺。

【应用】《针灸甲乙经》：奔豚，卵上入，痛引茎，归来主之……女子阴中寒，归来主之。

《针灸大成》：主小腹奔豚，卵上入腹，引茎中痛，七疝，妇人血脏积冷。

《胜玉歌》：小肠气痛归来治。

《备急千金要方》：妇人阴冷肿痛，灸归来三十壮。

【针法灸法】直刺0.8~1.2寸，局部酸沉。也可向天枢、气冲方向斜刺。孕妇禁针。

【现代研究】

（1）取归来、足三里、关元穴，针刺前排空膀胱，针刺得气后，将2~3cm长的艾条套在针柄上点燃，燃尽出针。每日1次，10次为1个疗程。治疗慢性附件炎疗效较好。

（2）针刺归来、中极、血海等穴，可使继发性闭经患者出现激素撤退性出血现象。针刺家兔上述"腧穴"，通过组织学观察，发现卵巢中间质细胞增生与肥大，卵泡腔扩大，周围多层颗粒细胞增殖，其中有新鲜黄体生成现象，说明针刺"归来"有促进性腺功能的作用。

30. 气冲 《素问》

【别名】气街（《内经》）。

【位置】在腹股沟稍上方，当脐中下5寸，距前正中线2寸。

【解剖】①肌肉：耻骨结节外上方，有腹外斜肌腱膜，在腹内斜肌、腹膜肌下部。②血管：腹壁浅动、静脉分支，外壁为腹壁下动、静脉。③神经：髂腹股沟神经。

【释字】《说文解字》："气，云气也。"《说文解字》："冲，涌摇也。从水中。"

【释穴】冲字的左边是水，右边是中，是水中有阳为冲。水藏精，精化气，是生气之源。《道德经》："万物负阴而抱阳，冲气以为和。"《内经》："圣人南面而立，前为广明，后为太冲，太冲之地，名曰少阴。"太冲与少阴同出一处，少阴藏精之处，太冲藏血之处。有太冲穴出于肝经，肝藏血；冲脉为血海，冲脉与少阴肾经并行；精血同源，肝血由肾精所化，精主藏，血中之气主运行而上冲。

又名气街，经云："知六腑之气街者，能知解结契绍于门户。"气街好像开门的钥匙，是解郁的门户。"气街"是指气之径路，络绝则径通，乃经脉之血气，从此离绝而出于脉外。《灵枢经》："胸气有街，头气有街，胫气有街。故气在头者，止之于脑；气在胸者，止之膺与背俞；气在腹者，止之背俞，与冲脉于脐左右之动脉者；气在胫者，止于气街，与承山踝上以下。"《动输》曰："四街者，气之径路也。"

自然界气水循环有两种形式，一是河流，有固定渠道，源于山川雪水、泉水，止于大海、地下水泉。二是雨水，地气上为云，天气下为雨。人有十二经脉，犹如地上的河道，运行环绕周身，循环往复。另外还有气街、大络、三焦之气，是精化气，从内出于皮下，或为经俞，或是五脏之精气。

本穴是足阳明胃经在腹部的最底位，又是从此以上的所有分支的交会点，《灵枢·经脉》曰："从缺盆下乳内廉，下挟脐，入气街中；其支者，起于胃口，下循腹里，下至气街中而合。"又是足阳明胃经、冲脉的交会穴，是冲脉的起点。精气充盛，腹中低位，气血出于脉外，又上冲之势，此穴在鼠鼷部的股动脉搏动处。

【气血运行状态】足阳明胃经脉血气从头走足，运行至此处，经气发于皮下而为气冲穴。其上为归来穴，精气充盛，到本穴精化气，气盛出于气街，与冲脉相交，气从下上冲。

【穴性】本穴属足阳明胃经腧穴，运气为燥土，五行属土，六气为燥。气冲穴即是足阳明胃经之会合点，也是足阳明经、冲脉交会穴，是冲脉的起点。冲为血海，胃中水谷精微为后天水谷之本，因此本穴禀阳明燥土之气，补益冲脉血气，《素问》："岐伯曰：阳明者，五脏六腑之海，主润宗筋，宗筋主骨而利机关也。冲脉者，经脉之海也，主渗灌溪谷，与阳明合于宗筋，阴阳揔宗筋之会，会于气街，而阳明为之长，皆属于带脉，而络于督脉。故阳明虚则宗筋纵，带脉不引，故足痿不用也。"如果邪气侵袭闭阻经脉，气机郁滞而化热，针刺本穴还可清阳明胃经之热，《素问·水热穴论》："气街、三里、巨虚上下廉，此八者，以泻胃中之热也。"

【主治】肠鸣腹痛，疝气，月经不调，不孕，阳痿，阴肿。

【应用】《素问》：刺气街，中脉，备不出为肿鼠仆。

《灵枢·杂病》：腹痛，刺脐左右动脉，已刺按之，立已；不已，刺气街，已刺按之，立已。

《针灸甲乙经》：腰痛控睾，小腹及股，卒俯不得仰，刺气街……脱肛，下利气街主之……妇人无子及少腹痛，刺气冲主之。

《备急千金要方》：主腹中满热，淋闭不得尿。

《铜人腧穴针灸图经》：炷如大麦，禁不可针。

【针法灸法】《灵枢经》曰："取此者，用毫针，必先按而在久应于手，乃刺而予之。所治者，头痛，眩仆，腹痛，中满，暴胀，及有新积痛可移者，易已也；积不痛，难已也。"一般直刺0.5~1.0寸，局部重胀，也向外阴方向斜刺1~2寸，局部有酸胀感并向生殖器扩散。可灸。

【现代研究】据报道，选用双侧外陵透气冲穴、三阴交穴，切口旁针刺麻醉，用于输卵管结扎术。

31. 髀关 《灵枢经》

【位置】在大腿前面，当髂前上棘与髌底外侧端的连线上，屈髋时，平会阴，居缝匠肌外侧凹陷处。

【解剖】①肌肉：缝匠肌和阔筋膜张肌之间。②血管：深层有旋股外侧动、静脉分支。③神经：股外侧皮神经。

【释字】《说文解字》："髀，股也。"《说文解字》："关，以木横持门户也。"

【释穴】髀指大腿；关即机关，髀关指髋关节。胆经有环跳穴，又名髀枢穴，与本穴分别位于髋关节前后。《灵枢·邪客》："肺心有邪，其气留于两肘；肝有邪，其气流于两腋；脾有邪，其气留于两髀；肾有邪，其气留于两腘。凡此八虚者，皆机关之室，真气之所过，血络之所游。邪气恶血，固不得住留。住留则伤筋络骨节；机关不得屈伸，故病挛也。"经文讲五脏血气，从机关之虚位出于肤表，与营卫宗气之相合。《九针十二原》："节之交，神气之所游行出入。"两肘、两腋、两髀、两腘是关节交会之处，心之神气，从此处出。如果五脏有邪，则气留于此，而不得布散。五脏经脉都经过这些关节，如果邪于皮肤留而不去，则伤经络。机关之室于骨节之交，五脏血气从此处出于分肉皮肤，不涉及血脉，因此五脏有邪，则气留于此。如果外感于邪气，恶血留滞于此，则骨节机关，不得屈伸而病挛。

脾的血气从两髀机关出于分肉皮肤。髀字左边是骨，右边是卑，《说文解字》："卑，贱也。"脾为土脏，土气湿，性中，和缓谦卑。髀关是足阳明胃经腧穴，脾经从旁经过，脾之血气从两髀出于皮下，与胃经中的水谷精微相合，从髀关经过而下行于胃经。

【气血运行状态】足阳明胃经脉血气从头走足，运行至此处，经气发于皮下而为髀关穴，其上为气冲穴，是阳明胃经以上的总会之处，足阳明经连胃络脾，其支脉合于气冲，而下髀关。

【穴性】本穴属足阳明胃经腧穴，运气为燥土，五行属土，六气为燥。髀关是气冲穴下行所经过的第一个腧穴，又是脾脏血气所出之处，是通达内外的关口，此穴禀阳明燥土之经气，太阴之精气，运输精微下行，布散于关节，祛湿健脾，通行经脉气血。

【主治】腰痛膝冷，痿痹，腹痛。

【应用】《针灸甲乙经》：膝寒痹不仁，不可屈伸，髀关主之。

《针灸大成》：主腰痛，足麻木，膝寒不仁，痿痹，股内筋络急，不屈伸，小腹引喉痛。

《备急千金要方》：主膝寒不仁，痿痹不得屈伸。

【针法灸法】直刺1~2寸，局部有酸胀感，可向下传导至膝部。可灸。

32. 伏兔　《灵枢经》

【别名】外丘（《东医宝鉴》），外勾（《针灸资生经》）。

【位置】在大腿前面，当髂前上棘与髌底外侧端的连线上，髌底上6寸。

【解剖】①肌肉：股直肌的肌腹中。②血管：旋股外侧动、静脉分支。③神经：股前皮神经，股外侧皮神经。

【释字】《说文解字》："伏，司也。"《广韵》："伏，匿藏也。"《韵会》陆佃云："兔，吐也。明月之精，视月而生，故曰明视。咀嚼者九窍而胎生，独兔八窍五月而吐子。"《王充·论衡》："兔舐毫而孕，及其生子，从口而出。"

【释穴】伏即俯伏，兔即兔子。穴位局部肌肉隆起，在特定体位下形如卧伏的兔子，由此得名。其背后还有多层含义。首先，伏兔与茯菟同音，茯菟是一种植物，是茯苓和菟丝子生长在一起而得名。茯苓健脾利水，菟丝子补肾，所以伏兔穴主治腰痛膝冷，下肢麻痹，疝气，脚气，这些病证都与脾虚有湿，肾虚腰膝酸软相关。其次，伏者，俯伏也；兔者，十二地支属卯，卯兔，卯五行属木，木盛生风，木克土，风盛袭胃，可致胃气上逆，引起呕吐。因此伏兔者，伏风也，俯伏胃气上逆，有止吐作用。临床对恶心呕吐有显著效果。其实古人在这里已经埋下了伏笔，伏兔与"伏吐"谐音。再次，古人认为兔与月亮关系密切，兔为明月之精，视月而生，月为太阴之精，太阴属土，兔又称为“土子”，即太阴土之子。因此伏兔还主太阴藏精的意思，由于阳明胃与太阴脾为表里关系，伏兔为阳明经腧穴，其内藏太阴土之阴精。

【气血运行状态】足阳明胃经脉血气从头走足，运行至此处，经气发于皮下而为伏兔穴。其上为髀关，脾之气血布散之处，本穴为太阴土精伏藏之处。

【穴性】本穴属足阳明胃经腧穴，运气为燥土，五行属土，六气为燥。伏兔者太阴藏精，又与肾精相关，因此本穴禀阳明燥土，太阴湿土之气，健脾燥湿，降气止呕，通行经络。

【主治】腰痛膝冷，下肢麻痹，疝气，脚气。

【应用】《针灸甲乙经》：寒疝下至腹腠，膝腰痛如清水，大腹诸疝，按之至膝上，伏兔主之。

《针灸大成》：主膝冷不得温，风劳痹逆，狂邪，手挛缩，身瘾疹，腹胀，少气，头重，脚气，妇人下部诸疾。

《备急千金要方》：狂邪鬼语，灸伏兔百壮。

《铜人腧穴针灸图经》：治风劳气逆，膝冷不得温。

【针法灸法】直刺1.5~2.5寸，局部酸胀，可下传至膝部。可灸。

附：月亮与兔

古人认为兔与月有很多相似的特征：兔子穴居阴处，月亮为太阴，两者皆属阴；兔唇有缺，月亮除了望日外也有缺，两者都形如蛙纹，象征女阴；月亮的圆缺盈亏周期是1个月，周而复始，生生不息。兔的怀孕时间和女人月经周期也是1个月，古人曾认为怀孕是由女人的经血导致，月经是死而复生的表现形式，因而兔和月亮都象征女性的生育，分娩的娩字就是由“女”和“兔”两字组成。兔子在古代也称“土子”，这或许与它的生活习性有很大关系。兔子生育前要掘洞，在洞中生子，生下小兔后要以土培在小兔身上，并封上洞口。看到这种情况，人们以为兔子与大地母亲的关系特别紧密，就把兔子称作“土子”，意为“土地的子女”。而月亮在古代也被看作地精，《五礼通考》卷四十三引何休《公羊传》注：“月者，土地之精也。”

兔子在古代还称“吐子”，王充《论衡·奇怪篇》说：雌兔生产时，小兔“从口而出”，《韵会》陆佃说：“兔，吐也。明月之精，视月而出，故曰明视……咀嚼者九窍而胎生，独兔八窍，五月吐子而生。”《博物志》说：“兔望月而孕，自吐其子。”认为兔子怀孕生子与月亮有关。实际上，兔子和别的哺乳动物一样，都是胎生，并不是八窍，不必从口中生育。雌兔有时会咬食自己生的小兔，是雌兔在分娩之后的特殊举动。如果生产前营养不足，生产后又没有足够的食物和水，雌兔就有可能把刚出生的小兔咬死或吃掉。人们看到这种情况，以为小兔是从母兔口中生育，就把兔子称为“吐子”。

33. 阴市　《针灸甲乙经》

【位置】髂前上棘与髌底外侧端的连线上，髌底上 3 寸。

【解剖】①肌肉：股直肌和股外侧肌之间。②血管：旋股外侧动脉降支。③神经：股前皮神经，股外侧皮神经。

【释字】《说文解字》：“阴，暗也。水之南，山之北也。”段注：“暗，关门。”《说文解字》：“市，买卖所之也。”

【释穴】阴者阴寒之性，市者聚集之义。阴市者，阴气聚积之处，阴盛则阳气收藏。阴市之名不是因为阴寒之邪聚集而得，是因其属性而得名。阳明主降，阴市之上有伏兔，阴精伏藏之处。从髀关开始，阳气开始收藏，因此有伏兔之藏精，阴市者阴盛，阳气因此得以收藏，所以《针灸甲乙经》《针灸大成》都认为，本穴禁灸。

【气血运行状态】足阳明胃经脉血气从头走足，运行至此处，经气发于皮下而为阴市穴，本穴之上为伏兔，伏兔藏太阴土之精气，通过阳明燥土之经气输布至此。

【穴性】本穴属足阳明胃经腧穴，运气为燥土，五行属土，六气为燥。穴名阴市，是阴盛阳藏之处，因此本穴禀阳明燥土之精气，主阳气收藏，上承伏兔穴。

【主治】腿膝痿痹，屈伸不利、疝气，腹胀腹痛。

【应用】《针灸甲乙经》：寒疝痛，腹胀满，痿厥，少气，阴市主之。

《针灸甲乙经》：阴市禁不可灸。

《针灸大成》：寒疝腹痛，阴市、太溪、肝俞。

《备急千金要方》：主腹中满，痿厥，少气。

《玉龙歌》：膝腿无力身立难，原因风湿致伤残，倘知二市穴能灸，步履悠然渐自安。

《灵光赋》：两足拘挛觅阴市。

【针法灸法】直刺 1~1.5 寸，局部有酸胀感，可扩散至膝关节周围。《针灸大成》：“禁灸。”《针灸甲乙经》：“不可多灸。”

34. 梁丘 《针灸甲乙经》，郄穴

【位置】屈膝，大腿前面，当髂前上棘与髌底外侧端的连线上，髌底上2寸。

【解剖】①肌肉：股直肌和股外侧肌之间。②血管：旋股外侧动脉降支。③神经：股前皮神经，股外侧皮神经。

【释字】《说文解字》："梁，水桥也。"《说文解字》："丘，土之高也，非人所为也。"

【释穴】梁原意指水上浮桥，这里指堰堤，丘即土丘，是将膝上隆起肌肉比作土丘，穴在这堰堤上边的小丘之中，故名梁丘。梁有约束阻挡水流之义，丘属土，土克水，因此梁丘主以土克水。胃为燥土，位居地表；脾为湿土，居其内，地表之下；肾水居中土之下。本穴之上有伏兔、阴市，主阴精收藏，梁丘上承诸穴，阴水藏于中土中。

【气血运行状态】足阳明胃经血气从头走足，运行至此处，经气发于皮下而为梁丘穴。其上为阴市，阳气收藏，经气运行至此而聚积。

【穴性】本穴属足阳明胃经腧穴，运气为燥土，五行属土，六气为燥。穴名梁丘，水藏中土中，又为郄穴，精化气出于皮下。本穴禀阳明燥土之气，内藏水之阴精。

【主治】膝肿痛，下肢不遂，胃痛，乳痈，血尿。

【应用】《针灸甲乙经》：大惊，乳痛，梁丘主之……胫苕苕痹，膝不能屈伸，不可以行，梁丘主之。

《针灸大成》：主膝脚腰痛，冷痹不仁，跪难屈伸，足寒，大惊，乳肿痛。

《太平圣惠方》：冷痹膝痛。

【针法灸法】直刺1~1.5寸，局部有酸胀感，扩散至膝关节。可灸。

【现代研究】

（1）有报道以梁丘为主穴，病邪犯胃加内关、公孙，肝气郁结加太冲，胃热盛加内庭，治疗急性胃痛。

（2）梁丘配胃俞，针刺得气后，实证用泻法，虚证用补法，留针25分钟，留针期间间隔捻转，经治73例，镇痛起效时间快，平均7分钟，疼痛减轻或消失约12~15分钟。

（3）取左侧梁丘，将艾绒做成麦粒大小的艾炷，直接置于腧穴上，每壮灸

至患者感觉发热时拿掉，每次 7~9 壮，每日 1 次，可治疗急性腹泻。

35. 犊鼻 《素问》

【别名】外膝眼（《备急千金要方》）。

【位置】屈膝，在膝部，髌骨与髌韧带外侧凹陷中。

【解剖】①肌肉：髌韧带外缘。②血管：膝关节动、静脉网。③神经：腓肠外侧皮神经及腓总神经关节支。

【释字】《说文解字》：“犊，牛子也。”《说文解字》：“鼻，引气自畀也。”

【释穴】犊即小牛，鼻即鼻子，足阳明胃经属土，牛在五畜中属土，穴当膝髌骨旁，是处形同牛鼻。《医宗金鉴》：“此处陷中两旁有空，状如牛鼻。”牛是五畜之一，五行属土。《灵枢·邪客》：“肾有邪，其气留于两腘。”《素问·脉要精微论》：“膝者筋之府。”《九针十二原》：“所言节者，神气之所游行出入也。”鼻为肺窍，收受天之气，金气生水补肝肾之阴。因此犊鼻与五脏藏精神气血相关。

【气血运行状态】足阳明胃经脉血气，从头走足，运行至此处，经气发于皮下而为犊鼻穴。其上为梁丘穴，该穴可加强土气作用，土能胜湿，布散于犊鼻穴。

【穴性】本穴属足阳明胃经腧穴，运气为燥土，五行属土，六气为燥。穴名犊鼻，与五脏所藏精神气血相关。因此本穴禀后天燥土之精气，具五行之精气，主通利关节，祛湿除邪。

【主治】膝痛，下肢麻痹，屈伸不利，脚气。

【应用】《灵枢经》：膝中痛，取犊鼻，以员利针，发而间之。针大如牦，利膝无疑。

《针灸甲乙经》：犊鼻肿，可刺其上，坚则勿攻，攻之者死。

《针灸资生经》：膝及膝下病；膝膑痈肿。

《类经图翼》：主治膝痛不仁，难跪起，脚气，若膝髌痈肿，溃者不可治，不溃者可疗，若犊鼻坚硬，勿便攻之，先用洗熨，而后微刺之，愈。

【针法灸法】稍向髌韧带方向斜刺 0.5~1.2 寸，膝关节酸胀沉重。不要刺太重，《素问·刺禁论》：“刺膝出液为跛。”《备急千金要方》：“犊鼻肿，可灸，不可刺。”可灸。

36. 足三里 《灵枢经》，足阳明经所入为合，胃的下合穴，四总穴之一，马丹阳天星十二穴

【别名】下陵（《灵枢经》），三里（《素问》），鬼邪（《备急千金要方》），下三里（《针灸集成》）。

【位置】在小腿前外侧，当犊鼻下 3 寸，距胫骨前缘一横指（中指）。

【解剖】①肌肉：胫骨前肌，趾长伸肌之间。②血管：胫前动、静脉。③神经：腓肠外侧皮神经及隐神经的皮支分布处，深层当腓深神经。

【释字】《说文解字》："足，人之足也。在下。"《说文解字》："三，天地人之道也。"《说文解字》："里，居也。"

【释穴】足即下肢，三里即三寸，穴在膝下 3 寸，故名足三里。《素问·针解》："所谓三里者，下膝三寸也。"《灵枢·本输》："入于下陵，下陵者，膝下三寸，胻外三里也。"以上是从字面意思理解足三里穴，从经气的角度思考，应该还有更深刻的内涵。手足分阴阳，手在上为阳，足在下为阴，在上主降，在下则升。三者，气也；五者，五行也。《内经》曰："其生五，其气三。"五行在人指五脏，五脏主藏精，精化为三气，三气即三阴三阳。里者，内也。

人体腧穴中除了足三里，还有手三里、足五里和手五里。根据《内经》理论，手三里与足三里主气，手五里与足五里主阴精，足三里与足五里相对，足三里是中焦土气所居之处，在下主升。足五里，下焦先天之精所居之处，在内主出。手三里，上焦金气所居之处，在上主降。手五里，阳明后天之精所居之处，在外主布散于尺肤。六经以足为本，足三里属足阳明胃经腧穴，胃为水谷精微之源，后天之本，因此足三里主一身之气。足五里是肝经腧穴，肝脏藏血，肝经是十二经脉中最后一经，是集阴精之大成，因此是阴精之本。

胃的下合穴主治胃病，《邪气脏腑病形》："胃病者，腹䐜胀，胃脘当心而痛，上肢两胁，膈咽不通，食饮不下，取之三里也。"腹者肠胃之城郭，胃脘在鸠尾内，正当心处，因此病则腹胀。胃脘当心而痛，上肢，心肺之分；两胁，肝之分。食饮入胃，散精于肝，浊气归心，输布于肺，胃病则气逆而不能转输，表现为上肢、两胁、膈咽不通，食饮不下，当取足三里。

【气血运行状态】足阳明胃经脉血气从头走足，运行至此处，经气发于皮下足三里穴。足三里穴除了源于经脉之气所发之外，还有五输穴所运行来的经气，从井出，荥溜，输注，经行，合入，还有足阳明经气所注。因此足三里是

由三股气血汇聚而成。

【穴性】本穴属足阳明胃经腧穴，运气为燥土，五行属土，六气为燥。又为胃的下合穴，胃为水谷之源，后天之本；五输穴合穴，五行属土，主五脏六腑，十二经脉，十五大络，二十七气，所出入。因此本穴禀后天中土之精气，补益足阳明经脉血气，因此而补中焦脾胃之气，是后天气血的根本。

【主治】胃痛，呕吐，噎膈，腹胀，泄泻，痢疾，便秘，乳痈，肠痈，下肢痹痛，水肿，癫狂，脚气，虚劳羸瘦。

【应用】《灵枢·四时气》：善呕，呕有苦，长太息，心中憺憺，恐人将捕之，邪在胆，逆在胃。胆液泄则口苦，胃气逆则呕苦，故曰呕胆。取三里以下胃气，逆则刺少阳血络，以闭胆逆，却调其虚实，以去其邪。小腹痛肿，不得小便，邪在三焦约，取之太阳大络，视其络脉与厥阴小络结而血者，肿上及胃脘取三里。

《灵枢·五邪》：邪在脾胃，则病肌肉痛，阳气有余，阴气不足，则热中善饥；阳气不足，阴气有余，则寒中肠鸣腹痛；阴阳俱有余，若俱不足，则有寒有热，皆调于三里。

《灵枢·四时气》：著痹不去，久寒不已，卒取其三里骨为干。肠中不便，取三里……

《外台秘要》：凡人年三十以上，若不灸三里，令人气上眼阁，以三里下气。

《针灸甲乙经》：阳厥凄凄而寒，少腹坚，头痛，胫股腹痛，消中，小便不利，善呕，三里主之……狂歌妄言，怒，恶人与火，骂詈，三里主之……痓，身反折，口噤，喉痹不能言，三里主之……五脏六腑之胀，皆取三里，三里者，胀之要穴也。水肿胀，皮肿，三里主之……肠中寒，胀满善噫，闻食臭，胃气不足，肠鸣腹痛泄，食不化，心下胀，三里主之……霍乱遗矢，三里主之……阴气不足，热中，消谷善饥，腹热身烦，狂言，三里主之……胸中瘀血，胸胁支满，膈痛不能久立，膝痿寒，三里主之……乳痈有热，三里主之。

《针灸大成》：主胃中寒，心腹胀满，肠鸣，脏气虚惫，真气不足，腹痛食不下，大便不通，心闷不已，卒心痛，腹有逆气上攻，腰痛不得俯仰，小肠气，水气蛊毒，鬼击，痃癖，四肢满，膝胻酸痛，目不明，产妇血晕。

《四总穴》：肚腹三里留。

《通玄指要赋》：三里却五劳之羸瘦；痹肾败，取足阳明之上。

《玉龙赋》：心悸虚烦，刺三里。

【针法灸法】直刺 1~2 寸，局部有酸胀感。可灸。

【现代研究】

（1）针刺足三里，使白细胞的总数升高，红细胞数、中性粒细胞数均升高，嗜酸粒细胞减少、血沉加快；血内乳酸、丙酮酸含量升高，转氨酶活性增加。

（2）对肠功能的影响 80 例便秘患者，针刺后顺利排便；对腹泻患者有止泻作用。

（3）40 名健康男女青年，针刺足三里时，安静肺通量比针前增加 24.9%，耗氧量增强 22.8%。

（4）配三阴交，温针治疗 121 例，因化疗引起的白细胞减少症，治疗 6 天后，白细胞升高的有效率为 73.6%。调整铜锌失调艾灸足三里，能调整老年人血中高铜与低锌。

37. 上巨虚 《千金翼方》，大肠下合穴

【别名】巨虚（《素问》），巨虚上廉（《灵枢经》）。

【位置】在小腿前外侧，当犊鼻下 6 寸，距胫骨前缘一横指。

【解剖】①肌肉：胫骨前肌中。②血管：胫前动、静脉。③神经：腓肠外侧皮神经及隐神经的皮支，深层当腓深神经。

【释字】《说文解字》：“上，高也。”《说文解字》：“巨，规矩也。”《说文解字》：“虚，大丘也。”《集韵》：“古者九夫为井，四井为邑，四邑为丘，丘谓之虚。”

【释穴】巨虚，指小腿部胫腓两骨之间较大的空隙处。《素问·针解》：“巨虚者，跷足独陷者。”为与下巨虚相对，《千金翼方》冠以“上”字。《灵枢·本输》曰：“复下三里三寸为巨虚上廉，复下上廉三寸，为巨虚下廉也；大肠属上，小肠属下，足阳明胃脉也。大肠小肠，皆属于胃，是足阳明也。”《阴阳离合论》曰：“未出地者，命曰阴中之阴，已出地者，命曰阴中之阳。太阳根起于至阴，名曰阴中之阳；阳明根起于厉兑，名曰阴中之阳；少阳根起于窍阴，名曰阴中之少阳。”是说三阳之气，都生于阴而出于地，自下而升，从足而上，不分手与足。以手足之六经，合三阳之气，因此有手足之分。因此所论手足之六经，不是指三阳之气，所以说六腑都出足之三阳，而上合于手。

大肠小肠，受盛胃腑水谷之余，济泌别汁，而生津液，因此都属于胃。大肠与胃具有相同经气，同属阳明，因而为巨虚上廉，小肠属巨虚下廉。

巨虚有两个含义，一是指经气从五输穴从足三里回流入经脉，以充溢人体后天水谷精微之气，因此其下腧穴气血相对不足，因此表现为虚。二是，本穴是大肠的下合穴，大肠者，传导之官，变化出焉。经云："六腑者，传化物而不藏，故实而不能满也。所以然者，水谷入口，则胃实而肠虚；食下，则肠实而胃虚，故曰实而不满，满而不实也。"大肠保持空虚状态，以传导从胃而来的水谷精微。

大肠下合穴主治大肠病症，《邪气脏腑病形》："大肠病者，肠中切痛，而鸣濯濯。冬日重感于寒即泄，当脐而痛，不能久立，与胃同候，取巨虚上廉。"大肠者，传道之官，因此大肠有病，则肠中切痛而鸣濯濯。阳明秉清金之气，因此冬日重感于寒即泻，当脐而痛。大肠主津液，津液者，淖泽注于骨，因此病而不能久立。大肠属胃，因此与胃同候，取胃经之巨虚上廉。

【气血运行状态】足阳明胃经脉血气从头走足，运行至此处，经气发于皮下而为上巨虚穴，实而不满，主传导。

【穴性】本穴属足阳明胃经腧穴，运气为燥土，五行属土，六气为燥。本穴又是大肠的下合穴，大肠五行属金，六气属凉燥，因此本穴禀土中之金运，燥中之凉气。上巨虚，寓意上部巨大空虚之处，本穴主要功能是传导之官，变化出焉，治以清热燥湿。

【主治】肠鸣，腹痛，泄泻，便秘，肠痈，下肢痿痹，脚气。

【应用】《针灸甲乙经》：风水膝肿，巨虚、上廉主之。大肠有热，肠鸣腹满，侠脐痛，食不化，喘不能久立，狂妄走善欠。

《千金方》：脚气初得脚弱，骨髓冷疼痛，小便难黄。

【针法灸法】直刺 0.5~1.2 寸，局部酸胀。可灸。

【现代研究】

（1）配大肠俞，埋线治疗顽固性便秘 29 例，有较好的效果。

（2）配足三里，手法以重刺激为主，治疗 165 例，对瘀滞型、蕴热型效果好，热毒型效果欠佳。

38. 条口 《针灸甲乙经》

【位置】在小腿前外侧，当犊鼻下 8 寸，距胫骨前缘一横指。

【解剖】①肌肉：胫骨前肌中。②血管：胫前动、静脉。③神经：腓肠外侧皮神经及隐神经的皮支，深层当腓深神经。

【释字】《说文解字》："条，小枝也。"《说文解字》："口，人所以言食也。"

【释穴】条者，小枝条；口，经气出入的门户。此穴位于胫腓骨间的长条空隙之中，故名条口。条口介于上下巨虚之间，上下巨虚分别是大小肠的下合穴，又条口穴位于犊鼻下 8 寸，是从膝关节到踝关节之中点，因此条口连接疏通大小肠间的经气，因而得名。

【气血运行状态】足阳明胃经脉血气从头至足，运行至此处，经气发于皮下而为条口穴，又介于大小肠下合穴之间，其气空虚而主通行。

【穴性】本穴属足阳明胃经腧穴，运气为燥土，五行属土，六气为燥。位于足阳明胃经在下肢部位的中心点，又介于大小肠下合穴的中点，大肠属燥金，小肠属寒火，条口禀燥土之运气，交通燥金与寒火之气机，疏通道路，促进水液代谢。

【主治】脘腹疼痛，下肢痿痹，转筋，跗肿，肩臂痛。

【应用】《备急千金要方》：胫寒不得卧；膝股肿，胻酸转筋。

《针灸甲乙经》："胫痛，足缓失履，湿痹，足下热不能久立，条口主之。"

《天星秘诀歌》："足缓难行先绝骨，次寻条口及冲阳。"

【针法灸法】直刺 0.5~0.9 寸，深刺可透承山，局部酸胀沉重，可扩散至小腿足背。可灸。

39. 下巨虚 《备急千金要方》，小肠下合穴

【别名】巨虚下廉（《灵枢经》），下廉（《素问》）。

【位置】在小腿前外侧，当犊鼻下 9 寸，距胫骨前缘一横指。

【解剖】①肌肉：胫骨前肌与趾长伸肌之间，深层为胫长伸肌。②血管：胫前动、静脉。③神经：腓浅神经分支，深层为腓深神经。

【释字】《说文解字》："下，底也。"《说文解字》："巨，规矩也。"《说文解字》："虚，大丘也。"

【释穴】下即下方，巨即巨大，虚即中空、空隙，胫、腓骨间形成较大间隙，穴在此空隙之下方，故名下巨虚。《素问·针解》："巨虚者，跷足胻独陷者。下廉者，陷下者也。"下巨虚穴属足阳明胃经穴，又为小肠下合穴，"合治内腑"。《素问·灵兰秘典论》说："小肠者，受盛之官，化物出焉。"小肠的功

能主要是泌别清浊，如其功能失调，泌别失职，则见泄泻、痢疾、便脓血、小腹痛等症。

小肠下合穴主治小肠病，《邪气脏腑病形》："小肠病者，小腹痛，腰脊控睾而痛，时窘之后，当耳前热，若寒甚，若独肩上热甚，及手小指次指之间热，若脉陷者，此其候也，手太阳病也，取之巨虚下廉。"小肠病在小肠的腑气，小肠又名赤肠，为受盛之府，上接于胃，下通大肠，从阑门济泌别汁而渗入膀胱，其气与膀胱相通。小腹痛，腰脊控睾而痛，时窘之后，当耳前热者，是因为腑病气滞而痛窘之后，则入于经脉所致。手太阳之脉，起于小指之端，循臂出肩解，上颊入耳中，至目，脉陷者，是太阳经脉病所致，因此先讲小肠病，最后又讲手太阳病，是腑气从下而上，合于手太阳之经，因此当取之巨虚下廉。

【气血运行状态】足阳明胃经脉血气从头至足，运行至此处，经气发于皮下而为下巨虚，又是小肠的下合穴，其气空虚而主受盛。

【穴性】本穴属足阳明胃经腧穴，运气为燥土，五行属土，六气为燥。本穴又是小肠的下合穴，小肠五行属火，六气属寒，因此本穴禀土中之火运，燥中之寒气。下巨虚，寓意下部巨大空虚之处，本穴主要功能是受盛之官，泌别清浊，上可清火，下可燥湿。

【主治】小腹痛，泄泻，痢疾，乳痈，下肢痿痹。

【应用】《针灸甲乙经》：溺黄，下廉主之……乳痈，惊，痹，胫重，足跗不收，跟痛，巨虚下廉主之。

《针灸大成》：主小肠气不足，面无颜色，偏风腿痿，足不履地，热风冷痹不遂，风湿痹，喉痹，脚气不足，沉重，唇干，涎出不觉，不得汗出，毛发焦，肉脱，伤寒胃中热，不嗜食，泄脓血，胸胁小腹控睾而痛，时窘之后，当耳前热，若寒甚，若独肩上热甚及小指次指间热痛，暴惊狂，言语非常，女子乳痈，足跗不收，跟痛。

《备急千金要方》：脚气初得，脚弱；腰脚不遂，不能跪起；小便难黄。

【针法灸法】直刺 1~1.5 寸，深刺可透承山，局部有酸胀沉重感，可扩散至小腿足背。可灸。

【现代研究】

（1）促进阑尾排空，实验观察，针刺下巨虚对阑尾排空有明显的促进作用。

（2）针刺胃炎、溃疡病、胃癌患者的下巨虚，可见胃电波幅增加，亦使胃癌不规则的波形变得规则。在 X 线下观察，针刺下巨虚，可使胃的蠕动增强。

（3）针刺用泻法，留针 10~15 分钟，配合活动患肢，治疗肩关节疼痛，止痛效果好。

40. 丰隆 《灵枢经》

【位置】在小腿前外侧，当外踝尖上 8 寸，条口外，距胫骨前缘二横指。

【解剖】①肌肉：在趾长伸肌外侧和腓骨短肌之间。②血管：有胫前动脉分支。③神经：当腓浅神经处。

【释字】《说文解字》："丰，从生，上下达也。"《徐曰》："竹之生，上盛者，其下必深根也。"《说文解字》："隆，丰大也。"《玉篇》："隆，中央高也。"

【释穴】丰者，上下通达的意思；隆者，膨隆，中见高大。阳明多气多血，经脉谷气充足，气血旺盛，并溢入大络，故名丰隆。《灵枢·根结》："足阳明根于厉兑，溜于冲阳，注于下陵，入于人迎，丰隆也。"此应天气降为雨。本穴又是胃之大络，《灵枢·经脉》："足阳明之别，名曰丰隆。"五脏六腑之大络是脏腑之精化气从此处出于皮下，此应地气上为云。又丰隆喻指天地上下之气交，即地气上为云，天气下为雨。如同脾气升，肺气降，脾为生痰之源，肺为储痰之器。本穴既有阳明燥金之性，又具太阴湿土之性，形成天地气交。借此下阳上达，而消在高在上之阴翳，本穴寓有云雷之意，治疗一切头脑不清，有如云雾蒙蔽，阴气弥漫之症。

【气血运行状态】足阳明胃经脉血气从头至足，运行至此处，经气发于皮下而为丰隆。又是足阳明脉外经气入于经脉之处，还是足阳明胃经之大络所出之处。经脉所发为营血之气，大络所发为脏腑精气，入于经脉的为脉外的阳气。

【穴性】本穴属足阳明胃经腧穴，运气为燥土，五行属土，六气为燥。胃经之大络，是足阳明经气所入之处，穴名丰隆，因此本穴禀阳明燥金，太阴湿土之气，主天地之气交，为化痰除湿之要穴。

【主治】头痛，眩晕，痰多咳嗽，呕吐，便秘，水肿，癫狂痫，下肢痿痹。

【应用】《针灸甲乙经》：厥头痛，面浮肿，心烦，狂见鬼，善笑不休，发于外有所大喜，喉痹不能言，丰隆主之。

《备急千金要方》：主胸痛如刺，腹若刀切痛。主大小便涩难。主不能食。

主身湿。

《针灸大成》：主厥逆，大小便难，怠惰，腿膝酸，屈伸难，胸痛如刺，腹若刀切痛，风痰头痛，风逆四肢肿，足青身寒湿，喉痹不能言，登高而歌，弃衣而走，见鬼好笑。气逆则喉痹卒喑，实则癫狂，泻之。虚则足不收，胫枯补之。

《玉龙歌》：痰多宜向丰隆寻。

《肘后歌》：哮喘发来寝不得，丰隆刺入三分深。

【针法灸法】直刺1~1.5寸，针感可沿足阳明经至足；针尖微向上方斜刺，针感可循经上行。可灸。

【现代研究】

（1）针刺丰隆可使萎缩性胃炎、浅表性胃炎、胃窦部和胃体部偏低的胃电振幅恢复和接近正常。

（2）针刺丰隆，进针1~1.5寸，得气后施徐而重手法，使针感传至第2~3趾部，针感持续性增强至出针为止。留针30分钟，每日1次，10次为1个疗程。结果：针后血清总胆固醇（TC），血清B脂蛋白、血清三酰甘油（TG）均明显降低，与针前比较有显著差异，以TG变化最明显。

（3）针刺丰隆、曲池对原发性高血压有明显疗效，针刺丰隆、曲池4周后收缩压平均下降34.2 mmHg，舒张压平均下降19.4 mmHg，平均动脉压下降23.6 mmHg。针刺8周停针观察3~6个月，血压下降到正常范围没有明显反复者占80%，尤其对2期高血压患者的疗效更为显著。

（4）取左内关、双丰隆等，直刺行平补平泻手法，得气后留针20分钟，其间行针3次，每日1次。治疗哮喘有效。

41. 解溪　《灵枢经》，足阳明所行为经

【别名】草鞋带（《扁鹊神应针灸玉龙经》）。

【位置】在足背与小腿交界处的横纹中央凹陷处，当拇长伸肌腱与趾长伸肌腱之间。

【解剖】①肌肉：拇长伸肌腱与趾长伸肌腱之间。②血管：胫前动、静脉。③神经：浅部当腓浅神经，深层当腓深神经。

【释字】《说文解字》：“解，判也。”《说文解字》：“溪，山渎无所通者。”

【释穴】解，有判解、离散之义。溪，为山间的水流。《汉书·司马相如传》：

“振溪通谷，寰户沟渎。”陷处为溪。穴在足关节前正中，胫骨与距骨相接之凹隙中，适当束缚鞋带之处，因名“解溪”，又名草鞋带。解溪上有丰隆，丰隆应天气降为雨，又是五输穴的经穴，经过井、荥、输之后，气生水，行经此穴，所以才有本穴的水溪流淌。

【气血运行状态】足阳明胃经脉血气从头至足，运行至此处，经气发于皮下为解溪穴。五输穴出于井，溜于荥，注于输，行于经穴，即解溪穴，五行属火。水火相交于此，火盛则水化为气，水盛则火化为味。

【穴性】本穴属足阳明胃经腧穴，运气为燥土，五行属土，六气为燥。又为五输穴之经穴，五行属火；又名为解溪，分解山谷中的水溪，因此本穴禀燥土中之火气，外有水溪经过，形成水火相交之势。本穴具有双性调节作用，既可以清热从上，又可以温阳从下。

【主治】头痛，眩晕，癫狂，腹胀，便秘，下肢痿痹。

【应用】《针灸甲乙经》：热病汗不出，善噫，腹胀满，胃热谵语，解溪主之……痉，瘛疭惊，股膝重，胻转筋，头眩痛，解溪主之……风水面浮肿，颜黑，解溪主之……风从头至足，面目赤，口痛啮舌，解溪主之……癫疾，发寒热，欠，烦满，悲泣出，解溪主之……霍乱，解溪主之……白膜复珠，瞳子无所见，解溪主之……狂，易见鬼与火，解溪主之。

《备急千金要方》：解溪，主口痛，啮舌。主腹大，下重；主瘛疭而惊。主膝重，脚转筋，湿痹。白幕复珠子，无所见，解溪主之。

《针灸大成》：头风，面赤，目赤，眉攒疼不可忍。

《针灸逢源》：寒湿脚气，灸解溪七壮。

《玉龙歌》：惊悸怔忡，取阳交、解溪勿误。

《类经图翼》：泻胃热。

【针法灸法】一般直刺 0.5~0.8 寸，或平刺 1~1.5 寸。可灸。

【现代研究】

（1）治疗肩周炎，用 28 号 1.5 寸毫针从患肢对侧解溪向足跟直刺 1 寸。手感针达骨膜后，大幅度捻转强刺激，同时配合上下提插针体的手法，两者交替使用，不留针。治疗过程中，试做患肢的上举下放、外展内收活动。结果：显效 16 例，近期短效 7 例，无效 1 例。

（2）治疗胃肠道绞痛，患者取坐位或卧位，用手指点按解溪、足三里，力度由轻到重，以患者耐受为度，每穴点按 2~6 分钟。28 例中，显效（治疗 2~6

分钟疼痛消失）21 例，有效（治疗后疼痛减轻）5 例，无效（治疗后疼痛无改善）2 例。

（3）治疗手腕挫伤，右手拇指及腕关节挫伤月余，取对侧解溪、公孙，捻转泻法，同时嘱患者活动腕关节，局部加用艾灸，连续针灸治疗 5 次，症状明显好转，后又巩固治疗 2 次告愈。

42. 冲阳 《灵枢经》，原穴

【位置】在足背最高处，当拇长伸肌腱和趾长伸肌腱之间，足背动脉搏动处。

【解剖】①肌肉：趾长伸肌腱外侧。②血管：足背动、静脉及足背静脉网。③神经：腓浅神经的足背内侧皮神经第 2 支本干处，深层为腓深神经。

【释字】《说文解字》："冲，涌摇也。"《说文解字》："阳，高明也。"

【释穴】冲阳者，阳从阴中冲出，穴在足背动脉搏动处，故名冲阳。《素问·至真要大论》载："冲阳绝，死不治。"《灵枢·根结》："足阳明根于厉兑，溜于冲阳，注于下陵，入于人迎，丰隆也。"因此冲阳穴阳气充盛，此处脉动又称为趺阳脉，此脉用以诊断阳气盛衰。以"冲"字命名的腧穴有太冲、冲门、气冲、冲阳、中冲等，冲的特点是阳气由下上冲，《道德经》曰："道生一，一生二，二生三，三生万物，万物负阴而抱阳，冲气以为和。"腧穴中以太冲为本，冲阳为标。冲阳还是阳明经原穴，精气生于肾水，由三焦输布于皮下腠理。

【气血运行状态】足阳明胃经脉血气从头至足，运行至此处，经气发于皮下而为冲阳穴。又是足阳明胃经的原穴，五输穴经气所过之处，还是足阳明经气所溜之处。因此本穴阳气旺盛，其上为解溪穴，水溪行经此处，与阳热相合，阳盛水化气。另外，足阳明胃经脉血气从此穴交于足太阴脾经脉，《灵枢·经脉》曰："其支者，别跗上，入大指间出其端。"

【穴性】本穴属足阳明胃经腧穴，运气为燥土，五行属土，六气为燥。是阳经原穴，是脏腑的元真之气从此穴出于皮下。足阳明脉外之经气所溜之处。穴名冲阳，阳气从下而上冲。本穴禀阳明燥土之气，阳气旺盛，化气冲力强，又是足阳明经脉通于足太阴脾经之处，局部可通络，用泻法可清远端之热。

【主治】口眼㖞斜，面肿，齿痛，癫狂痫，胃病，足痿无力。

【应用】《素问》：刺跗上，中大脉，出血不止，死。

《针灸甲乙经》：善啮颊齿唇，热病汗不出，口中热痛；胃脘痛，时寒热。

《针灸甲乙经》：热病汗不出，口中热痛，冲阳主之，胃脘痛，时寒热，皆主之……风水面浮肿，冲阳主之……腹大，不嗜食，冲阳主之……足下缓失履，冲阳主之。

《铜人腧穴针灸图经》：偏风口眼斜，肘肿。

《备急千金要方》：主疟先寒洗淅，甚久而热，热去汗出。

【针法灸法】避开动脉，直刺 0.2~0.3 寸，局部酸痛。可灸。

【现代研究】

（1）冲阳穴治疗网球肘，取患侧冲阳穴，避开动脉，直刺 0.2~0.3 寸。要求得气明显，行捻转手法，平补平泻。留针 20~30 分钟。

（2）电针治疗牙痛针颊车、下关、冲阳穴有同等的疗效。使用频率为每秒钟 100~200 次为最理想，输出功率以肌肉明显收缩或患者感觉较麻为限，镇痛所需要的刺激时间一般为 30 分钟以上。

（3）据临床报道，针刺冲阳、太溪，治疗三叉神经痛有效。

43. 陷谷 《灵枢经》，足阳明经所注为输

【别名】陷骨（《普济方》）。

【位置】第 2、3 跖骨结合部前方凹陷处。

【解剖】①肌肉：第 2 跖骨间肌。②血管：足背静脉网。③神经：足背内侧皮神经。

【释字】《说文解字》：“陷，高下也。”《说文解字》：“谷，泉出通川为谷。”

【释穴】陷即下陷，指自高入下；谷即山谷，指体表较大凹陷，穴在跖骨间隙中，故名陷谷。是由于此穴有两大属性，都与凹陷相关，一是，足阳明胃经从头走足的燥土阳气流注于此。二是，五脏六腑之精气，十二经脉，十五大络，此二十七气，从井出，溜于荥，注入输穴，五输穴之精气汇聚并灌注于此。经云：“肉之大会为之谷。”脾主肉，通于谷气，因此陷谷与脾气相通。

【气血运行状态】足阳明胃经脉血气从头至足，运行至此处，经气发于皮下而为陷谷穴。其上为冲阳穴，有阳气汇聚于此；又五输穴从井金出，溜于荥水，注于输穴，即陷谷穴，五行属木。

【穴性】本穴属足阳明胃经腧穴，运气为燥土，五行属土，六气为燥。五输穴的输穴，五行属木，陷谷之名，寓意巨大凹陷的山谷，有小溪流过；又五

输穴之气注于输，是将皮下之水灌注于经中，助五输穴气回流。因此本穴禀土中之木运，燥中有温气，疏通，利水湿，以利水消肿为主要功用。

【主治】面目浮肿，水肿，肠鸣腹痛，足背肿痛。

【应用】《针灸甲乙经》：水中留饮，胸胁支满，刺陷谷出血立已……面肿目痈，刺陷谷出血立已。

《铜人腧穴针灸图经》：治面目浮肿及水病善噫，肠鸣，腹痛，热病汗不出，振寒，痎疾。

《备急千金要方》：热病，肠鸣而痛，腹大满，喜噫。

《针灸资生经》：陷谷，主腹大满，喜噫。

【针法灸法】直刺或斜刺0.3~0.5寸，局部有酸胀感，或扩散至足背。可灸。

44. 内庭 《灵枢经》，足阳明经所溜为荥

【位置】第2、3跖骨结合部前方凹陷处。

【解剖】①血管：足背静脉网。②神经：腓浅神经足背支。

【释字】《说文解字》："内，入也。"《说文解字》："庭，宫中也。"

【释穴】内庭者，内入宫中。本穴五输穴之荥穴，五行属水，其气为寒，水主藏精，从外而入于内，因此而得名。从陷谷开始到内庭，经脉内外的血气由外向内运行，应由地上转入地下，逐渐转接足太阴脾经湿土。与之相对的属性是大都，由于内庭的收藏，所以才有大都穴的物资丰盛。

【气血运行状态】足阳明胃经脉血气从头走足，运行至此处，经气发于皮下而为内庭穴。其上为陷谷穴，藏精之处，经气运行而聚积于此。又是足阳明经所溜为荥，五行属水，水之气为寒，从四末向上运行，与经气交于此。

【穴性】本穴属足阳明胃经腧穴，运气为燥土，五行属土，六气为燥。本穴又是五输穴的荥穴，五行属水。内庭之名，寓意入于内宫中，有收藏之义。因此本穴禀土中之水运，燥中之寒气，在外清热，在内藏精。

【主治】齿痛，咽喉肿病，口歪，鼻衄，胃病吐酸，腹胀，泄泻，痢疾，便秘，热病，足背肿痛。

【应用】《针灸甲乙经》：四厥，手足闷者，使人久持之，逆冷胫痛，腹胀皮痛，善伸数欠，恶人与木音，振寒，嗌中引外痛，热病汗不出，下齿痛，恶寒目急，喘满寒栗，龂口噤僻，不嗜食，内庭主之。

《铜人腧穴针灸图经》：治四肢厥逆，腹胀满，数欠，恶闻人声，振寒咽中

引痛，口㖞，齿龋痛，疟，不嗜食。

《马丹阳天星十二穴并治杂病歌》：内庭次趾外，胃脘阳明。能疗四肢厥，喜静恶闻声，耳内鸣喉痛，数欠及牙疼，虚疾不思食，针着便惺惺。

《通玄指要赋》：腹膨而胀，夺内庭兮休迟。

《玉龙歌》：小腹胀满气攻心，内庭二穴要先针。

【针法灸法】直刺或斜刺 0.5~0.8 寸。不宜灸。

【现代研究】

（1）针刺内庭治疗小儿吐乳有效。

（2）针刺内庭治疗腹股沟急慢性疼痛有效。

（3）针刺内庭可使胃肠蠕动增强。

（4）针刺内庭治疗牙痛有效。

（5）针刺内庭有明显镇痛作用，可用于中耳乳突根治术针刺麻醉。

（6）针刺内庭可用作引产。

45. 厉兑 《灵枢经》，足阳明经所出为井

【位置】足第 2 趾末节外侧，距趾甲角 0.1 寸。

【解剖】①血管：趾背动脉形成的动脉网。②神经：腓浅神经的足背支。

【释字】《说文解字》：“厉，旱石也。”《说文解字》：“兑，说也。”《释名》：“兑，物得备足，皆喜悦也。”

【释穴】厉者，旱石，即磨刀石，属金；兑是八卦中的兑卦，应肺，五行属金。因此厉兑穴的金气盛。上有陷谷、内庭，两者都主精气收藏，本穴属金，承接内庭，收敛足阳明之精气，转输于足太阴经。足阳明经所出为井，五行属金，金气凉燥，主精气收敛。与之相表里的是足太阴经的隐白，白者金之色，收敛地之湿气。厉兑在其外，收敛燥土之气，贯入地下，以补太阴湿土。

【气血运行状态】足阳明胃经脉血气从头至足，运行至此处，经气发于皮下而为厉兑穴。又足阳明经所出为井，井主出，应地气上为云。

【穴性】本穴属足阳明胃经腧穴，运气为燥土，五行属土，六气为燥。本穴又是五输穴的井穴，五行属金，合凉燥之气。厉兑之名，寓意金石之气，有收敛之义。因此本穴禀土中之金运，燥中之凉气，收敛地表燥土之气，入于地下之湿土。

【主治】鼻衄，齿痛，咽喉肿痛，腹胀，热病，多梦，癫狂。

【应用】《备急千金要方》：厉兑，条口，三阴交，主胫寒不得卧。

《针灸甲乙经》：热病汗不出，鼽衄，眩时仆，面浮肿，足胫寒，不得卧，振寒，恶人与木音，喉痹，龋齿，恶风，鼻不利，多善惊，厉兑主之……疟，不嗜食，厉兑主之……寒，腹胀满，厉兑主之。

《铜人腧穴针灸图经》：治尸厥，口噤气绝状如中恶，心腹胀满，热病汗不出，寒热疟，不嗜食，面肿，足胻寒，喉痹，齿龋，恶风，鼻不利，多惊，好卧。

《针灸大成》：疮疡从髭出者，厉兑、内庭、陷谷、冲阳、解溪。

《针灸大成》：尸厥如死及不知人，灸厉兑三壮。

《百症赋》：梦魇不宁，厉兑相谐于隐白。

【针法灸法】直刺 0.1 寸，或者点刺出血。可灸。

【现代研究】

（1）治疗扁桃体炎，取少商、商阳、厉兑，常规消毒后，用三棱针点刺上述腧穴。

（2）三棱针点刺出血，治疗眼睛、口腔实热病症有效。

（3）治疗面瘫，取患侧厉兑，常规消毒，医者右手持三棱针，左手固定患侧第 2 趾，或推厉兑，点刺 1~2 次，以出血为度。

第六章 足太阴脾经

一、经脉循行

《灵枢·经脉》:“脾足太阴之脉，起于大指之端，循指内侧白肉际，过核骨后，上内踝前廉，上踹内，循胫骨后，交出厥阴之前，上膝股内前廉，入腹，属脾，络胃，上膈，挟咽，连舌本，散舌下；其支者，复从胃，别上膈，注心中。”

释义：起于足大趾末端（隐白），沿着大趾内侧赤白肉际，经第1跖趾关节向上行至内踝前，上行腿肚，交出足厥阴经的前面，经膝股部内侧前缘，进入腹部，属脾络胃，过膈上行，挟咽旁系舌根，散舌下。胃部支脉：过膈流注于心中，与心经相接。

二、十五大络

《灵枢·经脉》:“足太阴之别，名曰公孙。去本节之后一寸，别走阳明；其别者，入络肠胃，厥气上逆则霍乱，实则肠中切痛；虚则鼓胀。取之所别也。”

三、经别

《灵枢·经别》:“足太阴之正，上至髀，合于阳明，与别俱行，上结于咽，贯舌中，此为三合也。”

四、经筋

《灵枢·经筋》:“足太阴之筋，起于大指之端内侧，上结于内踝；其直者，络于膝内辅骨，上循阴股，结于髀，聚于阴器，上腹结于脐，循腹里，结于肋，散于胸中；其内者，着于脊。其病足大指支内踝痛，转筋痛，膝内辅骨痛，阴股引髀而痛，阴器纽痛，下引脐两胁痛，引膺中脊内痛。治在燔针劫刺，以知为数，以痛为输，命曰孟秋痹也。”

五、本经腧穴（共21穴）

隐白大都太白公，
商丘三阴漏谷地，
阴陵血海箕门冲，
府舍腹结大横哀，
食窦溪乡周荣包。

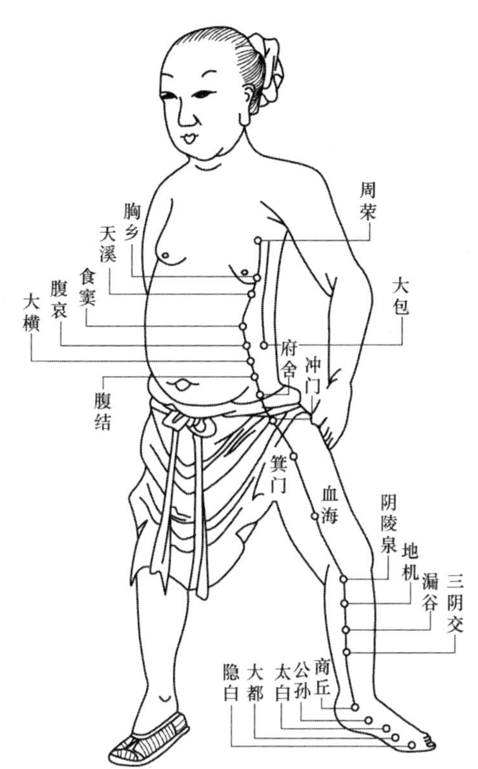

1. 隐白　《灵枢经》，足太阴经所出为井

【别名】鬼垒（《针灸大成》），鬼眼（《医灯续焰》）。

【位置】在足大趾末节内侧，距趾甲角0.1寸。

【解剖】①血管：有趾背动脉。②神经：为腓浅神经的足背支及足底内侧神经。

【释字】《说文解字》："隐，蔽也。"《说文解字》："白，西方色也，阴用事物色白。"

【释穴】隐者，隐蔽不显，有收藏之义；白者，西方金之色，由"入"和"二"组成，天一地二，有阳入地之阴的意思。本穴是脾经首穴，从足阳明胃经的冲阳穴所运行来的血气，由天入地，从腑入脏，故而得名。肺脾同属太阴经，脾为太阴之本，肺为太阴之标，脾藏精化气，上输于肺，太阴根于隐白，犹如潜龙隐藏地下，故名隐白。

本穴为足太阴脾土之井穴，脏腑经络之精气所发出，五行属木，木之味酸，收敛，主脾经阴精初生。与足阳明经厉兑互为表里，足阳明燥土在外，足太阴湿土在内，厉兑之金气，由外入内，入于地下湿土，助太阴阴精初生。

【气血运行状态】足太阴经脉血气从足走头，始于此处，经气发于皮下而为隐白穴。本穴与厉兑为表里关系，厉兑之金性在外，隐白之金性藏于内。又为五输穴井穴，五行属木，应酸味，主脏腑阴精之初生，溜于大都，应地气上为云。

【穴性】本穴属足太阴脾经穴，运气为湿土，五行属土，六气属湿。又为足太阴脾经之井穴，主出，五行属木，阴经从其味，木味酸，酸敛，在外滋阴，在内藏血。穴名隐白，金藏土中。因此本穴禀太阴湿土之阴精，土中藏金，又具厥阴风木之性。经云："井主心下满。"井穴可行血脉，心藏脉，故而可通心阳，以治一切癫狂病。脾主中土之气，金气助其收敛，因此可治中气虚不能固涩而导致子宫出血病症。

【主治】腹胀，便血，尿血，月经过多，崩漏，癫狂，多梦，惊风。

【应用】《灵枢·热病》：气满胸中喘息，取足太阴大指之端，去爪甲如韭叶，寒则留之，热则疾之，气下乃止。

《针灸甲乙经》：气喘，热病，衄不止，烦心善悲，腹胀，逆息热气，足胫中寒，不得卧，气满胸中热，暴泄，仰息，足下寒，膈中闷，呕吐，不欲食饮，隐白主之……腹中有寒气，隐白主之……饮渴，身伏多唾，隐白主之。

《针灸大成》：主腹胀，喘满不得安卧，呕吐食不下，胸中热，暴泄，衄血，尸厥不识人，足寒不能温，妇人月事过时不止。

《针灸大成》：下血，主肠风，多在胃与大肠，针隐白，灸三里；吐衄血，针隐白、脾俞、肝俞、上脘。

《针灸聚英》：小儿客忤，慢惊风。

《杂病穴法歌》：尸厥百会一穴美，更针隐白效昭昭。

《医宗金鉴》：隐白主治心脾疼痛。

【针法灸法】浅刺0.1~0.2寸，局部胀痛。或用三棱针点刺挤压出血，常用于神昏、胸闷咳喘。孕妇慎刺。治疗血证多用灸法以止血。

【现代研究】

（1）三棱针点刺隐白、大敦，治疗功能性子宫出血有效。

（2）三棱针点刺隐白，治疗婴幼儿腹泻有效。

（3）取隐白配合上星，用强刺激手法，治疗急性鼻衄，疗效较好。

2. 大都 《灵枢经》，足太阴经所溜为荥

【位置】第1跖趾关节前下方赤白肉际凹陷处。

【解剖】①肌肉：拇展肌止点。②血管：足底内侧动、静脉的分支。③神经：足底内侧神经的趾底固有神经。

【释字】《说文解字》："大，天大，地大，人亦大。"《广韵》："天子所宫曰都。"《正韵》："都，美也，盛也。"

【释穴】都者，物资集中之地。大都者，大的都市、都会，物资丰富。与内庭为表里，内庭指阴精纳入中土之下，其下为大都穴，内庭补充大都之阴精，蓄积能量待时而发，由于潜力巨大，故而名"大都"。足太阴所溜为荥，五行属火，火之味为苦，苦坚，在内藏精，进一步会聚脾之阴精。脾藏营，火穴为本经之母，因此本穴是聚积营气的腧穴。其前为隐白，土中之木，藏精之初始，本穴土中之火，进一步藏精。

【气血运行状态】足太阴经脉血气从足走头，经气发于皮下而为大都穴。五输穴的荥穴，五行属火，脏腑经络之气从井穴出，而溜于此穴。

【穴性】本穴属足太阴脾经腧穴，足太阴运气为湿土，五行属土，六气为湿。荥穴，五行属火，阴经从其味，火味苦，苦坚，在外清热，在内藏精。穴名大都，聚敛脾之阴精。因此本穴禀太阴湿土之精气，土中有火，应苦坚藏精。经云："荥主身热。"精藏可滋阴，清热。

【主治】腹胀，胃痛，呕吐，泄泻，便秘，热病。

【应用】《针灸甲乙经》：热病汗不出且厥，手足清，暴泄，心痛腹胀，心尤痛甚，此胃心痛也，大都主之，并取隐白，腹满，善呕，烦闷，此皆主之……痉不知所苦，大都主之……风逆，暴四肢肿，湿则唏然寒，饥则烦心，饱则眩，大都主之。

《铜人腧穴针灸图经》：治热病汗不出，手足逆冷，腹满，善呕，烦热闷乱，吐逆，目眩。

《针灸大成》：主热病汗不出，不得卧，身重骨疼，伤寒手足逆冷，腹满，善呕，烦热闷乱，吐逆，目眩，腰痛不可俯仰，绕踝风，胃心痛，腹胀，胸满，心蛔痛，小儿客忤。

《备急千金要方》：后闭不通；目眩；目系急，目上插。

《肘后备急方》：主卒霍乱，下利不止。

《医宗金鉴》：大都主治温热病，汗不出。

【针法灸法】一般直刺 0.3~0.5 寸，局部有酸胀感。可灸，孕妇及产后百日内禁灸。

3. 太白 《灵枢经》，足太阴所注为输，原穴

【位置】足大趾本节（第 1 跖骨关节）后下方赤白肉际凹陷处。

【解剖】①肌肉：拇展肌中。②血管：足背静脉网，足底内侧动脉及足跗内侧动脉分支。③神经：隐神经及腓浅神经分支。

【释字】《说文解字》："太，通于大。天大，地大，人亦大。"《说文解字》："白，西方色也。阴用事物色白。"

【释穴】太者，大也，原也，有源头和初始的意思；白即白色。太白即是山名，又是星名。山者，太白山，即终南山。《淮南子·坠形》曰："西方金也，其神名太白。"星者，太白金星，是西方金气上行，结为太白金星。金星位于地球绕太阳公转的轨道内，是地内行星，金星有时候是东方晨星，有时候是西方昏星。《诗经·小雅·大东》有云："东有启明，西有长庚。"《石氏星经》曰："太白者，大而能白，故曰太白。"太白穴为脾经原穴，脾属土，土生金，太白者，金之源。

【气血运行状态】足太阴经脉血气从足走头，经气发于皮下而为太白穴。五输穴的输穴，大都经气会聚而灌注于此。又为原穴，水谷精微在皮肤的分肉处，津液外注于皮肤，从孙络化赤而注于脏腑之原经，如经云："十二原者，五脏之所以禀三百六十五节气味也。"

【穴性】本穴属足太阴脾经腧穴，足太阴运气为湿土，五行属土，六气属湿。五输穴的输穴，五行属土，阴经从其味，土味甘，甘缓。又为脾经之原穴。穴名太白。因此本穴禀太阴湿土之精气，土生金，为肺金之母。助脾气运化，补肺气之源。

【主治】胃痛，腹胀，肠鸣，泄泻，便秘，痔漏，脚气，体重节痛。

【应用】《灵枢·热病》：热病而汗且出，及脉顺可汗者，取之鱼际、太渊、大都、太白，泻之则热去，补之则汗出，汗出太甚，取内踝上横脉以止之。热病已得汗而脉尚躁盛，此明脉之权也，死。

《灵枢·厥病》：厥心痛，腹胀胸满，心尤痛甚，胃心痛也，取之大都、

太白。

《针灸甲乙经》：热病，满闷不得卧，太白主之……胸胁胀，肠鸣切痛，太白主之……身重骨酸，不相知，太白主之。

《备急千金要方》：主腹胀，食不化，喜呕，泄有脓血。主热病先头重，颜痛，烦闷，心身热，热争则腰痛，不可以俯仰，又热病满闷不得卧，身重骨痛不相知。主霍乱，逆气。

《针灸大成》：主身热烦满，腹胀食不化，呕吐，泄泻脓血，腰痛，大便难，气逆霍乱，腹中切痛，肠鸣，膝股胻酸转筋，身重骨痛，胃心痛，腹胀胸满，心痛脉缓。

《医宗金鉴》：太白、丰隆二穴，应刺之症，即身重，倦怠，面黄，舌强而疼，腹满时时作痛，或吐或泄，善饥不欲食，皆脾胃经病也。

【针法灸法】直刺 0.5~1.0 寸，局部有酸胀感。可灸。

【现代研究】

（1）艾灸太白配丰隆，每穴 10 分钟，可治疗小儿腹泻。

（2）针刺太白对血糖有一定的调节作用。可因针刺手法不同而有不同效应，如以烧山火手法则可见血糖上升，以透天凉手法则可见血糖下降。

（3）据报道，针刺太白、足三里，治疗脾虚腹泻有效。

（4）对胎位异常者，艾灸太白可使腹部松弛，胎动活跃，有较好的转胎效果。

4. 公孙　《灵枢经》，足太阴之大络；八脉交会穴，通于冲脉

【位置】足内侧缘，当第 1 跖骨基底部的前下方。

【解剖】①肌肉：拇展肌中。②血管：跗内侧动脉分支及足背静脉网。③神经：隐神经及腓浅神经分支。

【释字】《说文解字》："公，平分也。"《说文解字》："孙，子之子曰孙。"

【释穴】公孙两个字分开的意思是爷爷、孙子，合起来是黄帝的复姓。黄帝是少典与附宝之子，本姓公孙，居轩辕之丘，号轩辕氏，建都于有熊（今河南郑州新郑市），也称有熊氏。黄帝以土德王天下，公孙为足太阴之大络，脾属土，大络与十二经脉相干而行，是五脏之精气别出于皮下，并且阳走阴，阴走阳。足太阴大络交于足阳明经，脾胃居中焦属土，以土德而统主后天，故名公孙。

【气血运行状态】足太阴经脉血气从足走头，经气发于皮下而为公孙穴。又为足太阴之大络，与经脉并行，脏腑精气别出皮下。

【穴性】本穴属足太阴脾经腧穴，足太阴运气为湿土，五行属土，六气属湿。足太阴之大络，交于足阳明经；八脉交会穴，通于冲脉，冲为血海。因此本穴禀太阴湿土之阴精，补中焦脾胃之精气，为血海之源。

【主治】胃痛，呕吐，腹痛，泄泻，痢疾。

【应用】《针灸甲乙经》：实则肠中切痛，厥，头面肿起，烦心，狂，多饮，虚则鼓胀，腹中气大满，热痛不嗜卧，霍乱，公孙主之。

《针灸大成》：主寒疟，不嗜食，痫气，好太息，多寒热汗出，病至则喜呕，呕已乃衰，头面肿起，烦心狂言，多饮，胆虚，厥气上逆则霍乱，实则肠中切痛，泻之，虚则鼓胀，补之。

《备急千金要方》：腹胀、食不化，鼓胀，腹中气大满；肠鸣。

《医宗金鉴》：公孙主治痰壅膈，肠风下血积块疴，兼治妇人气蛊等证。

《八脉八穴歌》：九种心疼涎闷，结胸反胃难停，酒食积聚胃肠鸣，水食气疾膈病。脐痛腹疼胁胀，肠风疟疾心疼，胎衣不下血迷心，泄泻公孙立应。

《针经标幽赋》：脾冷胃疼，泻公孙而立愈。

《针灸大全》：九种心疼；痰膈涎闷，胸中隐痛；脐腹胀满，气不消化；胁肋下痛；泄泻不止，里急后重；反胃吐食。

【针法灸法】直刺，深刺可透涌泉，局部有酸胀感，可扩散至足底。可灸。

【现代研究】

（1）配合天枢、梁丘、丰隆，针刺得气，平补平泻，天枢加电针，治疗单纯性肥胖有效。

（2）配合内关，针刺得气，用电针治疗仪分别连接于双侧同名穴，治疗原发性低血压有效。

（3）针刺公孙、内关、梁丘等穴有抑制胃酸的分泌作用。

5. 商丘　《灵枢经》，足太阴经所行为经

【位置】在足内踝前下方凹陷中，当舟骨结节与内踝尖连线的中点处。

【解剖】①血管：跗内侧动脉，大隐静脉。②神经：隐神经及腓浅神经分支丛。

【释字】《说文解字》：“商，从外知内也。通四方之物，故谓之商也。”《玉

篇》:“五音，金音也。”《说文解字》:“丘，土之高也，非人所为也。”

【释穴】商者，五音之中属金，也可以作为货币而能通四方；丘指高于地面的土山。该穴位骨隆起处，犹如丘陵，土能生金，故名商丘。商丘是土中之金，从隐白、太白到商丘，都是土中有金，土为金之母，然而本穴金气最旺。金气者凉燥之气，气凉可敛气化水生湿，脾胃为表里关系，与胃之燥土相对比，脾为湿土，燥土在湿土之外，水从燥土渗入地下而补益湿土，燥土在外保护湿土中的水分不至于流失。又由于脾藏营，脾为胃行其津液，因此土中有金，体现了脾输布水湿的功能。

【气血运行状态】足太阴经脉血气从足走头，经气发于皮下而为商丘穴。五输穴的经穴，是脏腑经络之气从井出，溜于荥，注于输，应地气上为云，由输穴开始下降，行于经穴，应天气降为雨。

【穴性】本穴属足太阴脾经腧穴，足太阴运气为湿土，五行属土，六气属湿。五输穴的经穴，五行属金，阴经之用从其味，金味辛，辛散。经云:“经主喘咳寒热。”本穴禀太阴湿土之阴精，土中有金。针刺此穴可辛散化湿，促进脾精化气，可治脾气下陷。升脾之精气，以补肺气。

【主治】腹胀，泄泻，便秘，黄疸，足踝痛。

【应用】《针灸甲乙经》:寒热善呕，商丘主之……厥头痛，面肿起，商丘主之……脾虚令人病寒不乐，好太息，商丘主之……腹满响响然，不便，心下有寒痛，商丘主之……阴股内痛，气痈，狐疝走上下，引少腹痛，不可俯仰上下，商丘主之……痔骨蚀，商丘主之……骨痹烦满，商丘主之……癫疾，狂，多善食，善笑，不发于外，烦心，渴，商丘主之……善魇梦者，商丘主之……管疽，商丘主之……绝子，商丘主之……小儿咳而泄，不欲食者，商丘主之……小儿癫瘛，手足扰，目昏口噤，溺黄，商丘主之。

《千金翼方》:商丘主偏风痹，脚不得履地。

《外台秘要》:商丘主喉痹。

《百症赋》:商丘痔瘤而最良。

《胜玉歌》:脚背疼时商丘刺。

《备急千金要方》:痎疟热。寒疟腹中痛。瘛疾呕沫，寒热痉互引。痫瘛。口噤不开。腹胀满不得息。血泄后重。脚挛。

【针法灸法】平刺 1.0~1.5 寸，透解溪，局部有酸胀感，可扩散至踝关节。可灸。

6. 三阴交 《针灸甲乙经》，足太阴、少阴、厥阴经交会穴

【别名】承命、太阴（《备急千金要方》）。

【位置】足内踝尖上 3 寸，胫骨内侧缘后方。

【解剖】①肌肉：胫骨后缘和比目鱼肌之间，深层有屈趾长肌。②血管：大隐静脉，胫后动、静脉。③神经：小腿内侧皮神经，深层后方有胫神经。

【释字】《说文解字》："三，天地人之道也。"《说文解字》："阴，暗也。水之南，山之北也。"《说文解字》："交，交胫也。"

【释穴】三阴交，是足太阴脾经、足厥阴肝经、足少阴肾经三经在胫骨上的交会穴。经云："阴者，藏精而起亟也。""阴平阳秘，精神乃治；阴阳离决，精气乃绝。""阳予之正，阴为之主。"三阳以三阴为本，三阴又以足三阴为根，三阴交是三阴经的交叉点，主五脏藏精，精化三阴气，即所谓"其生五，其气三"，三阴气为三阳气之根，补充三阳气。因此三阴交是三阴气的交会之处。

【气血运行状态】足太阴经脉血气从足走头，经气发于皮下而为三阴交穴，又是足三阴经脉之气的交会之处，前为商丘，经气运行至此而聚积。

【穴性】本穴属足太阴脾经腧穴，足太阴运气为湿土，五行属土，六气属湿。又是足厥阴肝经、足少阴肾经交会之处。因此本穴禀太阴湿土，厥阴风木、少阴肾水之精气。可治因三阴经脉及所连脏腑之异常病症。由于本穴与三阴关系密切，任脉主一身之阴，又主胞胎，因此本穴与任脉关系密切，不能用于孕妇，以防流产。

【主治】肠鸣腹胀，泄泻，月经不调，带下，阴挺，不孕，滞产，遗精，阳痿，遗尿，疝气，失眠，下肢痿痹，脚气。

【应用】《针灸甲乙经》：足下热痛，不能久坐，湿痹不能行，三阴交主之……飧泄，补三阴交。

《铜人腧穴针灸图经》：昔有宋太子性善医术，出苑逢一怀娠妇人，太子诊曰，是一女也，令徐文伯亦诊之，此一男一女也，太子性急欲剖视之，臣请针之，泻足三阴交，补手阳明合谷，应针而落，果如文伯之言，故妊娠不可刺也。

《备急千金要方》：劳淋，灸足太阴百壮，在内踝上三寸，三报之。卵偏大入腹，灸三阴交随年壮。梦泄精，灸三阴交二七壮。主髀中痛不得行，足外皮痛。

《针灸大成》：主脾胃虚弱，心腹胀满，不思饮食，痹痛身重，四肢不举，

腹胀肠鸣，溏泄，食不化，痃癖腹寒，膝内廉痛，小便不利，阴茎痛，足痿不能行，疝气，小便遗，胆虚，食后吐水，梦遗失精，霍乱手足逆冷，呵欠，颊车蹉开，张口不合，男子阴茎痛，元脏发动，脐下痛不可忍，小儿客忤，妇人临经行房羸瘦，癥瘕，漏血不止，月水不止，妊娠胎动横生，产后恶漏不行，出血过多，血崩晕，不省人事。如经脉闭塞不通，泻之立通，经脉虚耗不行者，补之，经脉益盛则通。

《千金翼方》：产难，月水不禁，横生胎动；牙车失欠蹉跌；脚疼。

《针灸聚英》：脾胃虚弱，心腹胀满，不思饮食……疝气，小便遗失……男子阴茎痛，元脏发动，脐下痛不可忍，小儿客忤，妇人临经行房羸瘦，癥瘕，漏血不止，月水不止；妊娠胎动，横生，产后恶露不行，去血过多，血崩晕，不省人事。如经脉闭塞不通，泻之产通；经脉虚耗不行，补之，经脉益盛则通。

《类经图翼》：主中风卒厥不省人事。

《杂病穴法歌》：呕噎阴交不可饶，死胎阴交不可缓。

《胜玉歌》：阴交针入下胎衣。

【针法灸法】直刺1~1.5寸，局部有酸胀感，向足底放散或酸胀感扩至膝关节和股内侧。《铜人腧穴针灸图经》："孕妇禁针"。

【现代研究】

（1）临床观察针刺足三里、三阴交对胃下垂患者有较好的疗效。

（2）取三阴交、中极、关元，连续治疗几个月后，可使患者排卵过程与月经周期恢复正常，也可使继发性闭经患者出现激素撤退性出血现象。对男性生殖功能也有影响，如针刺三阴交、关元、肾俞，对阳痿治疗有显著疗效，对精子缺乏症也有一定疗效。

（3）针刺三阴交可能对生理功能正常的胰腺有调节胰岛素分泌的作用。

（4）针刺照海、三阴交等穴位，可引起输尿管蠕动加强，对于由不同原因引起的尿潴留、尿失禁等排尿功能障碍患者，可促使其排尿功能恢复正常，并可使急慢性肾炎患者排尿量明显增加；在慢性输尿管瘘的动物实验中发现，可促进排尿作用。

（5）据报道用针刺三阴交、气海、肾俞，治疗痛经125例，取得良好效果。

（6）对妊娠7~8个月的胎位异常者，艾灸三阴交，能使腹壁松弛，胎动活跃，有助于矫正胎位。

（7）对某些消化系统、泌尿系统肿瘤有一定的辅助治疗作用，可改善机体状况，减轻放疗、化疗的毒副作用和缓解症状。

7. 漏谷 《针灸甲乙经》

【别名】太阴络（《针灸甲乙经》）。

【位置】小腿内侧，当内踝尖与阴陵泉的连线上，距内踝尖6寸，胫骨内侧缘后方。

【解剖】①肌肉：胫骨后缘与比目鱼肌之间，深层有屈趾长肌。②血管：大隐静脉，胫后动、静脉。③神经：小腿内侧皮神经，深层内侧后方有胫神经。

【释字】《说文解字》："漏，以铜受水，刻节，昼夜百刻。"《说文解字》："谷，泉出通川为谷。"

【释穴】漏者，渗泄也；谷者，刚从山中出洞而尚未成流的泉脉。《尔雅》："水注溪曰谷。"《内经》曰："肉之大会为谷。"本穴在三阴交上3寸处，胫腓二骨夹隙中。《医宗金鉴》谓："在夹骨隙中。"故喻之为谷。《针灸甲乙经》又名太阴络，程扶生《医经理解》曰："谓有漏而别走者也。"故得名漏谷。更深的意思，本穴是地面上山谷中的水流渗漏于地下，流于地下水泉。地表之燥土为足阳明胃经所主，漏谷的外部与足阳明络穴"丰隆"部位相对，故又名"太阴络"。

【气血运行状态】足太阴经脉血气从足走头，经气发于皮下而为漏谷穴。足太阴湿土，位于地表燥土之下，本穴是经中水流从地表渗漏地下。

【穴性】本穴属足太阴脾经穴，足太阴运气为湿土，五行属土，六气属湿。穴名漏谷，经水流入地下，滋润湿土。因此本穴禀太阴湿土之阴精，阳明燥土之精气，主治因中土气虚湿盛，水液潴留等，同时还可以利水以消皮下水肿。

【主治】腹胀，肠鸣，小便不利，遗精，下肢痿痹。

【应用】《针灸甲乙经》：腹中热，若寒腹善鸣，强欠时内痛，心悲，气逆，腹满，漏谷主之……少腹胀急，小便不利，厥气上头颠，漏谷主之。

《铜人腧穴针灸图经》：治痃癖冷气，心腹胀满，食饮不为肌肤，湿痹不能久立。

《类经图翼》：主治膝痹脚冷不仁，肠鸣腹胀，痃癖冷气，小腹痛，饮食不为肌肤，小便不利失精。

《备急千金要方》：久湿痹不行；肠鸣而痛；失精。

【针法灸法】直刺 1~1.5 寸，局部有酸胀感，可扩散至小腿外侧。《铜人腧穴针灸图经》："禁灸。"

8. 地机　《针灸甲乙经》，郄穴

【别名】脾舍（《针灸甲乙经》），地箕（《针灸入门》）。

【位置】当内踝尖与阴陵泉的连线上，阴陵泉下 3 寸。

【解剖】①肌肉：胫骨后缘与比目鱼肌之间。②血管：前方有大隐静脉及膝最上动脉的末支，深层有胫后动、静脉。③神经：小腿内侧皮神经，深层后方有胫神经。

【释字】《说文解字》："地，元气初分，轻清阳为天，重浊阴为地。"《素问·五运行大论》："帝曰：地之为下，否乎？岐伯曰：地为人之下，太虚之中者也。"《说文解字》："机，主发谓之机。"又气运之变化曰机，《庄子·天运篇》曰："意者有机，缄而不得已耶。"《至乐篇》曰："万物皆出于机，皆入于机。"

【释穴】地机者，万物出入之机要。《素问·五运行大论》："地者，元气之所生，万物之祖也。"《至乐篇》曰："万物皆出于机，皆入于机。"地之上为阳明燥土，地之下为太阴湿土，机者万物之出入，入是水谷精微化为营气入于脾，出是脾藏精化气出于地表。针此穴可使气血充盛，而生机畅旺，犹如大地复苏，化生万物，为中土之枢机。与之相对的是天枢，足阳明胃经腧穴，是天地之气出入的枢机；本穴是脾经腧穴，是地气出于地上的机要之处。

【气血运行状态】足太阴经脉血气从足走头，经气发于皮下而为地机穴，足太阴脾之精气内外出入之处。

【穴性】本穴属足太阴脾经腧穴，足太阴运气为湿土，五行属土，六气属湿。穴名地机，地机者，万物出入于地的机要之处。又是足太阴的郄穴，郄穴是经脉之气出于皮下之盛者，临床多用于治疗急证、血证。因此本穴禀足太阴湿土之精气，出入于地表上下，出则精化气，入则精收藏；前者治疗脾气不足，后者治疗阴精不足。

【主治】腹痛，泄泻，小便不利，水肿，月经不调，痛经，遗精。

【应用】《针灸甲乙经》：溏瘕，腹中痛，脏痹，地机主之。

《铜人腧穴针灸图经》：治女子血瘕，按之如汤沃股内至膝，丈夫溏泄，腹

胁气胀，水肿，腹坚，不嗜食，小便不利。

《针灸大成》：主腰痛不可俯仰，溏泄，腹胁胀，水肿腹坚，不嗜食，小便不利，精不足，女子癥瘕，按之如汤沃股内至膝。

《百症赋》：妇人经事改常，自有地机血海。

《百症赋》：兼血海，治妇人经事之改常。

【针法灸法】直刺 0.5~0.8 寸，局部酸胀感，可扩散至小腿部。可灸。

【现代研究】

（1）据报道，取双侧地机，快速进针，捻转或震颤催气，治疗失眠。

（2）治疗痛经，取地机，直刺 1.5 寸，强刺激，行针 5 分钟，得气后，患者自觉有麻胀感直入小腹。

（3）地机配血海，埋针治疗功能性子宫出血。

9. 阴陵泉 《灵枢经》，足太阴经所入为合

【位置】在小腿内侧，当胫骨内侧髁后下方凹陷处。

【解剖】①肌肉：胫骨后缘和腓肠肌之间，比目鱼肌起点上。②血管：前方有大隐静脉，膝最上动脉，最深层有胫后动、静脉。③神经：小腿内侧皮神经本干，最深层有胫神经。

【释字】《说文解字》：“阴，暗也。暗者，闭门也。闭门则为幽暗。故以为高明之反。水之南，山之北也。”《说文解字》：“陵，大阜曰陵。”《说文解字》：“泉，水原也。”

【释穴】阴者在内，《素问》：“夫言人之阴阳，则外为阳，内为阴。”陵即大阜也。泉即水源也。该穴位于胫骨内侧髁后下方凹陷处，犹如阴侧陵下的深泉，水出于泉，故而得名。足太阴脾湿土，湿土在阳明燥土之下，因此为阴陵。泉者，地下之水泉。

《灵枢·九针十二原》：“阴有阳疾者。取之下陵三里。正往无殆。气下乃止。不下复始也。疾高而内者，取之阴之陵泉，疾高而外者，取之阳之陵泉也。”所谓阴有阳疾，是阳邪侵袭而入于内，所谓下陵三里，在膝下三寸，是足阳明经的足三里穴，阳明主阖，主降，正往无殆，气下乃止，使邪气从下而解。所谓疾高而内，是病发在内的阴气，而见于上，阴陵泉是太阴脾经腧穴，太阴主开，使在内的病邪，随着开阴气而上出。阳病入内的，要从下解；阴病之出于上的，要从外解。所谓疾高而外，是外邪高而病在外之下。阳陵泉是足

少阳经的腧穴，少阳主枢，邪位在高，而欲下入于内，因此要使从枢外出，而不要使邪入于内。

【气血运行状态】足太阴经脉血气从足走头，经气发于皮下而为阴陵泉。又为五输穴的合穴，脏腑经络之精气从井出，溜于荥，注于输，行于经，从合穴入于经脉中。

【穴性】本穴属足太阴脾经穴，足太阴运气为湿土，五行属土，六气属湿。五输穴的合穴，五行属水，阴经从其味，水味咸，咸软，主足太阴脾经藏精与化气。阴陵泉，阴土中的水泉。本穴禀太阴湿土之阴精，主阴精收藏与化气。血气入于经脉则藏精，可消肿；阴精从内出外而精化气，可健脾益气。

【主治】腹胀，泄泻，水肿，黄疸，小便不利或失禁，膝痛。

【应用】《灵枢·四时气》：飧泄，补三阴之上，补阴陵泉，皆久留之，热行乃止。

《灵枢·热病》：热病挟脐急痛，胸胁满，取之涌泉与阴陵泉。

《针灸甲乙经》：腹中气盛，腹胀逆，不得卧，阴陵泉主之……肾腰痛不可俯仰，阴陵泉主之……溏，不化食，寒热不节，阴陵泉主之……妇人阴中痛，少腹坚急痛，阴陵泉主之。

《针灸大成》：霍乱，阴陵泉、承山、解溪、太白。

《备急千金要方》：阴陵泉、关元，主寒热不节，肾病不可俯仰，气癃尿黄；阴陵泉、阳陵泉，主失禁遗尿不自知；阴陵泉、隐白，主胸中热，暴泄。

《千金翼方》：水肿不得卧，灸阴陵泉百壮。

《杂病穴法歌》：心胸痞满阴陵泉。小便不通阴陵泉。

《百症赋》：阴陵泉、水分，去水肿之脐盈。

【针法灸法】直刺1.0~2.0寸，局部有酸、麻、胀感并沿着小腿内侧向下扩散。可灸。

【现代研究】

（1）针刺阴陵泉有调整膀胱张力的作用，松弛者使张力增加，扩张者紧张，可治疗尿潴留。

（2）针刺阴陵泉对中枢神经系统功能有一定影响。

（3）针刺阴陵泉、外陵等穴治疗急性菌痢，结果发现针治组凝集素平均效值最高且增长最快，较电针组及药治组为优。

10. 血海 《针灸甲乙经》

【别名】百虫窠（《针灸大全》），血郄（《经穴纂要》）。

【位置】屈膝，在大腿内侧，髌底内侧端上 2 寸，当股四头肌内侧头的隆起处。简便取穴法：患者屈膝，医者以左手掌心按于患者右膝髌骨上缘，二至五指向上伸直，拇指约呈 45° 斜置，拇指尖下是穴。对侧取法仿此。

【解剖】①肌肉：股骨内上髁上缘，股内侧肌中间。②血管：股动、静脉肌支。③神经：股前皮神经及股神经肌支。

【释字】《释名》："血，濊也，出于肉，流而濊濊也。"《关尹子·四符篇》："一为父，故受气于父，气为水。二为母，故受血于母，血为火。"《说文解字》："海，天池也。以纳百川者。"

【释穴】血指气血，海即海洋。营气出于中焦，经过心神赤化而为血。《灵枢·玉板》曰："人之所受气者，谷也，谷之所注者，胃也。胃者，水谷气血之海也。海之所行云气者，天下也。胃之所出气血者，经隧也。经隧者，五脏六腑之大络也。"胃为水谷气血之海，足阳明胃经脉的营血经过水谷精微的补充，从冲阳穴输入足太阴脾经脉，脉内外的营血从合穴入于经脉，然后再会聚于此，而为血海。血生于中焦脾胃，根于下焦肾水，统于上焦心火。人有五脏四海，胃为水谷之海，脑为髓海，冲脉为血海，膻中为气海。自然界有五湖四海，海之气上为云，降为雨，补充陆地上的水；湖泊则是由内而外，滋润周围土壤。因此海是由外而内，湖是由内而外。血海穴是脾经输布精微于皮下之处，从皮下进入络脉中，再回流入于经脉，应海之所行云气者，天下也。本穴为脾经腧穴，脾藏营，主输布水谷精微，血海穴可助脾经输布营血的功能。

【气血运行状态】足太阴经脉血气从足走头，经气发于皮下而为血海穴。本穴之前为阴陵泉，地下之水泉会聚之处，气血运行聚合于此。

【穴性】本穴属足太阴脾经穴，足太阴运气为湿土，五行属土，六气属湿。名为血海，别名血郄，气血从缝隙发出于皮下。本穴禀太阴湿土之精气，为生血之源，后天之本，可治疗气血虚的月经失调。又名百虫窝，由于血海是海之所行云气，天气又降为雨，因此有行血祛风之势，本穴可治湿痒之疮。

【主治】月经不调，崩漏，经闭，瘾疹，湿疹，丹毒。

【应用】《针灸甲乙经》：妇人漏下，若血闭不通，逆气胀，血海主之。

《针灸大成》：暴崩不止，血海主之。

《铜人腧穴针灸图经》：主妇人漏下恶血，月闭不通，逆气腹胀。

《医宗金鉴》：血海治男子肾脏风，两腿疮疡湿痛等症。

《类经图翼》：主带下，逆气，腹胀。

《类经图翼》：主治女子崩中漏下，月事不调，带下，逆气腹胀，先补后泻，又主肾脏风，两腿疮痒湿不可挡。

《胜玉歌》：热疮臁内年年发，血海寻来可治之。

《杂病穴法歌》：五淋血海通男妇。

【针法灸法】直刺 1~1.5 寸，局部有酸胀感，可向髌部放散。可灸。

【现代研究】

（1）针刺血海后，患者凝血酶原时间、红细胞计数、凝血时间变化有非常显著性差异。

（2）对特发性血小板减少性紫癜，针刺血海、三阴交、膈俞，每日 1 次，发现针刺可明显影响血小板计数，致使血小板计数有所增加。

（3）有实验研究表明，针刺血海对垂体－性腺功能有影响，尤其是对卵巢功能有一定影响。针刺归来、中极、血海等，可使继发性闭经患者出现激素撤退性出血现象。

（4）据报道，针刺血海治疗荨麻疹、带状疱疹、银屑病、白癜风等有效。

11. 箕门 《针灸甲乙经》

【位置】在大腿内侧，当血海与冲门连线上，血海上 6 寸。

【解剖】①肌肉：缝匠肌内侧缘，深层有大收肌。②血管：大隐静脉，深层之外方有股动、静脉。③神经：股前皮神经，深部有隐神经。

【释字】《说文解字》：“箕，簸也。”《说文解字》：“门，闻也。”

【释穴】箕即簸箕，门即门户。本穴在大腿内侧肌肉上缘，取穴时人须敞腿兀坐，两腿分张，形如箕状，故称箕坐。又本穴在肌肉丰腴之处，犹如箕星之门，故名“箕门”。深层内涵，簸箕一端有门，没有出口，物质只进不出。穴位两侧肌肉丰腴，有如鱼腹，气血充盛，肌肉丰腴；气血不足则大肉脱陷，因此箕门的意思是补益后天水谷精微。

【气血运行状态】足太阴经脉血气从足走头，经气发于皮下而为箕门穴。前有血海，百川所归，运行到此为箕门，入而不出。

【穴性】本穴属足太阴脾经穴，足太阴运气为湿土，五行属土，六气属湿。

名为箕门，位居丰腴肌肉之处，箕之门只进不出，补充后天营血。因此本穴禀太阴湿土之阴精，以补少阴肾水、厥阴肝血之精气，主治肾精亏虚，肝血不足引起的膀胱气化不利，厥阴经脉不通的病症。

【主治】小便不利，遗尿，腹股沟肿痛。

【应用】《外台秘要》：主癃，遗溺，鼠鼷痛，小便难。

《铜人腧穴针灸图经》：治淋，遗溺，鼠鼷肿痛，小便不通。

【针法灸法】一般直刺0.5~1.0寸，局部有酸胀感，向上可放散到大腿内侧，向下可放射到踝。注意：针刺时避开动脉。忌深刺，《素问·刺禁论》："刺阴股中大脉，血出不止死。"可灸。

12. 冲门 《针灸甲乙经》，足太阴、足厥阴经交会穴

【别名】慈宫（《针灸甲乙经》），上慈宫（《古今医统大全》）（《针灸聚英》）。

【位置】腹股沟外侧，距耻骨联合上缘中点3.5寸，当髂外动脉搏动处的外侧。

【解剖】①肌肉：腹股沟韧带中点外侧的上方，在腹外斜肌腱膜及内斜肌下部。②血管：内侧为股动、静脉。③神经：股神经。

【释字】《说文解字》："冲，涌摇也。"《说文解字》："门，闻也。"

【释穴】冲者，直冲、上冲也。门，人所出入处，经气流注开阖之处。本穴位于横骨两端的纹中动脉处，《图考》："适当大腿缝中之纹端，以手切之动脉应手。"此穴在腹股沟动脉处，足太阴之脉自箕门穴上行，由此直冲入腹，故名冲门。其外有气街，又名气冲，腹气有街，络绝而径通，从气街出于皮下腹部。本穴冲门，阴精化气，从地下上冲出于地上之门。又与冲脉、肾经相邻，脾土为后天之本，补益冲脉肾经之精气。

【气血运行状态】足太阴经脉血气从足走头，经气发于皮下而为冲门穴。前有箕门穴，气血从经过血海汇聚，收集于箕门，而到此冲门。

【穴性】本穴属足太阴脾经腧穴，足太阴运气为湿土，五行属土，六气属湿。冲门是足太阴经、足厥阴经交会穴。穴名冲门，与气冲为表里，以冲阳为本。本穴禀足太阴湿土之阴精，足阳明燥土之气，足厥阴风木之气，为气冲之本，阴精所藏。

【主治】腹痛，疝气，崩漏，带下。

【应用】《针灸甲乙经》：寒气腹满，癃，淫泺，身热，腹中积聚疼痛，冲

门主之……阻疝，冲门主之。

《备急千金要方》：乳难，子上冲心，阴疝，刺冲门入七分，灸五壮。

《针灸大成》：主腹寒气满，腹中积聚，疼，癃，淫泺，阴疝，妇人难乳，妊娠子冲心，不得息。

【针法灸法】一般直刺 0.5~1.0 寸，腹股沟有酸胀感，可扩散至外阴部。避开动脉。不能深刺。可灸。

13. 府舍　《针灸甲乙经》，足太阴、足厥阴、阴维脉的交会穴

【位置】在下腹部，当脐中下 4 寸，冲门上方 0.7 寸，距前正中线 4 寸。

【解剖】①肌肉：腹股沟韧带上方外侧，腹外斜肌腱膜及腹内斜肌下部，深层为腹横肌下部。②血管：腹壁浅动脉，肋间动、静脉。③神经：髂腹股沟神经。

【释字】《说文解字》："府，文书藏也。"《说文解字》："舍，市居曰舍。"

【释穴】府，有聚会之义。舍，意指居住之所。俗话说，铁打的营房，流水的兵。阴精之气从此经过，短暂停留此处。本穴为足太阴、阴维、厥阴之会，且三脉从此上下入腹络肝脾，结心肺，《针灸甲乙经》有："足太阴、阴维、厥阴之会，此脉上下入腹络胸。"犹如内府元气储藏之宅，在腹结穴下 3 寸，为脾气聚居之处所，故名府舍。

【气血运行状态】足太阴经脉血气从足走头，经气发于皮下而为府舍穴。前为冲门穴，阴精之气从此门冲入腹中，所经过的第一个穴位。

【穴性】本穴属足太阴脾经穴，足太阴运气为湿土，五行属土，六气属湿。府舍为足太阴经、足厥阴经、阴维脉交会穴，是阴精之气经过并暂时滞留之处，因此本穴禀太阴湿土之阴精，精气随经脉上行入腹中。主补益太阴脾经、肝经、阴维脉之精气。

【主治】腹痛，疝气，积聚。

【应用】《针灸甲乙经》：疝瘕，髀中急痛，循胁，上下抢心，腹痛积聚，府舍主之……厥逆霍乱，府舍主之。

《针灸大成》：主疝瘕，髀中急疼，循胁上下抢心，腹痛积聚，厥气霍乱。

【针法灸法】直刺 0.5~0.8 寸，局部酸胀，可扩散至外阴部。可灸。

14. 腹结　《针灸甲乙经》

【别名】腹屈（《针灸甲乙经》），肠窟（《外台秘要》），肠结（《千金翼

方》)，临窟(《西方子明堂灸经》)，肠屈(《铜人腧穴针灸图经》)。

【位置】在下腹部，大横下 1.3 寸，距前正中线 4 寸。

【解剖】①肌肉：腹内、外斜肌及腹横肌肌部。②血管：第 11 肋间动、静脉。③神经：第 11 肋间神经。

【释字】《说文解字》：“腹，厚也。”《说文解字》：“结，缔也。”

【释穴】腹即腹部，结即缔结，表面意思，本穴多发腹部结痛症状。深层内涵，腹者，厚土也，脾属土，结者，气血结聚，因此本穴指土中精气结聚的意思。周与嗣《千字文》：“露结为霜。”有凝结之义。前有府舍，阴精的短暂聚积之处，气血运行至此而聚积，是府舍的进一步发展。

【气血运行状态】足太阴经脉血气从足走头，经气发于皮下而为腹结穴。前为府舍穴，足太阴经气在府舍短暂停留后，继续上行，至于腹结。

【穴性】本穴属足太阴脾经穴，足太阴运气为湿土，五行属土，六气属湿。名为腹结，又名腹屈、肠窟、肠结等，是腹部气机擅于郁结此处。因此本穴禀太阴湿土之精气，气盛则通瘀，气虚则腹结。本穴善治腹部痛结不通之症，故名腹结。

【主治】腹痛，泄泻，疝气。

【应用】《针灸甲乙经》：绕脐痛……注利，腹结主之。

《铜人腧穴针灸图经》：治绕脐痛，上冲抢心，腹寒泻痢，咳逆。

《类经图翼》：主咳逆，绕脐腹痛，中寒泻痢，心痛。

【针法灸法】直刺 0.8~1.2 寸，局部酸麻重胀。可灸。

【现代研究】临床治疗急性胃肠炎，用针刺艾灸配合，取足三里、鸠尾、大横、腹结等穴，经过 1~2 次针灸后，症状很快消失，取得显著疗效。

15. 大横 《针灸甲乙经》，足太阴、阴维脉交会穴

【别名】肾气(《医学纲目》)。

【位置】在腹中部，距脐中 4 寸。

【解剖】①肌肉：腹外斜肌肌部及腹横肌肌部。②血管：第 11 肋间动、静脉。③神经：第 12 肋间神经。

【释字】《说文解字》：“大，天大，地大，人亦大。”《说文解字》：“横，阑木也。”即门框下部的横木。

【释穴】大横是指横贯门框下部的横木，由于是平肚脐，因此是横贯身体

中心线，因而得名。深层涵义，大横与天枢相表里，天枢是分身体为天地，大横在内，分上下为阴阳。大横之上多气，大横之下多精。经云："精化为气。"精为阴，气为阳；精为气之始，气为精之终；精为气之形，气为精之化。

【气血运行状态】足太阴经脉血气从足走头，经气发于皮下而为大横穴。大横之前为腹结，是足太阴之气血聚结之处，经气运行至此。

【穴性】本穴属足太阴脾经穴，足太阴运气为湿土，五行属土，六气属湿。是足太阴、阴维脉交会穴。名为大横，分精气于上下。因此本穴禀太阴湿土之精气，从藏精而转为化气，上注于胸，主太阴脾气升降异常。

【主治】泄泻，便秘，腹痛，逆气，多寒，善悲。

【应用】《针灸甲乙经》：大风，逆气，多寒，善悲，大横主之。

《备急千金要方》：惊怖心忪，少力，灸大横五十壮。四肢不可举动，多汗洞痢，灸大横随年壮。

【针法灸法】一般直刺 1.0~1.5 寸，局部有酸胀感，可扩散至同侧腹部。可灸。

【现代研究】

（1）有报道，依次按压大横、中脘、章门各 1~2 分钟，后改按压为顺时针方向揉摩 5 分钟。每日早、晚各 1 次，1 周为 1 个疗程。指压治疗便秘有效。

（2）针刺大横治疗尿失禁、尿潴留有效。

（3）现代研究证明，针刺大横穴对于急性胃肠炎有效。

16. 腹哀　《针灸甲乙经》，足太阴与阴维脉交会穴

【位置】在上腹部，当脐中上 3 寸，距前正中线 4 寸。

【解剖】①肌肉：腹内外斜肌及腹横肌肌部。②血管：第 8 肋间动、静脉。③神经：第 8 肋间神经。

【释字】《说文解字》："腹，厚也。"《说文解字》："哀，闵也。"

【释穴】腹，腹部，属土。哀，悲鸣，哀痛。腹哀者，有肠鸣的意思。哀者，悲哀也，肺气之情志，肺与大肠相表里，肺与脾同属太阴。腹哀，肠动而腹振，都是哀气之所致。主治腹痛肠鸣，犹如腹部发由哀鸣的声音，因而名之。

【气血运行状态】足太阴经脉血气从足走头，经气发于皮下而为腹哀穴。前为大横，在内分上下阴阳，大横之上多气，腹哀是腹中之气。

【穴性】本穴属足太阴脾经穴，足太阴运气为湿土，五行属土，六气属湿。足太阴、阴维脉交会穴，穴名腹哀，因此本穴禀太阴湿土之精气，太阴、阳明燥湿之气，主以调腹中之气。《金针梅花诗钞》："腹哀穴在腹无哀。"

【主治】消化不良，腹痛，便秘，痢疾。

【应用】《针灸甲乙经》：便脓血，寒中，食不化，腹中痛，腹哀主之……绕脐痛抢心，膝寒，注利，腹哀主之。

《针灸聚英》：主寒中食不化，大便脓血。

【针法灸法】直刺 1~1.5 寸，局部有酸胀感。可灸。

17. 食窦 《针灸甲乙经》

【别名】命关（《扁鹊心书》）。

【位置】在胸外侧部，当第 5 肋间隙，距前正中线 6 寸。

【解剖】①肌肉：第 5 肋间隙，前锯肌中，深层有肋间内、外肌。②血管：胸外侧动、静脉，胸腹壁动、静脉。③神经：第 5 肋间神经外侧皮支。

【释字】《说文解字》："食，一米也。"《说文解字》："窦，空也。"

【释穴】食，指食物与饲养，又为藏谷之窖。窦，孔穴，水道也。《外台秘要》曰："主胸胁支满，肠间雷鸣，辘辘常有水声。"似有水谷从此通过，因名食窦。

食窦与乳根相邻，同在第 5 肋间，左侧食窦应该是胃之大络，《平人气象论》："胃之大络，名曰虚里，贯膈络肺，出于左乳下，其动应衣，脉宗气也。"《扁鹊心书》有这样记载："老人大便不禁，乃脾肾气衰，灸左命关，关元各二百壮。此穴属脾，又名食窦穴，能接脾脏真气，治三十六种脾病。盖脾为五脏之母，后天之本，属土，生长万物者也，若脾气在，虽病甚不死，此法试之极验。"

【气血运行状态】足太阴经脉血气从足走头，经气发于皮下而为食窦穴。前者为腹哀穴，足太阴经气从腹哀，运行至此，会聚胃之下。

【穴性】本穴属足太阴脾经穴，足太阴运气为湿土，五行属土，六气属湿。穴名食窦，又名命关，是因为此穴左侧为胃之大络，又名虚里，是宗气所在之处。因此本穴禀足太阴湿土之精气，足阳明燥土之精气，又是宗气所出之处。因此主治气逆气滞病症，左侧还可启后天之本。

【主治】胸胁胀痛，嗳气，翻胃，腹胀，水肿。

【应用】《备急千金要方》：食窦主膈中雷鸣，察察隐隐，常有水声。

《针灸大成》：主胸胁支满，膈间雷鸣，常有水声，膈痛。

《类经图翼》：主治胸胁支满，咳唾逆气，饮不下，膈有水声。

《扁鹊心书》：妇人产后，腹胀水肿，灸命关百壮。黄疸，眼目及遍身皆黄，小便赤色，乃冷物伤脾所致，灸右命关一百壮，忌服凉药，若兼黑疸及房劳伤肾，再灸命门三百壮。反胃食已即吐，乃饮食失节，脾气损也，灸命关三百壮。老人大便不禁，乃脾肾气衰，灸左命关，关元各二百壮。此穴属脾，又名食窦穴，能接脾脏真气，治三十六种脾病。盖脾为五脏之母，后天之本，属土，生长万物者也，若脾气在，虽病甚不死，此法试之极验。

《外台秘要》：主胸胁支满，肠间雷鸣，辘辘常有水声。

【针法灸法】斜刺0.3~0.5寸，不宜深刺。可灸。

18. 天溪　《针灸甲乙经》

【位置】在胸外侧部，当第4肋间隙，距前正中线6寸。

【解剖】①肌肉：第4肋间隙，胸大肌外下缘，下层为前锯肌，再深层为肋间内、外肌。②血管：胸外侧动、静脉分支，胸腹壁动、静脉，第4肋间动、静脉。③神经：第4肋间神经。

【释字】《说文解字》："天，巅也。至高无上。"《说文解字》："溪，山渎无所通。"

【释穴】天溪者位高在天，水溪流于其间。胸腔为人之清阳所在，其象应天。本穴平于乳房外侧陷处，正在乳旁，天溪与乳中穴相表里。乳房储藏精汁在哺乳期，乳汁涌出，犹如天上溪流，因名天溪。脾为胃行其津液，而上输于肺，因此天溪外合肺经的天府穴。

【气血运行状态】足太阴经脉血气从足走头，经气发于皮下而为天溪穴。前为食窦穴，胃之大络，虚里之处，宗气所在，足阳明经气运行至此会聚为天溪，天之水溪，与手太阴肺经的天府穴相合。

【穴性】本穴属足太阴脾经穴，足太阴运气为湿土，五行属土，六气属湿。穴名天溪，天上水溪，上合手太阴肺的天府穴。因此本穴禀太阴湿土之精气，为胃行其津液，上输于肺，而合于天府穴。

【主治】胸胁疼痛，咳嗽，乳痛，乳汁少。

【应用】《备急千金要方》：天溪、侠溪主乳肿痈溃。

《外台秘要》：天溪灸五壮，主胸中满痛，乳肿，贲膺，咳逆上气，喉鸣有声。

《针灸大成》：主胸中满痛，贲膺，咳逆上气，喉中作声，妇人乳肿，㿉痈。

【针法灸法】一般斜刺 0.3~0.5 寸，内为肺脏，禁深刺。可灸。

19. 胸乡 《针灸甲乙经》

【位置】在胸外侧部，当第 3 肋间隙，距前正中线 6 寸。

【解剖】①肌肉：胸大肌、胸小肌外缘，前锯肌中，下层为肋间内、外肌。②血管：胸外侧动、静脉，第 3 肋间动、静脉。③神经：第 3 肋间神经。

【释字】《说文解字》："胸，膺也。"《释名》："乡，向也，众所向也。"乡还指窗户，《礼·明堂位》："刮楹达乡。《疏》：每室四户八窗，窗户皆相对。"

【释穴】胸，指胸部。《灵枢·胀论》："夫胸腹，脏腑之郭也。"乡在这里指窗户。此穴与足阳明胃经的膺窗穴相邻，互为表里，意喻为胸部之户牖，故名胸乡。膺窗多燥土之气在外，胸乡多湿土之气在内。

【气血运行状态】足太阴经脉血气从足走头，经气发于皮下而为胸乡穴。其前为天溪穴，足阳明经气运行至此，会聚于此处。

【穴性】本穴属足太阴脾经穴，足太阴运气为湿土，五行属土，六气属湿。穴名胸乡，胸中之窗户。因此本穴禀太阴湿土之精气，主气的内外出入。

【主治】胸胁胀痛。

【应用】《针灸甲乙经》：胸胁支满，却引背痛，卧不得转侧，胸乡主之。

《外台秘要》：灸五壮，主胸胁支满，却引背痛，卧不得转侧。

【针法灸法】斜刺 0.3~0.5 寸，禁忌深刺。可灸。

20. 周荣 《针灸甲乙经》

【别名】周营（《经穴汇解》）。

【位置】在胸外侧部，当第 2 肋间隙，距前正中线 6 寸。

【解剖】①肌肉：胸大肌中，下层为胸小肌，肋间内、外肌。②血管：胸外侧动、静脉，第 2 肋间动、静脉。③神经：胸前神经分叉，正当第 1 肋间神经。

【释字】《说文解字》："周，密也。"《说文解字》："荣，桐木也。又屋梠之两头起者为荣。"

【释穴】周者，密也；荣者，荣养也，同时还指飞檐、屋檐两头翘起的部分。经云："阳气者，烦劳则张。""阳气者，精则养神，柔则养筋。""阴阳之要，阳密乃固。""阴平阳秘，精神乃治。"《素问·厥论》："脾主为胃行其津液者也。阴气虚则阳气入，气入则胃不和，胃不和则精气竭，精气竭则不营于四肢也。"《素问·经脉别论》："饮入于胃，游溢精气，上输于脾。脾气散精，上归于肺，通调水道，下输膀胱。水精四布，五经并行。"此穴属脾经，脾主肌肉，又兼统血散精之职。足太阴之表为足阳明胃经，足阳明之上为手太阴肺，在结构上与足阳明胃经相关，此穴在足阳明胃经的屋翳穴之旁，屋翳者屋檐，本穴为飞檐。功能上，脾藏精化气，上输于肺，因此称为荣；肺主皮毛，在外的阳气要固密，因此称为周，故而名为周荣。

【气血运行状态】足太阴经脉血气从足走头，经气发于皮下而为周荣穴。前为胸乡，足阳明经气运行至此，会聚于此处。

【穴性】本穴属足太阴脾经穴，足太阴运气为湿土，五行属土，六气属湿。穴名周荣，密闭而荣营，经云："阴平阳秘，精神乃治。"因此本穴禀太阴湿土之精气，精气升至天位，阳密乃固，降肺气。

【主治】咳嗽，气逆，胸胁胀满。

【应用】《外台秘要》：主治胸胁满，不得俯仰，饮食不下，咳唾陈脓。

《针灸大成》：主胸胁满不得俯仰，食不下，喜饮，咳唾秽脓，咳逆，多淫。

【针法灸法】一般斜刺 0.3~0.5 寸。内为肺脏，禁深刺。可灸。

21. 大包 《灵枢经》，脾之大络

【位置】在侧胸部，腋中线上，当第 6 肋间隙处。

【解剖】①肌肉：第 6 肋间隙，前锯肌中。②血管：胸背动、静脉及第 6 肋间动、静脉。③神经：第 6 肋间神经，当胸长神经直系的末端。

【释字】《说文解字》："大，天大，地大，人亦大。"《说文解字》："包，象人褱妊，巳在中，象子未成形也。元气起于子。子，人所生也。男左行三十，女右行二十，俱立于巳，为夫妇。褱妊于巳，巳为子，十月而生。男起巳至寅，女起巳至申。故男秊始寅，女秊始申也。"

【释穴】大包者，巨大包裹周身。足太阴脾经腧穴，脾属土，承载万物，为先后天之气所包罗。又为足太阴脾之大络，脾胃为后天之本，五行属土，有坤象，无所不包，无所不容，《类经图翼》曰："大包者，总统阴阳诸络，由脾

灌溉五脏。”脏腑百骸皆受其益，因此名大包。杨上善说：“脾为中土，四脏之主包裹处也，故曰大包也。”

足太阴之大络与脾之大络对比，脾之大络主气的输布到周身，足太阴之大络与经脉并行，输布血气于经脉所在部位。

【气血运行状态】足太阴经脉血气从足走头，经气发于皮下而为大包穴。前为周荣，足阳明经气运行至此，会聚于大包。大包为脾之大络，脾为胃行其津液，从大络布于周身。

【穴性】本穴属足太阴脾经穴，足太阴运气为湿土，五行属土，六气属湿。穴名大包，巨大的包裹。是脾之大络，脾脏血气从大络出，布散周身。因此本穴禀太阴湿土之精气，血气从大包出，布散周身肌表。《灵枢·经脉》：“脾之大络，名曰大包。出渊腋下三寸，布胸胁。实则身尽痛，虚则百节尽皆纵，此脉若罗络之血者，皆取之脾之大络脉也。”脾之大络，是脾经的大包穴，并且四布于胸胁，实则身尽痛，虚则百节尽皆纵。大络之血气，散于周身之孙络皮肤，如罗纹之纵横而络于身体。脾主为胃行其津液，灌溉于五脏四旁，从大络而布于周身。因此病发一身尽痛，诸多关节缓纵，血络如同罗纹，以络于周身。

【主治】气喘，胸胁病，全身疼痛，四肢无力。

【应用】《针灸甲乙经》：大气不得息，息即胸胁中痛，实则其身尽寒，虚则百节尽纵，大包主之。

《备急千金要方》：主胸胁中痛。主大气不得息。

《外台秘要》：主腹有大气不得息，息即胸胁中痛，实则其身尽寒，虚则百节尽纵。

【针法灸法】斜刺或向后平刺0.5~0.8寸，局部有酸胀感。严禁深刺。可灸。

第七章　手少阴心经

一、经脉循行

《灵枢·经脉》："心手少阴之脉，起于心中，出属心系，下膈，络小肠；其支者，从心系，上挟咽，系目系；其直者，复从心系却上肺，下出腋下，下循臑内后廉，行手太阴心主之后，下肘内，循臂内后廉，抵掌后锐骨之端，入掌内后廉，循小指之内，出其端。"

释义：起于心中，出属心系（心与其他脏器相连系的部位），过膈，联络小肠。"心系"向上支脉：挟咽喉上行，连系于目系（眼球连系于脑的部位）。"心系"直行的脉：上行于肺部，再向下出于腋窝部（极泉）沿上臂内侧后缘，行于手太阴和手厥阴经的后面，至掌后豌豆骨部入掌内，沿小指内侧至末端（少冲）交于手太阳小肠经。

二、十五大络

《灵枢·经脉》："手少阴之别，名曰通里。去腕一寸半，别而上行，循经入于心中，系舌本，属目系。其实则支膈，虚则不能言。取之掌后一寸，别走太阳也。"

三、经别

《灵枢·经别》："手少阴之正，别入于渊腋两筋之间，属于心，上走喉咙，出于面，合目内眦，此为四合也。"

四、经筋

《灵枢·经筋》："手少阴之筋，起于小指之内侧，结于锐骨，上结肘内廉，上入腋，交太阴，挟乳里，结于胸中，循臂下系于脐。其病内急心承伏梁，下为肘网。其病当所过者，支转筋，筋痛。治在燔针劫刺，以知为数，以痛为输。其成伏梁唾血脓者，死不治。经筋之病，寒则反折，筋急，热则筋弛纵不收，阴痿不用。阳急则反折，阴急则俛不伸。焠刺者，刺寒急也，热则筋纵不收，无用燔针，名曰季冬痹也。”

五、本经腧穴（共9穴）

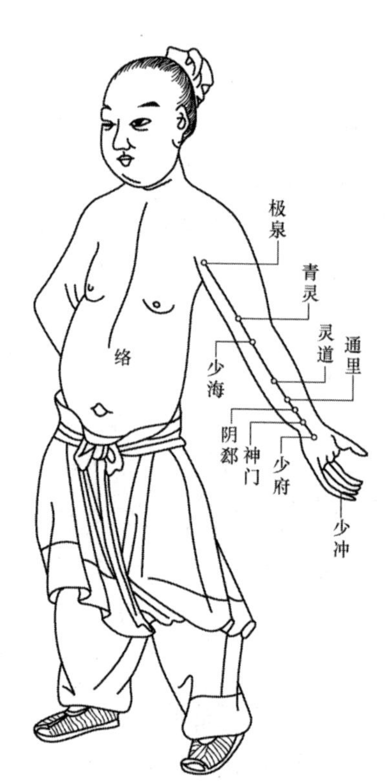

1. 极泉 《针灸甲乙经》

【位置】在腋窝顶点，腋动脉搏动处。

【解剖】①肌肉：胸大肌的外下缘，深层为喙肱肌。②血管：外侧为腋动脉。③神经：尺神经，正中神经，前臂内侧皮神经及臂内侧皮神经。

【释字】《说文解字》：“极，栋也。”《说文解字》：“泉，水原也。象水流出成川形。”《徐曰》：“极者屋脊之栋，今人谓高及甚为极，义出于此。”

【释穴】高及甚为极，君位为极；水之始出曰泉。心者，君主之官，极泉位高，又为首穴，如君主登极至端。心为火，属阳极，阳极阴生，热极寒生，阴生而阳降。心藏脉，主血，属火；肾藏精，属水，主脉之始生，心火通过经脉下交肾水，肾水通过经脉上行交于心火，手少阴心经起于极泉，心火盛极而肾水所出。与之相邻的腧穴，有手厥阴经脉的天池穴，手太阴肺经的云门穴，三者都居天位，又都与水相关。地下之水为泉，地面之水为池，天空之水气为云，穴名说明了三者位置关系，心在心包之内，肺在心之外；其次，三者都主降，其中凉燥之气降肺气，寒水降心之君火，暑湿降心包之相火。

【气血运行状态】手少阴经脉血气从胸走手，脉中血气上行于肺部再向下出于腋窝部,《经脉》:“其直者，复从心系却上肺，下出腋下。”经气发于皮下而为极泉穴。

【穴性】本穴属手少阴经腧穴，运气为君火，五行属火，六气属热。穴名极泉，阳极阴生。因此本穴禀少阴君火肾水之阴精，阳极生变，水泉始出于此，主治心火上逆所形成的病症。

【主治】心痛，干呕，咽干烦渴，悲愁不乐，胁肋疼痛，瘰疬，肩臂疼痛。

【应用】《铜人腧穴针灸图经》：治心痛干呕，四肢不收。

《针灸大成》：主目黄，胁下满痛，悲愁不乐。

《循经考穴编》：肩膊不举，马刀侠瘿。

《外台秘要》：主心腹痛，干呕哕，是动则病嗌干，心痛，渴而欲饮，为臂厥；是主心所生病者，目黄胁痛，臑臂内后廉痛，掌中热痛。

【针法灸法】一般避开动脉直刺 0.5~0.8 寸。可灸。

【现代研究】

（1）按压弹拨极泉穴，使患者右手指有触电感，每次按压 5 分钟，治疗落枕。

（2）快速针刺患侧极泉的阿是穴（极泉穴上下各 1.5 寸），用泻法，留针 30 分钟，治疗腋臭。

2. 青灵 《太平圣惠方》

【别名】青灵泉（《医学入门》）。

【位置】在臂内侧，当极泉与少海的连线上，肘横纹上 3 寸，肱二头肌的内侧沟中。

【解剖】①肌肉：肱二头肌内侧沟处，有肱三头肌。②血管：贵要静脉，尺侧上副动脉。③神经：布有前臂内侧皮神经，尺神经。

【释字】《说文解字》:“青，东方色也。”《玉篇》:“灵，神灵也。”《大戴礼》:“阳之精气曰神，阴之精气曰灵。”

【释穴】青，东方之色，五行属木，主少阳初生；灵，指神灵，阳之精气曰神，阴之精气曰灵，神显现于外，灵隐藏于内。少阴君火之气，出于极泉，犹如《易经》的震卦一阳居下，二阴在上，震出东方日出之地，东为春阳之起，万物借以发生，春色青青。《素问·灵兰秘典论》谓:“心为君主之官，神明出焉。”喻此穴处有生神之义，故名青灵。与之相邻的是肺经的侠白，肺气收敛而化水之始；本穴则是神藏为灵，初生为青，是神灵之气之始生。前有极泉，肾水所出之处；此有青灵，心神显现之所，两者成心肾水火相交之势。

【气血运行状态】手少阴经脉血气从胸走手，经气发于皮下而为青灵穴。前为极泉，是血气从上走下，青灵承之，神气始生而下行。

【穴性】本穴属手少阴经腧穴，运气为君火，五行属火，六气属热。穴名青灵，神气由内出外之始生。因此本穴禀少阴君火之精气，少阳初生之木气，主神气始生，通行气血，潜阳安神。

【主治】头痛振寒，目黄，胁痛，肩臂疼痛。

【应用】《太平圣惠方》：灸三壮，主肩不举，不能带衣也。

《铜人腧穴针灸图经》：治肩臂不举，不能带衣，头痛振寒，目黄，胁痛。

《针灸大成》：主目黄头痛，振寒胁痛，肩臂不举，不能带衣。

《类经图翼》：振寒胁痛，肩臂不举。

【针法灸法】直刺 0.5~1 寸，局部有酸胀感，可向前臂及腋部放射。可灸。

3. 少海 《针灸甲乙经》

【别名】曲节(《针灸甲乙经》)。

【位置】屈肘，当肘横纹内侧端与肱骨内上髁连线的中点处。

【解剖】①肌肉：旋前圆肌，肱肌。②血管：贵要静脉，尺侧上下副动脉，尺返动脉。③神经：臂内侧皮神经，外前方有正中神经。

【释字】《说文解字》:“少，不多也。”《说文解字》:“海，天池也。以纳百川者。”

【释穴】少者初始也；海者，天池也，经云:“海之所行云气者，天下也。”少海者，海之初始也。与其相表里的是手太阳经的小海穴，少海在内为阴，小海在外为阳。心藏脉，主血，气血上升，应地气上为云，心脉主气血布散四周，应天气下为雨，因此少海、小海指海之云气降为雨。《内经》中五输穴不包括心经，心经有腧穴，但无五输穴，五输穴是指脏腑经络之精气从井出，再入从合穴入于经脉中，说明心经的精气没有单独出入于经脉，心与心包同为一脏，其精气由心包经出入。扁鹊创立子午流注，确立手少阴心经的五输穴，本穴为合穴，主入，犹如水流入海，但这不是《内经》本义，列于此供大家参考，其他少阴心经的五输穴皆仿此，也包括原穴。

【气血运行状态】手少阴经脉血气从胸走手，经气发于皮下而为少海穴。血气从极泉之血，到青灵之神气，心之血脉，如海之所行云气。

【穴性】本穴属手少阴经腧穴，运气为君火，五行属火，六气属热。穴名少海，海之初生，五行属水。因此本穴禀少阴水火之阴精，水火既济，主通行气血，安神定志。

【主治】心痛，狂，风眩头痛，腋胁痛，肘臂挛痛，瘰疬。

【应用】《针灸甲乙经》：风眩头痛，少海主之。

《针灸甲乙经》：疟，背膂振寒，头痛引肘腋，腰痛引少腹，四肢不举，少海主之。

《备急千金要方》：主疟，背振寒。主气逆，呼吸噫哕呕。

《外台秘要》：主寒热，齿龋痛，狂。

《铜人腧穴针灸图经》：治寒热，齿龋痛，目眩，发狂，呕吐涎沫，项不得回顾，肘挛，腋胁下痛，四肢不得举。

《席弘赋》：心疼手颤少海间。

《百症赋》：且如两臂顽麻，少海就傍于三里。

《针灸大成》：主肘挛腋胁下痛，四肢不得举。

【针法灸法】一般直刺0.5~1.0寸，局部有酸胀感，或有麻电感向前臂放散。可灸。

【现代研究】

（1）针刺少海配外陵穴，可缓解结肠痉挛，对痉挛性结肠炎有效。

（2）针刺“少海”“神门”对注射肾上腺素致心率加快的动物，有迅速恢复心率的作用。

（3）针刺少海配合谷、足三里穴，可调节肾上腺皮质功能，且有双向调节作用。

4. 灵道 《针灸甲乙经》

【位置】在前臂掌侧，当尺侧腕屈肌腱的桡侧缘，腕横纹上 1.5 寸。

【解剖】①肌肉：尺侧腕屈肌与指浅屈肌之间，深层为指深屈肌。②血管：尺动脉通过。③神经：前臂内侧皮神经，尺侧为尺神经。

【释字】《玉篇》："灵，神灵也。"《大戴礼》："阳之精气曰神，阴之精气曰灵。"《说文解字》："道，所行道也。"《广韵》："道，理也，众妙皆道也，合三才万物共由者也。"《易·系辞》："一阴一阳之谓道。"

【释穴】灵，神灵之义；道，通行之道路，又顺也，远也，万事通也行。心藏神，神藏于内而为灵，此穴在神门穴上 1.5 寸，为手少阴心神潜藏通行的道路。神舍于血脉之中，五脏有神，心为之大主，心神由此行于经脉中，统主其他四脏之神。水火既济，心肾相交，神气潜藏，灵道也是人身阴阳交会之大道。经云："一阴一阳之谓道。"道为万物存在的原因，神灵又为一身之主宰，神灵有道，则形有所禀，气有所归。扁鹊立本穴为五输穴经穴，属金，合于辛散，与之相邻的有手厥阴心包经的间使穴，使者，使道也，与灵道同属。

【气血运行状态】手少阴经脉血气从胸走手，经气发于皮下而为灵道穴。其上为少海穴，手少阴经脉血气汇聚之处，海水入于地下水泉，神灵之气从此道入里。

【穴性】本穴属手少阴经腧穴，运气为君火，五行属火，六气属热。穴名灵道，神气入里的通道，属金，主开散。因此本穴禀少阴君火之火气，疏通神道。

【主治】心痛，暴喑，口噤，干呕，骨髓寒热，肘臂挛痛。

【应用】《铜人腧穴针灸图经》：治心痛悲恐，相引瘛疭，肘挛，暴喑不能言。

《针灸资生经》：暴喑口噤，灵道、天突、天窗。

《针灸大成》：主心痛，干呕，悲恐，相引瘛疭，肘挛，暴喑不能言。

《肘后歌》：骨寒髓冷火来烧，灵道妙穴分明记。

【针法灸法】直刺 0.3~0.5 寸，局部酸胀，针感可向前臂及手指放散。针刺时避开深层的尺侧动、静脉。可灸。

5. 通里 《灵枢经》，手少阴之大络

【别名】通理（《千金翼方》）。

【位置】前臂掌侧，当尺侧腕屈肌腱的桡侧缘，腕横纹上 1 寸。

【解剖】①肌肉：尺侧腕屈肌与指浅屈肌之间，深层为指深屈肌。②血管：尺动脉通过。③神经：前臂内侧皮神经，尺侧为尺神经。

【释字】《说文解字》："通，达也。"《说文解字》："里，居也。"

【释穴】通，通达，通畅，贯通之义。里，邻里。本穴之前为灵道，是神灵入里的通道，本穴通里，神气由灵道而入里。又是手少阴之别络，即手少阴经之大络，心的精气从此穴，别走手太阳小肠经，并转输予膀胱经。《经脉》："心手少阴之脉……下肘内，循臂内后廉，抵掌后锐骨之端，入掌内后廉，循小指之内，出其端。"通里并不是从经脉别出的腧穴，小指端是唯一手少阴经接手太阳小肠经的腧穴。《经脉》："手少阴之别，名曰通里。去腕一寸半，别而上行，循经入于心中，系舌本，属目系。其实则支膈，虚则不能言。取之掌后一寸，别走太阳也。"这是手少阴经的大络所行道路，从通里穴别出的是大络，也说明大络与经脉所行不同道路，并且相干而行。

【气血运行状态】手少阴经脉血气从胸走手，经气发于皮下而为通里穴。其前为灵道，是心神入里的通道，然后是通里穴。又为手少阴之大络，别出交于手太阳小肠经。

【穴性】本穴属手少阴经腧穴，运气为君火，五行属火，六气属热。手少阴之大络，阴走阳。又穴名为通里。因此本穴禀手少阴君火之阴精，以通为治，通而后调理之。

【主治】心悸，怔忡，暴喑，遗溺，舌强不语，腕臂痛。

【应用】《灵枢·经脉》：手少阴之别，名曰通里……其实则支膈，虚则不能言。

《备急千金要方》：主卒痛烦心，心中懊憹，数欠频伸，心下悸，悲恐。主遗溺。主不能言。主热病先不乐数日。

《铜人腧穴针灸图经》：治热病，卒心中懊，数欠频伸，悲恐，目眩，头痛，面赤而热，心悸，肘臂臑痛，实则支肿，虚则不能言，苦呕，喉痹，少气，遗溺。

《医宗金鉴》：主心烦极甚，怔忡不宁。

《针灸大成》：主目眩头痛，热病先不乐，数日懊，数欠频呻悲，面热无汗，头风，暴喑不言，目痛心悸，肘臂臑痛，苦呕喉痹，少气遗尿，妇人经血过多，崩中。实则支满膈肿，泻之，虚则不能言，补之。

《玉龙歌》：连日虚烦面赤妆，心中惊悸亦难当，若须通里穴寻得，一用金针体便康。

《马丹阳天星十二穴并治杂病歌》：通里腕侧后，掌后一寸中，欲言言不出，懊在心中，实则四肢重，头腮面颊红，平声仍欠数，喉闭气难通。虚则不能食，咳嗽面无容，毫针微微刺，方信有神功。

【针法灸法】直刺 0.3~0.5 寸。可灸。

【现代研究】

（1）针刺双侧通里穴，进针得气后，边捻转针，边让患者作张口动作数次，治疗下颌关节炎有效。

（2）通里配大钟穴，出针后艾条灸 3~5 分钟，治疗小儿遗尿有效。

6. 阴郄 《备急千金要方》，郄穴

【别名】少阴郄穴（《外台秘要》）。

【位置】在前臂掌侧，当尺侧腕屈肌腱的桡侧缘，腕横纹上 0.5 寸。

【解剖】①肌肉：尺侧腕屈肌与指浅屈肌之间，深层为指深屈肌。②血管：尺动脉通过。③神经：前臂内侧皮神经，尺侧为尺神经。

【释字】《说文解字》："阴，暗也。水之南，山之北也。"《说文解字》："郄，同隙，壁际孔也。"

【释穴】阴者在内、里；郄即孔隙。手少阴经脉经过灵道、通里等穴，少阴之阴精已经由外入里，而至于本穴，阴精由内出外，精化为气，而出于孔隙，力强主通，故而得名。一般来说郄穴常常以郄字命名，心经郄穴也不例外，但是之所以称为阴郄，说明手少阴心经火性盛，从阴位发出。

【气血运行状态】手少阴经脉血气从胸走手，经气发于皮下而为阴郄穴。其前为通里，少阴神气通入于里，本穴阳从阴中发出，下接神门穴。

【穴性】本穴属手少阴经腧穴，运气为君火，五行属火，六气属热。郄穴，血气由内发外，治疗急症和血证。穴名阴郄，而阴中有阳。因此本穴禀少阴君火之阴精，精化气，由内出外，通透力强，主治心脉不通。

【主治】心痛，惊悸，骨蒸盗汗，吐血、衄血，暴喑。

【应用】《针灸甲乙经》：凄凄寒嗽，吐血，逆气，惊，心痛，手少阴郄主之。

《铜人腧穴针灸图经》：治失喑不能言，洒淅振寒，厥逆，心痛，霍乱，胸中满，衄血，惊恐。

《针灸大成》：主鼻衄吐血，洒淅畏寒，厥逆气惊，心痛霍乱，胸中满。

【针法灸法】直刺0.3~0.5寸。局部有酸胀感，并可循经下行至环指和小指，或循经上行至前臂、肘窝，上臂内侧，有患者针感还可传向胸部。针刺时避开尺侧动、静脉。可灸。

【现代研究】

（1）针刺用补法，有酸麻感到达掌侧和指根便出针，出针后艾炷灸3~5壮，治疗肺结核盗汗有效。

（2）有报道针刺阴郄穴，当膀胱处于紧张时，可使膀胱张力下降；膀胱松弛时，可使张力上升。

7. 神门 《针灸甲乙经》

【别名】兑骨（《难经·六十六难》），兑冲、中都（《针灸甲乙经》），锐中（《古今医统大全》）。

【位置】在腕部，腕掌侧横纹尺侧端，尺侧腕屈肌腱的桡侧凹陷处。

【解剖】①肌肉：尺侧腕屈肌与指浅屈肌之间，深层为指深屈肌。②血管：尺动脉通过。③神经：前臂内侧皮神经，尺侧为尺神经。

【释字】《说文解字》："神，天神引出万物也。"《说文解字》："门，闻也。"

【释穴】神指心神，门即门户。心藏神，神舍于血脉中，本穴处是手少阴心之神气出入之门，神气由此传入其他经脉。经云："生之来谓之精，两精相搏谓之神。"神源于精，心之神气由阴精气化而成，从少海开始，到灵道、通里，再到阴郄，最后到神门，是从藏精到精化气的过程。又扁鹊立本穴为输穴、原穴，属土，与大陵同属，大陵者，君主之陵墓，神门在其内。

【气血运行状态】手少阴经脉血气从胸走手，经气发于皮下而为神门穴。其前为阴郄穴，阴中阳气从孔隙发出，经气行于此处而为神门。

【穴性】本穴属手少阴经腧穴，运气为君火，五行属火，六气属热。穴名神门，神气出入之门。因此本穴禀少阴君火之精气，是神气出入的门户，有镇静、安神、补虚、通络作用。

【主治】心烦，惊悸，怔忡，健忘，失眠，癫狂痫，胸胁痛。

【应用】《针灸甲乙经》：遗尿，关门及神门、委中主之。

《铜人腧穴针灸图经》：治疟，心烦，甚欲得饮冷，恶寒则欲处温中，咽干，不嗜食，心痛，数噫，恐悸，少气不足，手臂寒，喘逆，身热，狂悲哭，呕血，上气，遗溺，大小人五痫。

《针灸大成》：主心性痴呆，健忘。

《通玄指要赋》：神门去心性之痴呆。

《玉龙歌》：痴呆之症不堪亲，不识尊卑枉骂人，神门独治痴呆病，转手骨开得穴真。

《杂病穴法歌》：心门专治心痴呆。

【针法灸法】一般直刺 0.3~0.5 寸。或向上平刺 1~1.5 寸，透灵道穴，局部酸胀，并可有麻电感向指端放散。可灸。

【现代研究】

（1）针刺神门为主，治疗失眠效果良好。

（2）据报道针刺神门穴，以精神刺激所致的惊悸有较好疗效。

（3）据报道神门穴治疗嗜眠症效佳。

（4）针刺动物“神门”，对实验性垂体性高血压，有迅速降压作用。

（5）针刺神门能改善冠心病患者的左心功能，对冠心病心绞痛有显著的治疗作用。

（6）针刺内关、神门，对纠正心律失常有效，特别是属于激动起源失常者，效果显著。

（7）针刺神门穴，对神经垂体性高血压动物有降压作用。

（8）针刺神门穴可增强肺功能，但需连续针刺1周，可使肺通气功能增强。对心源性喘息，针刺神门穴如能引出心经感传，抵达胸部后能立刻降低呼吸频率，效果显著。

8. 少府 《针灸甲乙经》

【位置】在手掌面，第 4、5 掌骨之间，握拳时，当小指尖处。

【解剖】①肌肉：有第 4 蚓状肌，指浅、深屈肌腱，深部为骨间肌。②血管：指掌侧总动、静脉。③神经：第 4 指掌侧固有神经。

【释字】《说文解字》：“少，不多也。”《说文解字》：“府，文书藏也。”

【释穴】少指初始；府指聚集处。少府者，少阴经气聚积之处。扁鹊立此为荥穴，五行属火，应苦味，主坚藏，与手厥阴的劳宫穴同属，两者同在手掌之中，犹如在宫中、府中，心藏君火，心包藏相火，心之精气的出入经脉，代心包。

【气血运行状态】手少阴经脉血气从胸走手，经气发于皮下而为少府穴。其上为神门穴，神气从出此门，入于少府。

【穴性】本穴属手少阴经腧穴，运气为君火，五行属火，六气属热。名为少府，少阴之气聚积之处。因此本穴禀少阴君火之精气，主内藏心之阴精，而清热代心包的劳宫穴。

【主治】心悸，舌卷不能言，善笑，胸痛，遗尿，阴痒痛，掌中热，小指挛痛。

【应用】《针灸甲乙经》：舌卷不能言，善笑。

《备急千金要方》：主阴痛，实则挺长，寒热，阴暴痛，遗尿，偏虚则暴痒，气逆，卒疝，小便不利。主嗌中有气如息肉状。主数噫，恐悸，气不足。主烦满少气，悲恐畏人，臂酸，肘腋挛急，胸中痛，手卷不伸，痎疟久不愈，振寒，阴挺出，阴痒，阴痛，遗尿，偏坠，太息。

《铜人腧穴针灸图经》：治烦满少气，悲恐畏人，掌中热，肘腋挛急，胸中痛，手卷不伸。

《针灸大成》：主烦满少气，悲恐畏人，掌中热，臂酸，肘腋挛急，胸中痛，手卷不伸，痎疟久不愈，振寒，阴挺出，阴痒阴痛，遗尿偏坠，小便不利，太息。

《类经图翼》：主治痎疟久不愈，振寒，阴痒阴痛，遗尿肠坠，小便不利。

【针法灸法】一般直刺 0.3~0.5 寸，局部有胀痛感。可灸。

9. 少冲　《针灸甲乙经》

【别名】经始穴（《针灸甲乙经》）。

【位置】在小指末节桡侧，距指甲角 0.1 寸。

【解剖】①血管：指掌侧固有动、静脉所形成的动、静脉网。②神经：指掌侧固有神经。

【释字】《说文解字》："少，不多也。"《说文解字》："冲，涌摇也。"

【释穴】少指年少，这里指少阴；冲指通达，阳气从阴中冲出。本穴虽为井穴，井像水之所出，如水泉突涌，也寓有冲进之意。扁鹊立本穴为井穴，五行属木，与手厥阴心包的井穴中冲同属，中冲在外，代少冲精气出入。手少阴之脉，循小指之内侧出其端，此穴适在其处，其经虽尽，而气仍冲，以交贯手太阳，故名少冲。又心主手厥阴之井穴中冲，在手中指端，此穴在手小指之端，故因名少冲。

手少阴心经以“少”字命名的腧穴有少海、少府、少冲，少与太相对，太阴肺应天，少阴心应日。古人认为太阳悬挂天盖之上，随天道运行，“天运当以日光明”，天为太，日为少。

【气血运行状态】手少阴经脉血气从胸走手，经气发于皮下而为少冲穴。手少阴经的血气从少冲接于手太阳小肠经。

【穴性】本穴属手少阴经腧穴，运气为君火，五行属火，六气属热。穴名少冲，阳从阴中冲出，与厥阴心包的中冲穴同属。因此本穴禀少阴君火之精气，少阳初生。主治心气不降，反上逆。

【主治】心悸，心痛，胸胁痛，癫狂，热病，昏迷。

【应用】《针灸甲乙经》：舌卷不能言，善笑，取井。

《备急千金要方》：主咽酸。主胸痛口热。主心痛而寒。主太息烦满，少气悲惊。主乍寒乍热疟。

《铜人腧穴针灸图经》：治热病烦满，上气心痛，痰冷少气，悲恐善惊，掌中热，胸中痛，口中热，咽中酸，乍寒乍热，手挛不伸，引肘腋痛。

《针灸大成》：主热病烦满，上气嗌干渴，目黄，臑臂内后廉痛，胸心痛，痰气，悲惊寒热，肘痛不伸。

《类经图翼》：主心火炎上，眼赤。

《玉龙赋》：心虚热壅，少冲明于济夺。

《玉龙歌》：胆寒心虚病如何，少冲二穴最功多。

《医宗金鉴》：主治心虚胆寒，怔忡癫狂。

【针法灸法】浅刺0.1~0.2寸，局部有胀痛感。或用三棱针点刺出血。可灸。

第八章　手太阳小肠经

一、经脉循行

《灵枢·经脉》:“小肠手太阳之脉，起于小指之端，循手外侧，上腕，出踝中，直上循臂骨下廉，出肘内侧两筋之间，上循臑外后廉，出肩解，绕肩胛，交肩上，入缺盆，络心循咽，下膈，抵胃，属小肠；其支者，从缺盆循颈上颊，至目锐眦，却入耳中；其支者，别颊上䪼，抵鼻，至目内眦，斜络于颧。”

释义：起于手小指外侧端（少泽），沿手背外侧至腕部直上沿前臂外侧后缘，经尺骨鹰嘴与肱骨内上髁之间，出于肩关节，绕行肩胛部，交于大椎（督脉）向下入缺盆部联络心脏，沿食管过膈达胃，属于小肠。缺盆部支脉：沿颈部上达面颊，至目外眦，转入耳中（听宫）。颊部支脉：上行目眶下，抵于鼻旁，至目内眦（睛明），交于足太阳膀胱经。

二、十五大络

《灵枢·经脉》:“手太阳之别，名曰支正。上腕五寸，内注少阴；其别者，上走肘，络肩髃。实则节弛肘废；虚则生疣，小者如指痂疥。取之所别也。”

三、经别

《灵枢·经别》:“手太阳之正，指地，别于肩解，入腋走心，系小肠也。”

四、经筋

《灵枢·经筋》:“手太阳之筋，起于小指之上，结于腕，上循臂内廉，结于肘内锐骨之后，弹之应小指之上，入结于腋下；其支者，后走腋后廉，上绕肩胛，循颈出走太阳之前，结于耳后完骨；其支者，入耳中；直者出耳上，下结于颔，上属目外眦。其病小指支，肘内锐骨后廉痛，循臂阴，入腋下，腋下痛，腋后廉痛，绕肩胛引颈而痛，应耳中鸣痛引颔，目瞑良久乃得视，颈筋急，则为筋瘘，颈肿，寒热在颈者。治在燔针劫刺之，以知为数，以痛为输。其为肿者，复而锐之。本支者上曲牙，循耳前属目外眦，上颔结于角，其痛当所过者支转筋。治在燔针劫刺，以知为数，以痛为输，名曰仲夏痹也。”

五、本经腧穴（共19穴）

少泽前谷后溪腕，
阳谷养老支正小，
肩贞臂臑天宗秉，
曲垣肩外肩中俞，
天窗天容颧髎听。

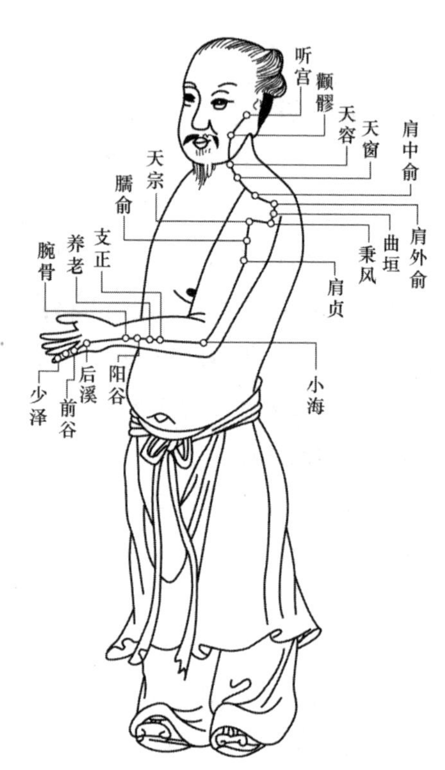

1. 少泽 《灵枢经》，手太阳经所出为井

【别名】小吉（《针灸甲乙经》），少吉（《外台秘要》）。

【位置】小指末节尺侧，距指甲角0.1寸。

【解剖】①血管：指掌侧固有动、静脉，指背动脉形成的动、静脉网。②神经：尺神经手背支。

【释字】《说文解字》：“少，不多也。”《说文解字》：“泽，光润也。”

【释穴】少，指少而不多。泽，指广阔低洼有水之处。本穴是手太阳经的第一个穴，井穴，五行属金，与少阴井穴少冲相表里。手少阴者君火是也，五行属火，六气为热；手太阳者寒火是也，五行属火，六气为寒。少冲是君火从井穴冲出，具阳刚之性，与之相表里的少泽，为寒火，是寒包火。泽还是八卦中的自然物候之一，合于兑卦，属金。金者，阳气收敛，为少女，女具柔顺之阴象。水泽在外，君火在内，是手太阳经寒火之运气，秉持手少阴心经之君火，上行并转输予足太阳膀胱经之寒水，下接足少阴经，而藏于肾水中。又少泽为阴中有阳，与足太阳经井穴至阴同属太阳经，又都是阴中有阳，少泽为寒火，至阴为寒水；至阴主转胎位，少泽主乳汁通下。

【气血运行状态】手太阳经脉血气承接手少阴经脉于小指端，起于小指端外侧，从手走头，经气发于本穴处皮下而为少泽穴。

【穴性】本穴属手太阳经腧穴，运气为寒火，五行属火，六气为寒。又手太阳经所出为井，五行属金。穴名少泽，小的水洼之地。因此本穴禀太阳寒水之气，火中有金之精气，主清上焦火气上逆。

【主治】头痛，目翳，咽喉肿痛，鼻衄不止，乳痈，乳汁少，昏迷，热病。

【应用】《针灸甲乙经》：振寒，小指不用，寒热汗不出，头痛，喉痹，舌卷，小指之间热，口中热，烦心，心痛，臂内廉及胁痛，聋，咳，瘛疭，口干，头（一作项）痛不可顾，少泽主之。

《铜人腧穴针灸图经》：治疟寒热，汗不出，喉痹，舌强，口干，心烦，臂痛瘛疭，咳嗽，颈项急不可顾，目生肤翳覆瞳子。

《铜人腧穴针灸图经》：目生肤翳覆瞳子，少泽主之。

《医宗金鉴》：主鼻衄不止。

《玉龙歌》：妇人吹乳痈难消，吐血风痰稠似胶，少泽穴内明补泻，应时神效气能调。

《百症赋》：攀睛攻少泽、肝俞之所。

【针法灸法】斜刺 0.1~0.2 寸。或者三棱针点刺出血，孕妇禁用点刺出血。可灸。

【现代研究】针刺合谷、外关、少泽穴组，可升高哺乳期缺乳妇女血中生乳激素的含量。

2. 前谷　《灵枢经》，手太阳经所溜为荥，五行属水

【位置】在手掌尺侧，微握拳，第 5 掌指关节前的掌指横纹头赤白肉际。

【解剖】①血管：指背动、静脉。②神经：尺神经手背支。

【释字】《说文解字》：“前，不行而进谓之前。”《说文解字》：“谷，泉出通川为谷。”

【释穴】前为前方；谷者，泉出通川为谷。本穴之前为少泽，从少泽运行来的小的水泽，与山泉会聚，通于河川。之所以称为前谷，是因为其后，山谷中的水泉会聚形成水溪，而称为后溪。以谷和溪命名的腧穴，常常相伴而行，例如，然谷与太溪，合谷与阳溪等都是谷在前，溪在后。《内经》曰：“肉之小会谓之溪，肉之大会谓之谷。”溪谷是肌肉腠理间的营血津液，主输送原气和气血。溪谷属骨，肾主骨，谷气通于脾，因此溪谷通于肾水，谷气通于脾土。

【气血运行状态】手太阳经脉血气从手走头，经气发于此处皮下而为前谷穴。前为少泽，小的湿洼之地，经气流经至此处，泉水出山谷，通于河川。又手太阳经溜于荥。

【穴性】本穴属手太阳经腧穴，运气为寒火，五行属火，六气为寒。手太阳所溜为荥，五行属水，阳经五行应气，水之气为寒。又穴名为前谷，泉水出山谷。因此本穴禀太阳寒水之精气，秉持君火在内，可清在阳气上逆。

【主治】头痛，目痛，耳鸣，咽喉肿痛，鼻不利，乳少，热病，癫痫。

【应用】《针灸甲乙经》：咳而胸满，前谷主之……劳瘅小便难，前谷主之……肘臂腕中痛，颈肿不可以顾，头项急痛，眩，淫泺，肩胛小指痛，前谷主之……臂不可举，头项痛，咽肿不可咽，前谷主之……热病汗不出，狂互引癫疾，前谷主之……目中白翳，目痛泣出，甚者如脱，前谷主之……鼻不利，前谷主之。

《针灸大成》：主热病汗不出，痎疟癫疾，耳鸣，颈项肿，喉痹，颊肿引耳后，鼻塞不利，咳嗽吐衄，臂痛不得举，妇人产后无乳。

《医宗金鉴》：主治癫痫。

【针法灸法】直刺 0.2~0.3 寸，局部有胀痛感。可灸。

3. 后溪 《灵枢经》，手太阳经所注为输；八脉交会穴，通于督脉

【位置】在手掌尺侧，微握拳，第 5 掌指关节后的远侧掌横纹头赤白肉际。

【解剖】①肌肉：第 5 掌骨小头后方，当小指展肌起点外缘。②血管：指背动、静脉，手背静脉网。③神经：尺神经手背支。

【释字】《说文解字》：“后，迟也。”《说文解字》：“溪，山渎无所通者。”

【释穴】后指后面；溪，水注川曰溪，与谷不同，泉出通川为谷。因此前有谷之泉，而后有溪之水，两穴都承少泽之水泽，犹如雨露充沛，沟渠盈溢脉气流行。手太阳外有寒水，内有君火，本穴则为河水盛满，注于输，水中含火。经云："溪谷属骨""谷气通于脾。"谷在前，通于脾肾，溪在通于肾。

【气血运行状态】手太阳经脉血气从手走头，经气发于此处皮下而为后溪穴。前为前谷，泉水出，经气运行至此，则会聚成水溪。手太阳经所注为输。

【穴性】本穴属手太阳经腧穴，运气为寒火，五行属火，六气为寒。手太阳经所注为输，五行属木。又为八脉交会穴，通于督脉。穴名后溪，水注山川为溪。因此本穴禀太阳在外寒水之气，在内少阴君火之气，寒包火中又具春木生发之象，通于督脉，而通于一身之阳。

【主治】头项强痛，目赤，耳聋，咽喉肿痛，腰背痛，癫狂痫，疟疾，手指及肘臂挛痛。

【应用】《针灸甲乙经》：振寒，寒热，肩膈肘臂痛，头不可顾，烦满身热，恶寒，目赤痛，眦烂，生翳膜，暴痛，鼽衄，发聋，臂重痛，肘挛，痂疥，胸中引膈，泣出而惊，颈项强，身寒头不可以顾，后溪主之……寒热颈颔肿，后溪主之……狂互引癫疾数发，后溪主之。

《备急千金要方》：主肩臑痛。主风身寒。主身热恶寒。主眦烂有翳。主泣出而惊。

《玉龙歌》：时行疟疾最难禁，穴法由来未审明，若把后溪穴寻得，多加艾火即时轻。

《针灸大成》：主胸满，颈项强，不得回顾。

《针灸大成》：主头面项颈病，与申脉主客相应。手足拘挛战掉，中风不语痫癫，头痛眼肿泪涟涟，腿膝背腰痛遍，项强伤寒不解，牙齿腮肿喉咽，手麻足麻破伤牵，盗汗后溪先砭。

《铜人腧穴针灸图经》：治疟寒热。

《医宗金鉴》：盗汗后，溪穴先砭。

《通玄指要赋》：痫发癫狂兮，凭后溪而疗理。头项痛拟后溪以安然。

《拦江赋》：后溪专治督脉病，癫狂此穴治还轻。

《肘后歌》：胁肋腿疼后溪妙。

【针法灸法】直刺 0.5~0.8 寸，深刺可透合谷穴，局部酸胀或向整个手掌部放散。可灸。

【现代研究】

（1）据报道电针双侧后溪，配合颈部旋转、屈伸活动，治疗落枕有很好疗效。

（2）取病侧后溪，快速进针，向劳宫方向直刺 1.5 寸左右，治疗面肌痉挛有效。

（3）以后溪透合谷，配合腰部活动，治疗腰扭伤，效果良好。

（4）据报道针后溪，治疗登山后致肌肉疲劳有很好疗效。

（5）据报道后溪点刺放血，治疗面神经麻痹眼睑闭合不全，效果较好。

（6）治疗荨麻疹：点刺后溪放血，配针曲池、足三里。

（7）治疗麦粒肿：用麦粒艾炷，左病灸右，右病灸左，一般 1~3 壮即可。

（8）取后溪透劳宫，配足三里，用强刺激，治疗惊厥。

4. 腕骨 《灵枢经》，手太阳经所过为原，五行属火

【位置】在手掌尺侧，当第 5 掌骨基底与钩骨之间的凹陷处，赤白肉际。

【解剖】①肌肉：手背尺侧，小指展肌起点外缘。②血管：腕背侧动脉，尺动脉分支，手背静脉网。③神经：尺神经手背支。

【释字】《说文解字》：“腕，手握也。”《说文解字》：“骨，肉之核也。”

【释穴】腕即手腕部，骨者，骨为干，肾主骨。此穴在腕部骨间，故名腕骨。腕骨为古代解剖名。杨上善引《明堂》曰：“腕骨在手外侧腕前起骨下陷中，即此起骨为腕骨，此穴名腕骨。”手三阳经腧穴很多以解剖部位命名，是因为手三阴内连五脏，五脏藏精，精化气而出于六腑，手三阳内连六腑，三阳主气，形归气，气生形在外。本穴称之为腕骨，除了气生形之外，本穴还与肾相关，肾主骨，元真之气生于肾，本穴还是原穴。

【气血运行状态】手太阳经脉血气从手走头，经气发于此处皮下而为腕骨穴。前为后溪，水注山川，肉之大会，是营血津液濡养之处，经气运行至此穴处。又为手太阳经过于原，是原精之气从内发出于小肠经。

【穴性】本穴属手太阳经腧穴，运气为寒火，五行属火，六气为寒。手太阳经所过为原，五行属火，阳经应天之气，火之气为热。因此本穴禀太阳寒水之气在外，内有少阳暑热之气，因此主寒热错杂诸症。

【主治】头项强痛，耳鸣，目翳，黄疸，热病，消渴，疟疾，指挛腕痛。

【应用】《针灸甲乙经》：痓，互引，腕骨主之……偏枯臂腕发痛，肘屈不

得伸。又风头痛，涕出，肩臂颈痛，项急，烦满，惊，五指掣不可屈伸，战怵，腕骨主之……消渴，腕骨主之。衄，腕骨主之。

《铜人腧穴针灸图经》：治热病汗不出，胁下痛不得息，颈颔肿，寒热，耳鸣，目冷泪生翳，狂易，偏枯，臂肘不得屈伸，痎疟，头痛，烦闷，惊风，瘛疭，五指掣。

《通玄指要赋》：固知腕骨祛黄。

《杂病穴法歌》：腰连腿疼腕骨升。

《玉龙歌》：腕中无力痛艰难，握物难移体不安，腕骨一针虽见效，莫将补泻等闲看。

《针灸大成》：主头痛，惊风。

《医宗金鉴》：主治臂腕五指疼痛。

【针法灸法】直刺0.3~0.5寸，局部酸胀，有时针感可扩散至手掌部。可灸。

【现代研究】腕骨配下巨虚，用导气手法，患者腰部有热感时出针，治疗腰痛有效。

5. 阳谷　《灵枢经》，手太阳经所行为经

【位置】手腕尺侧，当尺骨茎突与三角骨之间的凹陷处。

【解剖】①肌腱：尺侧腕伸肌腱的尺侧缘。②血管：腕背侧动脉。③神经：尺神经手背支。

【释字】《说文解字》："阳，高、明也。"《说文解字》："谷，泉出通川为谷。"

【释穴】阳指阳热之性；谷者，水泉出于地下，通于河川。穴位在腕关节阳侧凹陷中，《金针梅花诗钞》："阳谷能兴阳事萎。"是手太阳经所过为经，五行属火，《针灸甲乙经》有："阳谷者，火也。"又《灵枢·根结》："手太阳根于少泽，溜于阳谷，注于小海，入于天窗、支正也。"是说三阳气，从井而入于脉中，溜于阳谷，注于小海，下入于支正，上入于颈项之天窗，而上出于头面。根结理论也说明此穴阳气充盛，也因此而得名阳谷穴。

【气血运行状态】手太阳经脉血气从手走头，经气发于此处皮下而为阳谷穴。前为原穴腕骨，脏腑精气从腕骨出，聚积五输穴血气，行于此穴处，而为经穴。

【穴性】本穴属手太阳经腧穴，运气为寒火，五行属火，六气为寒。手太

阳经所行之经穴，五行属火，其气为热。又是手太阳脉外之阳气所溜之处。穴名阳谷，泉出通川。因此本穴禀太阳寒水之气，少阴君火之热气。虚者补之，可治阳痿；实者泻之，主火热之气上逆诸症。

【主治】头痛，目眩，耳鸣，耳聋，热病，惊风，癫狂痫，阳痿，黄疸，腕痛。

【应用】《针灸甲乙经》：痓，互引，腕骨主之……偏枯臂腕发痛，肘屈不得伸。又风头痛，涕出，肩臂颈痛，项急，烦满，惊，五指掣不可屈伸，战怵，腕骨主之……消渴，腕骨主之……衄，腕骨主之。

《铜人腧穴针灸图经》：治热病汗不出，胁下痛不得息，颈颔肿，寒热，耳鸣，目冷泪生翳，狂易，偏枯，臂肘不得屈伸，痎疟，头痛，烦闷，惊风，瘛疭，五指掣。

《通玄指要赋》：固知腕骨祛黄。

《杂病穴法歌》：腰连腿疼腕骨升。

《玉龙歌》：腕中无力痛艰难，握物难移体不安，腕骨一针虽见效，莫将补泻等闲看。

《针灸大成》：主头痛，惊风。

《医宗金鉴》：主治臂腕五指疼痛。

【针法灸法】直刺0.3~0.5寸，局部酸胀，有时针感可扩散至手掌部。可灸。

6. 养老 《针灸甲乙经》，郄穴

【位置】在前臂背面尺侧，当尺骨小头近端桡侧凹缘中。

【解剖】①肌腱：左尺骨背面，尺骨茎突上方，尺侧腕伸肌腱和小指固有伸肌腱之间。②血管：前臂骨间背侧动、静脉的末支，腕静脉网。③神经：前臂背侧皮神经和尺神经。

【释字】《说文解字》："养，供养也。"《说文解字》："老，考也。七十曰老。"

【释穴】养即供养，老即老人。《灵枢·卫气失常》："人年五十以上为老。"《灵枢·天年》："五十岁，肝气始衰，肝叶始薄，胆汁始灭，目始不明。"40岁是人体健康的峰值，50岁开始五脏逐渐衰弱，始于肝。《金针梅花诗钞》养老条："老来两目渐昏花，两臂酸疼又带麻。养老穴真能养老，腕边锐骨缝为家。"本穴为郄穴，阳气由内发外，主治因风寒闭郁所引起的四肢关节病变，

以及阳气不升所导致的上窍闭塞等症，这些都是老年常见病，因此而得名养老穴。

【气血运行状态】手太阳经脉血气从手走头，经气发于此处皮下而为养老穴。前为阳谷穴，阳热性盛，经气聚集此穴处。本穴又是郄穴，阳气从内发外于此处。

【穴性】本穴属手太阳经腧穴，运气为寒火，五行属火，六气为寒。又是郄穴，阳气由内发外。穴名养老，可治常见老年病，风湿痹痛，阴寒阻滞上窍等。因此本穴禀太阳盛阳之气，少阴君火由内发外，主散寒祛湿，升阳开窍。

【主治】目视不明，肩、背、肘、臂酸痛。

【应用】《针灸甲乙经》：肩痛欲折，臑如拔，手不能自上下，养老主之。

《铜人腧穴针灸图经》：治肩欲折，臂如拔，手臂痛不能自上下，目视不明。

《针灸大成》：主肩臂酸疼，肩欲折，臂如拔，手不能自上下，目视不明。

《扁鹊神应针灸玉龙经》：肩背强急，眼痛。

《类经图翼》：张仲文传灸治仙法，疗腰重痛，不可转侧，起坐艰难，及筋挛，脚痹不可屈伸。

【针法灸法】直刺 0.3~0.5 寸，掌心向胸时，向肘方向斜刺 0.5~0.8 寸。可灸。

【现代研究】

（1）针刺一侧养老穴，嘱患者活动腰部，治疗急性腰扭伤有效。

（2）患者取坐位，屈肘，掌心向胸，一侧病变取患侧养老，两侧病变取双侧养老，治疗肩周炎有效。

（3）针刺用强刺激手法，左病右取，右病取左，嘱患者活动颈部，治疗落枕。

7. 支正　《灵枢经》，手太阳经之大络

【位置】在前臂背面尺侧，当阳谷与小海的连线上，腕背横纹上 5 寸。

【解剖】①肌肉：尺侧腕伸肌的尺侧缘。②血管：骨间背侧动、静脉。③神经：前臂内侧皮神经分支。

【释字】《说文解字》："支，去竹之枝也。"《说文解字》："正，是也。"

【释穴】支者，支别；正者，手太阳之正。《灵枢·经别》曰："手太阳之正，

指地，别于肩解，入腋走心，系小肠也。手少阴之正，别入于渊腋两筋之间，属于心，上走喉咙，出于面，合目内眦，此为四合也。”正者，正经也，这里指经别。是说经脉之外还有别经。所谓阴阳经别为一合，是说三阳之经别，合于三阴，以组成手足三阴之经别，而成六合。由于三阳归属于三阴经别，因此三阴三阳的经别都称为正。又因为三阳之经别，外合于三阴之经别，而内合于五脏；而三阴之经别，只合三阳之经别，而不合于六腑。《阴阳离合论》曰：“阳予之正，阴为之主。”因此说阳是阴的经别，而阴为之主，阳本于阴而生，所以《内经》说“成以诸阴之别”。本穴还是手太阳经之大络，称为手太阳之别，是指经脉之外还有别络，与经脉之外还有别经的经别不同。

【气血运行状态】手太阳经脉血气从手走头，经气发于此处皮下而为支正穴。前为养老穴，郄穴，阳气盛，运行至本穴处。本穴还是手太阳经的大络，是脏腑精气由内发于外，与经脉相干而行，从阳走阴。

【穴性】本穴属手太阳经腧穴，运气为寒火，五行属火，六气为寒。又是手太阳经之大络，脏腑精气从此穴处行于皮下，从阳走阴。根据《根结》所述，本穴又是手太阳脉外经气所入之处。穴名为支正，与经别相关。因此本穴禀太阳盛阳之气，精气内发，从阳交阴，主风寒之邪侵袭肌表。

【主治】头痛，目眩，热病，癫狂，项强，肘臂酸痛。

【应用】《针灸甲乙经》：振寒，寒热，颈项肿，实则肘挛，头项痛，狂易，虚则生疣，小者痂疥，支正主之……风疟，支正主之。

《铜人腧穴针灸图经》：治头痛目眩。

《针灸大成》：主惊、恐、悲、愁、癫狂。

《备急千金要方》：支正，少海主热病先腰胫酸，喜渴数饮食，身热，项痛而强，振寒，寒热。

《医宗金鉴》：支正主治七情郁结不舒，消渴饮水不止。七情郁结不舒，肘臂十指筋挛疼痛，及消渴饮水不止。

【针法灸法】直刺或斜刺 0.5~0.8 寸。可灸。

【现代研究】舌尖疼痛：取双侧支正穴，进针后用捻转提插泻法，间隔 10 分钟行针 1 次，留针 30 分钟。

8. 小海 《灵枢经》，手太阳经所入为合

【位置】在肘内侧，当尺骨鹰嘴与肱骨内上髁之间凹陷处。

【解剖】①肌肉：尺神经沟中，为尺侧腕屈肌的起始部。②血管：尺侧上、下副动脉和副静脉以及尺返动、静脉。③神经：前臂内侧皮神经，尺神经本干。

【释字】《说文解字》："小，物之微也。"《说文解字》："海，天池也。"

【释穴】小者，大之反也。海者，天池也。本穴为五输穴的合穴，是手太阳经所入之处，因此称为海。与手少阴心经合穴少海相表里，少海在内，小海在外。小肠者受盛之官，化物出焉，上与胃相连，胃为水谷之海，将水谷化为精微，为中焦营气之源。余物传入小肠，小肠泌别清浊，清者从下焦渗入膀胱，是膀胱津液之源，也是卫气之原。《内经》曰："海之所行云气者，天下也。"是说海水运行方式，水化气上为云，云生成雨，降于地面。因此海既有受纳作用，又有输布功能，气血输布于皮下，从皮下回流入络脉中。

【气血运行状态】手太阳经脉血气从手走头，经气发于此处皮下而为小海穴。前为支正，精气由内出于皮肤，运行会聚于本穴。小海为合穴，手太阳经脉内外的精血之气从此处入于经脉，应天气下为雨。

【穴性】本穴属手太阳经腧穴，运气为寒火，五行属火，六气为寒。五输穴的合穴，五行属土，性平。根据《根结》所述，小海是手太阳脉外经气所注之处。穴名小海，海之所行云气者天下也。因此本穴禀太阳在外之寒气，中含少阴之火，精气旺盛，又具中土平衡之气。

【主治】肘臂疼痛，风眩头痛，寒热，齿龈肿，癫痫。

【应用】《针灸甲乙经》：风眩头痛，小海主之……主疟，背膂振寒。

《铜人腧穴针灸图经》：治寒热，齿龈肿。

《针灸大成》：主颈颔、肩臑、肘臂外后廉痛，寒热齿龈肿，风眩颈项痛，疡肿振寒，肘腋痛肿，小腹痛，痫发羊鸣，戾颈，瘛疭狂走，颔肿不可回顾，肩似拔，臑似折，耳聋，目黄，颊肿。

【针法灸法】直刺 0.3~0.5 寸。可灸。

【现代研究】

（1）直刺小海，可使降结肠远端的顽固性迷走神经过敏现象好转，可治疗过敏性结肠炎。

（2）现代研究表明，针刺正常人小海穴，可使阑尾蠕动增强。

9. 肩贞 《素问》

【位置】在肩关节后下方，臂内收时，腋后纹头上1寸。

【解剖】①肌肉：肩关节后下方，肩胛骨外侧缘，三角肌后缘，下层是大圆肌。②血管：旋肩胛动、静脉。③神经：腋神经分支，最深部上方为桡神经。

【释字】《说文解字》："肩，髆也。"《说文解字》："贞，卜问也。"《易·乾卦》："元亨利贞。"《文言》："贞者，事之干也。"《书·太甲》："一人元良，万邦以贞。"《疏》："天子有大善，则天下得其正。"

【释穴】肩即肩关节部；贞者，正也，干事的。肩贞穴在臂后的根部，《易·乾卦》曰："贞者，事之干也。"古人认为肩贞是肩部活动的要点，是肩部操作的根本，因此而得名。本穴以解剖部位命名，是阳经多气，气生形。

【气血运行状态】手太阳经脉血气从手走头，经气发于此处皮下而为肩贞穴。前为小海，脉外精气入于经脉，经气运行会聚于此穴处。

【穴性】本穴属手太阳经腧穴，运气为寒火，五行属火，六气为寒。穴名肩贞，干事之穴。因此本穴禀太阳在外之寒气，少阴火气在内，内外协同，主关节活动。

【主治】缺盆肩中热痛，风痹手足不举，瘰疬，耳鸣。

【应用】《针灸甲乙经》：寒热，项疬，适耳（鸣）无闻，引缺盆肩中热痛，麻痹不举，肩贞主之。耳鸣无闻，肩贞及完骨主之。

《铜人腧穴针灸图经》：治风痹，手臂不举。

《针灸大成》：主伤寒寒热，耳鸣耳聋，缺盆肩中热痛，风痹，手足麻木不举。

《类经图翼》：主治伤寒寒热，颔肿，耳鸣耳聋，缺盆肩中热痛，风痹手足不举。

【针法灸法】向外斜刺1~1.5寸，或向前腋缝方向透刺。针刺时，切不可偏向内侧，以免损伤胸侧壁，造成气胸。可灸。

10. 臑俞 《针灸甲乙经》，手太阳、阳维脉、阳跷脉交会穴

【位置】在肩部，当腋后纹头直上，肩胛冈下缘凹陷中。

【解剖】①肌肉：肩胛骨关节窝后方三角肌中，深层为冈下肌。②血管：旋肱后动、静脉。③神经：腋神经，深层为肩胛上神经。

【释字】《说文解字》："臑，臂羊矢也。"《说文解字》："俞，空中木为舟也。"

【释穴】臑者，其处肉不附骨，臑在人曰肱，在羊豕曰臑。俞者，中空木制之舟，在这里指气血津液运行，如水能行舟。本穴以解剖部位命名，取阳经多气，气生形之寓意。又是本经与阳跷、阳维之会，主肩关节运动与维系。

【气血运行状态】手太阳经脉血气从手走头，经气发于此处皮下而为臑俞穴。前为肩贞，经气上行，运行会聚于此处。

【穴性】本穴属手太阳经腧穴，运气为寒火，五行属火，六气为寒。是手太阳、阳维、跷脉交会之处。穴名臑俞，肉不附骨，肩臂部经外之气会聚之处。因此本穴禀太阳寒气在外，内合火之气。主治臂酸无力、肩胛痛等症。

【主治】臂酸无力，肩痛引胛，寒热，气肿颈痛，瘰疬。

【应用】《针灸甲乙经》：寒热，肩肿引胛中痛，肩臂酸，臑俞主之。

《铜人腧穴针灸图经》：治臂酸无力。

《针灸大成》：主臂酸无力，肩痛引胛，寒热，气肿颈痛。

【针法灸法】直刺 0.5~1.0 寸。可灸。

【现代研究】

（1）臑俞配风市、大椎，埋肠线，治疗癫痫有一定效果。

（2）治疗肩周炎：单取本穴用焠刺法治疗肩周炎 50 例，将 20~22 号粗针根部用棉线包裹，于酒精灯上将针尖烧红发白后，快速准确刺入并出针，用无菌纱布包敷针孔，每周 1 次，3 次为 1 个疗程。但体虚者慎用。

11. 天宗　《针灸甲乙经》

【位置】在肩胛部，当岗下窝中央凹陷处，与第 4 胸椎相平。

【解剖】①肌肉：冈下窝中央冈下肌中。②血管：旋肩胛动、静脉肌支。③神经：肩胛神经。

【释字】《说文解字》："天，颠也。至高无上，从一大。"《说文解字》："宗，尊祖庙也。"

【释穴】天者，至高无上之巅；宗，祖宗，原点出处。天宗则是至高无上的原始点。贾逵曰："天宗三，日、月、星。地宗三，河、海、岱。"天宗即为日月星辰。《礼记·月令》："孟冬之月，天子乃祈来年于天宗。"古人通过观察测量日月星辰的明暗颜色和位置，以预测来年是否风调雨顺，所种植的谷物收成情况。本穴在肩胛部，背为阳，腹为阴，肩甲之内为肺脏，肺为天，本穴在天之上，因此名为天宗。天宗是天上中心，是极点，是静止的，是万物所要朝奉之。

【气血运行状态】手太阳经脉血气从手走头，经气发于此处皮下而为天宗穴。前为臑俞穴，肩部气血会聚之处，经气流经此穴会聚于此。

【穴性】本穴属手太阳经腧穴，运气为寒火，五行属火，六气为寒。穴名天宗，天气之原始点。因此本穴禀太阳至高之位势，在天气之上，调节肺气宣发肃降。

【主治】肩胛疼痛，气喘，胸胁支满，乳痈。

【应用】《针灸甲乙经》：肩重肘臂痛，不可举，天宗主之。

《外台秘要》：胸胁支满，抢心咳逆。

《针灸大成》：主颊颔肿。

《铜人腧穴针灸图经》：治肩胛痛，臂肘外后廉痛，颊颔肿。

【针法灸法】直刺或向四周斜刺，进针 0.5~1 寸，局部有酸胀感，或针感穿过肩胛传导至手指。可灸。

【现代研究】

（1）针刺右侧天宗穴，治疗胆绞痛 56 例患者，有较好的镇痛作用。

（2）现代研究证明，针刺天宗配肩井，对乳腺增生有很好的疗效。

12. 秉风 《针灸甲乙经》，手三阳、足少阳交会穴

【位置】在肩胛部，冈上窝中央，天宗直上，举臂有凹陷处。

【解剖】①肌肉：肩胛冈上缘中央，表层为斜方肌，再下为冈上肌。②血管：肩胛动、静脉。③神经：锁骨上神经和副神经，深层为肩胛上神经。

【释字】《说文解字》：“秉，禾束也。”《说文解字》：“风，八风也。”《河图》：“风者，天地之使。”

【释穴】秉，操持，秉受之意。风，天之气，也指风邪。据说古代有皇家设官员监察天气风向，以占灾吉，称为秉风政之官。风可以行舟，也能覆舟，木之气为风，主万物之出生；风又为百病之始，开散卫气，侵袭闭郁经脉。秉风者，秉持生发之木气，既可以通行经脉，又可抵御外邪侵袭，因此而得名。

【气血运行状态】手太阳经脉血气从手走头，经气发于此处皮下而为秉风穴。前为天宗穴，天的原始点，经气运行并聚积至此处。前有天宗，后有秉

风，风者天气之一。

【穴性】本穴属手太阳经腧穴，运气为寒火，五行属火，六气为寒。穴名秉风，禀受观察风的动态。因此本穴禀太阳之盛阳之气，厥阴风木生发之气，主通行经脉，祛风除痹。

【主治】肩胛疼痛，上肢酸麻，肩痛不可举，咳嗽顽痰。

【应用】《针灸甲乙经》：肩痛不可举，天容及秉风主之。

《针灸大成》：主肩痛不能举。

《循经考穴编》：肩胛疼痛，项强不得回顾，腠理不得致密，风邪易入，咳嗽顽痰。

【针法灸法】直刺 0.3~0.5 寸，局部有酸胀感。可灸。

13. 曲垣　《针灸甲乙经》

【位置】在肩胛部，冈上窝内侧端，当臑俞与第 2 胸椎棘突连线的中点处。

【解剖】①肌肉：肩胛冈上缘，斜方肌和冈上肌中。②血管：颈横动、静脉降支，深层为肩胛上动、静脉肌支。③神经：第 2 胸神经后支外侧皮支、副神经，深层为肩胛上神经肌支。

【释字】《说文解字》："曲，象器曲受物之形。"《说文解字》："垣，墙也。"

【释穴】曲即弯曲，又木曰曲直；垣即矮墙。肩胛冈弯曲如墙，穴在其端，故名曲垣。天有三垣，紫微垣，有辅弼绕之；太微垣，有将相绕之；天市垣，有侯伯、宗人、屠肆、列肆绕之。曲垣有比喻列星围拱主星之外垣，与天宗的日月星辰相呼应。曲与直相对，木曰曲直，曲具有肝木之性。垣，矮墙，或为土制，或为石制。土制属土，石制属金，因此如果垣胜于曲，属金克木；垣弱于曲，则木克土。木郁可生风，金土气盛，可制风邪，因此曲垣还是座挡风的墙。

【气血运行状态】手太阳经脉血气从手走头，经气发于此处皮下而为曲垣穴。前为秉风，操持风动，其经气运行并聚积此处。

【穴性】本穴属手太阳经腧穴，运气为寒火，五行属火，六气为寒。穴名曲垣，木土金三气的结合。因此本穴禀太阳盛阳之气，木之风气，厚土之性，金之肃杀之气。

【主治】肩胛疼痛。

【应用】《针灸甲乙经》：肩胛周痹，曲垣主之。

《铜人腧穴针灸图经》：治肩膊拘急疼闷。

《针灸大成》：主肩痹热痛，气注肩胛，拘急痛闷。

【针法灸法】直刺 0.3~0.5 寸。可灸。

14. 肩外俞 《针灸甲乙经》

【位置】在背部，当第 1 胸椎棘突下，旁开 3 寸。

【解剖】①肌肉：肩胛骨内侧角边缘，表层为斜方肌，深层为肩胛提肌和菱形肌。②血管：颈横动、静脉。③神经：第 1 神经后支内侧皮支，肩胛背神经和副神经。

【释字】《说文解字》："肩，髆也。"《说文解字》："外，远也。"《说文解字》："俞，空中木为舟也。"

【释穴】肩即肩部，外即外侧，俞即腧穴，此穴在肩部，当肩中俞外方，故名肩外俞。前为曲垣穴，是抵御风邪的外在防线，肩外俞则是肩部脉外经气从外入里，下一个穴是肩中俞，由此而得名。前面讲过，阳经在身体上部，经常以解剖部位命名，与阴经腧穴形成对照，阴经多以气命名，阳经多以形命名，说明了精气形之间的关系，《内经》有云："形归气，气生形，气归精，精化为气。"

【气血运行状态】手太阳经脉血气从手走头，经气发于此处皮下而为肩外俞穴。前为曲垣穴，木土金三气相合，经气运行会聚于此穴处。

【穴性】本穴属手太阳经腧穴，运气为寒火，五行属火，六气为寒。穴名肩外俞，经气在肩外，由外入里。因此本穴禀太阳盛阳在肩外部，抵御外邪侵入。

【主治】肩中痛，发寒热，颈项强急。

【应用】《针灸甲乙经》：肩胛痛而寒至肘，肩外俞主之。

《太平圣惠方》：肩中痛，发寒热，引项急强，左右不顾。

《铜人腧穴针灸图经》：治肩胛痛。

《针灸大成》：主肩胛痛，周痹寒至肘。

【针法灸法】向外斜刺 0.3~0.5 寸，局部有酸胀感。不可深刺，以防伤及肺脏，造成气胸。可灸。

15. 肩中俞

【位置】在背部，当第 7 颈椎棘突下，旁开 2 寸。

【解剖】①肌肉：第1胸椎横突端，肩胛骨内侧角边缘，表层为斜方肌，深层为肩胛提肌和菱形肌。②血管：颈横动、静脉。③神经：第1胸神经后支内侧皮支，肩胛神经和副神经。

【释字】《说文解字》："肩，髆也。"《说文解字》："中，内也。"《说文解字》："俞，空中木为舟也。"

【释穴】肩，肩部；中，里；俞，腧穴。此穴在肩部，约当肩胛骨内侧缘之里，故名肩中俞。与前穴肩外俞相对比，本穴在内，穴性多热，肩外俞则偏寒，两者都以解剖部位命名，取气生形之意。另外手太阳经脉从此穴处而入缺盆，从缺盆进入体内，络心循咽，下膈，抵胃，属小肠。说明肩中俞有气机入里之势。

【气血运行状态】手太阳经脉血气从手走头，经气发于此处皮下而为肩中俞穴。前为肩外俞，脉外经气从外入里，经气聚集于此。

【穴性】本穴属手太阳经腧穴，运气为寒火，五行属火，六气为寒。穴名肩中俞，与肩外俞相对比，本穴在内多热，肩外俞在外多寒。因此本穴禀太阳盛阳之气，内含少阴君火之气。

【主治】咳嗽，气喘，肩背疼痛，目视不明。

【应用】《针灸甲乙经》：寒热疬，目不明，咳上气，唾血，肩中俞主之。

《铜人腧穴针灸图经》：治寒热目视不明。

《针灸大成》：主咳嗽，上气唾血，寒热，目视不明。

《循经考穴编》：寒热劳嗽，肩胛痛疼。

【针法灸法】直刺或针尖向下斜刺0.3~0.5寸。不可深刺，以防气胸。可灸。

16. 天窗　《灵枢经》

【别名】窗笼（《针灸甲乙经》）。

【位置】在颈外侧部，胸锁乳突肌的后缘，扶突后，与喉结相平。

【解剖】①肌肉：斜方肌前缘，肩胛提肌后缘，深层为头夹肌。②血管：耳后动、静脉及枕动、静脉分支。③神经：颈皮神经，正当耳大神经丛的发出部及枕小神经。

【释字】《说文解字》："天，巅也，至高无上。"《说文解字》："窗，在墙曰牖，在屋曰囱。"

【释穴】天，指人之天。窗，指天之窍。天窗位于颈项前侧部，天圆地方，头圆为天，颈项是通天的路径，颈项后部有天柱，前有天窗，天窗是太阳之气通于头颅的窗口。天窗还是手太阳经气所入之处，《灵枢·根结》曰："手太阳根于少泽，溜于阳谷，注于小海，入于天窗、支正也。"是说手太阳之阳气，从井而入于脉中，溜于阳谷，注于小海，下入于支正，上入于颈项之天窗，而上出于头面。

【气血运行状态】手太阳经脉血气从手走头，经气发于此处皮下而为天窗穴。此穴是来自手太阳经在缺盆处，上行沿着颈项上于脸颊，至目锐眦，最后入耳中。又手太阳脉外经气入于天窗，上出于头面。

【穴性】本穴属手太阳经腧穴，运气为寒火，五行属火，六气为寒。又是手太阳脉外经气所入之处。穴名天窗，头圆为天，颈项为通天的路径，窗者，气机出入之窗口。因此本穴禀太阳盛阳之气，主经气上出头窍的窗口。太阳与少阴相表里，少阴开窍于耳，主通耳窍。

【主治】耳鸣，耳聋，咽喉肿痛，颈项强痛，头痛，瘾疹，暴喑，痔瘘。

【应用】《针灸甲乙经》：颊肿痛，天窗主之。

《备急千金要方》：狂邪鬼语，灸天窗九壮。

《千金翼方》：头痛，瘾疹，灸天窗七壮。

《铜人腧穴针灸图经》：治耳鸣聋无所闻。

《针灸大成》：主痔瘘，颈痛，肩痛引项不得回顾，耳聋，颊肿，喉中痛，暴喑不能言，齿噤，中风。

《类经图翼》：颈瘿肿痛。

【针法灸法】直刺 0.3~0.5 寸，局部有酸胀感，可扩散至耳部、枕部、咽喉部。可灸。

17. 天容 《灵枢经》

【位置】在颈外侧部，当下颌角的后方，胸锁乳突肌的前缘凹陷中。

【解剖】①肌肉：下颌角后方，胸锁乳突肌停止部前缘，二腹肌后腹的下缘。②血管：颈外浅静脉，颈内动、静脉。③神经：耳大神经的前支，面神经的颈支、副神经，其深层为交感神经干的颈上神经节。

【释字】《说文解字》："天，巅也，至高无上。"《说文解字》："容，盛也。从宀从谷。徐铉曰：屋与谷，皆所以盛受也。"

【释穴】天指在人之天部；容，容纳，盛受。前为天窗，是太阳盛阳之气从下上出头窍的窗口。本穴为天容，古语言："海纳百川，有容乃大。"头圆为天，收受天之气。天窗是人气由内而上，上通天之气；天容是天气由外入内，下交太阳之气。

【气血运行状态】手太阳经脉血气从手走头，经气发于此处皮下而为天容穴。前为天窗穴，太阳之气上通于外的窗口，经气从天窗运行至此而受纳天气，天气从上而降。

【穴性】本穴属手太阳经腧穴，运气为寒火，五行属火，六气为寒。穴名天容，头颅纳气之处，因此本穴禀太阳寒水之气，收受太阳经气。

【主治】耳鸣，耳聋，疝积，胸中痛，咽喉肿痛，颈项强痛。

【应用】《针灸甲乙经》：疝积胸中痛，不得穷屈，天容主之……头项痈肿不能言，天容主之……耳聋嘈嘈无所闻，天容主之。

《铜人腧穴针灸图经》：治喉痹寒热，咽中如鲠。

《针灸大成》：主喉痹寒热，咽中如梗，瘿颈，项痈，不可回顾，不能言，胸痛、胸满不得息，呕逆吐沫，齿噤，耳聋耳鸣。

《类经图翼》：治齿噤，耳鸣耳聋。

【针法灸法】直刺 0.5~0.8 寸，局部有酸胀感，可扩散至舌根或咽喉部。针刺时应避开血管，将针从胸锁乳突肌内缘与血管之间刺入，以防刺伤颈内动、静脉。可灸。

【现代研究】针刺天容对奥迪括约肌有明显解痉作用，能促进胆总管的收缩，并有促进胆汁分泌和良好的镇痛作用。

18. 颧髎　《针灸甲乙经》，手少阳、太阳经交会穴

【位置】在面部，当目外眦直下，颧骨下缘凹陷处。

【解剖】①肌肉：颧骨下颌突的后下缘稍后，咬肌的起始部，颧肌中。②血管：面横动、静分支。③神经：面神经及眶下神经。

【释字】《集韵》："颧，辅骨曰颧。"《玉篇》："髎，髋也。"

【释穴】颧指颧骨，髎指骨隙，此穴在颧部骨隙中，故名颧髎。《素问·刺热》："色荣颧骨，热病也。"王冰注："颧骨，谓目下当外眦也。"髎，指骨空处，穴在颧骨尖处之窠臼中，因而名之。本穴之前有天窗、天容，主气的出入，本穴以解剖部位来命名，以气生形，气入骨空中，经云："九窍为水注之气。"太阳者水注之经气。

【气血运行状态】手太阳经脉血气从手走头，经气发于此处皮下而为颧髎穴。前为天窗、天容，主气机的出入内外，经气至于本穴入于头窍。

【穴性】本穴属手太阳经腧穴，运气为寒火，五行属火，六气为寒。穴名颧髎，骨空之穴。本穴禀太阳在外之寒，秉持少阴君火在内，荣养颧髎。

【主治】口眼㖞斜，眼睑瞤动，齿痛，颊肿。

【应用】《针灸甲乙经》：肿，唇痈，颧髎主之……目赤黄，颧髎主之。

《铜人腧穴针灸图经》：治口，面赤目黄，眼动不止，肿，齿痛。

《循经考穴编》：天吊风，口眼斜动并肿，齿痛。

《针灸大成》：主眼瞤动不止。

【针法灸法】直刺0.3~0.5寸，局部有酸胀感，可扩散至半侧颜面部。《图翼》："禁灸。"

【现代研究】

（1）针麻：电针颧髎穴对额部切口的开颅手术，具有较好的针麻效果。

（2）针刺颧髎有镇痛作用，对三叉神经痛有明显疗效。

（3）治疗鼻炎：电针颧髎治疗鼻炎有较好疗效。

19. 听宫 《灵枢经》，手少阳、足少阳、手太阳经交会穴

【别名】听多闻、多所闻（《素问·气穴论》），窗笼（《灵枢·根结》马莳注）。

【位置】面部，耳屏前，下颌骨髁状突的后方，张口时呈凹陷处。

【解剖】①血管：颞浅动、静脉的耳前支。②神经：面神经及三叉神经的第3支的耳颞神经。

【释字】《说文解字》："听，笑貌。"《说文解字》："宫，室也。"

【释穴】听，即闻听；宫，室也，此指耳窍。此穴在耳部，有通耳窍之功。听宫指人体接受从外而来的声音，纳入声音的宫室之中。本穴是手太阳经最后一个穴，经气布散于耳中，太阳与少阴相表里，少阴开窍于耳，经云："南方赤色，入通于心，开窍于耳，藏精于心。"又少阴肾开窍于耳，因此少阴心肾从内外都开窍于耳，因此手太阳经的最后一穴布散于耳。本穴开口取，可刺入较深，因此名为听宫，如同达于深宫后庭。《针灸甲乙经》曰："听宫，在耳中珠子，大如赤小豆。"

【气血运行状态】手太阳经脉血气从手走头，经气发于此处皮下而为听宫

穴。前为颧髎穴，气藏骨空之中，经气至于此穴处，布散耳中。

【穴性】本穴属手太阳经腧穴，运气为寒火，五行属火，六气为寒。穴名听宫，纳声于室内。本穴禀太阳在外之寒气，纳入声音于室中。

【主治】耳鸣，耳聋，聤耳，齿痛，癫狂痫。

【应用】《针灸甲乙经》：癫疾，狂，瘛疭，眩仆癫疾，喑不能言，羊鸣沫出，听宫主之。

《铜人腧穴针灸图经》：治耳聋。

《针灸大成》：主失音，癫疾，心腹满，聤耳，耳聋如物填塞无闻，耳中嘈嘈蝉鸣。

《循经考穴编》：主耳虚鸣痒，或闭塞无闻，或耳出清汁。

【针法灸法】张口，直刺 0.5~1 寸，局部有酸胀感，可扩散至耳周部和半侧脸部，有时有鼓膜向外鼓胀感。注意：不能深刺，以免伤及颈内动、静脉。可灸。

【现代研究】

（1）针刺听宫对治疗感觉神经性耳聋有一定疗效。

（2）治疗三叉神经痛：针刺听宫，留针 1 至数小时，治疗 63 例，效果好。

（3）治疗面痛：电针听宫、听会、翳风，用连续波。

（4）治疗外耳道炎：用激光直接照射耳腔 10 分钟，听宫、听会各照射 5 分钟。

第九章　足太阳膀胱经

一、经脉循行

《经脉》："膀胱足太阳之脉，起于目内眦，上额交巅；其支者，从巅至耳上角；其直者，从巅入络脑，还出别下项，循肩膊内，挟脊抵腰中，入循膂，络肾，属膀胱；其支者，从腰中下挟脊，贯臀，入腘中；其支者，从髆内左右，别下贯胛，挟脊内，过髀枢，循髀外，从后廉，下合腘中；以下贯踹内，出外踝之后，循京骨，至小指外侧。"

释义：起于目内眦，上额交会于颠顶（百会）。颠顶部支脉：从头顶到颞颥部。颠顶部直行的脉：从头顶入里联络于脑，回出分开下行项后，沿肩胛部内侧，挟脊柱，到达腰部，从脊旁肌肉进入体腔联络肾脏，属于膀胱。腰部支脉：向下通过臀部，进入腘窝内。后项部支脉：通过肩胛骨内缘直下，经过臀部下行，沿大腿后外侧与腰部下来的支脉会合于腘窝中。从此向下，出于外踝后，经第5跖骨粗隆，至小趾外侧端（至阴），与足少阴经相接。

二、十五大络

《灵枢·经脉》："足太阳之别，名曰飞扬。去踝七寸，别走少阴。实则鼽窒，头背痛；虚则鼽衄。取之所别也。"

三、经别

《灵枢·经别》："足太阳之正，别入于腘中，其一道下尻五寸，别入于肛，属于膀胱，散之肾，循膂，当心入散；直者，从膂上出于项，复属于太阳此为一经也。"

四、经筋

《灵枢·经筋》:“足太阳之筋，起于足小指，上结于踝，邪上结于膝，其下循足外侧，结于踵，上循跟，结于腘；其别者，结于踹外，上腘中内廉，与腘中并上结于臀，上挟脊上项；其支者，别入结于舌本；其直者，结于枕骨，上头，下颜，结于鼻；其支者，为目上网，下结于頄；其支者，从腋后外廉结于肩髃；其支者，入腋下，上出缺盆，上结于完骨；其支者，出缺盆，邪上出于頄。其病小指支跟肿痛，腘挛，脊反折，项筋急，肩不举，腋支缺盆中纽痛，不可左右摇，在燔针劫刺，以知为数，以痛为输，名曰仲春痹也。”

五、本经腧穴（共 67 穴）

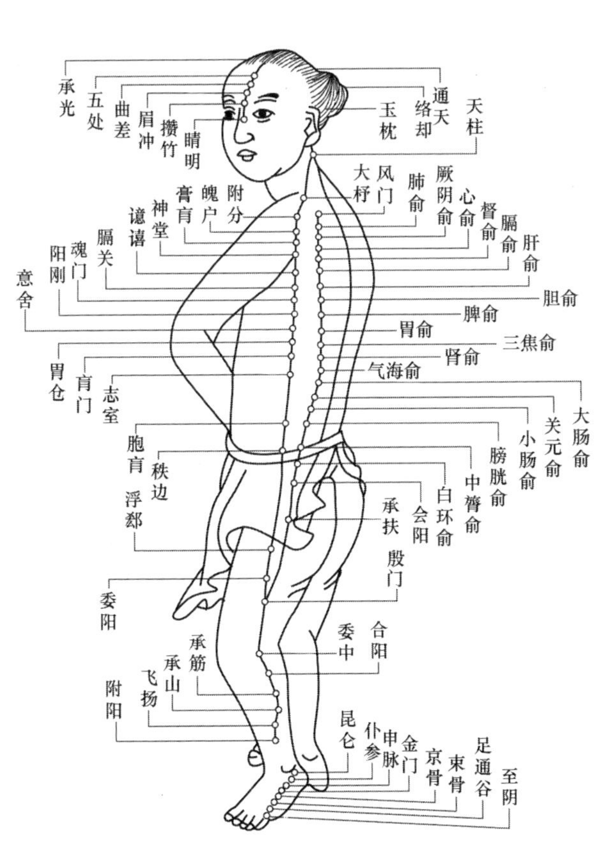

睛明攒竹眉冲曲，五处承光通天络，玉枕天柱大杼风，肺厥心督膈肝胆，
脾胃三焦肾气海，大肠关元小肠俞，膀胱中膂白环俞，上髎次髎中下髎，
会阳承扶殷门浮，委阳委中附分魄，膏肓神堂譩譆膈，魂门阳刚意舍胃，
肓门志室胞肓秩，合阳承筋承山飞，跗阳昆仑仆参申，金京束骨通至阴。

1. 睛明 《针灸甲乙经》，三阳经交会穴

【别名】目内眦（《素问》），泪孔（《针灸甲乙经》），泪空（《针灸聚英》），精明（《备急千金要方》）。

【位置】在面部，目内眦角稍上方凹陷处。

【解剖】①肌肉：眶内缘睑内侧韧带中，深部为眼内直肌。②血管：内眦动、静脉和滑车上下动、静脉，深层上方有眼动、静脉本干。③神经：滑车上、下神经，深层为眼神经，上方为鼻睫神经。

【释字】《玉篇》："睛，目珠子也。"《灵枢经》："阳气上走，于目而为睛。"《说文解字》："明，照也。"《易·系辞》："日月相推，而明生焉。"

【释穴】睛明穴，睛字由目和青组成，引申为目与精。《灵枢·大惑论》曰："五脏六腑之精气，皆上注于目而为之精。"《邪气脏腑病形》曰："十二经脉，三百六十五络，其血气皆上于面而走空窍，其精阳气上走于目而为睛。"所以睛是以五脏之精化气并上注为根基的，肾主藏精，肾精充沛，又能化气而上注，是眼目能视的根本。明者，《说文解字》："照也。"《易·系辞》曰："日月相推，而明生焉。"《内经》曰："天有日月，人有两目。"又心主神明，因此仅从睛明字面上理解，是根于肾精，主于心神，所以才有眼睛是心灵的窗户一说。睛明穴位于目内眦角稍上方凹陷处，目内眦是一个非常特殊的部位，是全部手足三阳经交会的地方，手阳明、足阳明经交于目内眦，手太阳、足太阳交于目内眦，手少阳、足少阳交于目内眦。这里要注意，这不是经气相交，而是经脉交会，所以目内眦的精气最旺盛。同时还是阴跷、阳跷脉的交会处。老年人或者人在疲倦的时候，精气不足，精力下降，阴浊蒙蔽眼目，轻者会眵多，严重者会出现视物模糊。因此要想眼亮，首先要心明，然后还要肾精充沛。

【气血运行状态】手太阳经脉从别颊上𩓐，抵鼻，至目内眦，斜络于颧，接足太阳膀胱经。足太阳经脉起于目内眦，血气从头走足，经气发于此处皮下而为精明穴。

【穴性】手太阳经寒火之运气，秉持手少阴之君火，转输予足太阳膀胱经脉，足太阳经运气为寒水，五行属水，六气为寒。又是手足三阳经交会之处。穴名睛明，是指五脏之精上注于目所成，又心主神明。因此本穴禀五脏之精气，三阳阴精交会之处。

【主治】目赤肿痛，流泪，视物不明，目眩，近视，夜盲，色盲。

【应用】《铜人腧穴针灸图经》：治攀睛，翳膜覆瞳子。

《针灸大成》：主小儿疳照，大人气眼冷泪。

《医宗金鉴》：主治目痛，视不明，迎风流泪，胬肉攀睛，白翳眦痒，雀目诸疾。

【针法灸法】嘱患者闭目，医者左手轻推眼球向外侧固定，左手缓慢进针，紧靠眶缘直刺 0.5~1 寸。不捻转，不提插。出针后按压针孔片刻，以防出血。禁灸。

【现代研究】

（1）针刺睛明穴，治疗功能性遗尿，有较好疗效。

（2）取患侧睛明、听宫，刺后活动患肢，治疗坐骨神经痛，有较好疗效。

（3）针刺睛明，配合眼保健操和视力训练等法，对近视均有较好疗效。

（4）单刺睛明，治疗急性结膜炎，有良好疗效。

（5）针刺睛明，治疗视神经萎缩，有较好疗效。

2. 攒竹 《针灸甲乙经》

【位置】在面部，当眉头陷中，眶上切迹处。

【解剖】①肌肉：额肌及皱眉肌。②血管：额动、静脉处。③神经：额神经内侧支。

【释字】《说文解字》：“攒，积竹杖也。”《说文解字》：“竹，冬生青草。”

【释穴】攒竹者，聚竹而成杖。眉毛犹如一根根细而青绿色的竹子，穴在眉毛的内侧端，好像是攒起来的竹子组成的竹子杖的蒂柄，因而得名。眉毛也可以想象是细小的嫩竹刚刚生长发芽，本穴在睛明之上，眉毛的头部，《大惑论》曰：“五脏六腑之精气，皆上注于目而为之精。”眼睛精气充盛，眉毛则是因着五脏精气上注于目之余而生长，竹色青，木气出生之色，肝开窍于目，眉毛与肝木相关，肝气郁滞可表现为眉头紧锁，相反眉头舒展则肝气舒畅。

【气血运行状态】足太阳经脉血气从头走足，经气发于此处皮下而为攒竹穴，前有睛明，精气充盛，运行至此，五脏余精之气积聚于眉头。

【穴性】本穴属足太阳经腧穴，运气为寒水，五行属水，六气为寒。穴名攒竹，青竹生长之处。因此本穴禀太阳寒水之气在外，内有厥阴风木初生之气。治瘈疭、戴眼、头目风热诸疾。古有医家介绍病案：“五十年前，余见小儿天吊，一韩姓老医以毫针刺攒竹及眉上，其取三穴，稍微捻转，其睛立正，病家叹为神奇。”

【主治】头痛，口眼㖞斜，目视不明，流泪，目赤肿痛，眼睑瞤动，眉棱骨痛，眼睑下垂。

【应用】《针灸甲乙经》：头风痛，鼻鼽衄，攒竹主之。

《铜人腧穴针灸图经》：治眼中赤痛及睑瞤动。

《针灸大成》：治泪出目眩，瞳子痒。

【针法灸法】向下斜刺 0.3~0.5 寸以治疗目疾。禁灸。

【现代研究】

（1）指压或针刺攒竹，治疗呃逆，有很好疗效。

（2）电针攒竹，治疗眶上神经痛，有较好疗效。

（3）针刺攒竹，治疗痔疮术后疼痛，有很好疗效。

（4）针攒竹为主，治疗腰背痛、腰扭伤，有很好疗效。

（5）针攒竹等，治疗眼肌无力，有很好疗效。

（6）攒竹配太阳放血，治疗急性结膜炎，有较好疗效。

3. 眉冲 《脉经》

【位置】在头部，当攒竹直上入发际 0.5 寸，神庭与曲差连线之间。

【解剖】①肌肉：额肌。②血管：额动、静脉处。③神经：额神经内侧支。

【释字】《说文解字》：“眉，木上毛也。”《说文解字》：“冲，涌摇也。从水中。”

【释穴】眉冲者，脉中精气由此上冲。五脏藏精，精化气，手足三阳、阴跷、阳跷脉聚积于目内眦处，经气发于睛明穴，生长于攒竹穴，上冲于眉冲穴，由此而得名。当然思考问题时，眉头紧锁，则精气郁滞于攒竹穴处，经气不能舒展，眉冲则无此血气上冲，长此以往可出现头痛病症，针眉冲可缓解之。

【气血运行状态】足太阳经脉血气从头走足，经气发于此处皮下而为眉冲穴。前为攒竹，精气聚于眉头而生青竹，经气运行至此穴处，血中之木气上冲之处。

【穴性】本穴属足太阳经腧穴，运气为寒水，五行属水，六气为寒。穴名眉冲，血中之阳气从下冲上。因此本穴禀太阳盛阳之气，脉中之血气，从下冲上。

【主治】头痛，眩晕，鼻塞，癫痫。

【应用】《备急千金要方》：苦头痛，针眉冲。

《针灸大成》：主五痫，头痛鼻塞。

【针法灸法】沿皮平刺 0.3~0.5 寸，局部酸痛。可灸。

4. 曲差　《针灸甲乙经》

【位置】在头部，当前发际正中直上 0.5 寸，旁开 1.5 寸，即神庭与头维连线的内 1/3 与中 1/3 交点。

【解剖】①肌肉：额肌。②血管：额动、静脉处。③神经：额神经内侧支。

【释字】《说文解字》："曲，象器曲受物之形。"《说文解字》："差，贰也，差不相值也。"

【释穴】曲差者，因于曲而气机婉转运行，差有派遣的意思。前有眉冲，是攒竹的精气上冲，如果任其发展，气机冲上太过，可引起盛阳气机上逆而不降的症状，因此气至于曲差处，经脉而向头外侧折曲，经气婉转绵延而行，缓冲眉冲之冲力，由此而得名。深层含义，足太阳经为寒水之运气，秉持君火而下行交于足少阴肾经，曲差还有缓冲收敛精气于水中的意思。

【气血运行状态】足太阳经脉血气从头走足，经气发于此处皮下而为曲差穴。前为眉冲，攒竹是精气上冲所致，曲差之处，经脉折曲，缓冲收敛精气于水中。

【穴性】本穴属足太阳经腧穴，运气为寒水，五行属水，六气为寒。穴名曲差，缓冲敛藏脉中之精气。因此本穴禀太阳寒水之气，缓冲敛藏精气，主经气上逆所致诸症。

【主治】头痛，鼻塞，鼽衄，目视不明。

【应用】《针灸甲乙经》：喘息不利，烦满，曲差主之。

《铜人腧穴针灸图经》：治目视不明。

【针法灸法】沿皮刺 0.3~0.5 寸。可灸。

5. 五处　《针灸甲乙经》

【位置】在头部，当前发际正中直上 1 寸，旁开 1.5 寸。

【解剖】①肌肉：额肌。②血管：额动、静脉处。③神经：额神经内侧支。

【释字】《说文解字》："五，五行也。从二，阴阳在天地间交午也。"《玉篇》："处，居也。"

【释穴】五指五行，五行是天地气交形成的，所以五字从二，上下天地的意思。五处之前有睛明、攒竹、眉冲、曲差，是五脏藏精于地下，精化气而向上冲天；五处之后，有承光、通天、络却穴，是精气上合于天。由此可知五处介于精与气之间，由此而得名。另外五处之前有四穴，五处之后有三穴，经云："其生五，其气三"，五者五行藏精化气，三者，是指其所化之气为三阴三阳。

【气血运行状态】足太阳经脉血气从头走足，经气发于此处皮下而为五处穴。前后曲差，缓冲精气上冲之势，经气至此而为精化气交会之处。

【穴性】本穴属足太阳经腧穴，运气为寒水，五行属水，六气为寒。穴名五处，精与气的转化之处。因此本穴禀足太阳寒水之气，精气转化在内。

【主治】头痛，目眩，癫痫。

【应用】《铜人腧穴针灸图经》：治头风，目眩。

《针灸大成》：主目不明。

【针法灸法】沿皮刺 0.3~0.5 寸。可灸（经书列为不可灸）。

6. 承光 《针灸甲乙经》

【位置】在头部，当前发际正中直上 2.5 寸，旁开 1.5 寸。

【解剖】①肌腱：帽状腱膜。②血管：额动、静脉，颞浅动、静脉及枕动、静脉的吻合网。③神经：额神经外侧支和枕大神经会合支处。

【释字】《说文解字》："承，奉也。受也。"《说文解字》："光，明也。从火在人上，光明意也。"

【释穴】承光者，禀受阳光。《金匮真言》："帝曰：五脏应四时，各有收受乎？岐伯曰：有。东方青色，入通于肝，开窍于目，藏精于肝……"本段经文讲天的五方气色，入通于五脏，并资养五脏之精。以东方为例，东方青色入通于肝，滋养肝精，这是天之精气由上通于下，主生五脏之精，肝藏精又化为气，上开窍于目，是五脏精气由下而上行，通于天气，因此说是天气通于人，而人气通乎天。太阳为寒水之经，秉持少阴君火，是天之精气入五脏，主生五脏之精，又精化气上承天之光，由此而得名。深层含义，心主神明，承光者，承受心的神明之光。

【气血运行状态】足太阳经脉血气从头走足，经气发于此处皮下而为承光穴。前为五处，精气转化之处，经气至此处聚积。

【穴性】本穴属足太阳经腧穴，运气为寒水，五行属水，六气为寒。穴名承光，禀受天之阳光。因此本穴禀手足太阳水火之精气，上行至头部，上通天之阳光，主通神明，上通鼻窍。

【主治】头痛，目眩，鼻塞，热病。

【应用】《针灸甲乙经》：热病汗不出，青盲远视不明。

《铜人腧穴针灸图经》：治风眩头痛。

《针灸大成》：主目生白翳。

【针法灸法】沿皮平刺 0.3~0.5 寸，局部酸痛。可灸。

7. 通天　《针灸甲乙经》

【位置】在头部，当前发际正中直上 4 寸，旁开 1.5 寸。

【解剖】①肌腱：帽状腱膜。②血管：颞浅动、静脉和枕动、静脉的吻合网。③神经：枕大神经分支。

【释字】《说文解字》：“通，达也。”《说文解字》：“天，巅，至高无上。”

【释穴】通天者，天人之气相通，天气入五脏，生五脏之精，精化气上通于天。本穴为太阳膀胱经位于头部的腧穴，头窍之气上通于天。前为承光穴，承受日月之光，日月悬挂于天空，因此承光在先，通天在后，由此而得名。《经脉》曰：“起于目内眦，上额交巅。”其中的颠顶即是通天穴，也是膀胱经第一分支结束之处。

【气血运行状态】足太阳经脉血气从头走足，经气发于此处皮下而为通天穴。前为承光，承日月之光，进一步上行而为通天，膀胱经第一分支由此出于经脉，散于皮下。

【穴性】本穴属足太阳经腧穴，运气为寒水，五行属水，六气为寒。穴名通天，精气出于经脉，上通于天。本穴禀手足太阳水火之精气，化气出于鼻窍。五脏中肺为华盖，为五脏之天，肺开窍于鼻，通天穴主治鼻窍病变。

【主治】头痛，眩晕，鼻塞，鼻衄，鼻渊。

【应用】《针灸甲乙经》：头项痛重，通天主之。

《铜人腧穴针灸图经》：治偏风口渴。

【针法灸法】沿皮刺 0.3~0.5 寸。可灸。

【现代研究】

（1）据报道，治疗中风后小便失禁，取双侧通天透络却，有一定疗效。

（2）据报道，针刺通天，可使部分癫痫大发作患者的脑电图趋于规则化。

8. 络却 《针灸甲乙经》

【别名】胳却（《备急千金要方》），络郄（《医学入门》）。

【位置】在头部，当前发际正中直上 5.5 寸，旁开 1.5 寸。

【解剖】①肌肉：枕肌停止处。②血管：枕动、静脉分支。③神经：枕大神经分支。

【释字】《说文解字》：“络，絮也，一曰麻未沤也。”《说文解字》：“却，节欲也。”节制却退也。

【释穴】络者，络脉；却者，退祛。络却者，细小络脉逐渐终绝。却又同于郄，有孔隙之意思。经脉外连络脉，细小络脉从孔隙散布皮下。《经脉》曰：“其支者，从巅至耳上角，其直者，从巅入络脑，还出别下项。”是说从通天穴分出一支行于耳上角，其直行者从通天穴入并联络于脑，然后返还，从本穴缝隙出于皮下，络脉至此而逐渐退却。经云：“头气有街，络绝而径通，经脉中气血从此处散于皮下。”

【气血运行状态】足太阳经脉血气从头走足，经气发于此处皮下而为络却穴。经脉直行者从通天入并联络于脑，然后返还，从本穴缝隙出于皮下。

【穴性】本穴属足太阳经腧穴，运气为寒水，五行属水，六气为寒。穴名络却，络脉退却。本穴禀手足太阳水火之精气，从本穴出于皮下，散布脑后部。

【主治】头晕，目视不明，耳鸣。

【应用】《针灸甲乙经》：癫疾僵仆，络却主之。

《铜人腧穴针灸图经》：治青风内障。

《针灸大成》：主头旋耳鸣。

【针法灸法】沿皮刺 0.3~0.5 寸。可灸。

9. 玉枕 《针灸甲乙经》

【位置】在后头部，当后发际正中直上 2.5 寸，旁开 1.3 寸平枕外隆凸上缘的凹陷处。

【解剖】①肌肉：枕肌。②血管：枕动、静脉。③神经：枕大神经分支。

【释字】《说文解字》：“玉，石之美。”《说文解字》：“枕，卧所荐首者。”

【释穴】玉者，属金石类，性凉，主收敛；枕者，人睡觉时，头所著之物。肾主骨生髓，通于脑，脑为髓海，髓为肾精之海，穴在枕骨硬节之旁，为寝息着枕之处。阳入阴则寐，阳出阴则寤，玉枕具有金石之性，主阳气收藏，阳气入阴，夜卧而眠。《经脉》："足太阳经……从巅入络脑，还出别下项。"这里所谓还出，是从玉枕穴出；别下项者，是太阳之气由此穴而开始下降。

【气血运行状态】足太阳经脉血气从头走足，经气发于此处皮下而为玉枕穴。前为络却，经气由此入络脑，返还而出，下行颈项。

【穴性】本穴属足太阳经腧穴，运气为寒水，五行属水，六气为寒。穴名玉枕，金石之性。因此本穴禀太阳寒水之气，金气收敛之性，主太阳气降。

【主治】头重，项痛，目重如脱，多汗，寒热，鼻塞。

【应用】《针灸甲乙经》：头重项痛，玉枕主之。

《千金翼方》：多汗寒热。

《针灸大成》：主目重如脱。

【针法灸法】沿皮刺 0.3~0.5 寸，平刺 0.3~0.5 寸，局部酸痛。可灸。

10. 天柱 《针灸甲乙经》

【位置】在项部大筋（斜方肌）外缘之后发际凹陷中，约当后发际正中旁开 1.3 寸。

【解剖】①肌肉：斜方肌起部，深层为头半棘肌。②血管：枕动、静脉干。③神经：枕大神经干。

【释字】《说文解字》："天，巅，至高无上。"《说文解字》："柱，楹也。"

【释穴】天柱者，支撑天的柱子。《淮南子·天文训》："昔者共工与颛顼争为帝，怒而触不周之山，天柱折，地维绝，天倾西北，故日月星辰移焉；地不满东南，故水潦尘埃归焉。"古代天文的"盖天说"认为天圆地方，天人相应，人头为天，躯干为地，颈项为其间的支柱，古称颈椎为"天柱骨"。天柱穴在天柱骨之旁。主要功能一是支撑，二是交通天地阴阳，诸多经脉上行于头，经脉之气上通于天。

【气血运行状态】足太阳经脉血气从头走足，经气发于此处皮下而为天柱穴，前为玉枕穴，经气降至此穴处。又足太阳脉外之阳气根于至阴，溜于京骨，注于昆仑，入于天柱、飞扬。

【穴性】本穴属足太阳经腧穴，运气为寒水，五行属水，六气为寒。太阳经外之气所入之处。穴名天柱，古语有云："擎天博玉柱，架海紫金梁。"支撑天地，交通阴阳。因此本穴禀太阳寒水之气，内藏少阴君火，水火既济，升降出入。

【主治】头痛，项强，鼻塞，癫狂痫，热病汗不出，足不任身体。

【应用】《针灸甲乙经》：热病汗不出，天柱主之。

《铜人腧穴针灸图经》：治足不任身体。

《针灸大成》：主项强不可回顾。

【针法灸法】直刺或斜刺 0.5~0.8 寸，不可向内上方深刺，以免伤及延髓。可灸。

11. 大杼 《针灸甲乙经》，八会穴之一，骨会，手足太阳经交会穴

【位置】在背部，当第 1 胸椎棘突下，旁开 1.5 寸。

【解剖】①肌肉：斜方肌，菱形肌，上后锯肌，最深层为最长肌。②血管：第 1 肋间动、静脉后支。③神经：第 1 胸神经后支的皮支，深层为第 1 胸神经后支外侧支。

【释字】《说文解字》："大，天大，地大，人亦大。"《说文解字》："杼，机之持纬者。"

【释穴】大杼者，大的梭子。所谓梭是指织机上载有纡子并引导纬纱进入梭道的机件。古人称椎骨为杼骨，《背腧》："背中大腧，在杼骨之端。"本穴在第 1 胸椎棘突下，旁开 1.5 寸，因此而得名。深层含义，膀胱经脉贯穿脏腑的背俞穴，犹如机梭穿过纬纱。本穴还是冲脉之外通于天气之处，《灵枢·海论》："冲脉者，为十二经之海，其输上在于大杼，下出于巨虚之上下廉。"冲为血海，海之所行云气者，天下也，其血气从大杼出于皮下，再从络脉回流入经脉中，进入脏腑。

《难经》的八会穴中，本穴为骨会，是因为大杼交会于督脉、足太阳经、冲脉等，是血之气，精之气大会之处。《素问·水热论》："大杼、膺俞、缺盆、背俞，此八者，以泻胸中之热也。"大杼是冲脉上通天气之处，清上焦之热。

【气血运行状态】足太阳经脉血气从头走足，经气发于此处皮下而为大杼穴。前为天柱，收降太阳盛阳之气，经气聚于此穴处。

【穴性】本穴属足太阳经腧穴，运气为寒水，五行属水，六气为寒。本穴又是督脉别络、足太阳膀胱经、手太阳小肠经的交会穴，内连冲脉；为八会穴之骨会；《素问》五十九热穴之一。穴名大杼，为冲脉上出之处，主布散血气于皮下。

【主治】咳嗽，发热，胸中有热，项强，肩背痛。

【应用】《针灸大成》：主筋挛癫疾。

【针法灸法】向椎体方向斜刺 0.5~0.8 寸。可灸。

【现代研究】

（1）用白芥子、甘遂等敷贴大杼、肺俞等穴，冬发喘者于三伏贴，夏发喘者于三九贴，治疗支气管哮喘，有良好疗效。

（2）大杼配风门、肺俞等，用着肤灸、火针法，治疗甲状腺功能亢进症，均有较好疗效。

（3）据报道针刺大杼、飞扬、足三里等，留针 7 分钟，可使血钙增加 0.05mmol/L，留针 15 分钟增加 0.15mmol/L，再继续延长留针时间，血钙不再发生相应变动。

12. 风门　《针灸甲乙经》，足太阳经、督脉交会穴

【别名】热府（《针灸甲乙经》）。

【位置】在背部，当第 2 胸椎棘突下，旁开 1.5 寸。

【解剖】①肌肉：斜方肌，菱形肌，上后锯肌，深层为最肌。②血管：第 2 肋间动、静脉后支。③神经：第 2、3 胸神经后支的皮支，深层为第 3 胸神经后支外侧支。

【释字】《说文解字》："风，八风也。"《说文解字》："门，闻也。"

【释穴】风者，天之六气之一；门者，气出入的门户。风能行舟，也能覆舟。正常时风门是天气出入肺的门户。《道德经》曰："天地之间，其犹橐龠乎？虚而不屈，动而俞出。"经文说天地之间，岂不像个风箱一样吗？它空虚而不塌陷，越鼓动风就越多，生生不息。橐龠是古代鼓风吹火用的器具，也就是所谓的风箱，是压缩空气而产生气流的一种装置，其利用活塞原理，加上风门，以产生压力或吸收泵，需要人力、水力推动活动，可以开拓大量送风的途径。肺主气，司呼吸，调节气机的功能，如同橐龠，而风门是肺气出入的门户。又《素问·水热论》曰："大杼、膺俞、缺盆、背俞，此八者，以泻胸中之热也。"其中背俞，即是风门穴。风生则能清热，所以泻胸中之热。本穴是肺气出入的门户，为呼吸气息出纳之道路，故名"风门"。风也可以为邪气，风邪侵袭，也可从此穴入里（详见"风池穴"条）。

【气血运行状态】足太阳经脉血气从头走足，经气发于此处皮下而为风门穴。本穴之后为肺俞穴，风门是肺气出入的门户。

【穴性】本穴属足太阳经腧穴，运气为寒水，五行属水，六气为寒，为《素问》五十九热穴之一。穴名风门，本穴禀太阳盛阳之气，主肺气出入内外，即主呼吸。

【主治】伤风，咳嗽，气喘，发热头痛，项强，胸背痛。

【应用】《针灸甲乙经》：督脉、足太阳之会。风眩头痛，风门主之。

《铜人腧穴针灸图经》：治伤寒颈项强。

《针灸大成》：主上气喘气。

【针法灸法】向椎体方向斜刺 0.5~0.8 寸。可灸。

【现代研究】据报道取风门、大杼，用化脓灸法治疗支气管哮喘，有较好疗效。

13. 肺俞 《灵枢经》，肺的背俞穴

【位置】在背部，当第 3 胸椎棘突下，旁开 1.5 寸。

【解剖】①肌肉：斜方肌、菱形肌，深层为最长肌。②血管：第 3 肋间动、静脉后支。③神经：第 3 或第 4 胸神经后支的皮支，深层为第 3 胸神经后支外侧支。

【释字】《说文解字》：“肺，金藏也。”《说文解字》：“俞，空中木为舟也。”

【释穴】肺者，肺藏气。俞，腧穴。前有风门，此处有肺俞，如果风门是风气出入的门户，肺则如同风箱，也就是古人所称的“橐龠”。吸气如同将气抽入风箱，呼气如同将风箱里的气送入五脏经脉。本穴是脏腑气血背俞穴的开始，肺为华盖，根据“盖天说”理论，肺为天，位置最高，对应八卦中的乾卦，五行属金，因此是背俞穴之始；背俞穴终于白环俞，白者金之色，环者中空虚，而循环往复，与肺俞相应。肺俞穴主气入，白环俞主受气。《灵枢·根结》：“所谓五十营者，五脏皆受气，持其脉口，数其至也。五十动而不一代者，五脏皆受气。四十动一代者，一脏无气。三十动一代者，二脏无气。二十动一代者，三脏无气。十动一代者，四脏无气。不满十动一代者，五脏无气。予之短期，要在终始。所谓五十动而不一代者，以为常也。”

脏腑背俞穴都出现在足太阳膀胱经，运气为寒水，水为阴，主藏精，精化气，因此“精者身之本”。精藏为阴，精化气为阳，因此藏精可滋阴并清热，背俞穴属于《素问》五十九热穴，如《素问·水热论》所云：“五脏俞傍五，此十者，以泻五脏之热也。”

经云："肺者，相辅之官，治节出焉""肺者，气之本，魄之处也；其华在毛，其充在皮，为阳中之太阴，通于秋气。"肺属金，金者阳中之太阴，肺居高位所以为阳，肺气主降所以为太阴。手太阴肺经五运六气为湿金，五行为金，六气为湿，"诸气膹郁，皆属于肺"，肺气主阳气初降，阴多阳少，属太阳膀胱经腧穴，足太阳寒水之经，主藏精气。肺的募穴中府与之相对，背俞穴多阴，募穴多阳，因此针刺背俞穴也不能太过，以防伤精。

【气血运行状态】足太阳经脉血气从头走足，经气发于此处皮下而为肺俞穴。其前为风门，气出入的门户，经气运行至此处，而为橐籥。

【穴性】本穴属足太阳经腧穴，运气为寒水，五行属水，六气为寒。肺的背俞穴，穴名肺俞。本穴禀太阳寒水之阴精，主藏肺之精气，由此可清热滋阴。

【主治】咳嗽，气喘，吐血，骨蒸，潮热，盗汗，鼻塞。

【应用】《铜人腧穴针灸图经》：治骨蒸劳，肺痿咳嗽。

《针灸资生经》：哮喘，按其肺俞穴，痛如锥刺。

《针灸大成》：主咳嗽红痰。

【针法灸法】向椎体方向斜刺 0.5~0.8 寸。可灸。

【现代研究】

（1）夏季三伏贴的主要腧穴之一，对肺俞进行直接灸或药物敷贴，可增强机体免疫能力。

（2）对热带性白细胞增多症，使嗜酸粒细胞数随着症状好转而逐渐下降。

（3）对呼吸功能的调节：针肺俞可增强呼吸功能，使肺通气量、肺活量及耗氧量增加，明显减低气道阻力。

14. 厥阴俞　《备急千金要方》，心包之背俞穴

【位置】在背部，当第 4 胸椎棘突下，旁开 1.5 寸。

【解剖】①肌肉：斜方肌、菱形肌，深层为最长肌。②血管：第 4 肋间动、静脉后支。③神经：第 4 或第 5 胸神经后支的皮支，深层为第 4 胸神经后支外侧支。

【释字】《说文解字》："厥，发石也。"《说文解字》："阴，暗也。水之南，山之北也。"《说文解字》："俞，空中木为舟也。"

【释穴】厥者，从厂，欮声。《说文解字》："欮，逆气也。"《说文解字》："厂，

山石之厓岩。”因此厥的意思是气从山岩之下出而逆于上。经云：“两阴交尽谓厥阴。”厥阴是指阴气尽，而少阳之气初生。此穴处在肺俞之下，心俞之上，为手厥阴心包之气。《针灸大成》：“脏腑皆有俞在背，独心包络无俞，何也？曰：厥阴即心包络俞也。”心包五行属火，六气属风，是风火之气出于背部。

经云：“膻中者，臣使之官，喜乐出焉。”厥阴俞为心包的背俞穴，心包的募穴膻中与之相对。心包是心的包膜，同为一体，但属性各异，心为热火，心包为风火；心属少阴，主太阳收藏，心包属厥阴，主少阳出生。因此心在内少有受邪，而心包代心以受邪。背俞穴多阴，募穴多阳，因此针刺背俞穴不能太过，过则伤精。

【气血运行状态】足太阳经脉血气从头走足，经气发于此处皮下而为厥阴俞穴。前为肺俞，在天之气，其气运行至此处而为心包背俞穴。

【穴性】本穴属足太阳经腧穴，运气为寒水，五行属水，六气为寒。心包的背俞穴，穴名厥阴俞，因此本穴禀太阳寒水之阴精在外，内藏厥阴心包风火之气。《素问》曰：“热病气穴……四椎下间主膈中热。”

【主治】咳嗽，心痛，胸闷，呕吐。

【应用】《铜人腧穴针灸图经》：治呕吐心痛。

【针法灸法】向椎体方向斜刺 0.5~0.8 寸。可灸。

【现代研究】针刺厥阴俞穴可调整冠心病患者自主神经系统功能状态，缓解周围血管的紧张性，降低心脏排出阻力，扩张冠状动脉，增加心排量和冠状动脉血流量，从而缓解心绞痛。

15. 心俞 《灵枢经》，心的背俞穴

【位置】在背部，当第 5 胸椎棘突下，旁开 1.5 寸。

【解剖】①肌肉：斜方肌，菱形肌，深层为最长肌。②血管：第 5 肋间动、静脉后支。③神经：第 5 或第 6 胸神经后支的皮支，深层为第 5 胸神经后支外侧支。

【释字】《说文解字》：“心，人心，土藏，在身之中。”《说文解字》：“俞，空中木为舟也。”

【释穴】心俞者，心之背俞穴，前为厥阴俞，心在心包之里，因此心俞在厥阴俞之下。经云：“心者，君主之官，神明出焉。”“心者，生之本，神之变也；其华在面，其充在血脉，为阳中之太阳，通于夏气。”内有督脉之神道，

外有膀胱经的神堂。心属火，为阳中之太阳。心经五行属火，六气为热，合为君火，心藏脉，主血，经脉连接手太阳经。手太阳寒火之经，秉持手少阴君火之营血，通过足太阳膀胱，传输并藏于肾水中，化为肾精。经云："诸痛痒疮，皆属于心。"心火以藏为顺，君火不藏，神气浮动，表现为痛痒疮诸症。针刺本穴可泻心火之过盛。

【气血运行状态】足太阳经脉血气从头走足，经气发于此处皮下而为心俞穴。前为厥阴俞，心包背俞穴，经气运行至此处而聚于心的背俞穴。

【穴性】本穴属足太阳经腧穴，运气为寒水，五行属水，六气为寒。心的背俞穴，穴名心俞，其气为君火。因此本穴禀太阳寒水之阴精在外，主藏心之君火，主治心神不藏。

【主治】心痛，惊悸，咳嗽，吐血，失眠，健忘，盗汗，梦遗，癫痫。

【应用】《外台秘要》：主心痛，与背相引而痛。

《针灸大成》：主呕吐，不下食。

【针法灸法】向椎体方向斜刺 0.5~0.8 寸，针感向肋间扩散。可灸。

【现代研究】

（1）针刺心俞穴可改善心功能和脑循环。

（2）温灸心俞、厥阴俞等治疗冠心病，有较好疗效。

（3）针刺心俞、足三里等，治疗多寐症，有一定疗效。

16. 督俞　《太平圣惠方》

【位置】在背部，当第 6 胸椎棘突下，旁开 1.5 寸。

【解剖】①肌肉：斜方肌，背阔肌肌腱，最长肌。②血管：第 6 肋间动、静脉后支，颈横动脉降支。③神经：肩胛背神经，第 6 或第 7 胸神经后支的皮支，深层为第 6 胸神经后支外侧支。

【释字】《说文解字》："督，查也。"《说文解字》："俞，空中木为舟也。"

【释穴】督指督脉，俞指腧穴。督俞即督脉的背俞穴，故名"督俞"。上为心俞，心属火，心为阳之太阳，督脉有"总督诸阳"和"阳脉之海"一说，心主神明，督者，督查也，因此督脉所统一身阳经是以心之太阳为根本的。督俞穴出现较晚，与膀胱经的眉冲、气海俞、关元俞一并出现在《铜人腧穴针灸图经》之后。

【气血运行状态】足太阳经脉血气从头走足，经气发于此处皮下而为督俞穴。前为心俞，主神明，经气运行至此处聚积。

【穴性】本穴属足太阳经腧穴，运气为寒水，五行属水，六气为寒。穴名督俞，督脉的背俞穴，主一身之阳。本穴禀太阳寒水之气，内藏督脉之阳气。

【主治】心痛，胸闷，腹痛，寒热，气喘。

【应用】《太平圣惠方》：主腹中痛，雷鸣。

《针灸大成》：主寒热心痛。

【针法灸法】向椎体方向斜刺 0.5~0.8 寸。可灸。

17. 膈俞 《灵枢经》，八会穴之血会

【位置】在背部，当第 7 胸椎棘突下，旁开 1.5 寸。

【解剖】①肌肉：斜方肌下缘，有背阔肌，最长肌。②血管：第 7 肋间动、静脉后支。③神经：第 7 或第 8 胸神经后支的皮支，深层为第 7 胸神经后支外侧支。

【释字】《说文解字》："膈，障也。"《玉篇》："膈，胸隔。"《集韵》："膈，肓也。"《说文解字》："俞，空中木为舟也。"

【释穴】膈者，肓也，肓者，心尖部的包膜。膈肌上与心相连，下与胃相连，体腔内的所有上下运行的经脉都穿过膈肌，膈是体内上下循行经脉、络脉会聚之处。血行脉中，因此膈俞又是血之大会。肓为心膈间的包膜，肓之原为十二原穴之一，气味所生之津液，从肓之原，外渗于皮肤络脉，化赤为血，荣于经俞，内注于脏腑，外内出入相应。因此膈俞以补血为其主要功用。

【气血运行状态】足太阳经脉血气从头走足，经气发于此处皮下而为膈俞穴。前为督俞，督查一身之阳气，经气运行会聚于此处。

【穴性】本穴属足太阳经腧穴，运气为寒水，五行属水，六气为寒。血之大会，穴名膈俞，因此本穴禀太阳寒水之气在外，内藏诸经脉之血气。

【主治】呕吐，呃逆，气喘，咳嗽，吐血，潮热，盗汗，治一切失血症。

【应用】《针灸甲乙经》：癫疾多言。

《针灸大成》：主吐食翻胃。

《医宗金鉴》：更治一切失血证。

【针法灸法】向椎体方向斜刺 0.5~0.8 寸。可灸。

【现代研究】

（1）针刺膈俞穴可提前纠正贫血状态。

（2）针刺膈俞穴可改善膈肌的运动幅度，提高部分慢性气管炎患者的动脉血氧饱和度。

（3）针刺膈俞穴可有一定的催乳作用。

（4）针刺膈俞、肝俞等，治疗青光眼合并高血压，临床症状明显改善。

（5）三棱针点刺膈俞，然后拔罐放血，治疗偏头痛，有很好疗效。

（6）火针膈俞、肺俞等，治疗痤疮，有良好疗效。

18. 肝俞 《灵枢经》，肝的背俞穴

【位置】在背部，当第 9 胸椎棘突下，旁开 1.5 寸。

【解剖】①肌肉：背阔肌，最长肌和髂肋肌之间。②血管：第 9 肋间动、静脉后支。③神经：第 9 或第 10 胸神经后支的皮支，深层为第 9 胸神经后支外侧支。

【释字】《说文解字》："肝，木藏也。"《释名》："肝，干也。五行属木，故其体状有枝干也。凡物以大为干。"《说文解字》："俞，空中木为舟也。"

【释穴】肝俞者，肝之背俞穴。经云："肝者，将军之官，谋略出焉""肝者，罢极之本，魂之居也；其华在爪，其充在筋，以生血气，其味酸，其色苍，此为阳中之少阳，通于春气。"肝属木，木为阳中之少阳，所谓少阳是指阳气初生，阴气尚未退去。阴盛则藏精，阳盛则化气；阴盛则阳化味，阳盛则阴化气；木之气合于风，木之味合于酸。经云："水为阴，火为阳，阳为气，阴为味。"肝在膈下，膈俞为血之大会，肝主藏血。本穴内应肝脏而为之俞，故名"肝俞"。经云："诸风掉眩，皆属于肝。"肝木属少阳初生，正常状态下，阳多阴少，但阳太过，阴化气太过，不得以藏精，而生风证。肝俞属太阳膀胱经腧穴，是寒水之经，藏肝之精气，因此本穴多以针刺泻肝木之阳气过盛。肝俞为肝的背俞穴，与肝的募穴期门相对，背俞穴多阴，募穴多阳，因此针刺背俞穴也不能太过，过则伤精。

【气血运行状态】足太阳经脉血气从头走足，经气发于此处皮下而为肝俞穴。上为膈俞，血之会，经气运行至此与肝之精气相合。

【穴性】本穴属足太阳经腧穴，运气为寒水，五行属水，六气为寒。穴名肝俞，肝的背俞穴，本穴禀足太阳寒水之精气，水中之木。

【主治】黄疸，胁痛，吐血，目赤，目眩，雀目，癫狂痫，脊背痛。

【应用】《针灸甲乙经》：肝胀者，肝俞主之，亦取太冲。

《备急千金要方》：肝俞、脾俞、志室，主两胁急痛。

《铜人腧穴针灸图经》：治目生白翳。

《针灸大成》：黄疸，鼻。

【针法灸法】向椎体方向斜刺 0.3~0.5 寸。可灸。

【现代研究】

（1）针灸肝俞、胆俞、脾俞等，治疗胃脘痛，有很好疗效。

（2）割治肝俞、膈俞，治疗淋巴结核，有较好疗效。

（3）针灸肝俞、膈俞，治疗眼睑下垂，有较好疗效。

19. 胆俞 《脉经》，胆的背俞穴

【位置】在背部，当第 10 胸椎棘突下，旁开 1.5 寸。

【解剖】①肌肉：背阔肌，最长肌和髂肋肌之间。②血管：第 10 肋间动、静脉后支。③神经：第 10 胸神经后支的皮支，深层为第 10 胸神经后支的外侧支。

【释字】《说文解字》："胆，连肝之府也。"《白虎通》："胆者，肝之府也。肝主仁，仁者不忍，故以胆断。是以肝胆二者，必有勇也。肝胆异趣，何以知相为府也。肝者，木之精也。人怒无不色青目张者，是其效也。"《说文解字》："俞，空中木为舟也。"

【释穴】胆俞，胆府之背俞穴。胆附于肝，胆俞在肝俞之下。肝胆为表里关系，胆在肝之外，胆以肝为本，其气属少阳，肝为少阳初生，胆为少阳之标。经云："胆者，中正之官，决断出焉""凡十一藏，取决于胆也""脑、髓、骨、脉、胆、女子胞，此六者，地气之所生也，皆藏于阴而象于地，故藏而不泻，名曰奇恒之腑。"胆为中精之府，内藏胆汁，介于半表半里，脏腑阴阳之间，所以为奇恒之腑，中正之官。胆之运气，五行属木，六气为暑，与肝共同组成少阳出生之气。与之相对的募穴为胆经的日月，日为阳，月为阴，日月者阴阳各半，说明胆之募穴介于阴阳之间。背俞穴多精，募穴多气，胆俞穴多主形，日月主气。

【气血运行状态】足太阳经脉血气从头走足，经气发于此处皮下而为胆俞穴。前为肝俞，肝之精气，经气运行至此，与胆俞之气聚合。

【穴性】本穴属足太阳经腧穴，运气为寒水，五行属水，六气为寒。又为胆的背俞穴。因此本穴禀太阳寒水之气，水中之阳木，内藏胆腑之精气。

【主治】黄疸，口苦，肋痛，肺痨，潮热。

【应用】《针灸甲乙经》：胸满呕，无所出。

《铜人腧穴针灸图经》：治食不下，目黄。

《针灸大成》：主腋下肿胀。

【针法灸法】向椎体方向斜刺 0.5~0.8 寸。可灸。

【现代研究】慢性胆囊炎，取胆俞、肝俞，交替针刺，有良好疗效。

20. 脾俞　《灵枢经》，脾的背俞穴

【位置】在背部，当第 11 胸椎棘突下，旁开 1.5 寸。

【解剖】①肌肉：背阔肌，最长肌和髂肋肌之间。②血管：第 11 肋间动、静脉后支。③神经：第 11 胸神经后支的皮支，深层为第 11 胸神经后支肌支。

【释字】《说文解字》："脾，土藏也。"《释名》："脾，裨也。在胃下。脾助胃气，主化谷也。"《说文解字》："俞，空中木为舟也。"

【释穴】脾者，裨也；裨者，接益也，又小也。脾为运化水谷精微，后天之本，所以主补益。脾属土，为至阴，天在上，地在人之下，所以渺小。经云："脾胃者，仓廪之官，五味出焉""脾、胃、大肠、小肠、三焦、膀胱者，仓廪之本，营之居也，名曰器，能化糟粕，转味而入出者也；其华在唇四白，其充在肌，其味甘，其色黄，此至阴之类，通于土气。"肝胆在两胁肋处，脾胃在中央，脾俞在胆俞之下。经云："诸湿肿满，皆属于脾。"脾为后天之本，其性平，不独主时，居于每季最后 18 天，主运化。与脾俞相对的是脾的募穴章门，背俞穴多阴，募穴多阳。经云："灸之则可，刺之则不可。"由于五脏背俞穴主藏精，因此以灸为好，少刺，以防伤精，尤其是脾俞与肾俞。

【气血运行状态】足太阳经脉血气从头走足，经气发于此处皮下而为脾俞穴。其上为胆俞，中精之府，其经气运行至此，于脾俞相聚。

【穴性】本穴属足太阳经腧穴，运气为寒水，五行属水，六气为寒。脾之背俞穴，脾藏营，后天之本。因此本穴禀太阳之寒水，藏脾之精气。

【主治】腹胀，黄疸，呕吐，泄泻，痢疾，便血，水肿，背痛。

【应用】《备急千金要方》：虚劳尿白浊，灸脾俞一百壮。脾俞、胃管，主黄疸。

《针灸大成》：黄疸，善欠，不嗜食。

《医宗金鉴》：小儿慢脾风证。

【针法灸法】向椎体方向斜刺 0.5~0.8 寸。《内经》言禁刺。可灸。

【现代研究】

（1）取脾俞等埋线治疗胃炎和溃疡病，有很好疗效。

（2）针刺脾俞等，治疗糖尿病，有一定疗效。

（3）针刺脾俞等，治疗原发性血小板减少性紫癜，有一定疗效。

21. 胃俞 《脉经》，胃的背俞穴

【位置】在背部，当第 12 胸椎棘突下，旁开 1.5 寸。

【解剖】①肌肉：腰背筋膜，最长肌和髂肋肌之间。②血管：肋下动、静脉后支。③神经：第 12 胸神经后支的皮支，深层为第 12 胸神经后支外侧支。

【释字】《说文解字》："胃，谷府也。"《释名》："胃，围也，围受食物也。"《说文解字》："俞，空中木为舟也。"

【释穴】胃俞者，胃之背俞穴。经云："脾胃者，仓廪之官，五味出焉""脾、胃、大肠、小肠、三焦、膀胱者，仓廪之本，营之居也，名曰器，能化糟粕，转味而入出者也；其华在唇四白，其充在肌，其味甘，其色黄，此至阴之类，通于土气。"胃为水谷之海，主腐熟水谷精微，脾为胃行其津液，脾胃为表里关系，脾在上，胃在下，脾为阴主藏精，胃为阳主降气。与之相对的是胃的募穴中脘，中脘多用于调气，胃俞穴多用于调精。

【气血运行状态】足太阳经脉血气从头走足，经气发于此处皮下而为胃俞穴。上为脾俞穴，经气运行至此，聚积于此。

【穴性】本穴属足太阳经腧穴，运气为寒水，五行属水，六气为寒。又为胃的背俞穴，因此本穴禀太阳寒水之精气，水中之阳土。

【主治】胸胁痛，胃脘痛，呕吐，腹胀，肠鸣。

【应用】《针灸甲乙经》：胃中寒胀。

《针灸大成》：食多羸瘦，脾俞、胃俞。

《类经图翼》：小儿羸瘦食少。

【针法灸法】向椎体方向斜刺0.5~0.8寸。不可深刺，以免刺伤肾脏。可灸。

【现代研究】

（1）实验研究发现，针刺胃俞，有调整胃的蠕动和胃液的分泌作用，并使胃蛋白酶活性增强。

（2）胃俞、脾俞等埋线，治疗慢性胃炎和溃疡病，有较好疗效。

22. 三焦俞 《针灸甲乙经》，三焦的背俞穴

【位置】在腰部，当第 1 腰椎棘突下，旁开 1.5 寸。

【解剖】①肌肉：腰背筋膜，最长肌和髂肋肌之间。②血管：第 1 腰动、静脉后支。③神经：第 10 胸神经后支的皮支，深层为第 1 腰神经后支外侧支。

【释字】《说文解字》："三，天地人之道也。"《说文解字》："焦，火所伤也。"《玉篇》："火烧黑也。又灸也。"《说文解字》："俞，空中木为舟也。"

【释穴】三焦俞者，三焦的背俞穴。三焦之体合于胃，在胃俞之下。三焦是六腑之一，三焦之气为少阳，三焦经脉为手少阳，三焦之腑的形质与胃相合，分为三部，上焦合胃之上口，中焦并于胃中，下焦合于胃之下口。三焦少阳之气出于下焦肾水，由下而上，通合于皮下腠理，肾水中的元真之气随三焦之气外出皮下。上焦之气，主宣五谷之气味，从上而出，熏蒸肌肤，充身泽毛。中焦之气，主蒸化水谷之津液，而为营血，从中而出，以奉生身。下焦之气，主济泌别汁，从下而出，以行决渎。因此说三焦之气，生于下焦肾水，从下而上，归属于上中下之三部，从上中下三部而分布流行。

营卫通过三焦相会，卫出下焦，营出中焦，卫气由下焦而上，随上焦出于皮下腠理。而上焦之气常与营俱行于阳二十五度，行于阴也二十五度一周，因此五十度而又大会于手太阴。营卫经过三焦气化而行于皮下腠理，三焦乃少阳之气，具有相火之能。与三焦俞相对的是三焦的募穴石门，石属肾，石门者，肾水之门，三焦俞在胃俞之下，肾俞之上；石门在肚脐之下，胃属中土，肚脐之上为，之下为地，因此三焦在中土之下，根于水中。三焦俞主形病，石门主气病。

【气血运行状态】足太阳经脉血气从头走足，经气发于此处皮下而为三焦穴。上为胃俞穴，经气运行至此，聚于此处。

【穴性】本穴属足太阳经腧穴，运气为寒水，五行属水，六气为寒。三焦的背俞穴，本穴禀太阳寒水之阴精，内藏三焦相火之精气。

【主治】肠鸣，腹胀，呕吐，泄泻，痢疾，水肿，腰背强痛。

【应用】《铜人腧穴针灸图经》：肩背拘急，腰脊强。

《针灸大成》：泄注下利。

【针法灸法】直刺或向椎体方向斜刺 0.8~1 寸。不可深刺，以免刺伤肾脏。可灸。

23. 肾俞 《灵枢经》，肾的背俞穴

【位置】在腰部，当第 2 腰椎棘突下，旁开 1.5 寸。

【解剖】①肌肉：腰背筋膜，最长肌和髂肋肌之间。②血管：第 2 腰动、静脉后支。③神经：第 1 腰神经后支的外侧支，深层为第 1 腰丛。

【释字】《说文解字》："肾者，水藏也。从肉臤声。"《说文解字》："俞，空中木为舟也。"

【释穴】肾俞者，肾的背俞穴。肾字读臤声，《说文解字》："臤，坚也。"肾的本意是坚，又经文说苦坚，苦者火之味，因此肾脏之性，同火之味。肾水生于心火，如果八卦中的离坎互根，离中虚，坎中满，虚为坎之根，满为离之根。经云："肾者，作强之官，伎巧出焉""肾者，主蛰，封藏之本，精之处也；其华在发，其充在骨，为阴中之少阴，通于冬气。"肾属水，为阴中之少阴，少阴者君火也，因此肾水中有火。水盛则火化为咸味，火盛则水化为热之水气。足少阴肾经的五运为水，六气为热。经云："诸寒收引，皆属于肾。"肾藏精，精者身之本，精化气为肾气，肾气是阳多阴少，因此主阳虚有寒。与之相对的募穴为京门，京门者，天子所居之门。京门多肾气，肾俞多阴精，肾俞少刺多灸。

【气血运行状态】足太阳经脉血气从头走足，经气发于此处皮下而为肾俞穴。前为三焦俞，内藏相火，根于肾水，经气运行聚于此处。

【穴性】本穴属足太阳经腧穴，运气为寒水，五行属水，六气为寒。肾的背俞穴，五行属水，六气为热，因此本穴禀太阳寒水之气，内藏少阴肾之精气。

【主治】遗尿，遗精，阳痿，月经不调，白带，水肿，耳鸣，耳聋，腰痛。

【应用】《备急千金要方》：肾俞、内关，主面赤热。

《铜人腧穴针灸图经》：虚劳羸瘦。

《针灸大成》：肾虚水肿。

《医宗金鉴》：下元诸虚，精冷无子。

【针法灸法】向椎体方向斜刺 0.5~0.8 寸。可灸。

【现代研究】

（1）针刺肾俞穴，对正常机体的水利尿作用有抑制作用，但对肾病尿少者有利尿作用。对出现蛋白尿的慢性肾炎或高血压患者，可使尿蛋白减少或消失。

（2）针刺患侧肾俞等，治疗肾绞痛，对疼痛有较好疗效。

（3）取肾俞等，针灸加埋线，治疗遗尿，有很好疗效。

（4）艾灸肾俞等，能使肾阳虚大鼠精子活力显著增强。

24. 气海俞　《太平圣惠方》

【位置】在腰部，当第 3 腰椎棘突下，旁开 1.5 寸。

【解剖】①肌肉：腰背筋膜，最长肌和髂肋肌之间。②血管：第 2 腰动、静脉后支。③神经：第 2 腰神经后支的外侧支，深层为第一腰丛。

【释字】《说文解字》："气，云气也。"《说文解字》："海，天池也。以纳百川者。"《说文解字》："俞，空中木为舟也。"

【释穴】气海俞者，气海之背俞穴。气海即是穴名，又是四海之一。气海穴是任脉腧穴，在脐下 1.5 寸处，是纳气之处。膻中为气海，四海之一，彼此有何不同呢？古有橐龠，类似老百姓家里烧火用的风箱，向外拉风箱柄，将气吸入风箱，向内推动风箱柄，将气送入炉灶中。吸气时，气入胸中，充满膻中之气海，仿若于风箱中充满气；呼气时，气入丹田，渗入脐下之气海穴，又仿若将气送入炉灶。肾主纳气，肺主呼吸，肺气下连肾水，经云："少阳属肾，肾上连肺，故将两脏。"气海穴下邻关元穴，是元气从肾中发出之处，与肺气相合而为气海穴，因此气海穴上合于肺，与呼吸之气息息相关。而膻中之气海是胸中之气，后天之气。气海俞为气海的背俞穴，与肺俞、肾俞相关，助肾之纳气。

【气血运行状态】足太阳经脉血气从头走足，经气发于此处皮下而为气海穴。前为肾俞，肾精化气所出之处，经气运行聚积于此穴。

【穴性】本穴属足太阳经腧穴，运气为寒水，五行属水，六气为寒。气海穴的背俞穴，肺气纳入肾水。因此本穴禀太阳寒水之气，水中之金。

【主治】肠鸣腹胀，痔漏，痛经，腰痛。

【应用】《太平圣惠方》：理腰痛，痔痛。

《针灸大成》：主腰痛，痔漏。

【针法灸法】直刺 0.8~1 寸，局部酸胀，有麻电感向臀部及下肢放散。可灸。

25. 大肠俞　《脉经》

【位置】在腰部，当第 4 腰椎棘突下，旁开 1.5 寸。

【解剖】①肌肉：腰背筋膜，最长肌和髂肋肌之间。②血管：第4腰动、静脉后支。③神经：第3腰神经皮支，深层为腰丛。

【释字】《说文解字》："大，天大，地大，人亦大。"《说文解字》："肠，大小肠也。从肉昜声。"《说文解字》："俞，空中木为舟也。"

【释穴】大肠俞者，大肠的背俞穴。经云："大肠者，传道之官，变化出焉""脾、胃、大肠、小肠、三焦、膀胱者，仓廪之本，营之居也，名曰器，能化糟粕，转味而入出者也。"与其相对的是大肠的募穴天枢穴，天枢调大肠气之上下，大肠俞调大肠之形的盛衰。

【气血运行状态】足太阳经脉血气从头走足，经气发于此处皮下而为大肠俞穴。前为气海俞，肾主之纳气，经气运行聚积于此处。

【穴性】本穴属足太阳经腧穴，运气为寒水，五行属水，六气为寒。又为大肠之背俞穴，因此本穴禀太阳寒水之气，水中之金。

【主治】腹胀，泄泻，便秘，腰痛。

【应用】《千金翼方》：主肠澼泄痢。

《铜人腧穴针灸图经》：治腰痛，肠鸣，腹胀。

《针灸大成》：主脊强不得俛仰。

【针法灸法】直刺0.8~1寸，局部酸胀，有麻电感向臀部及下肢放散。可灸。

【现代研究】大肠俞、天枢等埋线，治疗慢性结肠炎，有较好疗效。

26. 关元俞 《太平圣惠方》

【位置】在腰部，当第5腰椎棘突下，旁开1.5寸。

【解剖】①肌肉：骶棘肌。②血管：腰最下动、静脉后支的内侧支。③神经：第5腰神经后支。

【释字】《说文解字》："关，以木横持门户也。"《韵会》"关，要会也。"《说文解字》："元，始也。从一从兀"《说文解字》："俞，空中木为舟也。"

【释穴】关元俞者，关元的背俞穴。关元是任脉上的腧穴，脐下3寸处。关元者，是指元气从肾中发出，关者，元气出入之门。关元多气，关元俞多精。同时关元还是小肠的募穴，小肠五行属火，与心相表里，肾中元气又以心火为本，火藏于水中而为肾精。因此关元俞内藏少阴之火。

【气血运行状态】足太阳经脉血气从头走足，经气发于此处皮下而为关元俞。上为大肠俞，经气运行聚积此处。

【穴性】本穴属足太阳经腧穴，运气为寒水，五行属水，六气为寒。又为关元之背俞穴。因此本穴禀太阳寒水之气，内藏关元之精气。

【主治】腹胀、泄泻，小便频数或不利，遗尿，腰痛。

【应用】《备急千金要方》：治消渴，小便数。

《针灸大成》：妇人瘕聚诸积。

【针法灸法】直刺 0.8~1 寸，局部酸胀，有麻电感向下肢放散。可灸。

27. 小肠俞　《脉经》，小肠的背俞穴

【位置】在骶部，当骶正中嵴旁 1.5 寸，平第 1 骶后孔。

【解剖】①肌肉：骶髂肌起始部和臀大肌起始部之间。②血管：骶外侧动、静脉后支的外侧支。③神经：第 1 骶神经后支外侧支，第 5 腰神经后支。

【释字】《说文解字》："小，不多也。"《说文解字》："肠，大小肠也。从肉易声。"《说文解字》："俞，空中木为舟也。"

【释穴】小肠俞者，小肠的背俞穴。经云："小肠者，受盛之官，化物出焉""脾、胃、大肠、小肠、三焦、膀胱者，仓廪之本，营之居也，名曰器，能化糟粕，转味而入出者也。"小肠的募穴为关元，小肠与心相表里，元气者元真之气，出于肾，而心火藏于肾水，因此元气以心火为之源，关元穴根于肾之元气，其标为小肠之募穴。背俞穴中小肠俞紧接关元俞之后，两者位置上相关联。小肠主泌别清浊，清者入下焦，渗入膀胱而为津液，因此小肠与膀胱同为太阳经，主津液生成与代谢。同时小肠属火，小肠经秉持心火下于膀胱，藏于肾水中。

【气血运行状态】足太阳经脉血气从头走足，经气发于此处皮下而为小肠俞。其上为关元俞，以心火为本，经气运行聚积于此处。

【穴性】本穴属足太阳经腧穴，运气为寒水，五行属水，六气为寒。又为小肠的背俞穴，小肠五行属火，六气属寒。因此本穴禀太阳寒水之气，内藏小肠腑气。

【主治】遗精，遗尿，尿血，白带，小腹胀痛，泄泻，痢疾，疝气，腰腿疼。

【应用】《备急千金要方》：主泄痢脓血。

《备急千金要方》：寒热，赤白痢疾及腰脊痛，小便不利，妇人带下。小便

不利、小腹胀满、虚乏，灸小肠俞随年壮。

《备急千金要方》：治消渴，小便数。

《针灸大成》：主妇人带下。

《针灸大成》：妇人瘕聚诸积。

《针灸甲乙经》：溺黄赤。

《针灸甲乙经》：小腹痛控睾引腰脊，疝痛，上冲心，腰脊强，溺黄赤，口干，小肠俞主之。

《针灸逢源》：治淋沥，遗尿，五痔便血。

【针法灸法】直刺 0.8~1 寸，局部酸胀。可灸。

28. 膀胱俞 《脉经》，膀胱的背俞穴

【位置】在骶部，当骶正中嵴旁 1.5 寸，平第 2 骶后孔。

【解剖】①肌肉：在骶棘肌起部和臀大肌起部之间。②血管：有骶外侧动、静脉后支。③神经：布有臀中皮神经分支。

【释字】《说文解字》：“膀，胁也。”《说文解字》：“胱，胁下也。”《说文解字》：“俞，空中木为舟也。”

【释穴】膀胱俞者，膀胱的背俞穴。经云：“膀胱者，州都之官，津液藏焉，气化则能出矣。”又曰：“脾、胃、大肠、小肠、三焦、膀胱者，仓廪之本，营之居也，名曰器，能化糟粕，转味而入出者也。”膀胱的募穴为中极穴，脐下 4 寸。膀胱五行属水，六气为寒，与小肠在下焦相连接。经脉相传：心火传输小肠，小肠传于膀胱，膀胱传于肾，是从上入下，从阳入阴，属阴藏精。经气相传：是肾气出于膀胱，心气出于小肠，肾气上行交于心火，小肠之腑下联膀胱。膀胱者津液之腑，气化则出焉，水为阴，火为阳，火盛则水化气，肾藏相火，肾阳盛则津液能气化。

【气血运行状态】足太阳经脉血气从头走足，经气发于此处皮下而为膀胱俞。前为小肠俞，经气运行聚积于此处而成。

【穴性】本穴属足太阳经腧穴，运气为寒水，五行属水，六气为寒。膀胱的背俞穴，主藏津液，阳盛津液气化。因此本穴禀太阳寒水之精气，主藏津液。

【主治】小便不利，遗尿，泄泻，便秘，腰脊强痛。

【应用】《备急千金要方》：坚结积聚。

《铜人腧穴针灸图经》：治风劳腰脊痛。

《针灸大成》：主小便赤黄，遗溺。

【针法灸法】直刺 0.8~1 寸，局部酸胀，有麻电感向臀部及下肢放散。可灸。

【现代研究】

（1）针刺膀胱俞以及中极等穴，对神经系统功能正常的尿潴留患者，捻针时可使逼尿肌收缩，停止捻针时则舒张。

（2）针灸膀胱俞、中极等，治疗泌尿系感染，有较好疗效。

（3）针刺膀胱俞等穴，可使平静状态的膀胱收缩，或使其节律收缩增强，非穴位对照点一般不影响膀胱功能。

29. 中膂俞 《灵枢经》

【别名】中膂内俞（《针灸甲乙经》），中膂（《灵枢经》），中俞（《备急千金要方》）。

【位置】在骶部，当骶正中嵴旁 1.5 寸，平第 3 骶后孔。

【解剖】①肌肉：臀大肌，深层为骶结节韧带起始部。②血管：臀下动、静脉的分支处。③神经：臀下皮神经。

【释字】《说文解字》：“中，内也。”《说文解字》：“膂，脊骨也。”《说文解字》：“俞，空中木为舟也。”

【释穴】中膂的膂，同于吕，是为了区别姓吕的“吕”和黄钟大吕的“吕”。《说文解字》：“吕，脊骨也。”因此中膂是脊骨的意思。另外吕还用于音律，十二律中分阴阳，奇数为阳，称为六律，偶数为阴，称为六吕。十二律大致相当于现代音乐中的十二个调，由低到高依次排列为：①黄钟（C），②大吕（#C），③太簇（D），④夹钟（#D），⑤姑洗（E），⑥仲吕（F），⑦蕤宾（#F），⑧林钟（G），⑨夷则（#G），⑩南吕（A），⑪无射（#A），⑫应钟（B）。其中的仲吕就是中膂，在十二律中音调居中，五音属角，五行属木。又孟夏之月，律中仲吕，因此中膂俞是仲吕的背俞穴。仲吕是音律，是天气降于地下，再从地下发出，并上通于天。孟夏之季，盛阳之气，种于地下，再从地下发出为仲吕之音。虽为天之盛阳所为，但气尚居中，相对其他季节，秋季气最盛，冬季最弱，春夏气居中。本穴在膀胱俞之下，膀胱者州都之官，津液藏焉，气化则出焉，中膂俞所起的作用是气化，所以可以治疗排尿异常，消渴等症。

【气血运行状态】足太阳经脉血气从头走足，经气发于此处皮下而为中膂俞。上为膀胱俞，津液之腑，经气运行并积聚于此。

【穴性】本穴属足太阳经腧穴，运气为寒水，五行属水，六气为寒。穴名中膂俞，属火盛则水化气，水火形成一定比例，中膂之气相对居中。因此本穴禀太阳寒水之气在外，内藏仲吕之气。

【主治】泄泻，疝气，肾虚消渴，腰脊强痛。

【应用】《针灸甲乙经》：腰痛，不可俛仰。

《铜人腧穴针灸图经》：治肠冷赤白痢。

《针灸大成》：主肾虚消渴。

【针法灸法】直刺 0.8~1 寸，局部酸胀。可灸。

【现代研究】

（1）温针中膂俞，治疗慢性细菌性痢疾，有较好疗效。

（2）按虚实辨证施手法，深刺中膂俞、会阳，治疗勃起障碍，有较好疗效。

30. 白环俞 《针灸甲乙经》

【位置】在骶部，当骶正中嵴旁 1.5 寸，平第 4 骶后孔。

【解剖】①肌肉：臀大肌，骶结节韧带下内缘。②血管：臀下动、静脉，深层为阴部内动、静脉。③神经：皮神经，深层为阴部神经。

【释字】《说文解字》："白，西方色也。阴用事，物色白，从入合二。二，阴数。"《说文解字》："环，璧也。肉好若一谓之环。"《说文解字》："俞，空中木为舟也。"

【释穴】白者，素也；环者，圆环。白环者，色白，形圆，中空，比喻周而复始，中空为虚无之境。白者，金之色；玉环者，金石之质，白环俞与肺俞相应。脏腑之气始于肺气，终于金气，循环往复，周而复始，无始无终。环中空虚，是道体虚无，所以能包容生万物；性合于道，所以有而若无，实而若虚。同时肺为华盖，乾金合天，天乃清虚之境。白环俞之前为中膂俞，中膂即仲吕，是中吕之气从地下发出，白环俞是乾金之气从天而下，地气属脾，天气属肺。

古人张紫阳有曰："心下，肾上，脾左，肝右，生门在前，密户在后，其连如环，其白如棉，方圆径寸，包裹周身之精萃。此即玉环也。"这是养生家静坐而有所感悟所得结论，认为白环是人的生命之本。大凡养生之道，均须清心寡欲，以求神志湛然，则身心得以静养，而可却病延年。

《气府论》:“足太阳脉气所发者……侠背以下至尻尾二十一节，十五间各一，五脏之俞各五，六腑之俞各六。”自大椎至尾骨，计二十一节，其间十八椎旁各一穴，从肺俞开始到本穴止，都以“俞”命名，一共十八俞，其中包括六脏六腑的背俞穴，共十二穴；还包括督脉之背俞穴（督俞），任脉之背俞穴（关元俞），气之背俞穴（气海俞），血之背俞穴（膈俞），地气背俞穴（中膂俞），天气背俞穴（白环俞）。脏俞、腑俞都是三百六十五之脉气所发，都本于五脏六腑，因此出于《气府论》，与膀胱经的外侧支的骨空穴形成对比。

【气血运行状态】足太阳经脉血气从头走足，经气发于此处皮下而为白环俞。上为中膂俞，仲吕之气，从地下发出，经气运行并积聚于乾金。

【穴性】本穴属足太阳经腧穴，运气为寒水，五行属水，六气为寒。穴名白环俞，属金，天空清虚之气的循环无端。因此本穴禀太阳寒水之气在外，内藏乾金虚空之气，主肺气下连肾水。

【主治】遗尿，疝气，遗精，月经不调，白带，腰部疼痛。

【应用】《铜人腧穴针灸图经》:治腰脊挛急痛。

《针灸大成》:主脚膝不遂。

《类经图翼》:手足不仁。

【针法灸法】直刺 0.8~1 寸，局部酸胀，有麻电感向臀部放散。可灸。

【现代研究】术后尿潴留，针刺白环俞、关元，治疗肛肠术后尿潴留，有较好疗效。

31. 上髎 《素问》

【位置】在骶部，当髂后上棘与中线之间，适对第 1 骶后孔处。

【解剖】①肌肉：在骶棘肌起始部及臀大肌起始部。②血管：当额外侧动、静脉后支处。③神经：布有第 1 骶神经后支。

【释字】《说文解字》:“上，高也。”《奇经八脉考》:“髎，骨空处也。”

【释穴】八髎（上髎、次髎、中髎、下髎），即骶骨左右八孔排序的顺序而得名。《骨空论》:“腰痛不可以转摇，急引阴卵，刺八髎与痛上，八髎在腰尻分间。”本段经文的意思是说，腰痛不可以转摇，肾将疲惫；急引阴卵，连及于厥阴；当取足太阳之上髎、次髎、中髎、下髎之八穴，及与少阴厥阴本部之痛处，盖八髎在腰尻之骨间，筋骨为病，当从骨空之穴以刺之。《针灸大成》曰："八髎总治腰痛，兼治肠、胱，疝气、淋浊、带下、月经病，二便不利等局部之病。"从局部关系看，上髎平于小肠俞，次髎平于膀胱俞，中髎平于中膂俞、下髎平于白环俞，因此各髎所治之症，均与其所平之俞功能略同。

八髎与先天八卦（图 3-1）相应，左侧四髎对应乾兑离震，右侧四髎对应巽坎艮坤，上为阳，下为阴；左侧阳中之阳，右侧阳中之阴。所以左侧上髎对乾卦，应天；右侧上髎对巽卦，应风。因此所谓上髎气偏盛，左侧阳气盛主升，右侧风气盛主开。

【气血运行状态】足太阳经脉血气从头走足，经气发于此处皮下而为上髎穴。前为白环俞，应天之虚空之气，经气运行至此聚而为乾金之气。

【穴性】本穴属足太阳经腧穴，运气为寒水，五行属水，六气为寒。穴名上髎，应八卦之乾巽两卦，天之气盛，因此本穴禀太阳寒水之气，阴精化气，气盛于上髎而主通。

【主治】大小便不利，月经不调，带下，阴挺，遗精，阳痿，腰痛。

【应用】《针灸甲乙经》：女子绝子，阴挺出，不禁白沥。

《铜人腧穴针灸图经》：治腰膝冷痛。

《针灸大成》：主小便不利。

【针法灸法】直刺 0.8~1 寸，局部酸胀。可灸。

32. 次髎 《素问》

【位置】在骶部，当髂后上棘内下方，适对第 2 骶后孔处。

【解剖】①肌肉：臀大肌起始部。②血管：骶外侧动、静脉后支处。③神经：第 2 骶神经后支通过处。

【释字】《说文解字》："次，不前，不精也。"《奇经八脉考》："髎，骨空处也。"

【释穴】次髎平膀胱俞，其阳气次于上髎，八卦中左侧对应兑卦，右侧对应坎卦，兑应泽属金，坎应水。与上髎相对比，上髎阳气在外，次髎阳气收藏在内，从内而发，穴位的孔隙相对较深，精力充盛，发力较强。左侧次髎多补金气，右侧次髎多补水气，金生水，补肾力强。

【气血运行状态】足太阳经脉血气从头走足，经气发于此处皮下而为次髎穴。前为上髎，气盛在天，经气运行至此，阳气深入。

【穴性】本穴属足太阳经腧穴，运气为寒水，五行属水，六气为寒。穴名次髎，在外的阳气减少，因此本穴禀太阳寒水之气，阳气深入水湿之中。

【主治】疝气，月经不调，痛经，带下，小便不利，遗精，腰痛，下肢痿痹。

【应用】《针灸甲乙经》：脊腰背寒。

《铜人腧穴针灸图经》：治小便赤淋。

《针灸大成》：主妇人赤白带下。

【针法灸法】直刺 0.8~1 寸，局部酸胀，有麻电感向骶部。可灸。

【现代研究】取腰俞、次髎穴组针刺麻醉开展下腹部全子宫切除术，对解决镇痛不全，内脏牵拉反应，肌紧张等方面问题，有较明显的效果。

33. 中髎 《素问》

【位置】在骶部，当次髎下内方，适对第 4 骶后孔处。

【解剖】①肌肉：臀大肌起始部。②血管：骶外侧动、静脉后支处。③神经：第 3 骶神经后支通过处。

【释字】《说文解字》："中，内也。"《奇经八脉考》："髎，骨空处也。"

【释穴】中髎平中膂俞，其阳气居中，八卦中左侧对应离卦，右侧对应艮卦，离应火，艮应山。与次髎相对比，次髎阳气收藏在内，从内而发，中髎穴位的孔隙也比较深，火力较强，祛寒力强。左侧补火，右侧补土，火生土，治疗阳虚气陷为主。

【气血运行状态】足太阳经脉血气从头走足，经气发于此处皮下而为中髎穴。上为次髎穴，经气运行至此而聚积。

【穴性】本穴属足太阳经腧穴，运气为寒水，五行属水，六气为寒。穴名中髎，应离卦，艮卦，因此本穴禀足太阳寒水之气，水中有火土之气。

【主治】便秘，泄泻，小便不利，月经不调，带下，腰寒痛。

【应用】《针灸甲乙经》：腰尻中寒。

《铜人腧穴针灸图经》：小便淋涩。

《针灸大成》：月事不调。

【针法灸法】直刺 0.8~1 寸，局部酸胀，有麻电感向外阴及下肢放散。可灸。

34. 下髎 《素问》

【位置】在骶部，当中髎下内方，适对第4骶后孔处。

【解剖】①肌肉：臀大肌起始部。②血管：臀下动、静脉分支。③神经：第4骶神经后支通过处。

【释字】《说文解字》："下，底也。"《奇经八脉考》："髎，骨空处也。"

【释穴】下髎平白环俞，其阳气藏于土中。八卦中左侧对应震卦，右侧对应坤卦，震应雷，左侧属木少阳出生；右侧为坤，应地，阴极阳生。与中髎相对比，下髎阳气深藏地下，阴极阳生，又少阳初生。《针灸甲乙经》有下髎主治肠鸣泄注。

【气血运行状态】足太阳经脉血气从头走足，经气发于此处皮下而为下髎穴。上为中髎，火气盛，经气运行聚于此。

【穴性】本穴属足太阳经腧穴，运气为寒水，五行属水，六气为寒。穴名下髎，应震卦、坤卦，因此本穴禀太阳寒水之气，阴极阳生，少阳初生。

【主治】腹痛，肠鸣泄注，小便不利，带下，腰痛。

【应用】《针灸甲乙经》：肠鸣泄注。

《铜人腧穴针灸图经》：治腰痛不得转侧。

《类经图翼》：女子淋浊不禁。

【针法灸法】直刺0.8~1寸，局部酸胀，有麻电感向外生殖器放散。可灸。

35. 会阳 《针灸甲乙经》

【位置】在骶部，尾骨端旁开0.5寸。

【解剖】①肌肉：臀大肌。②血管：臀下动、静脉分支。③神经：尾骨神经，深部有阴部神经干。

【释字】《说文解字》："会，合也。"《说文解字》："阳，高、明也。"

【释穴】会者，相合聚结之处；阳，指阳气。本穴为阳气之会，足太阳膀胱经与督脉交会穴。与之相对形成阴阳关系的是会阴穴，该穴居前后二阴之间，为任、督、冲三脉的交会穴。任脉统摄全身诸阴之脉，为阴脉之海，会阴是任脉经外循行的发端。冲脉为血海。督为阳脉之海，统一身之阳。《针灸大成》曰："两阴间，任督冲三脉所起，督由会阴而行背，任由会阴而行腹，冲由会阴而行足少阴。"会阴者，阴所会聚之处，阴极则阳生，所以督任冲三脉都起于会阴，也都是从下升上。尤其是督脉，为阳脉之海，统一身之阳脉，也起于会阴。说明了阳出于阴，阳以阴为本的道理，正如《内经》所云："阳予之正，阴为之主。"

会阳为诸阳之会，与任脉的会阴相对，为什么不是出自督脉而属足太阳经呢？阴之大会，藏精，精化气而上冲，阳从阴中出；阳之大会，卫外，气聚成形而降，阴生阳藏。如《内经》所云："阴者，藏精而起亟也；阳者，卫外而为固也。"督脉为阳脉之海，阳之初始，由阴出阳，而足太阳膀胱经则为阳之极，运气为太阳寒水，阳气由外入内。督脉升，太阳降，阴升阳降，形成泰卦阴阳相交的稳定之势，经云："阴平阳秘，精神乃治；阴阳离决，精气乃绝。"这也是为什么会阳穴又是足太阳膀胱经与督脉的交会穴。总之，会阴与会阳相对，前者为藏精化气而启亟，后者为阳气卫外而为固。

【气血运行状态】足太阳经脉血气从头走足，经气发于此处皮下而为会阳穴。上为下髎穴，经气运行至此聚于会阳穴，又与会阴相表里。

【穴性】本穴属足太阳经腧穴，运气为寒水，五行属水，六气为寒。穴名会阳，为足太阳膀胱经与督脉交会穴。因此本穴禀太阳寒水之气，诸阳交会，藏于水中。

【主治】泄泻，便血，痔疾，阳痿，带下。

【应用】《针灸甲乙经》：肠澼便血。

《铜人腧穴针灸图经》：久痔阳气虚乏。

《类经图翼》：腹中寒气。

《针灸大成》：主腹寒，热气冷气，泄泻，肠澼下血，阳气虚乏，阴汗湿，久痔。

《循经考穴编》：男子阳气虚乏，阳痿，妇人赤白带下，经行腰腿疼痛。

【针法灸法】会阳穴直刺 0.8~1 寸，局部酸胀，有麻电感向会阴部放散。可灸。

【现代研究】针刺会阳配肾俞，用泻法，治疗慢性前列腺炎，有较好疗效。

36. 承扶　《针灸甲乙经》

【别名】肉郄、阴关、皮部、扶承（《针灸甲乙经》），阴关（《杨敬斋针灸全书》）。

【位置】在大腿后面，臀下横纹的中点。

【解剖】①肌肉：臀大肌下缘。②血管：坐骨神经伴行的动、静脉。③神经：股后皮神经，深层为坐骨神经。

【释字】《说文解字》："承，奉也。受也。"《说文解字》："扶，左也。"

【释穴】承即承受，扶指佐助，本穴位于股骨上段，当肢体分界的臀沟中点，有佐助下肢承受头身重量的作用。承扶还有承受扶持的意思，如抱孩子的时候，都是以手托住其臀部，本穴在臀横纹正中，由此而可以托起扶持孩子身体躯干，承受孩子身体重量的承重点，故名承扶。更深一层意思，承扶有上托之义，有升提中焦土气的作用，可治疗中气下陷。足太阳与足少阴肾俞到委中这段经脉，两经并行，叠加成表里关系，因此浅刺则足太阳经受之，深刺则足少阴经受之。

【气血运行状态】足太阳经脉血气从头走足，经气发于此处皮下而为承扶穴。经气从腰部来，聚积于承扶穴。《经脉》曰："其支者，从腰中下挟脊，贯臀，入腘中。"

【穴性】本穴属足太阳经腧穴，运气为寒水，五行属水，六气为寒。穴名承扶，承受扶持身体主要重量。因此本穴禀太阳寒水之精气，内可提升中焦土气。

【主治】腰骶臀股部疼痛，痔疾。

【应用】《针灸甲乙经》：痔、篡痛，飞扬、委中及承扶主之……腰脊、尻、臀、股阴寒大痛，虚则血动，实则热痛，痔篡痛，尻脽中肿，大便直出，承扶主之。

《铜人腧穴针灸图经》：小便不利。

《针灸大成》：久痔尻臀肿。

《太平圣惠方》：五种痔疾，泻鲜血，尻脽中肿，大便难，小便不利。

【针法灸法】直刺 1~2 寸，局部有酸胀感，可有触电感传至足底部。可灸。

【现代研究】

（1）针刺承扶，可见动物脑组织内氨含量显著增加，提示脑功能处于短期兴奋状态。

（2）电针承扶可见动物垂体利尿激素的分泌增强，肾上腺组织中抗坏血酸、胆固醇以及周围血液中嗜酸粒细胞明显减少。

37. 殷门 《针灸甲乙经》

【位置】在大腿后面，当承扶与委中的连线上，承扶下 6 寸。

【解剖】①肌肉：半腱肌与股二头肌之间，深层为大收肌。②血管：外侧为股深动、静脉第三穿支。③神经：股后皮神经，深层正当坐骨神经。

【释字】《说文解字》："殷，作乐之盛称殷。"《说文解字》："门，闻也。"

【释穴】殷即深厚、正中，门即门户，此穴在大腿后面正中，局部肌肉深厚，为足太阳脉气出入之门户。本穴在承扶之下，委中之上，两穴直线折中之处，其处肌肉丰盈，因此称为殷；两侧肌肉形成门的形状，因此称为门。本经与足少阴经从肾俞到委中这段经脉并行，叠加成表里关系，太阳营血入于少阴，少阴经气通于太阳，少阴藏水火之精，精气充沛，临床可用以治疗下肢痿痹。《晋书·列传》曰："北州之学，殷门为盛，竟以寿终。"说刘殷有7个儿子，其中5个儿子各教一经。一子教《太史公》，一子教《汉书》，一家之中，七门功课都很兴旺，北方的学业，以刘殷家为盛，最后他高寿而终。

【气血运行状态】足太阳经脉血气从头走足，经气发于此处皮下而为殷门。前为承扶，经气运行聚积于此处。

【穴性】本穴属足太阳经腧穴，运气为寒水，五行属水，六气为寒。穴名殷门，殷实厚重之门。本穴禀太阳寒水之气，此处为殷实之气。

【主治】腰痛，下肢痿痹。

【应用】《针灸甲乙经》：腰痛得俛不得仰。

《铜人腧穴针灸图经》：举重恶血。

《针灸大成》：外股肿。

【针法灸法】直刺1.5~2.5寸，局部酸胀，有闪电样感向下肢放散。可灸。

38. 浮郄　《针灸甲乙经》

【位置】在腘横纹外侧端，委阳上1寸，股二头肌腱的内侧。

【解剖】①肌肉：股二头肌腱内侧。②血管：膝上外侧动、静脉。③神经：股后皮神经，腓总神经。

【释字】《说文解字》："浮，泛也。"《说文解字》："郄，晋大夫叔虎邑也。"

【释穴】浮指泛溢，郄即孔隙，浮郄是指阳气浮于上，从缝隙出于皮下，因而得名。《素问·刺禁论》："刺郄中大脉，令人仆脱色。"这里讲刺膀胱之脉太过而为仆也。仆者，向前跌倒的意思。其中的郄，即是浮郄穴。足太阳之脉，循行于腰的部分，下贯臀，至承扶、浮郄、委阳，入于委中。浮郄是指其脉浮现于分肉之间隙，应当浅刺，如果刺之太过而中大脉，则伤太阳之气，太阳为诸阳主气，阳气暴厥则为仆，气伤则脱色。

【气血运行状态】足太阳经脉血气从头走足，经气发于此处皮下而为浮郄穴。本经之气，由臀部下行，达于委阳之上，顺流而下，气血浮于皮下。

【穴性】本穴属足太阳经腧穴，运气为寒水，五行属水，六气为寒。穴名浮郄，气血浮于皮下。因此本穴禀太阳寒水之气，太阳经气浮现皮下，可清太阳经热。

【主治】便秘，股腘部疼痛，麻木。

【应用】《铜人腧穴针灸图经》：髀枢不仁。

《针灸大成》：霍乱转筋。

《类经图翼》：小腹膀胱热。

【针法灸法】直刺 0.5~1 寸，局部酸胀，有麻电感向小腿放散。可灸。

39. 委阳 《灵枢经》，三焦下合穴

【位置】在腘横纹外侧端，当股二头肌腱的内侧。

【解剖】①肌肉：股二头肌腱内侧。②血管：膝上外侧动、静脉。③神经：股后皮神经，腓总神经。

【释字】《说文解字》：“委，委随也。”《说文解字》：“阳，高、明也。”

【释穴】委即弯曲，阳为阴之对，外属阳，此穴在腘横纹委中央外侧，故名委阳。委的引申意思，任也，属也，《庄子·知北遊》曰：“生非汝有，是天地之委和也。性命非汝有，是天地之委顺也。子孙非汝有，是天地之委蜕也。”意思是说出生是因为天地给予的和合，生命是天地给予的顺从，子孙是天地给予的蜕变。委阳者，手少阳三焦入于足太阳是也。《灵枢·本输》曰：“三焦下腧，在于足大指之前，少阳之后，出于腘中外廉，名曰委阳，是太阳络也，手少阳经也。三焦者，足少阳、太阴之所将，太阳之别也，上踝五寸，别入贯腨肠，出于委阳，并太阳之正，入络膀胱，约下焦，实则闭癃，虚则遗溺，遗溺则补之，闭癃则泻之。”

三焦者，决渎之官；膀胱者，津液藏焉，气化则出焉，因此三焦下腧，出于委阳穴，是足太阳之络，手少阳之经脉。三焦之气入于足太阳之络，并且连络膀胱，约束下焦。所谓气闭则癃，气虚则遗溺，是因为三焦主气。三焦之气，出于肾，游行于上中下，而各归其部，出于手少阳之经，因此说三焦者，上合手少阳。直行者为经，斜络者为络，由于是太阳之别络，又介于足少阳与

足太阴之间，因此说足少阳、太阴之所将，太阳之别。

三焦下合穴主治病症，《邪气脏腑病形》：“三焦病者，腹气满，小腹尤坚，不得小便，窘急，溢则水留，即为胀。候在足太阳之外大络，大络在太阳、少阳之间，亦见于脉，取委阳。”三焦下约膀胱，为决渎之府，三焦病则气不输布气化，表现为膈气满而不得小便。不得小便，则窘急而水溢于上，留于腹中而为胀。症候表现在足太阳经外之大络，大络在太阳、少阳经脉之间，其脉也见于皮部，当取委阳穴，六腑之气从足三阳之别络通于经脉。

【气血运行状态】足太阳经脉血气从头走足，经气发于此处皮下而为委阳穴。上有浮郄，经气运行聚积于此。

【穴性】本穴属足太阳经腧穴，运气为寒水，五行属水，六气为寒。三焦之下合穴，又名为委阳，足太阳之络，少阳三焦之腧下合于此。本穴禀太阳寒水之精气，内藏少阳相火之气。

【主治】腹满，小便癃闭，遗溺，腰脊强痛，腿足挛痛。

【应用】《针灸甲乙经》：腰痛引腹。

《针灸大成》：胸满膨膨。

【针法灸法】直刺 0.5~1 寸，局部酸胀，可向大腿及小腿放散。可灸。

40. 委中 《灵枢经》，足太阳经所入为合，膀胱经下合穴，四总穴之一

【别名】血郄（《类经图翼》）。

【位置】在腘横纹中点，当股二头肌腱与半腱肌肌腱的中间。

【解剖】①肌肉：腘窝正中，有腘筋膜。②血管：皮下有股腘静脉，深层内侧为腘静脉。③神经：深层为腘动有股后皮神经，正当胫神经处。

【释字】《说文解字》：“委，委随也。”《说文解字》：“中，内也。”

【释穴】委即弯曲，中即中间，此穴在腘横纹中点。《灵枢经》谓：“委而取之。”引申意思，委字由禾和女字组成，禾者谷物也，女指阴，委有阴精的意思。《邪客》：“黄帝问于岐伯曰：人有八虚，各何以候？岐伯答曰：以候五脏。黄帝曰：候之奈何？岐伯曰：肺心有邪，其气留于两肘；肝有邪，其气流于两腋；脾有邪，其气留于两髀；肾有邪，其气留于两腘。凡此八虚者，皆机关之室，真气之所过，血络之所游。邪气恶血，固不得住留。住留则伤筋络骨节；机关不得屈伸，故病挛也。”肾有邪其气留于腘窝，说明委中与肾相关。又足少阴之气，由内踝上行至阴谷，折向腘窝中央，于本穴处相叠并，太阳下

行，少阴上行，本穴之所以能治疗腰痛，是因为有肾经从此经过，腰为肾之府。又名“血郄”，肾主藏精，精入脉中而化血，此穴处多络脉循行，因此治以放血为多。还是《素问》五十九热穴之一，曰：“云门、髃骨、委中、髓空，此八者，以泻四支之热也。”

膀胱下合穴主治病症，《邪气脏腑病形》：“膀胱病者，小腹偏肿而痛，以手按之，即欲小便而不得，肩上热，若脉陷，及足小指外廉及胫踝后皆热，若脉陷，取委中央。”膀胱是津液之府，气化则出，腑气有病，小腹肿痛，不得小便。肩上足小趾外廉，及胫踝后，是足太阳经脉之所循，如果热而脉陷，是腑病而及于经脉，因此当取委中。

【气血运行状态】足太阳经脉血气从头走足，经气发于此处皮下而为委中穴。前为委阳穴，精化气为阳，阳气运行并聚积此处。又为合穴，五输穴从井出，溜于荥，注于输，行于经，入于合穴。

【穴性】本穴属足太阳经腧穴，运气为寒水，五行属水，六气为寒。足太阳经所入为合，四总穴之一。穴名委中，肾之精气聚合之处。因此本穴禀太阳寒水之气，内藏少阴肾之精气。

【主治】腰痛，下肢痿痹，腹痛，吐泻，小便不利，遗尿，丹毒。

【应用】《类经图翼》：大风眉发脱落，太阳疟从背起，先寒后热，熇熇然，汗出难已，头重转筋，腰脊背痛，半身不遂，遗溺，小腹坚，足软无力。凡肾与膀胱实而腰痛者，刺出血妙，虚者不宜刺，慎之。此穴主泻四肢之热。委中者，血郄也，凡热病汗不出，小便难，衄血不止，脊强反折，瘛疭癫疾，足热厥逆不得屈伸，取其经血立愈。

【针法灸法】一般直刺 0.5~1.0 寸，或用三棱针点刺出血。可灸。

【现代研究】

（1）针刺委中对膀胱压力有双向调节作用。一般可使膀胱压力下降，对尿潴留者，可使之升高。

（2）对细菌性腹膜炎，针委中可使白细胞吞噬能力明显增强，病灶区腹膜粘连、炎性细胞渗出迅即停止，细菌培养转阴时间明显提前。

（3）腰背痛：针刺委中、昆仑，治腰痛 587 例，有很好疗效。又有用电针委中、肾俞等，治疗 102 例，有很好疗效。还有在委中刺络拔罐，治疗腰背痛 100 例，有较好疗效。

41. 附分　《针灸甲乙经》，手太阳经、足太阳经交会穴

【位置】在背部，当第 2 胸椎棘突下，旁开 3 寸。

【解剖】①肌肉：肩胛冈内端边缘，斜方肌、菱形肌、深层为髂肋肌。②血管：颈横动脉降支，第 2 肋间动、静脉后支。③神经：第 2 胸神经后支。

【释字】《说文解字》："附娄，小土山也。"。《玉篇》"附，依也，近也，著也。"《说文解字》："分，别也。"

【释穴】附分者，附指附带，依托；分指分离。足太阳脉自项而下，分为两行，本穴为第二行之首，附于第一行之旁。《经脉》："足太阳……其支者，从髆内左右，别下贯胛，挟脊内，过髀枢，循髀外，从后廉，下合腘中。"从附分到秩边穴所在的膀胱经脉分支与紧邻从大杼到白环俞的支脉相对比，紧邻脊旁的膀胱经为正经，本支如同附着其旁，故名附分。引申思考，在内的分支多以俞命名，在外的分支多以神志命名；俞是指脏腑之精气所发，神舍于血脉中，以神命名的腧穴是经脉之气所发。因此内侧分支上的腧穴针对邪伤脏腑所致病症，外侧分支上的腧穴则是针对邪伤经脉所致病变。附分与风门平行，前面讲过风门好像橐龠（风箱）的进风门，主气从鼻入于肺；附分主天气从皮肤汗孔入于经脉，古人认为吸气时汗孔张开，呼气时汗孔闭合。

【气血运行状态】足太阳经脉血气从头走足，经气发于此处皮下而为附分穴。上为天柱穴，经气运行并聚积于此处。

【穴性】本穴属足太阳经腧穴，运气为寒水，五行属水，六气为寒。穴名附分，是足太阳经气内连脏腑，外络经脉的分界点。因此本穴禀太阳寒水之气，经气行于经脉。

【主治】颈项强痛，肩背拘急，肘臂麻木。

【应用】《备急千金要方》：主背痛引头。

《针灸大成》：颈痛不得回顾。

【针法灸法】一般向椎体方向斜刺 0.5~0.8 寸。可灸。

42. 魄户　《针灸甲乙经》

【位置】在背部，当第 3 胸椎棘突下，旁开 3 寸。

【解剖】①肌肉：肩胛骨脊柱缘，斜方肌、菱形肌，深层为髂肋肌。②血管：第 3 肋间动、静脉背侧支颈横动脉降支。③神经：第 2、3 胸神经后支。

【释字】《说文解字》："魄，阴神也。"《说文解字》："户，护也。半门

曰户。”

【释穴】魄户与肺俞平，肺藏魄，故名“魄户”。魄者，左白右鬼；白者，金之色，属肺；鬼者人死后之所归，属阴。《越绝书·外传枕》：“魂者，橐也；魄者，生气之源也。”魄属肺气，魂属肝气。又《左传·昭公七年》：“赵景子问焉，曰：伯有犹能为鬼乎？子产曰：能。人生始化曰魄。既生魄，阳曰魂。用物精多，则魂魄强，是以有精爽，至于神明。”孔颖达疏：“人禀五常以生，感阴阳以灵。有身体之质，名之曰形。有嘘吸之动，谓之为气，气之灵者曰魄。既生魄矣，其内自有阳气也。气之神者曰魂。魂魄，神灵之名，本从形气而有。附形之灵为魄，附气之神为魂。附形之灵者，谓初生之时，耳目心识，手足运动，啼呼为声，此则魄之灵也。附气之神者，谓精神性识，渐有所知，此则附气之神也。魄在于前，魂在于后，魄识少而魂识多。人之生也，魄盛魂强。及其死也，形销气灭……魂附于气，气又附形。形强则气强，形弱则气弱。魂以气强，魄以形强。”魄为气之灵，魂为气之神。与之相平行的是肺俞，肺精化气所出，本穴魄户，肺之神志，神舍于脉中，因此魄户是血脉之经气所发。

【气血运行状态】足太阳经脉血气从头走足，经气发于此处皮下而为魄户穴。上为附分穴，经气运行聚积于此。

【穴性】本穴属足太阳经腧穴，运气为寒水，五行属水，六气为寒。穴名魄户，肺之神，气之灵。因此本穴禀太阳寒水之气，肺脉之神气发于此。

【主治】咳嗽，气喘，肺痨，项强，肩背痛。

【应用】《针灸甲乙经》：项背痛引颈。

《铜人腧穴针灸图经》：虚劳肺痿。

【针法灸法】一般向椎体方向斜刺 0.5~0.8 寸。可灸。

43. 膏肓俞 《备急千金要方》

【别名】膏肓（《医学入门》）。

【位置】在背部，当第 4 胸椎棘突下，旁开 3 寸。

【解剖】①肌肉：肩胛骨脊柱缘，斜方肌、菱形肌，深层为髂肋肌。②血管：第 4 肋间动、静脉背侧支及颈横动脉降支。③神经：第 3、4 胸神经后支。

【释字】《说文解字》：“膏，肥也。”《左传·成十年》：“居肓之上，膏之下。”《注》：“心下为膏。”《说文解字》：“肓，心上鬲下也。”《左传·成十年》：“居肓之上，膏之下。"《注》："鬲也。"

【释穴】膏者，是指脏腑之膏膜；肓者，指肠胃之募原，这是指胸膜与膈肌之间部位。本穴与心包背俞穴——厥阴俞穴平行，因此与心包之火相关。

膏肓俞来自两个穴的背俞穴，一个是膏之原，出于鸠尾；另一个是肓之原，出于脖胦，即肚脐。膏之原和肓之原都出自十二原穴。水谷气味所生的津液，溜溢于脏腑之外则皮肉膏肥，而流溢于内则膏肓丰满，也就是心下膈上的膏脂肓膜肥厚。气味所生的津液，从脏腑的膏肓，向外渗于皮肤络脉，然后奉心神赤化而为血，再从五输穴的合穴入于经脉，注于脏腑，水谷精微就是这样外内出入相应。

津液者，是水谷气味之所生。中焦之气，蒸津液，化其精微，发泄于腠理，淖泽注于骨，补益脑髓，润泽皮肤，是津液注于三百六十五节，而渗灌于皮肤肌腠。气味所生之津液，从内之膏肓，而淖泽于外。是以膏肥之人，其肉淖而皮纵缓，因此能纵腹垂腴，外内之相应。膏肓俞是膏之原和肓之原的背俞穴，膏肓之原主滋补，因此膏肓俞也以补益为主。

【气血运行状态】足太阳经脉血气从头走足，经气发于此处皮下而为膏肓穴。上为魄户，经气运行至此而聚积于此。

【穴性】本穴属足太阳经腧穴，运气为寒水，五行属水，六气为寒。穴名膏肓俞，膏之原和肓之原的背俞穴。因此本穴禀太阳寒水之精气，内藏膏肓之原气。

【主治】咳嗽，气喘，肺痨，健忘，遗精，完谷不化。

【应用】《备急千金要方》：膏肓俞无不治，主羸瘦虚损，梦中失精，上气咳逆，狂惑忘误。

《铜人腧穴针灸图经》：发狂健忘。

《针灸聚英》：传尸骨蒸。

【针法灸法】一般向椎体方向斜刺 0.5~0.8 寸。可灸。

附：

关于膏肓还有这样一个故事，春秋时期的晋景公有病，请当时名医医缓诊治，在医缓来之前，景公梦到疾病变成两个小孩，一个说："那人可是良医呀，恐会伤到我，需要逃跑吗？"另一个则说："我们在肓之上，膏之下，他能将我们怎么样？"医缓来后，直接就说景公已是病入肓膏，已经无法医治了。景公确认他是良医，并赠以厚礼护送回国。

44. 神堂 《针灸甲乙经》

【位置】在背部，当第5胸椎棘突下，旁开3寸。

【解剖】①肌肉：肩胛骨脊柱缘，斜方肌、菱形肌，深层为髂肋肌。②血管：第5肋间动静脉背侧支及颈横动脉降支。③神经：第4、5胸神经后支。

【释字】《说文解字》："神，天神，引出万物者也。"《说文解字》："堂，殿也。"

【释穴】神指神灵，堂即殿堂。此穴与心俞平行，心俞者，心之精气；神堂者，心神所居之殿堂。《阴阳应象大论》："其在天为玄，在人为道，在地为化。化生五味，道生智，玄生神。神在天为风，在地为木，在体为筋，在脏为肝，在色为苍，在音为角，在声为呼，在变动为握，在窍为目，在味为酸，在志为怒。"神有在天与在人的不同，本段经文讲的是在天之神，天神主生万物，《说文解字》也说："天神引出万物者也。"在人是五脏藏神，心为之主，神生于阴精，又上通于天。膀胱经在背部的外侧分支，从魄户开始一直到志室都是神气所舍，所游行之处，神舍于脉中，心藏脉，因此心为之主。

【气血运行状态】足太阳经脉血气从头走足，经气发于此处皮下而为神堂穴。上为膏肓俞，与厥阴俞相平行，神堂与心俞平行，心在心包之下，所以神堂在膏肓俞之下，膏肓俞经气运行并聚积于此处。

【穴性】本穴属足太阳经腧穴，运气为寒水，五行属水，六气为寒。穴名神堂穴，心神之殿堂。本穴禀太阳寒水之精气，心脉之神气游行其中。

【主治】咳嗽，气喘，胸闷，脊背强病。

【应用】《针灸甲乙经》：肩痛胸腹满。

《针灸大成》：腰背脊强急，不可俯仰。

【针法灸法】一般向椎体方向斜刺0.5~0.8寸。可灸。

45. 譩譆 《素问》

【别名】五胠俞（《素问》）。

【位置】在背部，当第6胸椎棘突下，旁开3寸。

【解剖】①肌肉：斜方肌外缘，髂肋肌。②血管：第6肋间动、静脉背侧支。③神经：第5、6胸神经后支。

【释字】《说文解字》："譩，饱食息也。"《说文解字》："譆，痛也。"

【释穴】譩譆字面意思是噫气和嘻嘻，噫气同嗳气；嘻者疼痛时候发出是声音。《素问·骨空论》曰："大风汗出，灸譩譆。譩譆在背下挟脊旁三寸所，压之，令病人呼譩譆，譩譆应手。"汗为阴液，大风汗出，是因为阳气伤而邪陷于经脉之下，灸譩譆可祛邪通脉。譩譆是足太阳膀胱经气所发的腧穴，以手压在穴位上，让病人呼譩譆，其脉应手。更深一层意思，譩者嗳气，与脾胃相关，同时意又为脾志；譆者，痛也。经云："诸痛疮疡，皆属于心。"所以譆通心，又喜为心志，因此譩譆与心脾的神志相关。经云："心有所忆谓之意"，意即意愿、心愿，意之所在，神之随往。汗为心之液，卫气出下焦，水谷精微所生，因此大风汗出与心脾气虚相关，灸譩譆可补心脾之神气，治疗骨空被大风之邪侵袭，所致汗出。上为神堂穴，心神之殿，此为譩譆心脾之神志。譩譆与督俞相平行，督主一身之阳，譩譆为心脾神气所发，心脾经脉相连，后天精气之源。

【气血运行状态】足太阳经脉血气从头走足，经气发于此处皮下而为譩譆穴。譩譆与心脾神志相关。经云："血气者，神气也""节之交，神气之所游行出入。"譩譆穴属骨空，骨空是神气所灌注，再从脉气发出。

【穴性】本穴属足太阳经腧穴，运气为寒水，五行属水，六气为寒。穴名譩譆，心脾神气之所发。因此本穴禀太阳寒水之气，内藏火土之神气。

【主治】大风汗出，咳嗽，气喘，疟疾，热病，肩背痛。

【应用】《针灸甲乙经》：喘逆鼽衄。

《铜人腧穴针灸图经》：肩背痛目眩。

【针法灸法】一般向椎体方向斜刺 0.5~0.8 寸。可灸。

46. 膈关　《针灸甲乙经》

【位置】在背部，当第 7 胸椎棘突下，旁开 3 寸。

【解剖】①肌肉：背阔肌，髂肋肌。②血管：第 7 肋间动、静脉背侧支。③神经：第 6 胸神经后支。

【释字】《说文解字》："膈，障也。"《玉篇》："膈，胸隔。"《集韵》："膈，肓也。"《说文解字》："关，以木横持门户也。"《韵会》："关，要会也。"

【释穴】膈即横膈，关即关隘。此穴与膈俞平列，因此膈关是膈俞之关。前面讲过膈又指心尖部的包膜，膈上与心相连，下与胃相连。在同时体腔内的所有上下运行的经脉都穿过膈肌，各经脉、络脉会聚于膈肌，所以膈俞为血之大会。本穴在膈俞之外，是膈俞之气内外出之处，所以称为膈关。同样是神气游行其中，属骨空穴，与膈俞相对比，本穴为血气之会，膈俞为血之会。《集韵》："膈，肓也。"《说文解字》："肓者，心上鬲下也。"膈是肓的一部分，肓还是肠胃之膜原。肓者，亡肉也，亡者，逃也。因此肓是一种具有能量的物质，并且存在于身体上中下三焦，具有类似少阳三焦相火的功能。

【气血运行状态】足太阳经脉血气从头走足，经气发于此处皮下而为膈关穴。上为譩譆，心脾之神气的出入之处，经气运行并聚积于此。

【穴性】本穴属足太阳经腧穴，运气为寒水，五行属水，六气为寒。穴名膈关，与膈俞平行，是膈俞之气的内外出入之处。因此本穴禀太阳寒水之气，又主血气的内外出入。

【主治】胸闷，嗳气，呕吐，脊背强痛。

【应用】《备急千金要方》：主背恶寒痛急强。

《铜人腧穴针灸图经》：胸中噎闷。

【针法灸法】一般向椎体方向斜刺 0.5~0.8 寸。可灸。

47. 魂门 《针灸甲乙经》

【位置】在背部，当第 9 胸椎棘突下，旁开 3 寸。

【解剖】①肌肉：背阔肌，髂肋肌。②血管：第 9 肋间动、静脉背侧支。③神经：第 8、9 胸神经后支。

【释字】《说文解字》："魂，阳气也。"《左传·昭七年》："人生始化为魄。即生魄，阳曰魂。"《说文解字》："门，闻也。"

【释穴】魂门平肝俞。肝藏魂，心主神明，因此魂门是神气游行出入之处，因此膀胱经背部外侧支，都以户、堂，关、门、室等命名，有出入开阖之意。《越绝书·外传枕》："魂者，橐也；魄者，生气之源也。"肺为气之源，肝主藏血气。

魂魄都是神灵，一阴一阳，魂字左边是云主升为阳，魄字左边是白主降为阴，但白与云有相关联，两者又都属金，因此虽然有阴阳关系，但两者又互根。经云："生之来谓之精，两精相搏谓之神，随神往来为之魂，与精出入谓之魄。"《左传·昭公七年》孔颖达疏："人禀五常以生，感阴阳以灵。有身体之质，名之曰形。有嘘吸之动，谓之为气，气之灵者曰魄。既生魄矣，其内自有阳气也。气之神者曰魂。魂魄，神灵之名，本从形气而有。附形之灵为魄，附气之神为魂。"

【气血运行状态】足太阳经脉血气从头走足，经气发于此处皮下而为魂门穴。上为膈关，经气内外出入之处，运行聚积于此处。

【穴性】本穴属足太阳经腧穴，运气为寒水，五行属水，六气为寒。穴名魂门，肝之志，随神往来。因此本穴禀太阳寒水之气，内藏肝脉之神气。

【主治】胸胁痛，呕吐，泄泻，背痛。

【应用】《针灸甲乙经》：胸胁胀满。

《针灸大成》：胸背连心痛。

【针法灸法】一般向椎体方向斜刺 0.5~0.8 寸。可灸。

48. 阳纲　《针灸甲乙经》

【位置】在背部，当第 10 胸椎棘突下，旁开 3 寸。

【解剖】①肌肉：背阔肌，髂肋肌。②血管：第 10 肋间动、静脉背侧支。③神经：第 9、10 胸神经后支。

【释字】《说文解字》："阳，高、明也。"《说文解字》："纲，维纮绳也。"

【释穴】阳纲与胆俞平行。胆为中正之官，少阳之腑，少阳为初生之阳，阳气之本。《易经证释》有云："乾为阳纲。"乾为天，三阳也。本穴出自足太阳膀胱经，又属少阳之气，因此阳纲穴本于少阳初生，标于太阳之盛阳。阳气之纲，纲举目张。经云："少阳为枢。"本穴与督脉中枢穴平行，说明本穴主少阳由阴出阳的特性。

【气血运行状态】足太阳经脉血气从头走足，经气发于此处皮下而为阳纲穴。上为魂门，经气运行聚积于此处。

【穴性】本穴属足太阳经腧穴，运气为寒水，五行属水，六气为寒。穴名阳纲，本于少阳胆俞之气，与督脉中枢穴平行，少阳为枢，因此本穴禀太阳寒水之气，内含少阳阳气初生之气。

【主治】肠鸣，腹痛，泄泻，黄疸，消渴。

【应用】《备急千金要方》：肠鸣泄注。

《铜人腧穴针灸图经》：身热目黄。

【针法灸法】一般向椎体方向斜刺 0.5~0.8 寸。可灸。

49. 意舍　《针灸甲乙经》

【位置】在背部，当第 11 胸椎棘突下，旁开 3 寸。

【解剖】①肌肉：背阔肌，髂肋肌。②血管：第 11 肋间动、静脉背侧支。

③神经：第 10、11 胸神经后支。

【释字】《说文解字》：“意，志也。从心察言而知意也”《说文解字》：“舍，市居曰舍。”

【释穴】意舍与脾俞平行。脾藏意，舍为脾之神气所游行之处。经云：“所以任物者谓之心；心有所忆谓之意；意之所存谓之志……”《刺疟篇》：“疟脉满大急，刺背俞，五胠俞、背俞各一，适行至于血也。”这里再次申明背俞与胠俞的经气相通。经文所谓的“背俞，五胠俞、背俞各一”，是讲背俞旁的五胠俞，与背俞各刺其一。背俞者，即五脏背俞穴，脊骨两旁，各 1.5 寸。胠俞者，去脊骨两旁各 3 寸，近于胁肋，是五脏神气之所舍，因此称之为魄户，肺藏魄；神堂者，心藏神；魂门者，肝藏魂；意舍者，脾藏意；志室者，肾藏志。此五胠俞与背俞之气相通，因此经文说当疟脉满大急时，应当各取一个，根据身体胖瘦以运针，甚至可以刺络出血。本段经文的内涵是邪气盛于血脉的，取五胠俞；严重而波及五脏的，兼取五脏背俞穴。血者神气也，因此病在经脉而邪伤血的，当取脏神所舍之胠俞；然而经脉内合五脏，因此又当兼取其背俞。这段经文再次申明背俞穴与五胠俞之间的关系是，背俞穴主五脏病变，五胠俞主经脉病变。

【气血运行状态】足太阳经脉血气从头走足，经气发于此处皮下而为意舍穴。上为阳纲穴，其经气运行聚积此处。

【穴性】本穴属足太阳经腧穴，运气为寒水，五行属水，六气为寒。穴名意舍，脾之志所舍之处，神气出入之处。因此本穴禀太阳寒水之气，内藏脾经之神气。

【主治】腹胀、肠鸣、呕吐、泄泻。

【应用】《针灸甲乙经》：腹满胪胀，大便泄。

《铜人腧穴针灸图经》：背痛恶风寒。

【针法灸法】一般向椎体方向斜刺 0.5~0.8 寸。可灸。

50. 胃仓 《针灸甲乙经》

【位置】在背部，当第 12 胸椎棘突下，旁开 3 寸。

【解剖】①肌肉：背阔肌，髂肋肌。②血管：肋下动、静脉背侧支。③神经：第 12、13 胸神经后支。

【释字】《说文解字》：“胃，谷府也。”《释名》：“胃，围也，围受食物也。”

《说文解字》："仓，谷藏也。仓黄取而藏之，故谓之仓。"《国策注》："圆曰囷，方曰仓。"

【释穴】胃仓本穴与胃俞平。胃者，仓廪之官，胃俞是胃腑之精气所发；胃仓则是胃脉之气所发。胃仓之气为胃气之标，胃俞之气为胃气之本。

【气血运行状态】足太阳经脉血气从头走足，经气发于此处皮下而为胃仓穴。上为意舍穴，脾之神气，经气运行聚积于此处。

【穴性】本穴属足太阳经腧穴，运气为寒水，五行属水，六气为寒。穴名胃仓，位于外侧支，主胃气之标。因此本穴禀太阳寒水之气，内藏胃脉之标气。

【主治】胃脘痛，腹胀，小儿食积，水肿，背脊痛。

【应用】《铜人腧穴针灸图经》：背脊不得俯仰。

《循经考穴编》：恶寒脊痛，气攻腰胁。

【针法灸法】一般向椎体方向斜刺 0.5~0.8 寸。可灸。

51. 肓门 《针灸甲乙经》

【位置】在腰部，当第 1 腰椎棘突下，旁开 3 寸。

【解剖】①肌肉：背阔肌，髂肋肌。②血管：第 1 腰动、静脉背侧支。③神经：第 12 胸神经后支。

【释字】《说文解字》："肓，心上鬲下也。"《说文解字》："门，闻也。"

【释穴】肓门穴与三焦俞平行，肓是一种具有能量的物质，居于三焦。足太阳经在背部外侧支上有膏肓穴，与厥阴俞相平行，厥阴俞是心包的背俞穴；下有胞肓穴，与膀胱俞相平行，三焦少阳之气，根于膀胱之津液，阳气从下焦发出，因此胞肓内藏下焦少阳之气。三焦俞内藏少阳之精气，其气所出之门为肓门，并与胃中。上焦之气出于为膏肓，下焦之气出于膀胱。本穴与督脉上的悬枢穴平行，因此本穴也具有转枢之功效，介于中枢与命门之间，帮助阳气由内而外的转枢。

【气血运行状态】足太阳经脉血气从头走足，经气发于此处皮下而为肓门穴。其上为胃仓穴，经气运行并聚积于此处。

【穴性】本穴属足太阳经腧穴，运气为寒水，五行属水，六气为寒。穴名肓门，与三焦俞、悬枢平行，为少阳之精气出入之门。因此本穴禀太阳寒水之气，内藏三焦少阳相火之出入。

【主治】腹痛，便秘，痞块，乳疾。

【应用】《针灸甲乙经》：妇人乳余疾。

《铜人腧穴针灸图经》：治心下痛，大（便）坚。

【针法灸法】一般向椎体方向斜刺 0.5~0.8 寸。可灸。

52. 志室 《针灸甲乙经》

【别名】精宫（《医学入门》），神关（《针经摘英集》），志舍（《神灸经纶》），志堂（《医学入门》）。

【位置】在腰部，当第 2 腰椎棘突下，旁开 3 寸。

【解剖】①肌肉：背阔肌、髂肋肌。②血管：第 2 腰动、静脉背侧支。③神经：第 12 胸神经后支外侧支，第 1 腰神经外侧支。

【释字】《说文解字》："从心之声。志者，心之所之也。"《说文解字》："室，实也。从宀从至。"

【释穴】志室与肾俞平行。肾属水，水之精为志，肾藏志。志者，为心愿所往，心之所向的意思。《灵枢·本神》："所以任物者谓之心，心有所忆谓之意，意之所存谓之志，因志而存变谓之思。"心为君主之官，神明出焉，天地之万物，都是吾心之所任，心中有所忆者，为意，意是指心愿。意之所存者，为志，志是指心愿所往。意为脾之神，志为肾之神。心神入脾土而为意，心神入肾水而为志。因此意为志的初始阶段，志是意的终极阶段。心神如同太阳，脾土好比大地，肾水则是地下水泉，太阳温暖土地而为"意"，太阳的热能潜入地下水泉而为"志"。

【气血运行状态】足太阳经脉血气从头走足，经气发于此处皮下而为志室穴。上为肓门，是三焦经脉之气所发，三焦内藏相火，根于肾水，三焦之后为肾脉之神气，经气运行至此而聚积。

【穴性】本穴属足太阳经腧穴，运气为寒水，五行属水，六气为寒。穴名志室，平肾俞穴，肾脉之神气所发，因此本穴禀太阳寒水之气，内藏少阴肾脉之经气。

【主治】遗精，阳痿，小便不利，水肿，腰脊强痛。

【应用】《针灸甲乙经》：腰痛脊急。

《铜人腧穴针灸图经》：小便淋漓。

《针灸大成》：梦遗失精。

【针法灸法】一般直刺或向椎体方向斜刺 0.5~1.0 寸。可灸。

53. 胞肓 《针灸甲乙经》

【位置】在臀部，平第 2 骶后孔，骶正中嵴旁开 3 寸。

【解剖】①肌肉：臀大肌，臀中肌及臀小肌。②血管：臀上动、静脉。③神经：臀上皮神经，深层为臀上神经。

【释字】《说文解字》："胞，儿生裹也。从肉从包。"《说文解字》："肓，心上鬲下也。"

【释穴】胞肓本穴与膀胱俞平行。胞，即胞宫。肓，是一种具有能量的物质，储存于三焦中。胞宫位于小肠、直肠、膀胱各脏器之间，位属下焦，因此称为胞肓。膀胱经背部外侧分支以肓命名的腧穴还有膏肓、肓门，分别与厥阴心包俞和三焦俞相平行，又三焦下合穴交于足太阳经，为足太阳之络，三焦之气根于肾水，因此胞肓与膀胱平行，两者都与下焦之气相关。

【气血运行状态】足太阳经脉血气从头走足，经气发于此处皮下而为胞肓穴。上为志室穴，经气运行聚积于此处。

【穴性】本穴属足太阳经腧穴，运气为寒水，五行属水，六气为寒。穴名胞肓，下焦之气出于膀胱经。因此本穴禀太阳寒水之气，内藏下焦相火之气。

【主治】肠鸣，腹胀，便秘，癃闭，腰脊强痛。

【应用】《针灸甲乙经》：少腹满坚。

《针灸大成》：主腰脊急痛，食不消，腹坚急，肠鸣，淋沥，不得大小便，癃闭下肿。

《备急千金要方》：秩边、胞肓主癃闭下重，不得小便。

《针灸聚英》：肠鸣淋沥。

【针法灸法】直刺 0.8~1 寸，局部酸胀，针感可向臀部放散。可灸。

54. 秩边 《针灸甲乙经》

【位置】在臀部，平第 4 骶后孔，骶正中嵴旁开 3 寸。

【解剖】①肌肉：臀大肌，在梨状肌下缘。②血管：臀下动、静脉。③神经：深层当臀下神经及股后皮神经，外侧为坐骨神经。

【释字】《说文解字》："秩，积也。"《说文解字》："边，行垂崖也。"

【释穴】秩者，《韵会》中毛氏说："从禾，形也。从失，声也。本再生稻，刈而重出，后先相继，故借为秩序字。"秩本意指收割的稻谷，而来年稻谷又能再生，因此秩字本身有循环往复的意思。边指边际。与之相平行的是白环俞，白环俞与肺俞相呼应，肺气降入白环俞而出于皮下。本穴是膀胱经在背部外侧分支的最后一个穴，外侧分支上所排列的穴位是神气所游行之处，或行于经脉中，或行于骨空中。另外从精气神的位置关系看，背部内侧分支为脏腑精气所发，外侧则是血脉神气所发。又秩除了有循环的意思以外，还主收，应秋季，五行属金，上与魄户相呼应。主血脉中的神气循环往复，并内以白环俞为根本，主通行经脉气机。

【气血运行状态】足太阳经脉血气从头走足，经气发于此处皮下而为秩边穴。本穴聚积从上而来的神气，通行经脉力强。

【穴性】本穴属足太阳经腧穴，运气为寒水，五行属水，六气为寒。穴名秩边，其内为白环俞，主气机循环往复运行。因此本穴禀太阳寒水之气，内藏循环再生之神气，临床常用于治疗下肢截瘫病症。

【主治】小便不利，便秘，痔疾，腰骶痛，下肢痿痹。

【应用】《针灸甲乙经》：腰痛骶寒。

《备急千金要方》：癃闭下重，大小便难。

《铜人腧穴针灸图经》：五痔发肿。

【针法灸法】直刺 1.5~3 寸，局部酸胀，有麻电感向下肢放散。可灸。

【现代研究】

（1）针灸秩边、殷门等，治疗截瘫，有较好疗效。

（2）先暗示，再取秩边用粗针直刺，治疗癔症性瘫痪，有较好疗效。

（3）芒针刺秩边透归来，治疗尿路结石，有一定疗效。

（4）针秩边、三阴交，治疗前列腺炎，有很好疗效。

（5）针秩边、养老，配合运动，治疗急性腰扭伤，有较好疗效。

（6）针刺秩边、环跳，治疗坐骨神经痛，有很好疗效。

55. 合阳 《针灸甲乙经》

【位置】在小腿后面，当委中与承山的连线上，委中下 2 寸。

【解剖】①肌肉：腓肠肌二头之间。②血管：小隐静脉，深层为腘动、静脉。③神经：腓肠肌内侧皮神经，深层为腓神经。

【释字】《说文解字》：“合，合口也。”《说文解字》：“阳，高、明也。”

【释穴】合者，聚也。《灵枢·本输》曰：“三焦者，足少阳、太阴之所将，太阳之别也，上踝五寸，别入贯腨肠，出于委阳，并太阳之正，入络膀胱，约下焦，实则闭癃，虚则遗溺，遗溺则补之，闭癃则泻之。”所谓别入贯腨肠，是指贯入腓肠肌，即合阳穴，合阳是少阳经气合于太阳经气。经云：“两阳合明为阳明。”所谓两阳即太阳、少阳之气相合。《素问·痿论》曰：“阳明者，五脏六腑之海，主润宗筋，宗筋主骨而利机关也。冲脉者，经脉之海也，主渗灌溪谷，与阳明合于宗筋，阴阳揔宗筋之会，会于气街，而阳明为之长，皆属于带脉，而络于督脉。故阳明虚则宗筋纵，带脉不引，故足痿不用也。”需要说明的是，合阳是经气所发，是具有阳明属性的气，不是阳明经脉，但阳明之气行于阳明经而为阳明经脉之气。阳明之气合于燥土，因此主治带下。

【气血运行状态】足太阳经脉血气从头走足，经气发于此处皮下而为合阳穴。少阳三焦下行于此，与太阳经脉相合，经气发于此。

【穴性】本穴属足太阳经腧穴，运气为寒水，五行属水，六气为寒。穴名合阳，少阳三焦之气下行合于太阳经脉，两阳合明为阳明，因此本穴禀太阳寒水之气在外，内藏阳明经气。

【主治】腰脊强痛，下肢痿痹，带下，疝气，崩漏。

【应用】《针灸甲乙经》：跟厥膝急，腰脊痛引腹。

《铜人腧穴针灸图经》：寒疝阳偏痛。

《针灸聚英》：带下。

【针法灸法】直刺 0.8~1 寸，局部酸胀，针感可向足底放散。可灸。

56. 承筋　《针灸甲乙经》

【位置】在小腿后面，当委中与承山的连线上，腓肠肌肌腹中央，委中下5 寸。

【解剖】①肌肉：腓肠肌两肌腹之间。②血管：小隐静脉，深层为腓后动、静脉。③神经：腓肠内侧皮神经，深层为腓神经。

【释字】《说文解字》：“承，奉也。受也。”《说文解字》：“筋，肉之力也。从力从肉从竹。”

【释穴】承筋者，承指承受，筋指筋脉，是指承受太阳筋脉之气。本穴在腨肠肌凸出部位。经云：“足太阳之经筋，其别者，结于腨外。”腨又名“腨肠”，腨肠者，腓肠也。经云：“膀胱足太阳之脉……是主筋所生病者，痔……”太阳经气，内连膀胱水府，而为诸阳主气。经云：“阳气者，精则养神，柔则养筋。”太阳经气是水之气，虽为盛阳，属于柔和之气以养筋，主筋所生之病。经云："风客淫气，精乃亡，邪伤肝也，因而饱食，筋脉横解，肠澼为痔。"风邪侵袭太阳经，精伤，邪气伤肝，如果饮食过饱，肝不能散其食气，而筋脉横解于下，食气留滞，郁滞化热，湿热之气，积聚于阳明大肠而为痔。因此太阳经脉所说的筋病为痔者，是由于太阳所主之筋，膀胱所生之脉，横逆而肠澼为痔，这也是为什么本穴所在部位又称为腨肠（腓肠）。

【气血运行状态】足太阳经脉血气从头走足，经气发于此处皮下而为承筋穴。上为合阳穴，经气运行聚积于此。

【穴性】本穴属足太阳经腧穴，运气为寒水，五行属水，六气为寒。穴名承筋，太阳经脉主筋之所生病，筋脉横逆而为痔。因此本穴禀太阳寒水之气，主养筋。

【主治】痔疾，腰腿拘急疼痛。

【应用】《针灸甲乙经》：痹寒转筋。

《铜人腧穴针灸图经》：腰背拘急霍乱。

《针灸大成》：痔疮，胫痹不仁。

【针法灸法】直刺 0.5~1 寸，局部酸胀，针感可向足底放散（经书列为禁刺）。可灸。

57. 承山 《灵枢经》

【位置】在小腿后面正中，委中与昆仑之间，当伸直小腿或足跟上提时腓肠肌肌腹下出现尖角凹陷处。

【解剖】①肌肉：腓肠肌两肌腹交界下端。②血管：小隐静脉，深层为股后动、静脉。③神经：腓肠内侧皮神经，深层为腓神经。

【释字】《说文解字》："承，奉也。受也。"《说文解字》："山，宣也。宣气散生万物，有石而高也。"

【释穴】承者，承受；山者，宣散而万物出生。承山在承筋之下，承筋者，承受太阳筋气；承山者，承接山之宣散之气。《灵枢·卫气》："气在胫者，止之于气街，与承山踝上以下。"又《动输》："冲脉者，十二经之海也，与少阴之大络，起于肾下，出于气街，循阴股内廉，邪入腘中，循胫骨内廉，并少阴之经，下入内踝之后。"这里是说，流溢于中的血气，有一支从冲脉与足少阴之大络，向下出于足小腿的气街。所谓循阴股内廉，是指血气出于皮肤，仍沿着少阴之经而下行。所谓斜入中者，是说交与太阳之承山穴，从踝上向下运行。因此说承山穴承受着足少阴肾经与冲脉的血气，肾主藏精，冲为血海，承山有精血化气上冲之势，因而为山，山者，宣也，宣散而生长万物。

【气血运行状态】足太阳经脉血气从头走足，经气发于此处皮下而为承山穴。上为承筋，太阳经水气所发，本穴是少阴之络与冲脉气血所出之处。

【穴性】本穴属足太阳经腧穴，运气为寒水，五行属水，六气为寒。穴名承山，上承太阳经气，少阴、冲脉之血气。因此本穴禀太阳寒水之气，内藏少阴、冲脉之血气，有宣散作用，主治津液不足之转筋，筋脉横逆之肠癖为痔，血气不足之便难。

【主治】痔疾，脚气，便秘，腰腿拘急疼痛。

【应用】《铜人腧穴针灸图经》：霍乱转筋，大便难。

《针灸大成》：脚气膝肿，胫酸脚跟痛。

【针法灸法】直刺 0.7~1 寸，局部酸胀，针感可向足底放散。可灸。

【现代研究】

（1）胃痉挛，针刺承山，有较好疗效。

（2）腓肠肌痉挛，温针承山，有很好疗效。

（3）顽固性肛周围瘙痒症，针刺承山，用透天凉手法，治疗多例有较好疗效。

（4）习惯性便秘，针刺承山，有较好疗效。

（5）针刺承山，治疗内痔及外痔均有很好疗效。

58. 飞扬　《灵枢经》，足太阳经之大络

【位置】在小腿后面，外踝后，昆仑直上 7 寸，承山穴外下方 1 寸处。

【解剖】①肌肉：腓肠肌及比目鱼肌。②血管：浅层有腓肠外侧皮神经分支和小隐静脉属支分布；深层有胫神经和腓动脉分支分布。③神经：腓肠外侧皮神经。

【释字】《说文解字》："飞，鸟翥也。翥者，飞举也。"《说文解字》："扬，飞举也。"

【释穴】飞扬者，飞举也。前为承山，具有山的宣散之能。飞扬从承山分出至腿之外侧，继续承山宣发布散之能，称为飞扬。当人捷步急行时，或跳跃蹲踞时，此穴处肌肉绷起，以备发动弹力，也有飞扬之意。本穴还是足太阳膀胱之大络，大络内连脏腑，外从络穴出皮下，是脏腑精气由阴出阳，由内出

表，再从阳走阴，也有飞扬而出之义。本穴属足太阳膀胱经，其气为水之气，太阳经脉中内藏少阴心火，心主神明。经云："魂魄飞扬。"因此本穴如果用泻法，还有安神定志，收敛魂魄之义。

【气血运行状态】足太阳经脉血气从头走足，经气发于此处皮下而为飞扬穴。《根结》："足太阳根于至阴，溜于筋骨，注于昆仑，入于天柱、飞扬也。"因此脉外的足太阳之气，从飞扬入于足太阳之经，都沿着颈项而上出。

【穴性】本穴属足太阳经腧穴，运气为寒水，五行属水，六气为寒。足太阳膀胱经之大络，穴名飞扬，又是足太阳之气所入之处，因此本穴禀太阳寒水之气，内藏少阴精气，从内发外，从阴出阳。

【主治】头痛，目眩，癫狂，腰腿疼痛，痔疾。

【应用】《备急千金要方》：飞扬、太乙、滑肉门，主癫狂，吐舌。

《铜人腧穴针灸图经》：主目眩，逆气鼽衄。

《医宗金鉴》：主步履艰难。

【针法灸法】一般直刺 0.7~1 寸，局部酸胀，针感可向下肢放散。可灸。

59. 跗阳 《针灸甲乙经》，阳跷脉郄穴

【别名】付阳（《备急千金要方》）。

【位置】在小腿后面，外踝后，昆仑穴直上 3 寸。

【解剖】①肌肉：腓骨的后部，跟腱外前缘，深层为拇长屈肌。②血管：小隐静脉，深层为腓动脉末支。③神经：腓肠神经。

【释字】《玉篇》："跗，足上也。"《说文解字》："阳，高、明也。"

【释穴】跗阳者，足上之阳，也称为辅阳。阳跷脉的郄穴，阳跷脉别从足太阳经脉，助太阳经输出精气，因此跗阳还有辅助，附属之阳的意思。《素问·缪刺论》："邪客于足阳跷之脉，令人目痛从内眦始，刺外踝之下半寸所各二痏，左刺右，右刺左，如行十里顷而已。"阳跷脉也是左右互交，会于睛明穴，治疗当采用缪刺的方法，即左病刺右，右病刺左。阳跷是足太阳之别，起于足外踝下太阳的申脉穴，在踝后绕足跟，以仆参穴为本，上外踝 3 寸，以跗阳为郄穴，循股胁，上肩，上人迎，挟口吻，至目内，会于足太阳的睛明穴。因此当邪气侵犯，使人目痛，并且是从目内眦开始，应当针刺外踝下的仆参、申脉两穴，左右各二，如果痛在左眼，取右侧的仆参；痛在右眼，取左侧仆参。因为跷脉挟口，左右互交，而上于目内。郄穴主治急症，因此如果是眼目

痛的急性发作，也可选择跗阳穴治疗。

【气血运行状态】足太阳经脉血气从头走足，经气发于此处皮下而为跗阳穴。上为飞扬穴，经气运行聚积于此，本穴又是阳跷脉的郄穴，阳跷脉之经气发出于此。

【穴性】本穴属足太阳经腧穴，运气为寒水，五行属水，六气为寒。阳跷脉郄穴，穴名跗阳。本穴禀太阳寒水之气，内藏阳跷脉之经气。

【主治】头痛，腰骶痛，下肢痿痹，外踝肿痛。

【应用】《针灸甲乙经》：痿厥风头重，頞痛，枢股腨外廉骨痛，瘈疭，痹不仁，振寒，时有热，四肢不举，跗阳主之。

《太平圣惠方》：腰痛不能久立，腿膝胫酸重。

《循经考穴编》：主瘫痪痿痹。

【针法灸法】直刺 0.5~1 寸，局部酸胀，针感可向足底放散。可灸。

60. 昆仑 《灵枢经》，足太阳经所行为经

【位置】在足部外踝后方，当外踝尖与跟腱之间的凹陷处。

【解剖】①肌肉：腓骨短肌。②血管：小隐静脉及外踝后动、静脉。③神经：腓肠神经。

【释字】《说文解字》："昆，同也。《注》日日比之是同也。"《说文解字》："仑，思也。"

【释穴】昆仑既是穴名，又是山名。昆仑山在中华民族文化史上有"万山之祖"的显赫地位，巍峨雄壮，气势磅礴，是明末道教混元派（昆仑派）道场所在地，是中国第一神山。《山海经》中说黄河发源于昆仑山，即今天的托来山，经文中还介绍说昆仑为水之发源，星宿海。古越语将天地柱称为"昆仑"，也称"混沦"，是指螺旋式转动的水汽，类似东南沿海夏季常见的台风，台风眼对应于"璇玑"中空部分。"璇玑"本为玉器名，即礼玉"琮"的别名，玉琮中心的空气柱就是"昆仑"，即"天地柱"。因此昆仑经气从足跟上通于头部，是旋转的水气，顶天立地，也称为天地柱。因此昆仑可引水气上行于头部，即可上交心火，以清头面部之热邪，又可濡润滋养头部七窍，开窍润燥。

《云笈七签》卷十七："眼为日月，发为星辰，眉为华盖，头为昆仑。"梁丘子注引《玉纬经》："脐中为太一君，主人之命也，一名中极，一名太渊，一名昆仑，一名特枢。"养生家称百会穴为昆仑，昆仑为天地柱，其上为百会，

下起于昆仑，为治头病之总纲。更以本穴之气贯于颠顶，如果用泻法，昆仑水气又可顺势下行，犹昆仑之披沥百川，主治头痛，喘满及胎衣不下诸症。

《灵枢·五邪》："邪在肾，则病骨痛，阴痹。阴痹者，按之而不得，腹胀，腰痛，大便难，肩背颈项痛，时眩，取之涌泉、昆仑。视有血者，尽取之。"在外者，筋骨为阴，皮肉为阳，病在阴者，病在筋骨，称为阴痹。痹证，指病在骨，按之而不得者，是指邪在骨髓。腹胀者，脏寒生满病。腰者，肾之府。肾开窍于二阴，大便难者，是肾气不化。肩背颈项痛，时眩者，是脏病而及于腑，因此应当取足少阴之涌泉，足太阳之昆仑，如果有血瘀之脉，当尽取之。

《刺腰痛》："如折，不可以俯仰，不可举，刺足太阳。"王冰曰："如折，束骨主之。不可以俯仰，京骨、昆仑悉主之。不可举，申脉、仆参悉主之。"昆仑穴主腰部前俯后仰的动作，是由于昆仑为太阳水注之气，主养筋调筋的作用。经云："阳气者，精则养神，柔则养筋。"

【气血运行状态】足太阳经脉血气从头走足，经气发于此处皮下而为昆仑穴。昆仑上通于头部，水气旋转于上下，经气从上下贯，有暴然之势。

【穴性】本穴属足太阳经腧穴，运气为寒水，五行属水，六气为寒。五输穴的经穴，五行属火，其性从暑气，其用为热降。本穴禀太阳寒水之气，内有混沦之璇玑，主交通从足到头部的太阳经气，清气上行，浊气下降。治头痛如破最效，即上病下取之意。结合其热降的特点，可清降膀胱经热郁在上所致诸症，如头痛、记忆力减弱、头昏、头胀等。昆仑穴还可以补脑，治疗老年痴呆，对增强记忆力有帮助。

【主治】头痛，项强，目眩，癫痫，难产，腰骶疼痛，脚跟肿痛。

【应用】《针灸甲乙经》：痓，脊强，头眩痛，脚如结，腨如裂，昆仑主之……疟，多汗，腰痛不能俯仰，目如脱，项如拔，昆仑主之……大风，头多汗，腰尻腹痛，腨跟肿，上齿痛，脊背尻重不欲起，闻食臭，恶闻人音，泄风从头至足，昆仑主之……女子字难，若胞衣不下，昆仑主之。

《铜人腧穴针灸图经》：肩背拘急，咳喘暴满，阴肿痛，小儿发痫瘛疭。

《针灸大成》：中风转筋拘急，行步无力疼痛，妊娠刺之落胎。

【针法灸法】直刺 0.5~1 寸，局部酸胀，孕妇禁针，《针灸大成》："妊妇刺之落胎。"可灸。

【现代研究】

（1）针用泻法对原发性高血压有降压作用。

（2）针刺昆仑治疗落枕，昆仑穴刺入 0.3~0.5 寸，行提插捻转泻法。

（3）治疗眉棱骨痛 16 例，以病侧昆仑为主，如当时不见效的则改为健侧昆仑，用 1 寸毫针针刺，以达针感。

（4）用昆仑透太溪治疗足跟痛，针刺时使针感传至足跟，同时配用外敷中药法。

61. 仆参 《针灸甲乙经》，足太阳膀胱经、阳跷脉的交会穴

【别名】安邪（《针灸甲乙经》），安耶（《备急千金要方》）。

【位置】在足外侧部，外踝后下方，昆仑直下，跟骨外侧，赤白肉际处。

【解剖】①肌腱：皮下组织、跟腓韧带。②血管：腓动、静脉的跟骨外侧支。③神经：腓肠神经跟骨外侧支。

【释字】《说文解字》："仆，给事者。"《广韵》："参，承也，观也。"

【释穴】仆参者，仆，给事也，又卑称也，又副也，又御者曰仆，御者自处于偏旁之位。古代以君为主，为国做事的为臣，为私人做事的为仆。参者又参与，参拜的意思。本穴在足后偏旁，犹如仆人随从，行住转侧，由踵趾作主。又当人参拜时最容易显露之处，名为仆参，也体现出其地位卑微。

《刺腰痛》："如折，不可以俯仰，不可举，刺足太阳。"王冰曰："如折，束骨主之。不可以俯仰，京骨、昆仑悉主之。不可举，申脉、仆参悉主之。"凡举重物时，主要是腰部用力，腰为肾之府，肾气虚则腰无力，本穴为属太阳经脉腧穴，经脉内藏少阴君火，转输补给肾之经脉，因此仆参可补肾气。仆参除了地位卑微以外，还与人参字面意思相同，仆者，人也，因此仆参者，人参也。

《素问・缪刺论》："邪客于足阳跷之脉，令人目痛从内眦始，刺外踝之下半寸所各二痏，左刺右，右刺左，如行十里顷而已。"阳跷脉左右互交，并且会于睛明穴，因此才有缪刺的方法。阳跷脉是足太阳之别，起于足外踝下太阳之申脉穴，在踝后绕足跟，以仆参穴为本，上外踝 3 寸，以跗阳为郄穴，循股胁，上肩，上人迎，挟口，至目内，会于足太阳的睛明穴。因此当邪气侵犯，使人目痛，并且是从目内眦开始，应当针刺外踝下的仆参申脉两穴，左右各二。如果痛在左眼，取右侧的仆参、申脉；痛在右目，取左侧仆参、申脉，因为跷脉挟口吻，左右互交，而上于目内。申脉是心火从血脉藏于肾水中，补阳以祛邪；仆参则是补气为主以祛邪。

【气血运行状态】足太阳经脉血气从头走足，经气发于此处皮下而为仆参穴。足太阳膀胱经、阳跷脉的交会穴。上为昆仑，气贯颠顶，顺势下行，披沥百川，经气运行会聚此处。

【穴性】本穴属足太阳经腧穴，运气为寒水，五行属水，六气为寒。穴名仆参，地位卑微，主以补益，名似人参。因此本穴禀太阳盛阳之气，补益肾气。

【主治】下肢痿痹，腰肌无力，足跟痛，癫痫，目痛。

【应用】《铜人腧穴针灸图经》：脚痿转筋。

《针灸大成》：尸厥癫痫。

【针法灸法】一般直刺或斜向下刺 0.3~0.5 寸。可灸。

62. 申脉 《针灸甲乙经》，八脉交会穴之一，通阳跷脉

【位置】在足外侧部，外踝直下方凹陷中。

【解剖】①肌腱：腓骨长短肌腱上缘。②血管：外踝动脉网及小隐静脉。③神经：腓肠神经的足背外侧皮神经分支。

【释字】《说文解字》：“申，神也。七月，阴气成，体自申束。”《说文解字》：“血理分衺行体者。”

【释穴】申脉者，申者，神也；申又是十二地支之一，五行属金，对应十二月中的七月。申时是下午 3~5 点。心藏神，属火，应日；肺藏气，属金，应天，因此申者是太阳随天道运行，属金主收。脉为营，营血运行其中，心藏脉，手少阴心内藏君火，通过经脉传输于手太阳寒火之经，再传输于足太阳寒水之经，最后转输并藏于足少阴肾水中。因此申脉的本质含义是手少阴君火通过经脉转输并藏于水中。

《气穴论》：“阴阳跷四穴。”阴跷穴在足内踝下，起于照海穴；阳跷在足外踝下 5 分，起于申脉。申脉与照海相对，申脉是心之君火从经脉转输并藏于肾水，照海是太阳照耀大海，心为人之太阳，大海肾水之象，因此照海也是心之君火藏于肾水之中，两者意思相近。所不同的是，申脉强调脉中之血分，血从心入肾水，主藏精；照海则强调脉外之气分，是精化气，从下向上输布。

《刺腰痛》：“如折，不可以俯仰，不可举，刺足太阳。”王冰曰：“如折，束骨主之。不可以俯仰，京骨、昆仑悉主之。不可举，申脉、仆参悉主之。”举重物依靠腰力，腰为肾之府，仆参补气，申脉补肾精。

【气血运行状态】足太阳经脉血气从头走足，经气发于此处皮下而为申脉穴。上为仆参，补太阳之气，经气运行会聚此处。

【穴性】本穴属足太阳经腧穴，运气为寒水，五行属水，六气为寒。八脉交会，通于阳跷脉。穴名申脉，少阴神气从经脉入于肾水中。因此本穴禀太阳寒水之精气，内藏少阴君火。

【主治】头痛，眩晕，癫狂痫，腰腿酸痛，目赤痛，失眠。

【应用】《针灸大成》：洁古曰：痫病昼发，灸阳跷。

《针灸甲乙经》：寒热颈腋下肿，申脉主之……腰痛，不能举足，少坐，若下车踬地，胫中矫矫然，申脉主之。

《铜人腧穴针灸图经》：腰痛不能举体，足胻寒不能久立坐，若下舟车中痛疾。

《针灸资生经》：申脉、后溪、前谷，治癫痫。

【针法灸法】直刺或略向下斜刺 0.2~0.3 寸，局部酸胀。可灸。

【现代研究】

（1）据报道，针刺申脉穴为主，治疗失眠有很好疗效。又有上午泻申脉，下午补照海，治疗效果更好。

（2）针刺申脉、后溪，左病右取，右病左取，双侧痛取双侧，治疗眶下神经痛，有较好疗效。

（3）据报道，灸申脉治疗小儿泄泻有效。

63. 金门　《针灸甲乙经》，足太阳经郄穴

【别名】关梁（《针灸甲乙经》），金阙（《杨敬斋针灸全书》），梁关（《针灸聚英》）。

【位置】在足外侧部，当外踝前缘直下，骰骨下缘处。

【解剖】①肌腱：腓骨长肌腱和小趾外展肌之间。②血管：足底外侧动、静脉。③神经：足背外侧皮神经，深层为足底外侧神经。

【释字】《说文解字》：“金，五色金也。黄为之长。久薶不生衣，百炼不轻，从革不违。西方之行。”《说文解字》：“门，闻也。”

【释穴】金门者，金者，主收，应秋季。门者，出入之关口。金门是足太阳膀胱经的郄穴，阳维脉的起始。五行中金生水，门即门户，此穴为太阳之郄，为寒水所生之门。《本输》曰：“少阳属肾，肾上连肺，故将两脏。”肺属

金，其气聚而成雨，天气降为雨，补充地下水泉，即肾水，即肾上连肺。本穴之前为申脉，心火从经脉下行入肾水而藏，以补肾阳；本穴金门，金生水入于肾水之门，补肾水，以助肾水藏火。

《刺腰痛》曰："刺阳维之脉，脉与太阳合下间，去地一尺所。"阳维起于诸阳之会，其脉发于足太阳金门穴，在足外踝下 1.5 寸，上外踝 7 寸，会于足少阳的阳交穴，为阳维之。因此当与太阳合下间而取之。

【气血运行状态】足太阳经脉血气从头走足，经气发于此处皮下而为金门穴。上为申脉，心之君火从脉中下行入水中，以补肾阳，经气运行聚积于此处。足太阳经郄穴，是太阳寒水之气从缝隙发于皮下。经气出于入于阳维脉，而为之始。

【穴性】本穴属足太阳经腧穴，运气为寒水，五行属水，六气为寒。足太阳之郄穴，阳维脉之起始，穴名金门，因此本穴禀太阳寒水之气在外，金气在内化水以补肾水，以安神定志。

【主治】头痛，癫痫，小儿惊风，腰痛，下肢痿痹，外踝痛。

【应用】《针灸甲乙经》：尸厥暴死，霍乱转筋。

《医宗金鉴》：癫狂，羊痫风。

【针法灸法】直刺 0.3~0.5 寸，局部酸胀，针感可向足背部扩散。可灸。

64. 京骨 《灵枢经》，足太阳经所过为原

【位置】在足外侧部，第 5 跖骨粗隆下方，赤白肉际处。

【解剖】①肌腱：小趾外展肌下方。②血管：足底外侧动、静脉。③神经：足背外侧皮神经，深层为足底外侧神经。

【释字】《尔雅》："丘绝高曰京。"《蔡邕·独断》："天子所居曰京师。京，大也。师，众也。"

【释穴】京骨者，京指天子所居之处，心者君主之官，因此京指心之君火所居之处。骨者，肾所主。京骨是足太阳经原穴，足太阳为寒水之经，心之君火所藏，心火藏于水中而为肾精，因此京骨有心肾相交，水火既济之义。

《刺腰痛》："如折，不可以俯仰，不可举，刺足太阳。"王冰曰："如折，束骨主之。不可以俯仰，京骨昆仑悉主之。不可举，申脉、仆参悉主之。"腰部前俯后仰活动障碍，可以选用京骨、昆仑穴，前面讲过昆仑为经穴，五行属火，为水注之气，主养筋；京骨是心火藏于水中，又为足太阳原穴，主补益膀

胱之原气。

《厥论》："厥心痛，与背相控，善，如从后触其心，伛偻者，肾心痛也。先取京骨、昆仑，发针不已，取然谷。"本段经文是讲五脏的经气厥逆，而为厥心痛。五脏元真之气通于心，是因为心藏血脉之气。所以其他四脏之气厥逆，都从脉而上乘于心。背为阳，心为阳中之太阳，因此与背相控而痛，是因为心与背相应的缘故。心脉急甚为，如从后触其心的，是由于肾附于脊，肾气从背而上注于心。心痛，故伛偻而不能仰，这是肾脏之气，逆于心下而为痛。先取膀胱经之京骨、昆仑，从阳腑而泻其阴脏的逆气。如针刺不能治愈，再取肾经之然谷。这是脏气厥逆，从经脉相乘，与六气无涉，因此不说太阳、少阴，而只说京骨、昆仑、然谷。京骨与昆仑五行都属火，针刺可泻其气逆。

【气血运行状态】足太阳经脉血气从头走足，经气发于此处皮下而为京骨穴。足太阳经原穴，脏腑元真之气，从此穴出于皮下。

【穴性】本穴属足太阳经腧穴，运气为寒水，五行属水，六气为寒。京骨穴，原穴，五行属火，其性从热气，其用为热升，以热祛寒。因此本穴禀太阳寒水之气在外，内藏太阳经原气，五行属火。泻可清热，补可温阳。用于温化骨骼的寒凉，以及助太阳膀胱经散寒，可以解除膀胱经走向的痛症，也可以用于治疗膀胱经为风寒所袭所致的表证。临床上配伍合谷等穴，可以温散膀胱经的风寒郁闭以解表。

【主治】头痛，项强，目翳，癫痫，腰痛。

【应用】《针灸甲乙经》：癫疾，狂妄行，振寒。

《太平圣惠方》：善惊悸，不欲食，腿膝胫痿。

《循经考穴编》：寒湿脚气，两足燥裂，或湿痒生疮。

【针法灸法】直刺 0.3~0.5 寸，局部酸胀，针感可向足背部扩散。可灸。

65. 束骨　《灵枢经》，足太阳经所注为输

【位置】在足外侧，第 5 跖趾关节的后方，赤白肉际处。

【解剖】①肌肉：小趾外展肌下方。②血管：第 4 趾跖侧总动、静脉。③神经：第四趾跖侧神经及足背外侧皮神经分布。

【释字】束者，《说文解字》："缚也。徐曰：束薪也。"骨者，《说文解字》："肉之核也。"《释名》："骨，滑也。骨坚而滑也。"

【释穴】束，聚也，又缚也，即约束也。束骨为古代解剖部位名称。相当

第5趾跖关节部分。《释骨》："小指（趾）本节后曰束骨"。因本穴位于束骨之侧，故名为"束骨"。束骨有约束筋骨之义，如《资治通鉴》曰："邓之行步，筋不束骨，脉不制肉，起立倾倚，若无手足，此为鬼躁。"

《痿论》："岐伯曰：阳明者，五脏六腑之海，主润宗筋，宗筋主束骨而利机关也。"经文说阳明是水谷血气之海，五脏六腑，都受气于阳明，因此为脏腑之海。宗筋即前阴；前阴是宗筋之所聚，太阴阳明之所合。诸筋经都属于节，筋主束骨而利机关。而宗筋是诸筋之会聚，阳明所生之血气，主润养宗筋，因此所有的痿证独取于阳明。

足太阳膀胱之脉主筋所生病，筋病则不能束骨，因此针刺或艾灸束骨穴主治筋病。又束骨为五输穴的输穴，五行属木，筋属木，因此也说明束骨可治筋病。《刺腰痛》："如折，不可以俯仰，不可举，刺足太阳。"王冰曰："如折，束骨主之。"

【气血运行状态】足太阳经脉血气从头走足，经气发于此处皮下而为束骨穴。足太阳经所注为输，脉外精气贯注于此。

【穴性】本穴属足太阳经腧穴，运气为寒水，五行属水，六气为寒。足太阳经所注为输，五行属木，其性从风，其用为温，筋属木。束骨束紧骨骼，加强肌腱、肌肉的力度，主筋所生病。对小儿以及青春期骨骼生长有帮助，对成年期的骨质疏松有治疗意义。

【主治】头痛，项强，目眩，癫狂，腰腿痛。

【应用】《针灸甲乙经》：暴病头痛，身热痛，肌肉动，耳聋，恶风，目眦烂赤，项不可以顾，髀枢痛，泄，肠澼，束骨主之……寒热腰痛如折，束骨主之……身痛、狂、善行、癫疾，束骨主之。

《备急千金要方》：狂易，多言不休。

《百症赋》：项强多恶风，束骨相连于天柱。

《铜人腧穴针灸图经》：目眩，项不可回顾。

《循经考穴编》：主本节肿疼，足心发热。

【针法灸法】直刺0.3~0.5寸，局部酸胀，针感可向足背部扩散。可灸。

66. 足通谷 《灵枢经》，足太阳经所溜为荥

【位置】在足外侧，足小趾本节（第5跖趾关节）的前方，赤白肉际处。

【解剖】①血管：趾跖侧动、静脉。②神经：趾跖侧固有神经及足背外侧

皮神经。

【释字】足者，《说文解字》："人之足也。"通者，《说文解字》："达也。"谷者，《说文解字》："泉出通川为谷。"

【释穴】足通谷者，在足部，通于山谷。经云："溪谷属骨。"肾主骨，本穴与肾水相通。与其相表里的是足少阴的然谷穴，通谷者，是通于然谷。两者同为荥穴，足通谷五行属水，其气寒，然谷五行属火，其味苦；足通谷属足太阳经腧穴，然谷属足少阴经腧穴。两者有表里关系，足通谷清热从外，然谷藏金在内，两者协同作用。

【气血运行状态】足太阳经脉血气从头走足，经气发于此处皮下而为睛明穴。

【穴性】本穴属足太阳经腧穴，运气为寒水，五行属水，六气为寒。五输穴的荥穴，五行属水，其性从寒。穴名足通谷，通于然谷，与之相表里。因此本穴禀太阳寒水之气，与然谷协同清利足太阳膀胱经之热邪，主治头窍为热邪所郁滞。

【主治】头痛，项强，目眩，鼻衄，癫狂。

【应用】《铜人腧穴针灸图经》：头重目眩。

《针灸大成》：肠澼，癀疝，小肠痛。

《针灸甲乙经》：身疼痛，善惊，互引鼻衄，通谷主之……狂、癫疾，阳谷及筑宾、通谷主之……食饮善呕、不能言，通谷主之。

《类经图翼》：主头痛、目眩、项痛、鼻衄、善惊、结积、留饮、食多不化，通谷主之。

《备急千金要方》：头痛寒热，汗出不恶寒。

【针法灸法】直刺 0.3~0.5 寸，局部胀痛。可灸。

67. 至阴　《灵枢经》，足太阳经所出为井

【位置】在足小趾末节外侧，距趾甲角 0.1 寸。

【解剖】①血管：趾背动脉及趾跖侧固有动脉形成的动脉网。②神经：趾跖侧固有神经及足背外侧皮神经。

【释字】《说文解字》："至，飞鸟从高下至地也。"《易·坤卦》："至哉坤元。《注》至谓至极也。"《说文解字》："阴，暗也。水之南，山之北也。"

【释穴】至即到达，阴为阳之对，指阴分。至阴顾名思义到达阴分，或者

是阴极的意思。关于至阴《内经》认为中土为至阴，肾水也为至阴。

土为“至阴”，盖土位居四方之中央，相对于土，东南西北在外在上，土在内在下，故为“至阴”。东南西北中五方为天之五行，经云：“天有四时五行，以生长收藏，以生寒暑燥湿风。”又“木火土金水火，地之阴阳也，生长化收藏下应之。”其中“化”主生长收藏的转化，生长为阳，收藏为阴，化居中性平。天人相应，人的后天水谷精微的运行，脾胃为之本，主腐熟水谷，运化输布水谷精微，《内经》有脾不独主时，而居每一个季节的最后 18 天。

水为“至阴”，自然界的五行物质，水为先天之本，“天一生水”。从物质的形态来看，木生火从实到虚；土生金从虚到实；水之形态不虚不实而居中。从气味来看，经云：“气味辛甘发散为阳，酸苦涌泻为阴。”此五味作用于气，两阳两阴，这样五味之咸味居中性平。五味主滋养五脏之所藏，酸养血，苦养脉，辛养气，甘养营，咸养精。五味之用：酸敛、苦坚、甘缓、辛散、咸软，主精之化气与收藏，其中咸软不散不收，其性平。经云：“肾者主水，受五脏六腑之精而藏之，故五脏盛，乃能泻。”又“精者，身之本。”肾主藏精乃一身阴阳之根本，藏精为阴，气化为阳。

至阴者，地位至尊，万国朝拜，百鸟归巢。脾胃中土者，后天之本，一身水谷精微之源，主腐熟水谷，运化于四脏而藏。肾主水藏精，先天之本，一身阴阳之根本，精藏则阴，气化则阳。“水土合德，世界大成”，水土同为至阴，主五脏藏精与水谷精微，五脏之精应天之精，主生；水谷精微应地之味，主长。经云：“生之来谓之精，两精相搏谓之神。”两精者，先后天之精，水土合德是生长的根本。天圆地方，天包乎地，地居天的中心，所以地为至阴；地下水泉又为地的中心，因此地下之水泉也为至阴。

督脉上有一个至阳穴，与足太阳膀胱经的至阴穴相对，至阳穴在督脉上，督脉主一身之阳，至阳在第 7 胸椎下缘，居督脉之中点，如果是四肢着地的动物形象，至阳穴位居高点，阳气之所归。太阳根起于至阴，少阴根起于涌泉，少阴之上为太阳，至阴穴阴中出阳，至阴穴能调正胎位，助孕妇生产，胎儿为阳，生于水中，婴儿初生为阳出于阴。

至阴穴是足太阳膀胱经的最后一个穴，井穴，五行属金，脉中之精气从井出于皮下。足太阳膀胱经寒水之府，经脉内藏心之君火，至阴者阴极而阳生，阳从水中出。主治胎位不正，帮助胎儿正常出生。胎儿生长于羊水中，胎儿出生的过程也是阳从水中出，阳出于阴，与至阴穴的腧穴属性相同。

至阳穴与之相对，至阳属督脉腧穴，背后正中线，第7胸椎棘突下凹陷中，7是火之成数。背为阳，腹为阴，督脉统一身之阳，任脉统一身之阴，所以督脉为阳中之阳，应白天的天空，而至阳在背部的高点，应天空的穹顶，所以称为至阳。《庄子》云："至阴肃肃，至阳赫赫。肃肃出乎天，赫赫出乎地。"是说至阴与至阳互为根本，是阴阳的两个极端，极则生变，彼此相互转化。

【气血运行状态】足太阳经脉血气从头走足，经气发于此处皮下而为至阴穴。又为五输穴的井穴，经脉精气从此出于皮下，溜于荥穴。

【穴性】本穴属足太阳经腧穴，运气为寒水，五行属水，六气为寒。穴名至阴，因此本穴禀太阳寒水之气，内藏少阴君火，主阳从阴出。足太阳经所出为井，五行属金，其性从燥气，其用为凉，主太阳经气从皮下聚积回流入经脉中。

【主治】头痛，目痛，鼻塞，鼻衄，胎位不正，难产。

【应用】《医宗金鉴》：主治目痛，视不明，迎风流泪，胬肉攀睛，白翳眦痒，雀目诸疾。

《针灸甲乙经》：头重鼻衄及瘛疭，汗不出，烦心，足下热，不欲近衣，项痛，目翳，鼻及小便皆不利，至阴主之……疝，至阴主之……风寒从足小指起，脉痹上下，胸胁痛无常处，至阴主之。

《针灸集成》：胞衣不下，足小指尖三壮、中极、肩井穴主之。

《医宗金鉴》：妇人横产，子手先出。

《肘后歌》：头面之疾针至阴。

【针法灸法】浅刺0.1寸。胎位不正用灸法。

【现代研究】

（1）临床试验研究发现，针刺或艾灸至阴穴，可使子宫活动加强，宫缩频率加快，子宫紧张度升高，胎儿心率加快。

（2）艾灸、激光针至阴，均可转胎位，成功率高。用至阴穴治疗胎位不正，临床多用艾条灸法。以横位成功率最高，臀位次之，足位较差。以妊娠8个月，腹壁紧张度一般，灸后胎动活跃的经产妇疗效最佳。胎盘滞留，针至阴，有较好效果。

第十章　足少阴肾经

一、经脉循行

《经脉》:“肾足少阴之脉，起于小指之下，邪走足心，出于然谷之下，循内踝之后，别入跟中，以上踹内，出腘内廉，上股内后廉，贯脊，属肾，络膀胱；其直者，从肾上贯肝膈，入肺中，循喉咙，挟舌本；其支者，从肺出络心，注胸中。”

释义：起于足小趾之下，斜向足心（涌泉），出于舟骨粗隆下，沿内踝后向上行于腿肚内侧，经股内后缘，通过脊柱（长强）属于肾脏，联络膀胱。肾脏部直行脉：从肾向上通过肝和横膈，进入肺中，沿着喉咙，挟于舌根部。肺部支脉：从肺部出来，络心，流注于胸中，与手厥阴心包经相接。

二、十五大络

《灵枢·经脉》:“足少阴之别，名曰大钟。当踝后绕跟，别走太阳；其别者，并经上走于心包下，外贯腰脊。其病气逆则烦闷，实则闭癃，虚则腰痛。取之所别者也。”

三、经别

《灵枢·经别》:“足少阴之别，名曰大钟。当踝后绕跟，别走太阳；其别者，并经上走于心包下，外贯腰脊。具病气逆则烦闷，实则闭癃，虚则腰痛。取之所别者也。”

四、经筋

《灵枢·经筋》:“足少阴之筋，起于小指之下并足太阴之筋，邪走内踝之下，结于踵，与太阳之筋合，而上结于内辅之下并太阴之筋，而上循阴股，结于阴器，循脊内挟膂上至项，结于枕骨，与足太阳之筋合。其病足下转筋，及所过而结者皆痛及转筋。病在此者，主痫瘈及痉，在外者不能挽，在内者不能仰。故阳病者，腰反折不能俯，阴病者，不能仰。治在燔针劫刺以知为数，以痛为输。在内者熨引饮药，此筋折纽，纽发数甚者死不治，名曰仲秋痹也。”

五、本经腧穴（共27穴）

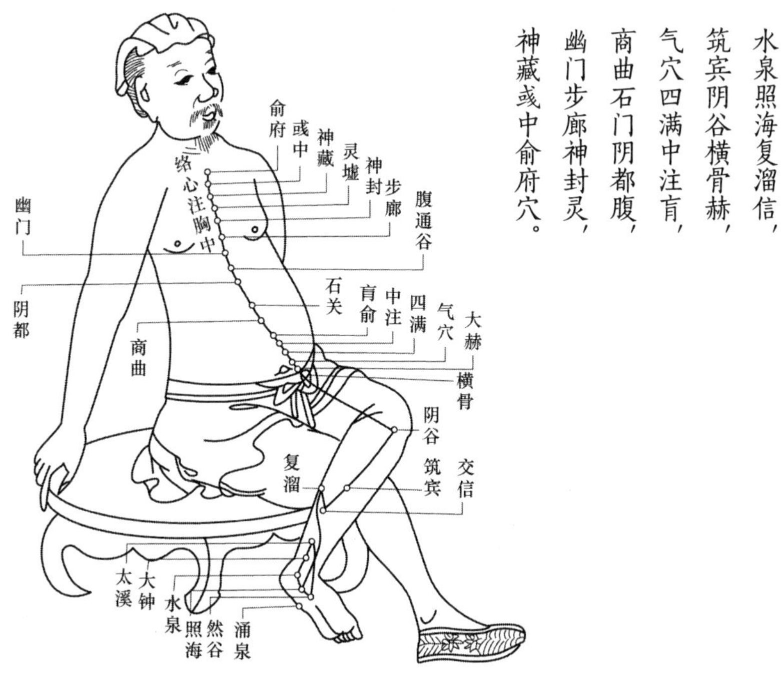

涌泉然谷太溪钟，
水泉照海复溜信，
筑宾阴谷横骨赫，
气穴四满中注肓，
商曲石门阴都腹，
幽门步廊神封灵，
神藏彧中俞府穴。

1. 涌泉　《灵枢经》，足少阴经所出为井

【别名】地冲（《针灸甲乙经》）。

【位置】在足底部，卷足时足前部凹陷处，约当第2、3趾指缝纹头端与足跟连线的前1/3与后2/3交点上。

【解剖】①肌腱：指短屈肌腱，指长屈肌腱，第2蚓状肌，深层为骨间肌。②血管：来自胫前动脉的足底弓。③神经：足底内侧神经支。

【释字】《说文解字》：“涌，腾也。”《说文解字》：“泉，水原也。”

【释穴】涌泉，涌，外涌而出；泉即泉水。张志聪曰：“地下之水泉，天一之所生也。故少阴所出，名曰涌泉。”足少阴内连肾水，居中土之下，位于人体最低位，上善若水，水曰润下，而为至阴。阴极阳生，水中有阳，地下水泉下行极而上涌，因此而得名。本穴在下补肾，在上交济心火，引热下行。

《灵枢·五邪》："邪在肾，则病骨痛，阴痹。阴痹者，按之而不得，腹胀，腰痛，大便难，肩背颈项痛，时眩，取之涌泉、昆仑。视有血者，尽取之。"这里所谓阴痹，是指痹在骨，按之而不得，是指邪在骨髓。腹胀者，五脏有寒所以胀满。腰者，肾之府，肾开窍于二阴，腰痛，大便难者，是因为肾气不化。肩背颈项痛，时眩者，是指五脏病变而及于六腑，因此当取足少阴之涌泉，足太阳之昆仑，视有血者尽取之。

《灵枢·热病》："热病挟脐急痛，胸胁满，取之涌泉与阴陵泉，取以第四针，针嗌里。"这是讲外来热邪侵袭，与心热交并。《素问·腹中论》有："环脐而痛者，病名伏梁，此风根也。"因此热病挟脐急痛，是外淫之风邪，客于心下而为伏梁。胸胁满者，是由于心热逆于内所致，取足少阴之涌泉，以水气上济心火。取足太阴之阴陵泉，补中土以散心腹之伏梁。嗌里，即舌下，取第四针针嗌里，以泻外内心下之热邪。

涌泉和劳宫，分别位于足心和手心。《厥论》曰："阳气起于足五指之表，阴脉者，集于足下，而聚于足心，故阳气盛则足下热也。"三阳精气出于足趾的外端，三阴精气聚积在足心，如果阳胜阴虚，阳气乘虚而占据阴位，因此热厥起于足下，也就是常说的五心潮热。涌泉肾经井穴，井主出，肾主水，少阳相火藏于肾水中，涌泉者泉水奔涌而出，水中有阳。劳宫是心包经荥穴，五行属火，劳和荥字，上面是两个火。心主火，宫是指皇宫，是君主所在地。荥主身热，劳宫主清心火。涌泉配劳宫，如同肾水上交心火，水火既济，水气上行，心火下降，主失眠、心悸等。

涌泉与极泉，前者是肾经之起始穴，后者是心经之起始穴。涌泉又名地冲，是阳从阴中冲出，火从水中冲出，阴极阳生；极泉是心火盛极而肾水上交，阳极阴生，因此涌泉是心火下交肾水，极泉是肾水上交心火。

【气血运行状态】足太阳经气从至阴穴，运行聚积于此。足少阴肾经从足走胸，经脉之气发于皮下而为涌泉穴。足少阴经所出为井，是脉中精气从井出，经过输、经从合穴回流入经脉中。

【穴性】本穴属足少阴经腧穴，运气为热水，五行属水，六气为热。足少阴所出为井，五行属木，其性从酸味，其用为敛精收气。又名地冲，阳从阴中冲出，因此本穴禀少阴热水之阴精，水中又有木之酸收之性，又心火下藏肾水之中。

【主治】头顶痛，头晕，眼花，咽喉痛，舌干，失音，小便不利，大便难，小儿惊风，足心热，癫疾，霍乱转筋，昏厥。

【应用】《灵枢·热病》：男子如蛊，女子如阻，身体腰脊如解，不欲饮食，先取涌泉见血，视跗上盛者，尽见血也。

《针灸甲乙经》：胸胁肋满，取之涌泉与阴陵泉……腰痛、大便难，涌泉主之……肩背头痛时眩，涌泉主之……咽中痛、不可内食，涌泉主之。

《针灸甲乙经》：热病挟脐急痛，胸胁满，取之涌泉与阴陵泉。

《备急千金要方》：涌泉、然谷主五指尽痛不能践地。涌泉、然谷主喉痹，梗咽寒热。

《医宗金鉴》：主治足心热，奔豚，疝气疼痛，血淋气痛。

《针灸聚英》：喉闭舌急失音，卒心痛。

《铜人腧穴针灸图经》：治腰痛大便难，心中结热，风疹风痫，心痛不嗜食。

《肘后歌》：顶心头痛眼不开，涌泉下针定安泰；伤寒痞气结胸中，两目昏黄汗不通，涌泉妙穴三分许，速使周身汗自通。

《通玄指要赋》：胸结身黄，取涌泉而即可。

【针法灸法】直刺0.5~0.8寸，局部胀痛，针感可扩散至整个足底部。可灸。

【现代研究】

（1）针刺实验性休克的猫或家兔“足三里”“涌泉”部位有明显的升压和兴奋呼吸的作用；艾灸涌泉，可使高血压患者的收缩压有不同程度的下降。

（2）据报道电针涌泉，治疗膈肌痉挛，有较好疗效。

（3）针刺涌泉，结合语言诱导，治疗癔症，有较好疗效。

（4）针涌泉，必要时加十宣点刺出血，治疗小儿高热惊厥有效。

（5）取健侧涌泉向太冲方向透刺，配印堂、太阳、风池，治疗偏头痛有较好疗效。

（6）按压或针刺涌泉、劳宫，治疗心绞痛有效。

（7）用蓖麻散外敷涌泉，治疗婴儿鹅口疮，有较好疗效。用吴茱萸醋调敷贴涌泉，治疗口腔溃疡，有较好疗效。

（8）据报道用桃仁、杏仁、栀子、胡椒、糯米捣细，鸡蛋清调敷涌泉，睡前敷，左右穴交替，治疗高血压有效。另有艾灸涌泉可高血压患者的收缩压有不同程度的下降。

2. 然谷 《灵枢经》，足少阴经所溜为荥

【别名】龙渊（《针灸甲乙经》），然骨（《针灸甲乙经》），龙泉（《备急千金要方》）。

【位置】在足内侧缘，足舟骨粗隆下方，赤白肉际。

【解剖】①肌肉：拇指外展肌。②血管：跖内侧动脉及跗内侧动脉分支。③神经：小腿内侧皮神经末支及足底内侧神经。

【释字】《说文解字》："然，烧也。"《说文解字》："谷，泉出通川为谷。"

【释穴】然谷穴在舟骨之下，舟骨古称然骨，故名然谷。《灵枢·本输》曰："然谷，然骨之下者也。"《释骨》称"核骨"，曰："太白者，土也，在足大指本节后陷者中。"

谷的本意是泉从地下出，并汇流于山川；然者，火也。本穴承接涌泉，流于山谷，火在山谷间，与泉水相合，水中有火，与肾水藏精相应。

《厥论》："厥心痛，与背相控，善，如从后触其心，伛偻者，肾心痛也。先取京骨、昆仑，发针不已，取然谷。"五脏经气厥逆导致厥心痛。五脏之真气通于心，是由于心藏血脉之气。因此其他四脏气厥上逆，都将从血脉而上乘于心。背为阳，心为阳中之太阳，因此与背相控而痛，心与背相应。心脉急甚为，如从后触其心的，是由于肾附于脊，肾气从背而上注于心。心痛，故伛偻而不能仰，这是肾气，逆于心下而痛。先取膀胱经的京骨、昆仑，从阳腑而泻其阴脏的逆气。如针刺不能治愈，再取肾经的然谷直接泻肾脏逆气。

《灵枢·厥论》："厥心痛，痛如以锥针刺其心。心痛甚者，脾心痛也，取之然谷、太溪。"脾脉上行过膈注于心中，因此痛如以锥刺其心，取然谷以苦泄心气逆于上，取太溪以补肾精，以助脾精。

《素问·调经论》："岐伯曰：志有余则泻然筋血者，不足则补其血溜。"然即然谷穴，然筋即然谷所在筋脉，足少阴荥穴，五行属火，应苦味，有余则当苦泄。溜即复溜，五行属金，应辛味，不足则辛温以补少阴之阳气。然谷五行属火，阴经应苦味，苦能坚精，可以防止精气过于耗散，肾精闭藏，少阴中的火得以控制，使之热而浮。临床上然谷穴主要用于围绝经期综合征的患者，表现潮热盗汗，口干舌燥，心烦多梦，头晕头痛等阴虚相火妄动的症状。

【气血运行状态】足少阴经血气从足走胸，经气发于此处皮下而为然谷穴。又足少阴经所溜为荥，从井穴溜于荥。

【穴性】本穴属足少阴经腧穴，运气为热水，五行属水，六气为热。五输穴的荥穴，五行属火，其性从苦味，其用为坚精藏气。因此本穴禀少阴热水之精气，水中藏阴火，应苦味。

【主治】月经不调，阴挺，阴痒，白浊，遗精，阳痿，小便不利，泄泻，胸胁胀痛，咯血，小儿脐风，口噤不开，消渴，黄疸，下肢痿痹，足跗痛。

【应用】《针灸甲乙经》：痓，互引身热，然谷、谚语主之。

《百症赋》：脐风须然谷而易醒。

《通玄指要赋》：然谷泻肾。

【针法灸法】直刺 0.3~0.5 寸，局部胀痛，针感可向足底部扩散。可灸。

3. 太溪　《灵枢经》，足少阴经所注为输，足少阴经原穴

【位置】在足内侧，内踝后方，当内踝尖与跟腱之间的凹陷处。

【解剖】①血管：胫后动、静脉。②神经：小腿内侧皮神经，当胫神经之经过处。

【释字】《广雅》："太，大也。"《说文解字》："溪，山渎无所通者。又水注川曰溪。"

【释穴】"溪"的本意是指水溪在山谷中，但是这个水不能出山谷，应该可以理解为流动的水，但是藏于山谷中。太有大的意思，还有本源的意思。因此太溪除了指大的水溪以外，还是水溪之源。肾经起于涌泉，地下泉水涌上出地面，经过燃烧的山谷，形成山谷中的河流而为太溪。《气穴论》："肉之大会为谷，肉之小会为溪，肉分之间，溪谷之会，以行荣卫，以会大气。"这里讲肌腠之间，也是营卫所运行之处。肉有大分小分，大分者，如股肱之肉，各有界畔；小分者，肌肉之内，皆有纹理。然理路虽分，而交相会合，是大分处即是大会处，小分处即是小会处。分会之间，以行荣卫之气，因此名为溪谷。《易》曰："山泽通气。"如山泽之气，从溪谷以相通。大气，即宗气。荣气生于中焦水谷之精，流溢于脉中，布散于脉外。专精者，行于经隧，经隧者，胃之大络与五脏六腑之大络。因此说荣气之有行于脉中，有行于脉外，有同宗气出于胃之经隧，注于脏腑之大络，而出于肌腠之间。三者之气，交相会合，因此说以行荣卫，以会大气。布散的荣气，与卫气、宗气，大会于分肉之外，是说卫气通于脉中，而荣气又行于脉外。

太溪穴是肾经的原穴，经云："溪谷属骨。"肾主骨藏精，溪为营气之所

注，皮下营血从腠理入五脏而补五脏之精，肾主水，受五脏六腑之精而藏之。《灵枢·厥论》："厥心痛，痛如以锥针刺其心，心痛甚者，脾心痛也，取之然谷、太溪。"厥心痛，痛得如锥针刺心，也就是今天的心绞痛，严重时，心痛及脾，称为脾心痛。治疗用然谷穴和太溪穴，然谷藏精以泻心火，太溪补肾精以助脾土。

【气血运行状态】足少阴经血气从足走胸，经气发于此处皮下而为太溪穴。经脉起于涌泉，泉水自地下上涌，流过燃烧的山谷，聚积成为太溪。

【穴性】本穴属足少阴经腧穴，运气为热水，五行属水，六气为热。足少阴所注为输，又为足少阴肾经原穴，穴名太溪，五行属土。因此本穴禀少阴热水之阴精，水中又聚中土之性，水土形成戊癸合化之势，化气以助中土。

【主治】头痛目眩，咽喉肿痛，齿痛，耳聋，耳鸣，咳嗽，气喘，胸痛咯血，消渴，月经不调，失眠，健忘，遗精，阳痿，小便频数，腰脊痛，下肢厥冷，内踝肿痛。

【应用】《针灸甲乙经》：热病汗不出，默默嗜卧，溺黄，少腹热，嗌中痛，腹胀内肿，涎下，厥心痛如锥针刺，太溪主之……疟、咳逆心闷不得卧，呕甚，热多寒少，欲闭户牖而处，寒厥足热，太溪主之……胸胁喘满不得俯仰，溃痈，咳逆上气，咽喉喝有声，太溪主之。厥气上逆，太溪主之。

《医宗金鉴》：消渴，房劳，妇人水盅，胸胁胀满。

《扁鹊神应针灸玉龙经》：太溪、昆仑、申脉，最疗足肿之逆。

《针灸甲乙经》：热病烦心，足寒清，多汗。

《针灸大成》：主久疟咳逆，心痛如锥刺，心脉沉，手足寒至节。

【针法灸法】直刺 0.5~0.8 寸，局部酸胀。可灸。

【现代研究】

（1）以太溪为主，治疗阴虚咽喉肿痛，效果良好。

（2）据报道刺双侧太溪，以患者有发麻发胀感向足跟部放射为度，治疗肾绞痛有效。

（3）据报道针刺太溪、列缺等穴，可使肾泌尿功能增强，酚红排出量增高，尿蛋白减少，对高血压患者有降压作用，这种效应维持约 2~3 小时，个别可达数日，浮肿亦减轻，对肾炎患者有一定治疗效果。

4. 大钟　《灵枢经》，足少阴经之大络

【位置】在足内侧，内踝下方，当跟腱附着部的内侧前方凹陷处。

【解剖】①血管：胫后动脉跟内侧支。②神经：小腿内侧皮神经及胫神经的跟骨内侧神经。

【释字】《说文解字》："大，天大，地大，人亦大。故大象人形。"《说文解字》："钟，乐钟也。秋分之音，物种成。"

【释穴】大者，小之对。钟者，踵也。踵即足跟，此穴在足跟，其骨较大，故名大钟。更深一层含义，《寿世金书》："大钟天之所赋曰钟，肾主先天，即人之全体精英之聚也，故名大钟。"《逸雅》："踵、钟也；钟，聚也，上体之所钟也。"《白虎通·五行篇》云："钟者，动也。言阳气动于黄泉之下，动养万物也"。蔡邕《独断律》云："黄钟言阳气踵黄泉而出也。"以上论述讲明了一个共同道理，钟有种的意思，即天气种于地下，在地下经过转化，从地出上通于天。大钟者，黄钟大吕也，黄钟是十二律之首，大吕是第四律，黄钟大吕代表了十二音律，音律即是天之气种于黄泉之下，再从地下喷出所发出的声音。本穴在踵，又为足少阴肾之大络，五脏六腑之大络即经隧，是脏腑之精气从内发于皮下。《内经》认为天气入于五脏，天气为阳主生，地之五味主成，天气生五脏之精，精化气从大络出于皮下，因此本穴具有兴阳振奋之力。

【气血运行状态】足少阴经血气从足走胸，经气发于此处皮下而为大钟穴。足少阴肾之大络，脏腑精气由内发于皮下，由阴走阳。

【穴性】本穴属足少阴经腧穴，运气为热水，五行属水，六气为热。足少阴肾之大络，穴名大钟，脏腑之精气由内出外，发于大钟，由阴走阳。因此本穴禀足少阴经热水之精气，由内出于皮下，主肾精化气出于皮下。

【主治】咯血，气喘，腰脊强痛，痴呆，嗜卧，足跟痛，二便不利，月经不调。

【应用】《针灸甲乙经》：咳，喉中鸣，咳唾血。

《备急千金要方》：主惊恐畏人，神气不足；烦心满呕。

《循经考穴编》：足跟肿痛。

【针法灸法】直刺 0.5~0.8 寸，局部酸胀。可灸。

5. 水泉　《针灸甲乙经》，郄穴

【位置】在足内侧，内踝后下方，当太溪直下 1 寸，跟骨结节的内侧凹

陷处。

【解剖】①血管：胫后动脉跟内侧支。②神经：小腿内侧皮神经及胫神经的跟骨内侧神经。

【释字】《说文解字》："水，准也。北方之行。象众水并流，中有微阳之气也。"《说文解字》："泉，水原也。"

【释穴】水者，地下水；泉者，地下水之原。本穴是肾经郄穴，是指地下泉水，沿着缝隙源源不断由内出外。郄穴主治急症、血证，肾经郄穴主治为月事不调，小便淋漓等。又肾主水，受五脏六腑之精而藏之，穴名水泉，阴水充盛，经云："水为阴，火为阳，阳为气，阴为味。"水火相合，火盛则水化气，水盛则火藏而为精，本穴在上补水气，在下主行水利水，同时帮助肾水藏精。

【气血运行状态】足少阴经血气从足走胸，经气发于此处皮下而为水泉穴。郄穴，泉水从地下缝隙出于地上。

【穴性】本穴属足少阴经腧穴，运气为热水，五行属水，六气为热。郄穴，穴名水泉，本穴禀少阴经热水之精气，行水利水，主治水病，诸如小便淋沥等。

【主治】月经不调，痛经，阴挺，小便不利，目昏花，腹痛。

【应用】《针灸甲乙经》：目不可远视。

《铜人腧穴针灸图经》：治月事不来，来即多，阴挺出，小便淋沥，腹中痛。

《循经考穴编》：踝骨痛，偏坠。

【针法灸法】直刺0.5~0.8寸，局部酸胀。可灸。

6. 照海 《素问》，八脉交会穴之一，通阴跷脉

【位置】在足内侧，内踝尖下方凹陷处。

【解剖】①肌腱：拇趾外展肌止点。②血管：胫后动、静脉。③神经：小腿内侧皮神经，深部为胫神经本干。

【释字】《说文解字》："照，明也。"《说文解字》："海，天池也。"

【释穴】照即光照，海即海洋。前为水泉，此为照海，是从地下水泉到地上之海的转化，地下之水主藏精，海水主化气上为云。照海是太阳照耀大海，心为人之太阳，海者肾水之象，因此照海是心火下交肾水，与之相对的是膀胱经的申脉，申脉是心火从经脉转输并藏于肾水，两者意思相近，不同的是，照

海强调脉外气分，水在阳热的作用下，气化而升；申脉强调脉中血分，血中之火随脉运行，并藏于肾水中。照海之水气由下升上，申脉之火由上而下。《气穴论》：“阴阳跷四穴。”阴跷穴在足内踝下，起于照海穴；阳跷在足外踝下5分，起于申脉。

《脉度》曰：“黄帝曰：跷脉安起安止，何气荣也？岐伯答曰：跷脉者，少阴之别，起于然骨之后。上内踝之上，直上循阴股，入阴，上循胸里，入缺盆，上出人迎之前，入烦，属目内眦，合于太阳，阳跷而上行，气并相还，则为濡，目气不荣，则目不合。”此节讲流溢的精气，从跷脉而布散于脉外；脉外之血气，从跷脉而通贯于脉中，气并相还，内外交通。肾为水脏，受藏水谷之精。水者，流溢于肾脏之精水。何气营水者，论述阴跷之脉是足少阴之别，直上行，并沿着阴股，入于肾阴。脉内的营气、宗气，营运肾脏之水，上循胸里，交于手少阴之心神而化赤，上注于目内，合于太阳、阳跷而上行。阴跷、阳跷之气，相并，经脉外内之气，交相往还，则为濡目。如气不营，则目不合，谓流溢于脉外之气，不营于目。因此照海主治失眠或者嗜睡。张洁古曰：“痫病夜发灸阴跷。”

又因为照海是指阳光照耀大海，海水蒸发为水汽上为云，濡润七窍，经云：“九窍为水注之气。”助水液运化，调节水湿代谢。

【气血运行状态】足少阴经血气从足走胸，经气发于此处皮下而为照海穴。本穴又为阴跷脉之起始，足少阴营血随跷脉上于头部。

【穴性】本穴属足少阴经腧穴，运气为热水，五行属水，六气为热。八脉交会穴，通于阴跷脉，穴名照海，太阳照在海面上，海之所行云气。因此本穴禀足少阴热水之精气，水中阳盛，水化气滋润九窍。

【主治】咽喉干燥，痫证，失眠，嗜卧，惊恐不宁，目赤肿痛，月经不调，痛经，赤白带下，阴挺，阴痒，疝气，小便频数，不寐，脚气。

【应用】《针灸大成》：洁古曰：痫病夜发灸阴跷，照海穴也。

《通玄指要赋》：四肢之懈惰，凭照海以消除。

《灵光赋》：阴阳两跷和三里，诸穴一般治脚气。

《标幽赋》：阴跷、阳维而下胎衣。

【针法灸法】直刺0.5~0.8寸，局部酸胀，针感可扩散至整个踝部。可灸。

【现代研究】

（1）针刺照海、三阴交等穴，可引起输尿管蠕动增加。

（2）针刺“照海”有明显的促肾脏水利尿作用，排尿量增加，水利尿排泄加快。

（3）对肾炎患者，针刺照海、太溪等穴，可使高血压降低，尿蛋白减少，以及酚红排出量增加。

（4）针照海、申脉，调理阴阳跷脉，治疗失眠，有良好效果。

（5）针照海 1~1.5 寸，用泻法，治疗肋间神经痛，有较好效果。

（6）照海配曲骨，先针照海，后针曲骨，以患者有尿意为佳，治疗癃闭有效。虚寒者配肾俞、膀胱俞，出针后令患者排尿。也有以照海、肾俞、三阴交，及中极透关元治疗尿闭。

（7）照海配交信、公孙、蠡沟、阳陵泉，治疗中风偏瘫足内翻，有较好疗效。

（8）以照海为主，治疗急慢性扁桃体炎、咽炎、鼻咽管炎，有很好的疗效。

7. 复溜 《针灸甲乙经》

【别名】复留（《灵枢经》）。

【位置】在小腿内侧，太溪直上 2 寸，跟腱的前方。

【解剖】①肌肉：比目鱼肌下端移行于跟腱处之内侧。②血管：胫后动、静脉。③神经：腓肠内侧皮神经，小腿内侧皮神经，深层为胫神经。

【释字】《说文解字》：“复，往来也。”《说文解字》：“溜，水也。”又同“流”。

【释穴】复溜，复者，重复也；溜者，流也。肾经起自涌泉，经过然谷、太溪、水泉，最后归入照海，水流就此告一段落。而海水气化上为云，天气下为雨，雨水流入地下经隧，称为复溜。《针灸大成》曰：“病人脉微细几于不见者，取此穴刺至骨，待脉回乃可出针，亦复溜之意也。按脉微细，乃肾气衰弱之极也。物极则反，本穴犹地雷之复也，故名之以复。”

本穴为足少阴经所行为经，五行属金，合辛味，温补肾阳。《素问·调经论》：“岐伯曰：志有余则腹胀飧泄，不足则厥。血气未并，五脏安定，骨节有动。帝曰：补泻奈何？岐伯曰：志有余则泻然筋血者，不足则补其血溜。”然即然谷穴，然筋即然谷所在筋脉，足少阴荥穴，五行属火，应苦味，有余则当苦泄。溜即复溜，五行属金，应辛味，不足则辛温以补少阴之阳气。

【气血运行状态】足少阴经血气从足走胸，经气发于此处皮下而为复溜穴。前为照海穴，应地气上为云，本穴足少阴所过为经穴，应天气下为雨。

【穴性】本穴属足少阴经腧穴，运气为热水，五行属水，六气为热。足少阴所过为经穴，五行属金，其性从辛味，其用辛温发散利水，使肾气得以恢复。因此本穴禀少阴热水之精气，水中又有辛温发散之力，助精化气，以补肾阳。

【主治】泄泻，肠鸣，水肿，腹胀，腿肿，足痿，盗汗，脉微细时无，身热无汗，腰脊强痛。

【应用】《针灸大成》：主肠澼，腰脊内引痛，不得俯仰起坐。

《医宗金鉴》：主治血淋，气滞腰痛。

《玉龙歌》：无汗伤寒泻复溜，汗多宜将合谷收，若然六脉皆微细，金针一补脉还浮。

【针法灸法】直刺 0.8~1 寸，局部酸胀，有麻电感向足底放散。可灸。

【现代研究】

（1）针刺健康人的复溜穴，出现抑制肾脏的水利尿作用，排出量较正常减少。

（2）针刺复溜穴，在 X 线下观察到对阑尾蠕动有加强作用，能促使阑尾腔内钡剂的排空。

8. 交信　《针灸甲乙经》，阴跷脉的郄穴

【别名】阴跷（《素问·气府论》），内筋（《循经考穴编》）。

【位置】在小腿内侧，当太溪直上 2 寸，复溜前 0.5 寸，胫骨内侧缘的后方。

【解剖】①肌腱：趾长屈肌中。②血管：深层为胫后动、静脉。③神经：小腿内侧皮神经，后方为胫神经本干。

【释字】《说文解字》："交，交胫也。"《说文解字》："信，诚也。"

【释穴】交即交胫，在腿部相交。信即信用，五常之一，即仁义礼智信，五常分别合五行木金火水土，信属土，合于脾。足少阴经脉从跟部上行至复溜穴，再向前 0.5 寸，转向脾经。所谓交信，是足少阴经交于脾土。肾属水，脾属土，水土合德，两者相交，成戊癸合化，化火以助中土。《易·辞下》："往者屈也，来者信也。"脾主后天水谷精微，肾主藏先天之精，经云："生之来谓之精，两精相搏谓之神。"又"血者，神气也"，因此本穴主藏血，统血，主治

女子经漏，月经失调等症。

《刺腰痛》："昌阳之脉，令人腰痛，痛引膺，目䀮䀮然，甚则反折，舌卷不能言。"本段经文讲阴跷脉使人腰痛。阴跷脉是足少阴之别，其脉起于跟中，与足少阴相同，上内踝之上2寸，以交信为郄，直上循阴股，入阴，上循胸里，出人迎之前，至咽喉，交目内眦，合于太阳和阳跷，是以痛引膺，目䀮䀮然。交足太阳，严重则反折，循咽喉，所以有舌卷不能言。本穴与复溜相平，都承接照海穴。复溜者应天气下为雨，交信者水土合德，戊癸合化为火，所以为阴跷脉郄穴。

【气血运行状态】足少阴经血气从足走胸，经气发于此处皮下而为交信穴。前为复溜，少阴之精气，回流经脉，经气聚集于此，而向脾经方向运行。

【穴性】本穴属足少阴经腧穴，运气为热水，五行属水，六气为热。阴跷脉的郄穴，与阳跷、足太阳经相交。穴名交信，交于脾经。因此本穴禀少阴热水之经气，交与脾之精气，两精相搏谓之神，主治月经不调等血证。

【主治】月经不调，崩漏，阴挺，泄泻，大便难，睾丸肿痛，五淋，疝气，阴痒，泻痢赤白，膝、股内廉痛。

【应用】《针灸甲乙经》：气癃，㿗疝阴急，股枢腨内廉痛。交信主之。

《备急千金要方》：主泄痢赤白漏血，主气淋。

《类经图翼》：女子漏血不止，阴挺，月事不调，小腹痛，盗汗。

《针灸大成》：交信……女子漏血不止，阴挺出，月水不来。

《百症赋》：女子少气漏血，不无交信、合阳。

【针法灸法】直刺0.5~1寸，局部酸胀，有麻电感向足底放散；可灸。

9. 筑宾 《素问》，阴维脉郄穴

【位置】在小腿内侧，当太溪与阴谷的连线上，太溪上5寸，腓肠肌肌腹的内下方。

【解剖】①肌肉：腓肠肌和趾长屈肌之间。②血管：深部有胫后动、静脉。③神经：腓肠内侧皮神经和小腿内侧皮神经，深层为胫神经本干。

【释字】《说文解字》："筑，以竹曲五弦之乐也。"《说文解字》："宾，所敬也。"又律名。《礼·月令》律中蕤宾。

【释穴】筑上边的竹字头是指乐器，下边的巩字是抱持，筑表示抱持乐器。筑是古代乐器名，已失传，大体形似筝，颈细而肩圆。演奏时，以左手握持，

右手以竹尺击弦发音。宾是十二律中的蕤宾，十二律大致相当于现代音乐中的十二个调，由低到高依次排列为：①黄钟（C），②大吕（#C），③太簇（D），④夹钟（#D），⑤姑洗（E），⑥仲吕（F），⑦蕤宾（#F），⑧林钟（G），⑨夷则（#G），⑩南吕（A），⑪无射（#A），⑫应钟（B）。其中蕤宾位于第七，在仲吕之后，仲吕即膀胱经的中膂俞，两者都属木角，仲吕对应孟夏，蕤宾对应仲夏。仲夏为夏季之极，阳气盛极之时。《白虎通》曰："蕤者，下也。宾者，敬也，言阳气上极，阴气始宾敬之也。"因此宾者指阳极阴生，阳气由升转降。筑宾则是以一个叫筑的丝竹弦乐演奏出来的声音，合于十二律的蕤宾。十二律是天气种于地下黄泉，经过转化，再从地出，上通于天。此气应仲夏之气，五行属木，主疏通气机，阳气由升转降，主治呕吐涎沫。

《刺腰痛论》："腰痛上寒，刺足太阳阳明；上热，刺足厥阴；不可以俛仰，刺足少阳；中热而喘，刺足少阴，刺郄中出血。"本段经文论阴阳之气不和而令人腰痛。痛上寒者，腰以上寒。痛上热者，腰以上热。阴阳二气，皆出于下焦，阳气不能上升，则腰痛而上寒；阴气不能上升，则腰痛而上热。是由于气阻于阴阳上下之间，因此而腰痛。太阳者，巨阳也，为诸阳主气，阳明间于二阳之间，为阳盛之经，因此上寒者，当取此二经，以疏通三阳之气。少阳主枢，因此不可俯仰者，当取足少阳。厥阴主一阴初生之气，因此上热者取足厥阴。少阴之气，中合于阳明，上合于肺脏，阴气逆于下，故中热而喘。郄者，经穴之空隙，阴郄者，足少阴之筑宾穴。也是因为筑宾可转阳入阴，降气逆而清热止喘。

【气血运行状态】足少阴经血气从足走胸，经气发于此处皮下而为筑宾穴。前为交信，少阴交于脾经，经气运行至此而聚积。

【穴性】本穴属足少阴经腧穴，运气为热水，五行属水，六气为热。穴名筑宾，应十二律之蕤宾，属角木，应仲夏之气。因此本穴禀少阴热水之精气，水中有木，又具阳极阴生之气机转化。主治肝脾不和之呕吐涎沫。

【主治】癫狂，痫证，呕吐涎沫，疝痛，小儿脐疝，小腿内侧痛。

【应用】《针灸甲乙经》：大疝绝子，筑宾主之。

《备急千金要方》：筑宾、阳谷、后顶、强间、脑户、络却、玉枕，主癫疾、呕。

《针灸资生经》：筑宾……治呕吐涎沫。

《针灸大成》：主颓疝，小儿胎疝，痛不得乳，癫疾狂易，妄言怒骂，吐舌，呕吐涎沫，足腨痛。

《外台秘要》：癫疾，呕吐。

《循经考穴编》：脚软无力。

【针法灸法】直刺 0.5~0.8 寸，局部酸胀，针感向上扩散至大腿，向下可扩散至足底。可灸。

10. 阴谷 《灵枢经》，足少阴经所入为合

【位置】在腘窝内侧，屈膝时，当半腱肌肌腱与半膜肌肌腱之间。

【解剖】①肌腱：半腱肌腱和半膜肌腱之间。②血管：膝上内侧动、静脉。③神经：股内侧皮神经。

【释字】释字：阴者，《说文解字》："水之南，山之北也。"谷者，《说文解字》："泉出通川为谷。"

【释穴】阴谷顾名思义，山谷之阴。谷者，泉水出并且通于山川，因此阴谷指山谷中的水泉。此穴在膝内侧，局部凹陷如谷，故名阴谷。阴谷是足少阴肾经的合穴，五行属水。

足少阴之经，由本穴横抵足太阳经，入于委中，《内经》："上腨内，出腘内廉，上股内后廉。"本经由委中至肾俞一段经脉，伏行于足太阳之下，所经历的各穴，为足太阳与足少阴两经共有的交会穴。由于足少阴经为治腰痛之主要经脉，《针灸大成》："腰背委中求。"浅刺之，则足太阳经受之；深刺之，则著于足少阴经。其他如委阳、浮郄、殷门、承扶、会阳、膀胱俞、关元俞、气海俞、大小肠俞各穴治症，均与少阴经有关，此段经脉是足太阳与足少阴两经表里叠行。

《水热论》："肾俞五十七穴，积阴之所聚也，水所从出入也。尻上五行行五者，此肾俞，故水病下为胕肿大腹，上为喘呼，不得卧者，标本俱病，故肺为喘呼，肾为水肿，肺为逆不得卧，分为相输俱受者，水气之所留也。伏兔上各二行行五者，此肾之街也，三阴之所交结于脚也。踝上各一行行六者，此肾脉之下行也，名曰太冲。凡五十七穴者，皆藏之阴络，水之所客也。"此肾俞与肾之街都与之相关。

【气血运行状态】足少阴经血气从足走胸，经气发于此处皮下而为阴谷穴。足少阴所入为合，五行属水，脉外精气聚而从合穴入于经脉。

【穴性】本穴属足少阴经腧穴，运气为热水，五行属水，六气为热。五输

穴的合穴，五行属水，其性从咸味，其用软坚和缓，精化气与肾之阴水保持平衡以到达肾藏精之目的。由于其性软坚，临床上可以治疗五脏积聚的病症，取其软坚散结的功能，《金匮要略》中有一个方子叫肾着汤，主要功用治疗肾气被湿气所束缚的病症，表现为腰痛重，如坐水中。阴谷穴配伍太溪、足三里、阴陵泉、商丘等穴位也有类似的功用。

【主治】阳痿，疝痛，月经不调，崩漏，小便难，阴中痛，癫狂，膝股内侧痛。

【应用】《针灸甲乙经》：狂癫，脊内廉痛，溺难，阴痿不用，少腹急引阴及脚内廉。

《针灸大成》：主膝痛如锥，不得屈伸。

《循经考穴编》：阴囊湿痒，带漏不止。

【针法灸法】直刺 0.8~1.2 寸，局部酸胀，有麻电感向腘窝及足部放散。可灸。

【现代研究】

（1）以双手中指点按阴谷穴，有酸麻胀痛感后，令患者缓慢且大幅度活动颈部，提拿病变部位，治疗颈椎病，有较好疗效。

（2）据报道，针刺阴谷穴，可引起膀胱收缩。另有针刺阴谷的利尿作用与照海相似，对健康人平均排尿量有所增加。

（3）据报道，针刺阴谷、公孙、足三里，可以抑制肠液分泌。

11. 横骨 《脉经》，冲脉、足少阴肾经的交会穴

【别名】下极（《针灸甲乙经》），屈骨（《备急千金要方》），髓空（《经穴汇解》），下横（《神灸经纶》），曲骨端（《针灸资生经》），髓孔（《经穴汇解》）。

【位置】在下腹部，当脐中下 5 寸，前正中线旁开 0.5 寸。

【解剖】①肌肉：腹内、外斜肌腱膜，腹横肌腱膜及腹直肌。②血管：腹壁下动、静脉及阴部外动脉。③神经：髂腹下神经分支。

【释字】《说文解字》：“横，阑木也。”《说文解字》：“骨，肉之核也。”

【释穴】横，门框下部的横木。横骨即是穴名，也是骨名，横骨为耻骨之古称，此穴在横骨上缘，故名横骨。横字由木与黄组成，木之生发，生于黄土中；骨者，肾主骨生髓，因此横骨与少阴肾精，肝木，中土相关。本穴是冲脉与足少阴的交会穴，冲为血海，足少阴藏精为血之原。横骨以下为肾水藏精，

横骨之上为肾精入于冲脉，而为十二经脉之海，血海，五脏六腑之海。横骨即是标志，又是血海之原，冲脉之源。

《水热论》："云门、髃骨、委中、髓空，此八者，以泻四支之热也。"髓空即横骨穴。所谓股际骨空。

《刺腰痛》："散脉，令人腰痛而热，热甚生烦，腰下如有横木居其中，甚则遗溲；刺散脉，在膝前骨肉分间，络外廉束脉，为三痏。"此段经文讲冲脉为病而使人腰痛。冲脉者，起于胞中，上循背里，为经络之海。其浮而外者，循腹右上行，至胸中而散，灌于皮肤，渗于脉外，因此称为散脉。冲脉为十二经脉之原，心主血脉，因此痛而热，热甚生烦。其循于腹者，出于气街，挟脐下两旁各 5 分，至横骨 1 寸，当经脉阻滞于其间，因此腰下如有横木居其中。起于胞中，因此严重者则遗溺。冲脉，其输上在于大杼，下出于巨虚之上下廉，因此所谓取膝前外廉，是指取冲脉的下俞，上下巨虚。

【气血运行状态】足少阴经血气从足走胸，经气发于此处皮下而为横骨穴。冲脉与足少阴的交会穴，冲脉气血从此上行，经水下行成月经。

【穴性】本穴属足少阴经腧穴，运气为热水，五行属水，六气为热。冲脉与足少阴的交会穴，穴名横骨，肾精从此入于冲脉，补充冲脉之血。因此本穴禀足少阴热水之精气，水中有木，阴中有阳。冲为血海，因此本穴可治疗五脏虚竭等症。

【主治】阴部痛，少腹痛，遗精，阳痿，遗尿，小便不通，疝气，五脏虚竭。

【应用】《针灸甲乙经》：少腹痛，溺难。

《备急千金要方》：脱肛历年不愈，灸横骨百壮。

《针灸大成》：主五淋，小便不通，阴器下纵引痛，小腹满。

《席弘赋》：气滞腰痛不能立，横骨大都宜救急。

【针法灸法】直刺 0.8~1.2 寸，局部酸胀，针感可放散至小腹及外生殖器。可灸。

【现代研究】

（1）以泻法针刺中极、横骨穴，既可使紧张性膀胱张力降低，又可使弛缓性张力增高。

（2）针刺横骨穴，能使逼尿肌、肛门括约肌的收缩能力增强，有助于恢复大小便的随意控制能力。

12. 大赫 《针灸甲乙经》，冲脉、足少阴经交会穴

【别名】阴维（《针灸甲乙经》），阴关（《针灸甲乙经》《铜人腧穴针灸图经》）。

【位置】在下腹部，当脐中下 4 寸，前正中线旁开 0.5 寸。

【解剖】①肌肉：腹内、外斜肌腱膜，腹横肌腱膜及腹直肌中。②血管：腹壁下动、静脉肌支。③神经：第 12 肋间神经及髂腹下神经。

【释字】《说文解字》："大，天大，地大，人亦大。"《说文解字》："赫，火赤貌。"

【释穴】大为小之对；赫者，盛也，明也。赫字由双赤组成，《素问》称火太过，为赫曦。《诗》所言"赫赫明明""赫赫炎炎""王赫斯怒"，俱为爆盛奋发之意。赤者血之色，本穴为冲脉与足少阴交会穴之起始部，足少阴肾主藏精，精入脉奉心神赤化而为血，冲为血海。血气在冲脉中从下上行，布散于十二经脉，为十二经脉之海。血气上冲之初起，生阳气盛，犹如龙雷在下，水中火发，因此称为大赫，《庄子》所谓："赫赫出乎地。"本穴平于中极，为足少阴脉气所发，与胞室精室相应，蕴有赫赫之势。其所治症，多属子宫、阴器、局部之虚证，本穴有助阳气生发之力。

《灵枢·百病始生》："黄帝曰善。治之奈何？岐伯答曰：察其所痛，以知其应，有余不足，当补则补，当泻则泻，毋逆天时，是谓至治。"痛是因为郁积而引起的。观察其所痛处，而知道其所反映的，如果瘀滞于孙络之积，则外应于手臂之孙络；瘀滞于阳明之经积，则外应于光明；瘀滞于肠胃募原之积，则外应于谷之穴会；瘀滞于伏冲之积，则外应于气冲、大赫。其中的伏冲指伏冲之脉，指冲脉之伏行于脊内的部分，如《灵枢·岁露论》曰："入脊内，注于伏冲之脉。"瘀滞于膂筋之积，则应于足少阴太阳之筋；结于缓筋之积，则应于足太阴阳明之筋；成于六输之积，则外应于内关、外关，通里、列缺，支正、偏历；积于空郭之中，则外应于手阳明的手五里，臂腕的尺肤；积于五脏，诊查其左右上下，则外应于五脏的经输。诊查其有余不足，该补则补，该泻则泻，随四时之序，气之所处，病之所舍，脏腑之所宜，不要逆与天时，这就是至治。外因之积应于形，内因之积应于脉。

【气血运行状态】足少阴经血气从足走胸，经气发于此处皮下而为大赫穴。前为横骨，冲脉与足少阴交会之始，冲脉盛，血气上冲，根于此穴。

【穴性】本穴属足少阴经腧穴，运气为热水，五行属水，六气为热。穴名大赫，赫赫炎炎，血气充，冲脉盛，由此而上冲。因此本穴禀足少阴热水之气，水中有火，热中有赤，主冲脉之血气上行。

【主治】阴部痛，子宫脱垂，遗精，带下，月经不调，痛经，不妊，泄泻，痢疾。

【应用】《备急千金要方》：主精溢，阴上缩。

《针灸大成》：主虚劳失精，男子阴器结缩。茎中痛，目赤痛从内眦始，妇人赤带。

【针法灸法】直刺 0.8~1.2 寸，局部酸胀，有时针感可向上传至胸腹部，向下传至会阴部。可灸。

【现代研究】

（1）取大赫穴，配中极、血海，于两次月经中间开始针刺，每日 1 次，治疗不排卵患者，经 1~7 个周期治疗后，有较好效果。

（2）据报道，针刺大赫、中极、关元或针刺与促黄体生成素释放激素并用，均可引起血浆黄体生成素、卵泡激素的水平发生变化，尤其同时并用变化更为显著。如果对上述穴位埋针，则可改善迟发排卵，黄体功能不全或两者并存障碍。

13. 气穴 《针灸甲乙经》，冲脉、足少阴经交会穴

【别名】胞门（《针灸甲乙经》），子户（《针灸甲乙经》），子宫（《杨敬斋针灸全书》）。

【位置】在下腹部，当脐中下 3 寸，前正中线旁开 0.5 寸。

【解剖】①肌肉：腹内、外斜肌腱膜，腹横肌腱膜及腹直肌中。②血管：腹壁下动、静脉肌支。③神经：第 12 肋间神经及髂腹下神经。

【释字】《说文解字》：“气，云气也。”《说文解字》：“穴，土室也。”

【释穴】气穴者，气指肾气，穴即孔穴。此穴在关元旁，为肾气藏聚之处，故名气穴。经云：“水为阴，火为阳，阳为气，阴为味。”本穴之前为大赫，赫赫炎炎之阳热，肾为水脏，阳盛则水化气，气在中土之下，肾水中，气从地下中发出。与冲脉交会，因此治症多与冲脉有关，如奔豚气、妇人月事、宫冷等症。

又气穴泛指脏腑之气注于穴中，非溪谷之会，非骨空等，《内经》中多有

论述。《邪气脏腑病形》："黄帝曰：刺之有道乎？岐伯答曰：刺此者，必中气穴，无中肉节。中气穴，则针游于巷；中肉节，即皮肤痛；补泻反，则病益笃。中筋则筋缓，邪气不出，与其真相搏乱而不去，反还内着。用针不审，以顺为逆也。"气穴者，脏腑气所注之经穴，因此中气穴则针游于巷，即《气穴论》所谓的游针之居，是说针入处有空间，恢恢乎而有余地，脏腑之邪气从经脉出于气穴。

《气胀论》："岐伯对曰：此言陷于肉肓而中气穴者也，不中气穴则气内闭，缄不陷肓则气不行，上越中肉则卫气相乱，阴阳相逐，其于胀也，当泻不泻，气故不下，三而不下，必更其道，气下乃止，不下复始，可以万全，乌有殆者乎？其于胀也，必审其胗，当泻则泻，当补则补，如鼓应桴，恶有不下者乎？"本节论述卫气逆于内而为脏腑的气胀病症。脏腑气胀有城郭募原的不同，募原指脏腑之膏肓，卫气逆于内而为胀的，是在宫城空郭之中，因此取足三里，三下而已。如果有其三而不下的，这是因为陷于肉肓，而针刺中气穴的原因。因此针刺不中气穴，则气闭于内而不得外出。针不陷肓，则气不行而不能上越，因此三而不下者，必须要变换方法，取之气穴，邪气没有不能去除的。气穴有三百六十五以应一岁，如上纪的胃脘，下纪的关元等，与溪谷之会不同，因此刺中肉则卫气相乱，阴阳失调，卫气行于皮肤脏腑之肉理，《金匮要略》：腠者，是三焦通会元真之处；理者，是皮肤脏腑之纹理也。脏腑的纹理是脏腑募原之肉理，而肉理之中有脉系，因此当卫气陷于肓膜，入于脉络时，当取气穴。

【气血运行状态】足少阴经血气从足走胸，经气发于此处皮下而为气穴。前为大赫，精血化气而上冲，经气聚于此处。

【穴性】本穴属足少阴经腧穴，运气为热水，五行属水，六气为热。冲脉与足少阴交会穴，穴名气穴，肾气所起之处。因此本穴禀足少阴热水之精气，阳盛水化气。主气血上行，以补气为主。

【主治】月经不调，白带，小便不通，泄泻，痢疾，腰脊痛，阳痿。

【应用】《针灸甲乙经》：月水不通，奔豚，泄气，上下引腰脊痛，气穴主之……冲脉、足少阴之会。

《铜人腧穴针灸图经》：月事不调。

《循经考穴编》：妇人子宫久冷，不能成孕，赤白淋沥。

【针法灸法】直刺 0.8~1.2 寸，局部酸胀，针感可放散至小腹。可灸。

14. 四满 《针灸甲乙经》，冲脉、足少阴经交会穴

【别名】髓府（《针灸甲乙经》），髓中（《针灸聚英》）。

【位置】在下腹部，当脐中下 2 寸，前正中线旁开 0.5 寸。

【解剖】①肌肉：腹内、外斜肌腱膜，腹横肌腱膜及腹直肌中。②血管：腹壁下动、静脉肌支。③神经：第 11 肋间神经。

【释字】《说文解字》："四，阴数也。象四分之形。"《说文解字》："满，盈溢也。"

【释穴】四即第四，四方；满即充满。此穴为肾经入腹的第四穴，本穴居于大小肠、膀胱、子宫之间，受四腑包裹。前为气穴，经气从地下水中发出，经气运行至此处，充盈四方，与六腑中的水谷精微相合，得名四满。

人有四海，胃为水谷之海，脑为髓海，冲为血海，膻中为气海，四海都以少阴肾藏精气化为本，四满与任脉之石门，足阳明经之大巨相平，内应脐下方寸，为全身精气凝聚之处，又称"髓府"，肾藏精充盛，精化气流畅，则四海可满。

【气血运行状态】足少阴经血气从足走胸，经气发于此处皮下而为四满穴。前为气穴，经气运行聚积于此处。

【穴性】本穴属足少阴经腧穴，运气为热水，五行属水，六气为热。前为气穴，肾气所聚积，本穴四满，气升充盈四周而满。因此本穴禀足少阴热水之精气，并运行腑中气机壅滞。

【主治】月经不调，崩漏，带下，不孕，产后恶露不净，小腹痛，遗精，遗尿，疝气，便秘，水肿。

【应用】《针灸聚英》：目内眦赤痛。

《循经考穴编》：男子遗精白浊，妇人血崩月病，小便不禁，气攻两胁疼痛。

【针法灸法】直刺 0.8~1.2 寸，局部酸胀。可灸。

15. 中注 《针灸甲乙经》，冲脉、足少阴经交会穴

【位置】在下腹部，当脐中下 1 寸，前正中线旁开 0.5 寸。

【解剖】①肌肉：腹内、外斜肌腱膜，腹横肌腱膜及腹直肌中。②血管：腹壁下动、静脉肌支。③神经：第 10 肋间神经。

【释字】《说文解字》："中，内也。"《说文解字》："注，灌也。"

【释穴】中即中间，注即灌注。本穴与任脉的阴交，足阳明之外陵相平，在肓俞、神阙之下。人以肚脐为界，其上为天，其下为地，本穴位于地表之下。肾水之精，居于地下，肾经上行，脉中阴精，从此灌注中焦，与脾之阴精相合，先后天之精，合而生神，即戊癸合化而生火，助中焦脾胃腐熟运化水谷。

【气血运行状态】足少阴经血气从足走胸，经气发于此处皮下而为中注穴。前为气穴，经气运行聚积于此处。

【穴性】本穴属足少阴经腧穴，运气为热水，五行属水，六气为热。穴名中注，足少阴之经气至此而灌注中焦脾土。因此本穴禀少阴热水之精气，经气与中土相合，补益中焦。

【主治】月经不调，腰腹疼痛，大便燥结，泄泻，痢疾。

【应用】《备急千金要方》：主少腹热，大便坚。

《针灸大成》：主目内眦赤痛，女子月事不调。

【针法灸法】直刺 0.8~1.2 寸，局部酸胀，针感可放散至小腹。可灸。

16. 肓俞　《针灸甲乙经》，冲脉、足少阴经交会穴

【位置】在腹中部，当脐中旁开 0.5 寸。

【解剖】①肌肉：腹内、外斜肌腱膜，腹横肌腱膜及腹直肌中。②血管：腹壁下动、静脉肌支。③神经：第 10 肋间神经。

【释字】《说文解字》："俞，空中木为舟也。"《说文解字》："肓，心上鬲下也。"《左传・成十年》："居肓之上，膏之下。"《注》："鬲也。"

【释穴】肓即肓膜，俞即输注。足太阳膀胱经和足少阴肾经中有多个穴位以"肓"命名，肓似乎有多重含义，例如，膈为肓，肠胃之膜原为肓，心的包膜为肓，脐中为肓等。肓字上边是亡字，下边是月肉，亡者逃也。归纳以上信息，可以得知肓是一种具有能量的，具有动性物质，存在于身体上中下三焦，有类似少阳三焦相火的功能。三焦相火根于肾水，肾精化气从肓俞出于皮下，因此肓俞内与肾精相连。前为中注穴，足少阴肾脉之精气由此输注肓膜。本穴与任脉的神阙穴平，与足太阳之肓门前后相应。

【气血运行状态】足少阴经血气从足走胸，经气发于此处皮下而为肓俞穴。前为中注，肾之精气注于中焦，经气聚积于此处。

【穴性】本穴属足少阴经腧穴，运气为热水，五行属水，六气为热。穴名

肓俞，肾精化气出于皮下，膜原等。因此本穴禀少阴热水之精气，肾精化气而输出。主治因寒凝气滞所形成的腹痛，或者因寒凝经脉所引起的疼痛。

【主治】腹痛绕脐，呕吐，腹胀，痢疾，泄泻，便秘，疝气，月经不调，腰脊痛。

【应用】《针灸甲乙经》：大肠寒中，大便干，腹中切痛。

《备急千金要方》：大腹寒疝。

《针灸聚英》：腹满响响然不便，心下有寒，目赤痛从内眦始。

《百症赋》：肓俞、横骨，泻五淋之久积。

【针法灸法】直刺 0.8~1.2 寸，局部酸胀，针感可放散至小腹。可灸。

17. 商曲 《针灸甲乙经》，冲脉、足少阴经交会穴

【位置】在上腹部，当脐中上 2 寸，前正中线旁开 0.5 寸。

【解剖】①肌肉：腹直肌内缘。②血管：腹壁上下动、静脉分支。③神经：第 9 肋间神经。

【释字】《说文解字》："商，从外知内也。"段注："《汉律志》云：商之言章也。物成熟可章度也。"《说文解字》："曲，象器曲受物之形。"

【释穴】商为五声之一，属金；曲即弯曲，木曰曲直，此穴内对大肠弯曲之处，故名商曲。本穴与足阳明的太乙和任脉的下脘穴相平。商为秋金之令，对应肺与大肠，金生水，金气凉燥，属足少阴肾经腧穴，因此本穴犹如天气凝聚为雨而降，以补少阴肾水。木曰曲直，木气舒则直，木气柔则曲，曲有补益肝阴之用。因此本穴可补肝肾之阴津，局部可降阳明大肠之腑气。

【气血运行状态】足少阴经血气从足走胸，经气发于此处皮下而为商曲穴。前为肓俞，肾精化气所出之处，经气运行聚积于此处。

【穴性】本穴属足少阴经腧穴，运气为热水，五行属水，六气为热。穴名商曲，商者金之声，曲者木之性，因此本穴禀少阴热水之精气，水中有金之气，木之阴津，主以补肝肾之阴，燥阳明大肠之湿。

【主治】腹痛，泄泻，便秘，腹中积聚。

【应用】《针灸甲乙经》：腹中积聚，时切痛。

《针灸聚英》：目赤痛从内眦始。

《循经考穴编》：大便或泻或闭，时时切痛。

《铜人腧穴针灸图经》：腹中积聚，肠中切痛，不嗜食。

《针灸大成》：主腹痛，腹中积聚，时切痛，肠中痛，不嗜食，目赤痛从内眦始。

【针法灸法】直刺 0.5~0.8 寸，局部酸胀，针感可放散至上腹。可灸。

18. 石关　《针灸甲乙经》，冲脉、足少阴经交会穴

【位置】在上腹部，当脐中上 3 寸，前正中线旁开 0.5 寸。

【解剖】①肌肉：腹直肌内缘。②血管：腹壁上动、静脉分支。③神经：第 9 肋间神经。

【释字】《说文解字》："石，山石也。"《说文解字》："关，以木横持门户也。"

【释穴】石即岩石，关即关要，出入的关隘。肾主水，藏精，石者土之精，石入水中即沉，如同以水藏精，又肾脉者石脉也，因此石之性，如同肾藏精。任脉有石门穴，主肾之精化气从内出外，肾经有石关穴，是肾之经气出入之处。前为商曲补肝肾之阴津，本穴则以补肾气，通肾关为主，临床常用于妇女不孕症。

【气血运行状态】足少阴经血气从足走胸，经气发于此处皮下而为石关穴。前为商曲，以补肝肾之阴为主要，经气运行聚积于此处。

【穴性】本穴属足少阴经腧穴，运气为热水，五行属水，六气为热。穴名石关，肾藏精，精化气而出，因此本穴禀少阴热水之精气，补肾气，以通肾关。

【主治】呕吐，腹痛，便秘，产后腹痛，妇人不孕。

【应用】《备急千金要方》：大便闭，寒气结，心坚满。

《循经考穴编》：呕逆气喘，脾胃虚寒，饮食不消，翻胃吐食。

《铜人腧穴针灸图经》：大便秘涩，妇人无子，脏有恶血，上冲腹中，疼痛不可忍。

《太平圣惠方》：妇人无子，脏有恶血，腹厥痛，绞刺不可忍。

【针法灸法】直刺 0.5~0.8 寸，局部酸胀，针感可放散至上腹。可灸。

19. 阴都　《针灸甲乙经》，冲脉、足少阴经交会穴

【位置】在上腹部，当脐中上 4 寸，前正中线旁开 0.5 寸。

【解剖】①肌肉：腹直肌内缘。②血管：腹壁上动、静脉分支。③神经：第 8 肋间神经。

【释字】《说文解字》："阴，山之北，水之南也。"《说文解字》："都，有先

君之旧宗庙曰都。”

【释穴】阴者，水之南，即水中有阳，在这里指腹部。都者，有先君之旧宗庙的城郭，指先天，这里指足少阴和冲脉之阴会聚之处，故名阴都。《淮南子·修务》云：“阴都者，阴气所聚，故名幽都。”

本穴平中脘，胃的募穴，胃者后天水谷之源，水谷精微以补肾精。本穴之前为石关，肾藏精在关内，阴精内藏，则阴气充盈在外。都城有土之象，命名为阴都，既包括了少阴之阴津充盈，又以土城包围在城郭之外，水土合德则天下大成。少阴之阴从下而上，交于足阳明胃，先后天之精相交，两精相搏谓之神，形成戊癸合化之势。

【气血运行状态】足少阴经血气从足走胸，经气发于此处皮下而为阴都穴。前为石关穴，补肾气以通关，经气运行聚积于此处。

【穴性】本穴属足少阴经腧穴，运气为热水，五行属水，六气为热。穴名阴都，冲脉与足少阴经之大会，主补肾阴。因此本穴禀少阴热水之精气，水盛以补先天之阴精。

【主治】腹胀，肠鸣，腹痛，便秘，妇人不孕，胸胁满，痞疾。

【应用】《针灸大成》：肺胀膨膨，气胀胁下热满痛，阴都（灸）太渊、肺俞。

《针灸集成》：盗汗不止。

《针灸甲乙经》：身寒热，阴都主之。心满气逆，阴都主之。

【针法灸法】直刺 0.5~0.8 寸，局部酸胀，针感可放散至上腹。可灸。

20. 腹通谷 《针灸甲乙经》，冲脉、足少阴经交会穴

【位置】在上腹部，当脐中上 5 寸，前正中线旁开 0.5 寸。

【解剖】①肌肉：腹直肌内缘。②血管：腹壁上动、静脉分支。③神经：第 8 肋间神经。

【释字】《说文解字》：“腹，厚也。”《说文解字》：“通，达也。”《说文解字》：“谷，泉出通川为谷。”

【释穴】腹即腹部，通即相通，谷者溪谷。经云：“肉之大会为之谷，肉之小会谓之溪。”“溪谷属骨”，肉之大小会指肌肉之纹理和肌肉之间的包膜。营血运行于脉外腠理间，原气通会之处。又本穴平于任脉的上脘，经云：“脾通于谷。”谷又是脾之营，通会之处，因此腹通谷是脾肾精气相通之处。膀胱经

有足通谷，肾经有腹通谷，前者在足，后者在腹，都与脾肾之精气相通。

【气血运行状态】足少阴经血气从足走胸，经气发于此处皮下而为腹通谷穴。前为阴都，少阴阴津聚积之处，经气运行聚积于此处。

【穴性】本穴属足少阴经腧穴，运气为热水，五行属水，六气为热。穴名腹通谷，肾经通于脾土。因此本穴禀少阴热水之精气，水中有土，土克水，克制奔豚上冲。

【主治】腹痛，腹胀，呕吐，心痛，心悸，胸痛，暴喑。

【应用】《备急千金要方》：心中溃溃，数欠，癫，心下悸，咽中澹澹，恐。

《循经考穴编》：心气攻注，两胁疼痛，口吐清涎。

《针灸甲乙经》：狂，癫疾，阳谷及筑宾、通谷主之……舌下肿难以言，舌纵，涡戾不端，通谷主之。

《备急千金要方》：心痛恶气上胁急痛，灸通谷五十壮。

【针法灸法】直刺 0.5~0.8 寸，局部酸胀，针感可放散至上腹。可灸。

21. 幽门　《针灸甲乙经》，冲脉、足少阴经交会穴

【位置】在上腹部，当脐中上 6 寸，前正中线旁开 0.5 寸。

【解剖】①肌肉：腹直肌内缘。②血管：腹壁上动、静脉分支。③神经：第 7 肋间神经。

【释字】《说文解字》："幽，隐也。"《说文解字》："门，闻也。"

【释穴】幽即幽深，门即门户。又胃之下口称幽门，此穴近幽门，故名幽门。前为通谷，是通于脾之阴精，脾为湿土，其外有胃之燥土，胃有幽门，肾经从下而上行，先经过脾之湿土，上出于胃之燥土。肾经之气经过幽谷之门后，将继续上行出于腹土，而升于地上，而达于胸廓之阳位，此后诸穴均在膈上。由地下上出，由阴转阳，少阳之气初生。《内经》："两阴交尽曰幽。"两阴者，太阴少阴，两阴交尽又为厥阴，厥阴者绝阴、绝阳也。本穴与任脉巨阙平，内应横膈，也能说明从地上出。

【气血运行状态】足少阴经血气从足走胸，经气发于此处皮下而为幽门穴。前为腹通谷，肾经通于脾之精气，经气运行聚积于此处。

【穴性】本穴属足少阴经腧穴，运气为热水，五行属水，六气为热。穴名幽门，胃之下口，由地下出上，经云："未出地者，命曰阴处，三阴为阴中之阴，已出地者，为阳，三阳为阴中之阳。"因此本穴禀少阴热水之经气，由内

出外，由阴出阳。

【主治】腹痛，呕吐，善哕，消化不良，泄泻，痢疾。

【应用】《循经考穴编》：妇人乳汁不通，乳痈，乳疖。

《类经图翼》：引神农经云：心下痞胀，饮食不化，积聚疼痛。

《外台秘要》：善哕，支满，不能食，数咳，善忘，泄有脓血，呕沫吐涎，少腹坚。

《针灸大成》：主小腹胀满，呕吐涎沫，喜唾，心下满闷，胸中引痛，满不嗜食。

【针法灸法】直刺 0.5~0.8 寸，局部酸胀，针感可放散至上腹。可灸。

22. 步廊 《针灸甲乙经》，冲脉、足少阴经交会穴

【位置】在胸部，当第 5 肋间隙，前正中线旁开 2 寸。

【解剖】①肌肉：胸大肌起始部，有肋间外韧带及肋间内肌。②血管：第 5 肋间动、静脉。③神经：第 5 肋间神经前皮支，深部为第 5 肋间神经。

【释字】《说文解字》："步，行也。"《说文解字》："廊，东西序也。"

【释穴】步即步行，廊即走廊。此穴位于任脉中庭穴旁，足少阴经气贯注于此，如同步行于庭堂两侧的走廊，故名步廊。深层含义，足少阴经气由地下腹部之阴气，出于地上胸部之阳位，好像天空豁然开朗，气行顺畅，犹如闲庭漫步，悠然自得。因此本穴还有运行少阴气血之意。

【气血运行状态】足少阴经血气从足走胸，经气发于此处皮下而为步廊穴。前为幽门，经气由地下之腹部，出于地上之胸部，由阴出阳，气行通畅。经气运行而聚积于此处。

【穴性】本穴属足少阴经腧穴，运气为热水，五行属水，六气为热。穴名步廊，经气由地下出于地上。因此本穴禀少阴热水之经气，经气运行顺畅通行，助肺气宣降，主通鼻窍之气。

【主治】胸痛，咳嗽，气喘，呕吐，不嗜食，乳痈。

【应用】《针灸甲乙经》：胸胁支满，膈逆不通，呼吸少气，喘息不得举臂。

《太平圣惠方》：鼻不通。

《循经考穴编》：伤寒过经有解，支满咳逆，喘息闭闷。

《针灸大成》：主胸胁支满，痛引胸，鼻塞不通，呼吸少气，咳逆呕吐，不嗜食，喘息不得举臂。

【针法灸法】斜刺或平刺0.5~0.8寸，局部酸胀，针感可放散至上腹。可灸。

23. 神封 《针灸甲乙经》，冲脉、足少阴经交会穴

【位置】在胸部，当第4肋间隙，前正中线旁开2寸。

【解剖】①肌肉：胸大肌中，有肋间外韧带及肋间内肌。②血管：第4肋间动、静脉。③神经：第4肋间神经前皮支，深部为第4肋间神经。

【释字】《说文解字》："神，天神，引出万物者也。"《说文解字》："封，爵诸侯之土也。从之从土从寸。"

【释穴】神即神灵，封即封地，心藏神，足少阴经气从步廊进入心神的封土。封还指阜，有闭而藏之的意思；又指边界，国界曰封疆，地界曰封堆。本穴与任脉的膻中相平，膻中为心主之官城。经云："阴阳不测谓之神。"胸腔空旷，神之居，清虚境界之地，故名为"神封"。肾属水，水化气而上行，交于上焦心火，形成心肾相交，水火既济。因此本穴是心肾相交之处，可治烦满、气短、咳逆等症。

【气血运行状态】足少阴经血气从足走胸，经气发于此处皮下而为神封穴。前为步廊，经气从地下出于地上，运行并聚积于此处。

【穴性】本穴属足少阴经腧穴，运气为热水，五行属水，六气为热。穴名神封，是足少阴经气经过，心神所在封地。因此本穴禀少阴热水之经气，交于心神，形成水火交既。

【主治】咳嗽，气喘，胸胁支满，呕吐，不嗜食，乳痈。

【应用】《针灸甲乙经》：胸胁支满，不得息，咳逆乳痈，洒淅恶寒。

《针灸聚英》：呕吐。

《循经考穴编》：肺痈。

《针灸大成》：主胸满不得息，咳逆，乳痈，呕吐，洒淅恶寒，不嗜食。

《类经图翼》：胸胁满痛。

【针法灸法】斜刺或平刺0.5~0.8寸，局部酸胀。可灸。

24. 灵墟 《针灸甲乙经》，冲脉、足少阴经交会穴

【位置】在胸部，当第3肋间隙，前正中线旁开2寸。

【解剖】①肌肉：胸大肌中，有肋间外韧带及肋间内肌。②血管：第3肋间动、静脉。③神经：第3肋间神经前皮支，深层为第3肋间神经。

【释字】《说文解字》："灵，灵巫也。以玉事神。"《说文解字》："墟，大

丘也。”

【释穴】灵即神灵，墟即土堆，又指墟坟。心主神，灵者神之阴，与任脉的玉堂相平，穴在胸膺坟起处，故名之以“墟”，并且称之为灵墟。足少阴经气经过神封穴，到达心灵深处，类似于魂魄之处。《道藏》曰：“心即神灵之丘也，神藏其中。”

【气血运行状态】足少阴经血气从足走胸，经气发于此处皮下而为灵墟穴。前为神封，经气运行并深入，聚积于此处。

【穴性】本穴属足少阴经腧穴，运气为热水，五行属水，六气为热。穴名灵墟，神之阴，本穴禀少阴热水之经气，交于心灵之气。

【主治】咳嗽，气喘，痰多，胸胁胀痛，呕吐，乳痈。

【应用】《针灸甲乙经》：胸胁支满，痛引膺不得息，闷乱烦满不得饮食。《铜人腧穴针灸图经》：咳逆。

《循经考穴编》：胸膈满痛……痰涎壅塞，呕噎等症。

《针灸大成》：主胸胁支满，痛引胸不得息，咳逆呕吐，不嗜食。

【针法灸法】斜刺或平刺 0.5~0.8 寸，局部酸胀。可灸。

25. 神藏 《针灸甲乙经》，冲脉、足少阴经交会穴

【位置】在胸部，当第 2 肋间隙，前正中线旁开 2 寸。

【解剖】①肌肉：胸大肌中，有肋间外韧带及肋间内肌。②血管：第 2 肋间动、静脉。③神经：第 2 肋间神经前皮支，深层正当第 2 肋间神经。

【释字】《说文解字》：“神，天神，引出万物者也。”《说文解字》：“藏，匿也。”

【释穴】神即神灵，藏即匿藏。心藏神，穴当心神藏匿的地方，故名神藏。本穴与任脉的紫宫相平，紫色介于黑、红之间，紫宫，皇宫也，神藏者心精藏于内，外有肾之精气以藏神。《淮南子》云：“神者，人之守也。”又“神者，智之渊也”。《道藏》则称：“胸廓为洞天福地。”肾主水藏肾精，精化气交于心神，在胸廓之空中，如同天空中云雾缭绕，清凉九霄之界，因此称之为神封、灵墟、神藏等以道家用语命名之穴位，以比喻恬淡虚无，真气从之的意境。

足少阴肾经从足走胸，在胸部有 3 个穴以神灵名之，它们分别是平于第 4 肋间的神封，第 5 肋间的灵墟，和第 6 肋间的神藏，三穴都位于心在胸部的投影。心主神明，肾经属少阴水，心属少阴火，水之经气从下运行至此，与心火

相交，形成水火既济，降心火，安心神。神封指心神的封疆，灵墟指心神的祖宗，神藏指心神潜藏，三者配伍潜心阳，定心志，治疗心火上逆，心悸心慌等症。

【气血运行状态】足少阴经血气从足走胸，经气发于此处皮下而为神藏穴。前为灵墟，经气运行并交集于此处。

【穴性】本穴属足少阴经腧穴，运气为热水，五行属水，六气为热。穴名神藏，外有肾经之气，内藏心脏之神。本穴禀少阴热水之经气，交于心神内藏。

【主治】咳嗽，气喘，胸痛，烦满，呕吐，不嗜食。

【应用】《针灸甲乙经》：胸满咳逆，喘不得呕吐，烦满不得饮食。

《针灸大成》：主呕吐，咳逆喘不得息，胸满不嗜食。

【针法灸法】斜刺或平刺0.5~0.8寸，局部酸胀，针感可放散至胸部。可灸。

26. 彧中　《针灸甲乙经》，冲脉、足少阴经交会穴

【位置】在胸部，当第1肋间隙，前正中线旁开2寸。

【解剖】①肌肉：胸大肌中，有肋间外韧带及肋间内肌。②血管：第1肋间动、静脉。③神经：第1肋间神经前皮支，深层为第1肋间神经，皮下有锁骨上神经前支。

【释字】《说文解字》："彧，有文章也。"《说文解字》："中，内也。"

【释穴】彧指人的文采；中指在内。本穴平任脉之华盖，肺为华盖，相傅之官。苏轼《和董传留别》诗云："胸藏文墨怀若谷，腹有诗书气自华。"肾藏精，精化气，上行于胸，充盈于天，精盛化气，气升填胸，而感有繁华茂盛之状，因此得名彧中。

【气血运行状态】足少阴经血气从足走胸，经气发于此处皮下而为彧中穴。前为神藏，神气藏于肾水，经气运行至此处而聚积。

【穴性】本穴属足少阴经腧穴，运气为热水，五行属水，六气为热。穴名彧中，肾之精气升华并充填于此穴，因此本穴禀少阴热水之经气，气升胸中，补填肺气。

【主治】咳嗽，气喘，痰壅，胸胁胀满，不嗜食。

【应用】《针灸甲乙经》：涎出多唾，呼吸喘哮，坐卧不安。

《铜人腧穴针灸图经》：治胸胁支满，咳逆喘不能食饮。

《类经图翼》：胸胁支满，多唾，呕吐不食。

《针灸大成》：主咳逆喘息不能食，胸胁支满，涎出多唾。

《太平圣惠方》：胸胁支满，咳逆，喘不能食饮。

【针法灸法】斜刺或平刺 0.5~0.8 寸，局部酸胀。可灸。

27. 俞府 《针灸甲乙经》，冲脉、足少阴经交会穴

【位置】在胸部，当锁骨下缘，前正中线旁开 2 寸。

【解剖】①肌肉：胸大肌中。②血管：胸内动、静脉的前穿支。③神经：锁骨上神经前支。

【释字】《说文解字》："俞，空中木为舟也。"《说文解字》："府，文书藏也。"

【释穴】俞者，肓俞也；府者，积聚也。肾之经气从肓俞开始，由地升于上，穿过膈肌，进入胸腔，因此而成俞府。肾主水，肾之经气为水之阴气，遇到心火则藏神，遇到肺气则滋养上焦之气。本穴平任脉之璇玑，璇玑者，玉琮中旋转的水气，又如昆仑中的水气，与肾之阴水之气相关。俞还指运输，本穴借血气灵运，而促本经之气，输之内府，故名俞府。

【气血运行状态】足少阴经血气从足走胸，经气发于此处皮下而为俞府穴。前为彧中，肾精之气丰盛之处，经气运行并聚积至此，经气之大会于此。

【穴性】本穴属足少阴经腧穴，运气为热水，五行属水，六气为热。穴名俞府，肓俞之府，肾经之气由下而上，经过肓俞上行至此，布散于胸中。因此本穴禀少阴热水之经气，宣发布散胸中。

【主治】咳嗽，气喘，胸痛，呕吐，不嗜食。

【应用】《针灸甲乙经》：咳逆上气，喘不得息，呕吐，胸满不得饮食。

《循经考穴编》：久嗽吐痰，亦治骨蒸，及妇人血热妄行。

《针灸甲乙经》：咳逆上气，喘不得息，呕吐，胸满不得饮食。

《针灸大成》：主咳逆上气，呕吐，喘嗽，腹胀不下饮食，胸中痛久喘，灸七壮效。

【针法灸法】斜刺或平刺 0.5~0.8 寸，局部酸胀，针感可放散至胸部。可灸。

第十一章　手厥阴心包经

一、经脉循行

《灵枢·经脉》："心主手厥阴心包络之脉，起于胸中，出属心包络，下膈，历络三焦；其支者，循胸出胁，下腋三寸，上抵腋下，循臑内，行太阴、少阴之间，入肘中，下臂，行两筋之间，入掌中，循中指，出其端；其支者，别掌中，循小指次指，出其端。"

释义：起于胸中，出属心包络，向下通膈，从胸至腹依次联络上、中、下三焦。胸部支脉：沿胸中，出于胁肋至腋下（天地），上行至腋窝中，沿上臂内侧行于手太阴和手少阴经之间，经肘窝下行于前臂中间进入掌中，沿中指到指端（中冲）。掌中支脉：从劳宫分出，沿无名指到指端（关冲），与手少阳三焦经相接。

二、十五大络

《灵枢·经脉》："手心主之别，名曰内关。去腕二寸，出于两筋之间，循经以上，系于心包络。心系实则心痛，虚则为头强。取之两筋间也。"

三、经别

《灵枢·经别》："足少阴之别，名曰大钟。当踝后绕跟，别走太阳；其别者，并经上走于心包下，外贯腰脊。具病气逆则烦闷，实则闭癃，虚则腰痛。取之所别者也。"

四、经筋

《灵枢·经筋》："手心主之筋，起于中指，与太阴之筋并行，结于肘内廉，上臂阴结腋下，下散前后挟胁；其支者，入腋，散胸中，结于臂。其病当所过者，支转筋前及胸痛息贲。治在燔针劫刺，以知为数，以痛为输，名曰孟冬痹也。”

五、本经腧穴（共9穴）

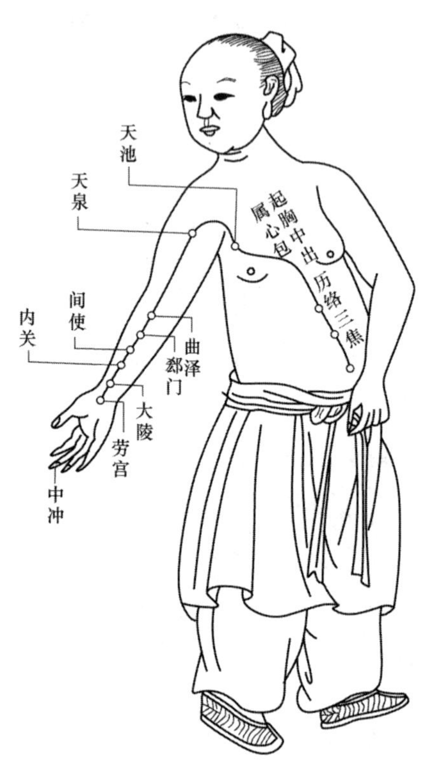

1. 天池 《灵枢经》，手厥阴、足少阳经交会穴

【别名】天会（《针灸甲乙经》）。

【位置】在胸部，当第4肋间隙，乳头外1寸，前正中线旁开5寸。

【解剖】①肌肉：胸大肌外下部，胸小肌下部起端，深层为第4肋间内、外肌。②血管：胸腹壁静脉，胸外侧动、静脉分支。③神经：胸前神经肌支及第4肋间神经。

【释字】《说文解字》：“天，巅也，至高无上。”“池，停水曰池。”

【释穴】天即指天空，池指水池。天池者，天气化水，天气属金，应肺，是指肺金之气化水。本穴是手厥阴心包经的第一个穴，心包五行属火，六气为风，与少阴心相对比，心五行属火，六气为热。心火藏于肾水，心包之火藏于肝木；少阴为枢，厥阴为阖；少阴主从阴到阳的转枢，厥阴主阳气初生。心包是心的外在包膜，心之大络，心火下降是肾水通过经脉上济心火而完成的；心包之火下藏肝木则是肺金之气化水在脉外，心包之火随肺金之水气下降，并最终藏于肝木中。心包经之起于天池穴，心经起于极泉穴，天池者，肺金之气所生之水，心包之火随肺金而降。天池之后为天泉，池是静水，泉是动水；天池多阴，天泉多阳，金水接触到心包之火后，金水从盛到衰，天池在前，然后转化为天泉，水由静到动，阳气由少到多。

《通评虚实论》："掖痈大热，刺足少阳五；刺而热不止，刺手心主三，刺手太阴经络者大骨之会各三。"本段经文讲痈毒在血分，应该选择足少阳、手厥阴心包经腧穴。腋下生痈，是在腋下，身体两旁，属于足少阳手厥阴的部分。经云："阳气有余，荣气不行，乃发为痈。"阳气郁滞，营气不运，因此阴阳不相顺接，热气郁滞化而为脓，毒热在血分，因此而大热。厥阴主血，因此泻其合穴，如刺之而热仍不止的，应当刺手心包经，心包火而主血脉。《本输》曰："腋下三寸，手心主也，名曰天池。"可以用天池穴泻热。

【气血运行状态】手厥阴心包经血气从胸走手，经气发于此处皮下而为天池穴。本穴是心包经的第一个腧穴，前接足少阴肾经，肺金生水，心包之火随金水下降藏于木中。天池者，水从天上来，应肺金生水。

【穴性】本穴属手厥阴心包经腧穴，运气为风火，五行属火，六气为风。穴名天池，乾天之水，心包之水随之而降。本穴禀厥阴风火之精气，风火随乾天之气水下降，藏于木中。主清心包之火逆，同时通降肺气。

【主治】胸闷，心烦，咳嗽，痰多，气喘，胸痛，腋下肿痛，瘰疬，疟疾，乳痈。

【应用】《针灸甲乙经》：寒热胸满，头痛，四肢不举，腋下肿，上气，胸中有声，喉中鸣，天池主之。

《千金翼方》：颈漏，灸天池百壮。

《铜人腧穴针灸图经》：治寒热胸膈烦满，头痛，四肢不举，腋下肿，上气胸中有声，喉中鸣。

《备急千金要方》：寒热胸满颈痛，四肢不举，腋下肿，上气胸中有音，喉中鸣，天池主之。

《针灸大成》：主胸中有声，胸膈烦满，热病汗不出，头痛，四肢不举，腋下肿，上气，寒热痎疟，臂痛，目𥆧𥆧不明。

《类经图翼》：主治目𥆨𥆨不明，头痛，胸胁烦满，咳逆，臂腋肿痛，四肢不举，上气，寒热疟，热病汗不出。

《百症赋》：委阳、天池，腋肿针而速散。

【针法灸法】直刺 0.5~0.8 寸；可灸。

2. 天泉 《针灸甲乙经》

【别名】天温（《针灸甲乙经》），天湿（《外台秘要》）。

【位置】在臂内侧，当腋前纹头下 2 寸，肱二头肌的长、短头之间。

【解剖】①肌肉：肱二头肌的长短头之间。②血管：有肱动、静脉肌支。③神经：为臂内侧皮神经及肌皮神经分布处。

【释字】《说文解字》："天，巅也，至高无上。"《说文解字》："泉，水原也。象水流出成川形。"

【释穴】天指在天上，泉即水泉。本穴上承天池穴，手厥阴心包经承接足少阴肾经，肾脉之精上交心包之火。脉外肺金之气化水，助心包之火下降，由天池的静水逐渐转化为天泉的动水，水中的心包之火由小逐渐转强，本穴也称为天温。应地气上为云，天气下为雨，天地之气上下升降，人与之相应。

【气血运行状态】手厥阴心包经血气从胸走手，经气发于此处皮下而为天泉穴。上为天池，经气下行聚于此处，应天之水降。

【穴性】本穴属手厥阴心包经腧穴，运气为风火，五行属火，六气为风。穴名天泉，肺金之气化水，心包之火随之下降，水泉者，动水也。本穴禀厥阴风火之精气，风火随肺金之气化水，向下运行，因此本穴主心火上炎与肺气不降的病症。

【主治】心痛，胸胁胀满，咳嗽，胸背及上臂内侧痛。

【应用】《针灸甲乙经》：石水，天泉主之……足不收，痛不可以行，天泉主之。

《铜人腧穴针灸图经》：治心病，胸胁支满，咳逆，膺背胛间、臂内廉痛。

《针灸大成》：主目𥆨𥆨不明，恶风寒，心病，胸胁支满，咳逆，膺背胛间、臂内廉痛。

《针方六集》：主咳逆，心胸烦满，胁下支满，臂内廉痛，肘中挛急。

《类经图翼》：主治恶风寒，胸胁痛，支满咳逆，膺背胛臂间痛。

【针法灸法】直刺 0.5~0.8 寸；可灸。

3. 曲泽　《灵枢经》，手厥阴经所入为合

【位置】在肘横纹中，当肱二头肌腱的尺侧缘。

【解剖】①肌肉：肱二头肌腱的尺侧。②血管：肱动、静脉处。③神经：布有正中神经的本干。

【释字】《说文解字》："曲，象器曲受物之形。"《说文解字》："泽，光润也。"

【释穴】从表面意思看，本穴正当肘内，微屈其肘而得其穴，又与尺泽平，故名"曲泽"。深层含义，曲者，木曰曲直，木之直指气舒，木之曲指阴盛。泽者，《释名》曰："下而有水曰泽，言润泽也。"八卦中，泽应兑卦，五行属金。曲泽具有金木的双重属性，金生水，水生木，本穴为五输穴的合穴，五行属水，因此本穴具有水、木、金三重属性，其中木之曲为阴，金属阴，水属阴，从字面意思看曲泽穴性多阴，但本穴出自心包经，五行属火，属外阴内阳。本穴承天池、天泉之后，天池一池静水，天泉一股泉涌，曲泽地下有水，水由多变少，反映出心包经之火，随肺金之水气，逐渐由天入地的过程。

【气血运行状态】手厥阴心包经血气从胸走手，经气发于此处皮下而为曲泽穴。上为天泉，经气下行聚于此处，应天之水降。又是五输穴的合穴，手厥阴心包之精气从井穴出，汇聚皮下之精气，回流从合穴入于经脉中。

【穴性】本穴属手厥阴心包经腧穴，运气为风火，五行属火，六气为风。穴名曲泽，地下有水，主滋润。五输穴合穴，五行属水，皮下精气从此入于合穴。因此本穴禀厥阴风火之精气，风火藏于水中，精气入于脉中。主降心火，安心神。

【主治】心痛，善惊，心悸，胃痛，呕吐，转筋，热病，烦躁，肘臂痛，上肢颤动，咳嗽。

【应用】《针灸甲乙经》：心澹澹然，善惊，身热，烦心，口干，手清，逆气，呕血，时瘛，善摇头，颜青，汗出不过肩，伤寒温病，曲泽主之……心痛，卒咳逆，曲泽主之，出血则已。

《铜人腧穴针灸图经》：曲泽，治心痛善惊，身热烦渴，口干逆气，呕血，风疹，臂肘手腕善动摇。

《针灸大成》：呕血，曲泽、神门、鱼际。

《百症赋》：少商、曲泽，血虚口渴同施。

【针法灸法】直刺 0.8~1 寸，或者用三棱针刺血；可灸。

4. 郄门 《针灸甲乙经》，郄穴

【别名】四白（《循经考穴编》）。

【位置】在前臂掌侧，当曲泽与大陵的连线上，腕横纹上 5 寸。

【解剖】①肌腱：桡侧腕屈肌腱与掌长肌腱之间，有指浅屈肌，深部为指深屈肌。②血管：有前臂正中动、静脉，深部为前臂掌侧骨间动、静脉。③神经：前臂内侧皮神经，其下为正中神经，深层有前臂掌侧骨间神经。

【释字】《说文解字》："郄，隙也。"《说文解字》："门，闻也。"

【释穴】郄即孔隙，门，人所出入处，意指门户。本穴为手厥阴的郄穴，在前臂两筋间，其穴深大，故而得名。其上为曲泽穴，经气由天上的水泉，逐渐流入地下，经脉运行到此，脉气发出于皮下而为郄门，是脉气从缝隙发出于皮下。郄穴主治急症和血证。

【气血运行状态】手厥阴心包经血气从胸走手，经气发于此处皮下而为郄门穴。上为曲泽，经脉下行入于地下，从地下缝隙发出，经气聚于此处。

【穴性】本穴属手厥阴心包经腧穴，运气为风火，五行属火，六气为风。穴名郄门，郄穴。经气从缝隙发出，爆发力强，因此可治急症，主治心痛等症。

【主治】心痛，心悸，胸痛，心烦，咯血，呕血，衄血，疔疮，癫疾。

【应用】《针灸甲乙经》：心痛，衄，哕，呕血，惊恐畏人，神气不足，郄门主之。

《备急千金要方》：呕血，大陵及郄门主之。

《类经图翼》：主治呕血、衄血、心痛、呕哕、惊恐，神气不足，久痔。

《针灸大成》：主呕血、衄血，心痛。

【针法灸法】直刺 0.5~1 寸；可灸。

【现代研究】针刺郄门得气后，施以强而持久的捻转手法，留针 20~30 分钟，在留针期间重复捻针 2~3 次，对胆绞痛病症，止痛效果好。

5. 间使 《素问》，手厥阴经所行为经

【别名】鬼路（《千金翼方》）。

【位置】在前臂掌侧，当曲泽与大陵的连线上，腕横纹上 3 寸，掌长肌腱与桡侧腕屈肌腱之间。

【解剖】①肌肉：桡侧腕屈肌腱与掌长肌腱之间，有指浅屈肌，深部为指深屈肌。②血管：前臂正中动、静脉，深层为前臂掌侧骨间动、静脉。③神

经：前臂内侧皮神经，前臂外侧皮神经，其下为正中神经掌皮支，最深层为前臂掌侧骨间神经。

【释字】《说文解字》："间，隙也。"《说文解字》："使，令也。"

【释穴】间即间隙，使即臣使，心包为"臣使之官"，此穴属手厥阴心包经，位于两筋之间隙，故名间使。《本输》："行于间使，间使之道，两筋之间，三寸之中也，有过则至，无过则止，为经。"所谓间使是指君相都可以行走的使道，心脏的血气，通过包络之脉中的则至，而不过于包络之脉中的则止，并且是留止于经处，而不过于肘中，与包络血脉相合，自动入于手少阴之经脉。心经的五输穴都来自手厥阴心主包络，是因为血是由心神所化生，心与胞络的血脉相通，心脏所出之血气，间行于手少阴经脉和手厥阴经脉。

《素问·天年》："黄帝曰：人之寿百岁而死，何以知之？岐伯曰：使道隧以长，基墙高以方，通调营卫，三部三里起，骨高肉满，百岁乃得终。"其中的使道，在内是心包经的间使之道，由于心包络主血脉，当气血充盛，血脉环转无端，气血运行通畅。

【气血运行状态】手厥阴心包经血气从胸走手，经气发于此处皮下而为间使穴。间使为心与心包经共同拥有的使道，心经与心包经在此处相合。

【穴性】本穴属手厥阴心包经腧穴，运气为风火，五行属火，六气为风。穴名间使，心经合于心包经之处。五输穴经穴，五行属金，合于辛味。因此本穴禀厥阴风火之精气，合于辛味，主通行血脉，治疗因血脉闭阻引起的心痛等症。

【主治】心痛，心悸，胃痛，呕吐，热病，烦躁，疟疾，癫狂，痫证，腋肿，肘挛，臂痛。

【应用】《针灸甲乙经》：热病烦心善呕，胸中澹澹，善动而热，间使主之……卒心中痛，瘛疭互相引，肘内廉痛，心敖敖然，间使主之……胸痹引背，时寒，间使主之……头身风热，善呕吐，怵惕，寒中少气，掌中热，肘挛腋肿，间使主之……心悬如饥状，善悲而惊狂，面赤目黄，喑不能言，间使主之……头大浸淫，间使主之。

《备急千金要方》：狂邪发无常，披头大唤欲杀人，不避水火及狂言妄语，灸间使三十壮。

《铜人腧穴针灸图经》：治心悬如饥，卒狂，胸中憺憺，恶风寒，呕吐，怵惕，寒中少气，掌中热，腋肿肘挛，卒心痛，多惊，喑不得语，咽中如梗。

《针灸大成》：治月水不调，血结成块。

《针灸大成》：咽中如梗，间使、三间。

《医宗金鉴》：主治脾寒证，九种心痛，脾疼，疟疾，口渴，及瘰疬久不愈。

【针法灸法】直刺 0.5~1 寸；可灸。

6. 内关 《灵枢经》，手厥阴经大络；八脉交会穴，通阴维脉

【别名】阴维（《扁鹊神应针灸玉龙经》）。

【位置】在前臂掌侧，当曲泽与大陵的连线上，腕横纹上 2 寸，掌长肌腱与桡侧腕屈肌腱之间。

【解剖】①肌肉：桡侧腕屈肌腱与掌长肌腱之间，有指浅屈肌，深层为指深屈肌。②血管：前臂正中动、静脉，深层为前臂掌侧骨间动、静脉。③神经：前臂内侧皮神经，下为正中神经掌皮支，最深层为前臂掌侧骨间神经。

【释字】《说文解字》："内，入也。"《说文解字》："关，以木横持门户也。"

【释穴】内即内侧，与外相对；关即关隘。此穴在前臂内侧要处，犹如关隘，故名内关。《灵枢·终始》篇云："阴溢为内关，内关不通，死不治。"其中的内关是指阴盛于内，而没有阳气与之相和，更严重者称为关格，是阴关于内，阳格于外。因此内关是指阴精关于内，精不能化气而出于外。与之相对的是外关，少阳三焦经的络穴，通于阳维，阳气关在外，而不能与内关相交，严重者称为格阳。正如《终始》所说："人迎一盛，病在足少阳，一盛而躁，病在手少阳。人迎二盛，病在足太阳，二盛而躁，病在手太阳。人迎三盛，病在足阳明，三盛而躁，病在手阳明。人迎四盛且大且数，名曰溢阳，溢阳为外格。脉口一盛，病在足厥阴；厥阴一盛而躁，在手心主。脉口二盛，病在足少阴；二盛而躁，在手少阴。脉口三盛，病在足太阴；三盛而躁，在手太阴。脉口四盛且大且数者，名曰溢阴。溢阴为内关，内关不通，死不治。人迎与太阴脉口俱盛四倍以上，名曰关格。关格者与之短期。"这里涉及一个概念，四关，后世有四关穴，是由足厥阴肝经的太冲穴和手阳明大肠经的合谷穴组成，两侧称之为四关穴。位置上合谷位于拇指与食指之间，太冲位于大趾与二趾之间，上下成对称关系。穴性上合谷为大肠经原穴，太冲为肝经原穴，功能通关解郁，合谷解太阳、阳明经气不利，太冲解经脉气血瘀阻，两穴疏通上下表里阴阳是也。

《灵枢·九针十二原》曰："五脏有六腑，六腑有十二原，十二原出于

四关，四关主治五脏，五脏有疾，当取之十二原。十二原者，五脏之所以禀三百六十五节气味也，五脏有疾也，应出十二原。”我认为四关当位于四肢腕踝关节前后，所谓关是阴阳气血出入的关隘，并且分别位于四肢内外侧，例如上肢的内关和外关，是阴出阳，阳入阴，阴阳交会于四肢末端，如果阴阳平衡失调，阴气不能出内关，阳气不能出外关，阴阳不交而成关格。经脉除了十二经脉之外，还有奇经八脉，是交通阴阳，运行气血的重要途径，有八脉交会与之相应，其中唯有阴维、阳维，阴跷、阳跷通于四肢。维脉是维系阴阳内外的重要经脉，有阴维阳维之，内关通于阴维，外关通于阳维，因此说内关、外关是维系交通内外阴阳的要穴。还有另外两关在下肢内外侧，在踝关节附近，并且当与阴跷、阳跷相关，满足这些条件的，当属照海和申脉两穴，两者分别出自肾经和膀胱经，通于阴跷的照海，通于阳跷的申脉。关于申脉和照海的关系，在前面的章节中已经讲得很多了，因此这四个穴应该是《内经》中所说的四关，主阴阳相交，内外互通。

【气血运行状态】手厥阴心包经血气从胸走手，经气发于此处皮下而为内关穴。上为间使，心经与心包经共同拥有的使道，经气下行聚于此处。又本穴是心包经之大络，是心包精气由内发于皮下。

【穴性】本穴属手厥阴心包经腧穴，运气为风火，五行属火，六气为风。心包经的大络，八脉交会穴，通于阴维脉。穴名内关，精气由内出外的关隘。因此本穴禀厥阴心包风火之阴精，由下出上，疏通力强，主治气逆诸症。

【主治】心痛，心悸，胸痛，胃痛，呕吐，呃逆，失眠，癫狂，痫证，郁证，眩晕，中风，偏瘫，哮喘，偏头痛，热病，产后血晕，肘臂挛痛。

【应用】《针灸甲乙经》：面赤皮热，热病汗不出，中风热，目赤黄，肘挛，腋肿，实则心暴痛，虚则烦心，心惕惕不能动，失智，内关主之……心澹澹而善惊恐，心悲，内关主之。

《备急千金要方》：凡心实则心中暴痛，虚则心烦，惕然不能动，失智，内关主之。

《针灸大成》：中满心胸痞胀，肠鸣泄泻脱肛，食难下膈酒来伤，积块坚横胁抢，妇女胁痛心痛，结胸里急难当，伤寒不解胸膛，疟疾内关独当。

《针灸大成》：主手中风热，失志，心痛，目赤，支满肘挛。实则心暴痛泻之，虚则头强补之。

《针灸大成》：某夫人患危寒之疾，半月不饮食，目闭不开久矣，六脉仍有如无……针内关二穴，目即开，而即能食米，徐以乳汁调理而愈。

《玉龙歌》：腹中气块痛难当，穴法宜向内关防，八法有名阴维穴，腹中之疾永安康。

【针法灸法】直刺0.5~1寸；可灸。

【现代研究】

（1）据临床研究发现针刺急性胰腺炎患者内关，可使血清淀粉酶迅速下降。

（2）据报道针刺内关，对血压有双向调整作用；对心率有双向良性调节作用；能使冠心病、风湿性心瓣膜病患者的心功能有明显改善。

（3）据报道针刺冠心病患者内关，可使心率显著减慢，能增强心肌收缩力，调整皮质醇。

（4）针刺或指压内关，对神经性呕吐、晕车呕吐都有较好的治疗效果。对神经性呕吐、手术麻醉引起的恶心呕吐，疗效较好。

（5）针刺内关穴治疗急性腹痛有效。

（6）单针内关穴，治疗癔症效果良好。

（7）针刺内关穴对高血脂有调节作用，对冠心病、高血脂者可明显降低胆固醇、三酰甘油、β－脂蛋白。

7. 大陵 《灵枢经》，手厥阴经所过为输；原穴

【别名】心主（《脉经》），鬼心（《备急千金要方》）。

【位置】在腕掌横纹的中点处，当掌长肌腱与桡侧腕屈肌腱之间。

【解剖】①肌肉：掌长肌腱与桡侧腕屈肌腱之间，有拇长屈肌和指深屈肌腱。②血管：腕掌侧动、静脉网。③神经：前臂内侧皮神经，正中神经掌皮支，深层为正中神经本干。

【释字】《说文解字》：“大，天大地大人亦大，故大象人形。”《说文解字》：“陵，大阜也。”

【释穴】陵、墓、冢、坟是人死了以后的葬身之处，人活着的时候其地位和财富多少不同，死后所建坟墓的大小形状也不同。“陵”是指帝王或诸侯的墓地，也称作园陵，北京有明代皇家园林的十三陵，河北有清代皇家园林东陵，陕西有秦始皇陵等，陵的山坡规模比较大，占地也比较多。“坟”是指高出地面的土堆，后指埋葬死人的地方。“冢”，高坟的意思。“墓”是现代人用

得最多的坟墓，墓一般是平的，不高于地面。坟是在墓上还堆起一个土包，以做标记。冢是比较高大的坟，能建高大的坟墓之人，身份地位当然也是比较高的。

大陵即皇陵，心主神明，心包为心的包膜，两者地位相同，因此属心包经原穴。“陵”是外在形式，是藏身之处的外壳，皇帝住在其中，在外面堆起一座高高的山坡，显示出皇权的威望，同时也有心之君主藏于中土之意。临床发现针刺此穴可使人入睡，此特点与大陵的穴义相符。

五脏各有原穴，大陵穴是在所有五脏原穴中唯一称“大”的，其他的原穴都称为“太”，意指心包不是独立脏腑，还不能与其他五脏相提并论。大陵穴是心包经的原穴，心包者，臣使之官，喜乐出焉。《内经》中也称心主，功能和心基本一致，心在内为根，心包在外为心之外固，经曰：“心气虚则悲，实则笑不休。”喜乐是心的情志，心气所化生。心者，君主之官，神明出焉，古人认为君主是不能生病的，心脏位于人体的最深层，一旦心病了，则生命也就不存在了，因此所有跟神志有关的病症都由“心包”来承担。心气失调，主要选择心包经的穴位治疗，《灵枢·邪客》：“黄帝曰：手太阴之脉，独无俞，何也？岐伯曰：少阴，心脉也。心者，五脏六腑之大主也，精神之所舍也，其脏坚固，邪弗能容也。容之则心伤，心伤则神去，神去则死矣。故诸邪之入于心者，皆在于心之包络。包络者，心主之脉也，故独无俞焉。”

大陵又是星名，主死丧陵墓之事，位于积尸星之下。从大陵、积尸两星名字和其相应的事物看，大陵星与手厥阴心包经原穴的适应证相应，说明古人是参合星象，结合本穴属性而命名穴位的。

【气血运行状态】手厥阴心包经血气从胸走手，经气发于此处皮下而为大陵穴。上为内关，经气下行聚于此处。又是五输穴的输穴、原穴，是精气从皮下贯注五脏的入口。

【穴性】本穴属手厥阴心包经腧穴，运气为风火，五行属火，六气为风。穴名大陵，地下有火。五输穴输穴，原穴，五行属土，皮下精气从此入，贯注五脏。因此本穴禀厥阴风火之精气，风火藏于土中，主补五脏之精，主安神养心，补心气。

【主治】心痛，心悸，胃痛，呕吐，惊悸，癫狂，痫证，胸胁痛，腕关节疼痛，喜笑悲恐。

【应用】《脉经》：心病，其色赤，心痛，短气，手掌烦热，或啼笑骂詈，悲思愁虑，面赤身热，其脉实大而数，此为可治……季夏刺大陵，皆补之。

《针灸甲乙经》：热病烦心而汗不止，肘挛腋肿，善笑不休，心中痛，目赤黄，小便如血，欲呕，胸中热，苦不乐，太息，喉痹嗌干，喘逆，身热如火，头痛如破，短气胸痛，大陵主之……心痛，善悲，厥逆，悬心如饥之状，心澹澹而惊，大陵及间使主之……两手挛不收伸及腋偏枯不仁，手瘛偏小筋急，大陵主之……咯血，大陵及郄门主之。

《备急千金要方》：主目赤，小便如血。

《铜人腧穴针灸图经》：治热病汗不出，臂挛腋肿，善笑不休，心悬善饥，喜悲泣惊恐。

《针灸大成》：短气，大陵、尺泽。

《针灸大成》：主热病汗不出，手心热，肘臂挛痛，腋肿，善笑不休，烦心，心悬若饥，心痛，掌热，喜悲泣，惊恐，目赤，目黄，小便如血，呕啘无度，狂言不乐，喉痹，口干，身热，头痛，短气，胸胁痛，病疮疥癣。

《玉龙歌》：腹中疼痛亦难当，大陵外关可消详。口臭之疾最可憎，劳心只为苦多情，大陵穴内人中泻，心得清凉气自平。心胸之病大陵泻，气攻胸腹一般针。

《玉龙赋》：劳宫、大陵，可疗心闷疮痍。大陵、人中频泻，口气全除。肚痛秘结，大陵合外关于支沟。

【针法灸法】直刺 0.3~0.5 寸；可灸。

【现代研究】

（1）据报道针刺正常人大陵穴可提高颈项、胸腹及上肢部皮肤的痛阈。

（2）针刺大陵穴可使部分癫痫大发作患者的脑电图趋向规则化。

（3）针刺大陵穴，有针感后，不移动针尖，在原处提插，以加强针感，治疗手痉挛。

（4）针刺大陵穴，边行针，边震跺患侧足跟，手法不宜太重。治疗跟骨骨刺有效。

8. 劳宫 《灵枢经》，心包经所溜为荥，五行属火

【别名】五里（《针灸甲乙经》），鬼路（《千金翼方》），掌中（《针灸资生经》）。

【位置】在手掌心，当第 2、3 掌骨之间偏于第 3 掌骨，握拳屈指的中指

尖处。

【解剖】①肌腱：第 2、3 掌骨间，下为掌腱膜，第 2 蚓状肌及指浅、深屈肌腱，深层为拇指内收肌横头的起端，有骨间肌。②血管：指掌侧总动脉。③神经：正中神经的第 2 指掌侧总神经。

【释字】《说文解字》："劳，剧也。从力，荧省。荧火烧，用力者劳。"《说文解字》："宫，室也。"《白虎通》："黄帝作宫室，以避寒暑。宫之言中也。"

【释穴】劳的繁体字上边是两个火字，下边是力字，意思是说在下由于过劳而伤精，在上的阳热之气不降，火逆上炎，这也是痨病的典型症状。痨病就是今天的肺结核，主要表现为五脏阴精不藏，虚火上炎，久而久之下元虚衰。《内经》："阳气者，烦劳则张。"阳气因烦劳而不收敛而受损，《金匮要略》云："劳之为病，其脉大，手足烦，春夏剧，秋冬瘥，阴寒精自出，酸削不能行。"《内经》云："阴阳之要，阳密乃固"，都是说因于烦劳，阳气张散，阴精得不到阳气的温化巩固，阴精自出，最终可绝灭于内。

劳宫的宫指皇宫，皇帝住的地方，心为君主之官，心经荥穴命名以宫。劳宫位于手掌心，是精化气，阳出于阴的地方，又是五输穴的火穴，应苦味，苦坚收敛阴精在内，清心火在外，同时潜阳安神，滋养心阴，《难经》曰："荥主身热。"

【气血运行状态】手厥阴心包经血气从胸走手，经气发于此处皮下而为劳宫穴。上为大陵，经气下行聚于此处。又是五输穴的荥穴，手厥阴心包之精气从井穴出，溜于荥，注于输。

【穴性】本穴属手厥阴心包经腧穴，运气为风火，五行属火，六气为风。穴名劳宫，宫中有火。五输穴的荥穴，五行属火，其性从苦味，其用为坚。因此本穴禀厥阴风火之精气，主清心火，安心神。

【主治】中风昏迷，中暑，心痛，癫狂，痫证，口疮，口臭，鹅掌风。

【应用】《脉经》：心病，其色赤，心痛，短气，手掌烦热，或啼笑骂詈，悲思愁虑，面赤身热，其脉实大而数，此为可治。春当刺中冲，夏刺劳宫……

《针灸甲乙经》：热病发热，烦满而欲呕哕，三日以往不得汗，怵惕，胸胁痛，不可反侧，咳满，溺赤，大便血，衄不止，呕吐血，气逆，噫不止，嗌中痛，食不下，善渴，舌中烂，掌中热，欲呕，劳宫主之……烦心，咳，寒热善哕，劳宫主之……少腹积聚，劳宫主之……胸胁支满，劳宫主之……风热善怒，心中喜悲，思慕歔欷，善笑不休，劳宫主之……黄瘅目黄，劳宫主之……

口中腥臭，劳宫主之……小儿口中腥臭，胸胁支满，劳宫主之。

《备急千金要方》：主大人小儿口中肿腥臭。

《千金翼方》：心中懊憹痛，针劳宫入五分补之。

《针灸大成》：主中风，善怒，悲笑不休，手痹，热病数日汗不出，怵惕，胁痛不可转侧，大小便血，衄血不止，气逆呕哕，烦渴食饮不下，大小人口中腥臭，口疮，胸胁支满，黄疸目黄，小儿烂龈。

《医宗金鉴》：主治痰火胸痛，小儿口疮及鹅掌风等证。

【针法灸法】直刺 0.3~0.5 寸；可灸。

9. 中冲 《灵枢经》，手厥阴经所出为井

【位置】在手中指末节尖端中央。

【解剖】①血管：指掌侧固有动、静脉所形成的动、静脉网。②神经：正中神经之指掌侧固有神经分布处。

【释字】《说文解字》："中，内也。"《说文解字》："冲，涌摇也。"

【释穴】中指方位，不偏之谓中；冲字的左边是两点水，右边是中，水中有阳为冲。冲者，水藏精，精化气，为生气之原。《道德经》："万物负阴而抱阳，冲气以为和。"经云："圣人面南而立，前为广明，后为太冲，太冲之地，名曰少阴。"太冲与少阴同出一处，少阴藏精，太冲藏血。如太冲穴为厥阴肝经腧穴，肝藏血。又冲脉为血海，冲脉与少阴肾经并行，精血同源，肝血由肾精所化，精主藏，血中之气主行而上冲。

中冲者，手厥阴心包之经气沿中道而行，达于中指之端，脉中精气从井穴出。心与心包为君相关系，心包代心而行精气出入，手少阴心经井穴为少冲，中冲在外，少冲在内。中冲还是《灵枢经》五十九热穴之一，主清心包之火。

《缪刺》曰："邪客于手少阳之络，令人喉痹舌卷，口干心烦，臂外廉痛，手不及头，刺手中指次指爪甲上，去端如韭叶各一痏，壮者立已，老者有顷已，左取右，右取左，此新病数日已。"经文所说的手少阳之络，为其大络，出于外关穴，手少阳是三焦相火的主气，注胸中而合于心主包络，因此邪气侵犯三焦经，则可令人喉痹舌卷，口干心烦，由于经脉沿着手臂而行，因此痛不能举，当刺中指心包络的中冲穴，和次指手少阳的关冲穴，身体强壮者其气也盛，可立刻治愈，年老气衰者，则需要一段时间也可治愈。如果还不好的，则左注右而右注左，当缪刺之，这也还是新病，需要数日而已。

【气血运行状态】手厥阴心包经血气从胸走手，经气发于此处皮下而为中冲穴。上为劳宫，经气下行聚于此处。又是五输穴井穴，手厥阴心包之精气从此出，汇聚皮下之精气，回流从合穴入于经脉中。

【穴性】本穴属手厥阴心包经腧穴，运气为风火，五行属火，六气为风。穴名中冲，气血从地下之井涌出。五输穴井穴，五行属木，木上有水。因此本穴禀厥阴风火之精气，风火藏于木中。主清泻心包之火。

【主治】中风昏迷，舌强不语，中暑，昏厥，小儿惊风，热病，舌下肿痛。

【应用】《脉经》：心病，其色赤，心痛，短气，手掌烦热，或啼笑骂詈，悲思愁虑，面赤身热，其脉实大而数，此为可治。春当刺中冲，夏刺劳宫……

《针灸甲乙经》：热病烦心，心闷而汗不出，掌中热，心痛，身热如火，浸淫烦满，舌本痛，中冲主之。

《备急千金要方》：主舌本痛。

《铜人腧穴针灸图经》：治热病烦闷，汗不出，掌中热，身如火，心痛，烦满，舌强。

《类经图翼》：主治热病汗不出，头痛如破，身热如火，心痛烦满，舌强痛，中风不省人事。

《针灸大成》：惊风，灸中冲、印堂、合谷，各数十壮。

《医宗金鉴》：初中风跌倒，卒暴昏沉，痰盛不省人事，牙关紧闭，药水不下。

《百症赋》：廉泉、中冲，舌下肿痛堪取。

《玉龙歌》：中风之证症非轻，中冲二穴可安宁，先补后泻如无应，再刺人中立便轻。

【针法灸法】浅刺 0.1 寸；或用三棱针点刺出血。可灸。

【现代研究】据报道针刺中冲对视野有一定影响，而且与经络感传有关。针刺中冲，感传前红、绿色周边视野均正常，诱发感传后，可测得红、绿色周边视野明显缩小。

第十二章　手少阳三焦经

一、经脉循行

《灵枢·经脉》："三焦手少阳之脉，起于小指次指之端，上出两指之间，循手表腕，出臂外两骨之间，上贯肘，循臑外，上肩，而交出足少阳之后，入缺盆，布膻中，散络心包，下膈，遍属三焦；其支者，从膻中，上出缺盆，上项，系耳后，直上出耳上角，以屈下颊至䪼；其支者，从耳后入耳中，出走耳前，过客主人，前交颊，至目锐眦。"

释义：起于无名指末端（关冲）上行于第4、5掌骨间，沿腕背，出于前臂外侧尺桡骨之间，经肘尖沿上臂外侧达肩部，交大椎，再向前入缺盆部，分布于胸中，络心包，过膈，从胸至腹，属于上、中、下三焦。胸中支脉：从胸向上出于缺盆部，上走项部，沿耳后直上至额角，再下行经面颊部至目眶下。耳部支脉：从耳后入耳中、耳前，与前脉交叉于面颊部，到目外眦，与足少阳胆经相接。

二、十五大络

《灵枢·经脉》："手少阳之别，名曰外关。去腕二寸，外绕臂，注胸中合心主。病实则肘挛，虚则不收。取之所别也。"

三、经别

《灵枢·经别》："手少阳之正，指天，别于巅，入缺盆，下走三焦，散于胸中也。"

四、经筋

《灵枢·经筋》："手少阳之筋，起于小指次指之端，结于腕，上循臂，结于肘，上绕臑外廉，上肩，走颈，合手太阳；其支者，当曲颊入系舌本；其支者，上曲牙，循耳前，属目外眦，上乘颔，结于角。其病当所过者，即支转筋，舌卷。治在燔针劫刺，以知为数，以痛为输，名曰季夏痹也。”

五、本经腧穴（共 23 穴）

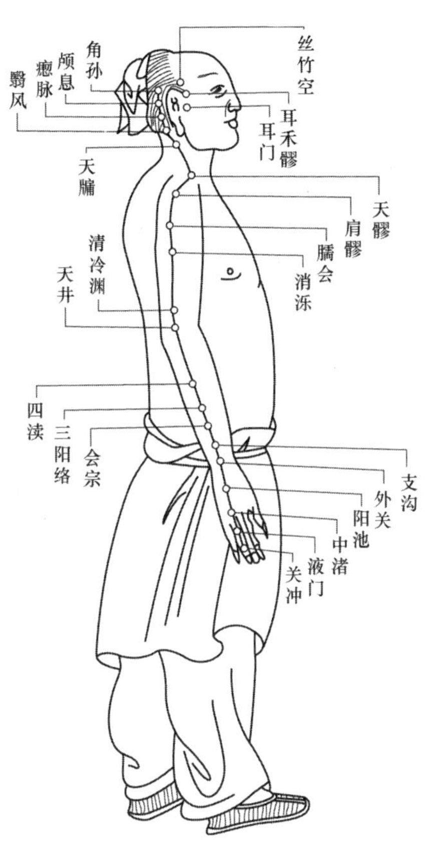

关冲液门中渚阳，
外关支沟会宗三，
四渎天井清冷渊，
消泺臑会肩髎天，
天牖翳风瘈脉颅，
角孙耳门耳竹空。

1. 关冲　《灵枢经》，手少阳经所出为井

【位置】在手环指末节尺侧，距指甲角 0.1 寸（指寸）。

【解剖】①血管：指掌固有动、静脉形成的动、静脉网。②神经：来自尺神经的指掌侧固有神经。

【释字】《说文解字》：“关，以木横持门户也。”《说文解字》：“冲，涌摇也。”

【释穴】关者，阴阳间的关隘；冲者，阴中有阳，阳从阴中冲出。关冲者关闭上冲之气，此冲气来自手厥阴之中冲，意指以少阳三焦之经脉，藏心包之风火。诸如少冲、中冲、太冲等，分别属于手少阴、手厥阴、足厥阴腧穴，都是阴中有阳，阳气从阴中冲出。本穴为阳经腧穴，阳中有阴，阳气收藏于阴中，因此称为关冲。

《缪刺》曰："邪客于手少阳之络，令人喉痹舌卷，口干心烦，臂外廉痛，手不及头，刺手中指次指爪甲上，去端如韭叶各一痏，壮者立已，老者有顷已，左取右，右取左，此新病数日已。"经文所说的手少阳之络，为其大络，出于外关穴，手少阳是三焦相火的主气，注胸中而合于心主包络，因此邪气侵犯三焦经，则可令人喉痹舌卷，口干心烦，由于经脉沿着手臂而行，因此痛不能举，当刺中指心包络的中冲穴，和次指手少阳的关冲穴，主清少阳三焦相火之热。

【气血运行状态】手少阳三焦经血气从手走头，本穴是第一个穴，经气发于此处皮下而为关冲穴。又是五输穴的井穴，手少阳三焦精气从此出，会聚皮下之精气，从合穴入于经脉中。

【穴性】本穴属手少阳三焦经腧穴，运气为暑火，五行属火，六气为暑。穴名关冲，五输穴井穴，五行属金，应天之凉燥之气。因此本穴禀少阳相火之阴精，精化气从井出，此气为凉燥之气，关闭厥阴中冲之气。主清三焦相火湿热之气，主要用于因痰湿阻滞而至头目混沌不清、头晕、耳鸣等症，还可助厥阴心包经安神定志。

【主治】头痛，目赤，耳聋，耳鸣，喉痹，舌强，热病，心烦。

【应用】《针灸甲乙经》：肘痛不能自带衣，起头眩，颔痛面黑，风肩背痛不可顾，关冲主之……耳聋、鸣，下关及阳溪、关冲、液门、阳谷主之……热病汗不出，天柱及风池、商阳、关冲、液门主之。

《备急千金要方》：关冲、窍阴、少泽，主喉痹，舌卷口干。

《针灸大成》：主喉痹，舌卷口干，头痛，霍乱，胸中气噎，不嗜食，臂肘痛不可举，目生翳膜，视物不明。

《玉龙歌》：三焦邪气壅上焦，舌干口苦不和调，针刺关冲出毒血，口生津液气俱消。

【针法灸法】浅刺 0.1 寸，或有三棱针点刺出血；可灸。

2. 液门 《灵枢经》，手少阳经所溜为荥

【别名】掖门（《外台秘要》），腋门（《针灸甲乙经》）。

【位置】在手背部，当第4、5指间，指蹼缘后方赤白肉际处。

【解剖】①血管：来自尺动脉的指背动脉。②神经：来自尺神经的手背支。

【释字】《说文解字》："液，气液也。"《字林》："液，汁也。又淫液，谓音连延不绝之意。"《说文解字》："门，闻也。"

【释穴】液即水液，门即门户。三焦经第一个穴为关冲，关闭上冲之阳气，阳气因此而得以收藏，阳藏则津液积存，因此承接关冲之穴为液门，是水液始生之门。《灵枢·五癃津液别论》曰："津液各走其道，故三焦出气以温肌肉，充皮肤，为其津，其流而不行者为液。"这也是为什么三焦经主液所生病。三焦为气水运行的通道，液门应阳经荥穴属水的性质。此穴为本经荥穴，属水，内有相火，水中有火则为精。其应在天之寒气，液门可清三焦之火热。三焦者手之少阳，其腑以相火为用，而相火以藏为顺，因此三焦腧穴多以河流命名，意指火藏水中，而且三焦之腑以通为常，如果三焦气机阻滞，郁而化热，可致相火妄动，这正是液门穴的适应证。

【气血运行状态】手少阳三焦经血气从手走头，经气发于此处皮下而为液门穴。前为关冲，经气运行聚积于此处。又是五输穴的荥穴，手少阳三焦精气溜于本穴，注于输穴。

【穴性】本穴属手少阳三焦经腧穴，运气为暑火，五行属火，六气为暑。穴名液门，五输穴荥穴，五行属水，应天之寒气。因此本穴内藏少阳相火之阴精，外显寒气，相火内藏，水液充盛于外。针刺本穴可清三焦相火，尤擅长清头部之热所致头疼、耳鸣等症。与行间配伍清利肝胆之热，与合谷配伍清解上焦郁热，配伍劳宫、大陵治疗失眠、多梦效果良好。

【主治】头痛，目赤，耳痛，耳鸣，耳聋，喉痹，疟疾，手臂痛。

【应用】《针灸甲乙经》：疟，项痛，因忽暴逆，液门主之……风寒热，液门主之……胆眩寒厥，手臂痛，善惊，妄言，面赤，泣出，液门主之……下齿龋，则上齿痛，液门主之……狂疾，液门主之。

《针灸大成》：主惊悸妄言，咽外肿，寒厥，手臂痛不能自上下，痃疟寒热，目赤涩，头痛，暴得耳聋，齿龈痛。

《备急千金要方》：主手臂痛。

《医宗金鉴》：主治咽喉红肿，牙龈痛，手臂红肿，耳暴聋，不得眠等证。

【针法灸法】直刺0.3~0.5寸；可灸。

3. 中渚 《灵枢经》，手少阳经所注为输

【别名】中注（《针灸甲乙经》），下都（《奇效良方》）。

【位置】在手背部，当环指本节（掌指关节）的后方，第4、5掌骨间凹陷处。

【解剖】①肌肉：第4骨间背侧肌。②血管：皮下有手背静脉网及第4掌背动脉。③神经：来自尺神经的手背支。

【释字】《说文解字》："中，和也。"《说文解字》："渚，小洲也。"

【释穴】中渚者，水中的小块陆地，水中之土，是树木生长的地方。三焦经起于关冲，是关闭阳气从阴中冲出，阳气因此而内藏，水液始生；承接液门穴，水聚成河，河流成洲，而为中渚穴。穴出少阳三焦，相火藏于水中，五输穴的输穴，五行属木，阳经应天之气，为风，主生，主散。由于风木的生散之性，中渚内藏相火，可疏通经脉，以及用于治疗三焦腑气因寒湿阻滞所致病症，《难经》曰："输主体重节痛。"即为湿浊郁阻气机所致疼痛。临床上还常以此穴治疗因湿困导致的体倦乏力。

【气血运行状态】手少阳三焦经血气从手走头，经气发于此处皮下而为液门穴。前为关冲，经气运行聚积于此处。又是五输穴的荥穴，手少阳三焦精气溜于本穴，注于输穴。

【穴性】本穴属手少阳三焦经腧穴，运气为暑火，五行属火，六气为暑。穴名中渚，积水成洲，又五输穴的输穴，五行属木，应天之风气，主生散。因此本穴禀少阳相火之阴精，阴精中有木的发散之性，因此主行气解郁祛湿。

【主治】头痛，目眩，目赤，目痛，耳聋，耳鸣，喉痹，肩背肘臂酸痛，手指不能屈伸，脊膂痛，热病。

【应用】《针灸甲乙经》：疟，发有四时，面上赤，䀮䀮无所见，中渚主之……狂，互引头痛，耳鸣，目痛，中渚主之……嗌外肿，肘臂痛，五指瘛不可屈伸，头眩，颔额颅痛，中渚主之……耳聋，两颞颥痛，中渚主之。

《针灸大成》：咽肿，中渚、太溪。

《医宗金鉴》：主治四肢麻木，战振踡挛无车，肘臂连肩红肿疼痛，手背痈毒等症。

《外台秘要》：主热病汗不出，头痛，耳鸣，目痛寒热，嗌外肿，肘臂痛，手上类类也，五指瘛疭，不可屈伸，头眩耳鸣，两颞颥痛，身面痒，疟，项

痛，目𥆨𥆨无所见。

《通玄指要赋》：脊间心后者，针中渚而立痊。

《席弘赋》：久患伤寒肩背痛，但针中渚得其宜。

《灵光赋》：五指不伸中渚取。

【针法灸法】直刺 0.3~0.5 寸；可灸。

【现代研究】

（1）中渚对眼科针刺麻醉手术镇痛效果较好，以中渚、列缺为主穴，用于眼科手术，其镇痛效果较眼附近穴为优越。针刺中渚也可引起肠鸣音亢进。

（2）中渚穴对落枕镇痛效果亦较好。

（3）先取鲜姜 5 片，擦患侧肩部，直到局部发红为止。再针刺健侧中渚，得气后持续运针，用强刺激法（体弱患者针刺从弱到强），针刺的同时，患者活动肩部，作外旋、外展、后伸等动作，治疗肩周炎效果好。

（4）针刺中渚穴，可引起肠鸣音亢进。

4. 阳池　《灵枢经》，手少阳三焦经原穴

【别名】别阳（《针灸甲乙经》）。

【位置】在腕背横纹中，当指总伸肌腱的尺侧缘凹陷处。

【解剖】①血管：皮下有手背静脉网，第 4 掌背动脉。②神经：尺神经手背支及前臂背侧皮神经末支。

【释字】《说文解字》："阳，高、明也。"《说文解字》："池，治也。孔安国曰：停水曰池。"《礼·月令》："毋漉陂池。注：畜水曰陂，穿地通水曰池。又城堑曰沟池。"

【释穴】阳为阴之对，池即水池。此穴在腕背陷中，经气至此，如水之入池。阳池者，阳气聚积的水池。三焦经起于关冲，经过液门、中渚，水流至此会聚成池，外形为水，内藏相火。手少阳经气所过之原穴，五行属火。

《骨空论》："灸寒热之法，先灸项大椎，以年为壮数，次灸橛骨，以年为壮数，视背俞陷者灸之，举臂肩上陷者灸之，两季胁之间灸之，外踝上绝骨之端灸之，足小指次指间灸之，腨下陷脉灸之，外踝后灸之，缺盆骨上切之坚痛如筋者灸之，膺中陷骨间灸之，掌束骨下灸之，脐下关元三寸灸之，毛际动脉灸之，膝下三寸分间灸之，足阳明跗上动脉灸之，巅上一灸之。"其中"掌束骨下灸之"，即灸阳池穴。

【气血运行状态】手少阳三焦经血气从手走头，经气发于此处皮下而为阳池穴。前为中渚，经气运行聚积于此处。又是手少阳三焦所过之原穴，三焦精气由内出于皮下。

【穴性】本穴属手少阳三焦经腧穴，运气为暑火，五行属火，六气为暑。穴名阳池，原穴，五行属火，应天之热气。因此本穴禀少阳相火之阴精，相火藏于阴精之中，其性从热。主温经散寒，通脉活络，治疗三焦经脉因梗阻所形成的痛证。同时阳池穴可以温化三焦腑之寒湿，用以通利气水之通道。此穴位置在骨上，向上斜刺或者平刺为好。

【主治】腕痛，肩臂痛，耳聋，疟疾，消渴，口干，喉痹。

【应用】《针灸甲乙经》：肩痛不能自举，汗不出，颈痛，阳池主之。

《针灸大成》：主消渴，口干烦闷，寒热疟，或因折伤，手腕捉物不得，肩臂痛不得举。

《外台秘要》：治寒热痎疟，肩痛不能自举，汗不出，颈肿。

《类经图翼》：主治消渴，口干，烦闷，寒热疟，或因折伤，手腕提物不得，臂不能举。

【针法灸法】直刺 0.3~0.5 寸；可灸。

【现代研究】

（1）据报道针刺阳池可使不蠕动或蠕动很弱的降结肠下部及直肠的蠕动增强。

（2）试验研究表明阳池穴与垂体 – 性腺功能有关，特别是与性腺、卵巢功能有关，有避孕作用。

5. 外关 《灵枢经》，手少阳经之大络；八脉交会穴，通阳维脉

【位置】在前臂背侧，当阳池与肘尖的连线上，腕背横纹上 2 寸，尺骨与桡骨之间。

【解剖】①肌腱：桡骨与尺骨之间，指总伸肌与拇长伸肌之间，屈肘俯掌时则在指总伸肌的桡侧。②血管：前臂骨间背侧动脉和掌侧动、静脉。③神经：前臂背侧皮神经，深层有前臂骨间背侧及掌侧神经。

【释字】《说文解字》：“外，远也。”《说文解字》：“关，以木横持门户也。”

【释穴】外为内之对，关即关隘。此穴在前臂外侧要处，犹如关隘，故名外关。《终始》：“人迎一盛，病在足少阳，一盛而躁，病在手少阳。人迎二盛，

病在足太阳，二盛而躁，病在手太阳。人迎三盛，病在足阳明，三盛而躁，病在手阳明。人迎四盛且大且数，名曰溢阳，溢阳为外格。脉口一盛，病在足厥阴；厥阴一盛而躁，在手心主。脉口二盛，病在足少阴；二盛而躁，在手少阴。脉口三盛，病在足太阴；三盛而躁，在手太阴。脉口四盛且大且数者，名曰溢阴。溢阴为内关，内关不通，死不治。人迎与太阴脉口俱盛四倍以上，名曰关格。”其中的内关是指阴盛关闭于内，没有阳气与之相和，如果阴阳完全隔离开，则称为关格，指阴关于内，阳格于外。与之相对的是外关，正常状态，阳气通过关隘与阴气相交，如果阴阳隔离，则阳气被关在外，不能内交于阴，严重时，阴阳完全隔离，则称为格阳。

外关穴还是少阳三焦经的络穴，通于阳维，属于《灵枢经》中所讲的四关穴（详细内容见手厥阴心包经“内关”穴）。

【气血运行状态】手少阳三焦经血气从手走头，经气发于此处皮下而为外关穴。前为阳池，经气运行聚积于此处。又是手少阳三焦的络穴，手少阳三焦精气由内出于皮下，由阳走阴。

【穴性】本穴属手少阳三焦经腧穴，运气为暑火，五行属火，六气为暑。穴名外关，络穴，八脉交会穴，通于阳维。因此本穴禀少阳相火之阴精，精气从阳入阴，内交阴经，主交通阴阳。

【主治】热病，头痛，颊痛，耳聋，耳鸣，目赤肿痛，胁痛，肩背痛，肘臂屈伸不利，手指疼痛，手颤。

【应用】《灵枢·经脉》：手少阳之别，名曰外关……病实则肘挛，虚则不收。取之所别也。

《针灸甲乙经》：肘中濯濯，臂内廉痛，不可及头，外关主之……耳焞焞浑浑聋无所闻，外关主之。

《铜人腧穴针灸图经》：治肘臂不能屈伸，手五指尽痛不能握物，耳聋无所闻。

《类经图翼》：凡三焦相火炽盛及大便不通，胁肋疼痛者，俱宜泻之。

《八脉八穴治症歌》：肢节肿痛膝冷，四肢不遂头风，背胯内外骨筋攻，头项眉棱皆痛；手足热麻盗汗，破伤眼肿睛红，伤寒自汗表烘烘，独会外关为重。

《针灸大成》：主耳聋，浑浑焞焞无闻，五指尽痛，不能握物。

【针法灸法】直刺 0.5~1 寸；可灸。

【现代研究】

（1）针刺外关和光明治疗青少年近视眼有效，针感可达眼部，并可提高视力，改善屈光度。

（2）取患侧外关，强行提插捻转，留针 20 分钟，间隔 5 分钟行针 1 次，留针期间，嘱患者做仰卧、转侧、踢腿、下蹲、起立等动作，直至腰部肌肉松弛，疼痛明显减轻为度。

（3）针刺外关等穴组，可使缺乳妇血中生乳激素的含量升高。

（4）取健侧外关穴，亦可取双侧。进针后行泻法，得气后提插捻转 2~3 分钟后留针，并嘱患者活动颈部，治疗落枕有良好疗效。

（5）取患侧外关透三阳络穴，留针 5~10 分钟，留针期间行强刺激手法 2~3 次，并嘱患者作前俯后仰、下蹲起立、左右旋转、深呼吸等动作，治疗急性腰扭伤有良好疗效。

6. 支沟 《灵枢经》，手少阳经所行为经

【别名】飞虎（《针灸大全》），飞处（《神灸经纶》）。

【位置】在前臂背侧，当阳池与肘尖的连线上，腕背横纹上 3 寸，尺骨与桡骨之间。

【解剖】①肌腱：桡骨与尺骨之间，指总伸肌与拇长伸肌之间，屈肘俯掌时则在指总伸肌的桡侧。②血管：前臂骨间背侧和掌侧动、静脉。③神经：前臂背侧皮神经，深层有前臂骨间背侧及掌侧神经。

【释字】《说文解字》："支，去竹之枝也。从手持半竹。"《说文解字》："沟，水渎，广四尺，深四尺。"

【释穴】支者分支，天干地支，是指地上分支；沟的结构是宽深各四尺，地四生金，金以降为顺，由四尺宽，四尺深的沟渠，当善输送，通调水道。又名飞虎，西方白虎，五行属金，金气凉收，聚而化水主降。少阳三焦阴精经过阳池，少阳之热藏于水池，再到外关，阴精由外入里，入于支沟，从阳池中分出别支，其水顺着沟渠流淌，滋润燥土，可调节水液代谢之道路，是治疗便秘的要穴。

《根结》："手少阳根于关冲，溜于阳池，注于支沟，入于天牖、外关也。"手少阳之气，注于支沟，入于手少阳三焦经，沿着颈项而上出。

【气血运行状态】手少阳三焦经血气从手走头，经气发于此处皮下而为支

沟穴。前为外关，经气运行聚积于此处。又是五输穴的经穴，手少阳三焦精气所过之穴，入于合穴。

【穴性】本穴属手少阳三焦经腧穴，运气为暑火，五行属火，六气为暑。穴名支沟，五输穴经穴，五行属火，应天之暑气。因此本穴禀少阳相火之阴精，通调水道，调节水液代谢。

【主治】暴喑，耳聋，耳鸣，肩背酸痛，胁肋痛，呕吐，便秘，热病。

【应用】《针灸甲乙经》：咳，面赤热，支沟主之……马刀肿瘘，目痛，肩不举，心痛支满，逆气，汗出，口噤不可开，支沟主之……热病汗不出，互引颈嗌外肿，肩臂酸重，胁腋急痛，四肢不举，痂疥，项不可顾，支沟主之……男子脊急，目赤，支沟主之……暴喑不能言，支沟主之。

《铜人腧穴针灸图经》：治热病汗不出，肩臂酸重，胁腋痛，四肢不举，霍乱呕吐，口噤不开，暴哑不能言。

《针灸大成》：产后血晕不识人，支沟、三里、三阴交。

《类经图翼》：凡三焦相火炽盛，及大便不通，胁肋疼痛者，俱宜泻之。

【针法灸法】直刺 0.5~1 寸；可灸。

【现代研究】

（1）据报道针刺支沟穴能显著提高腰部与下肢皮肤的痛阈。

（2）针刺支沟、足三里、三阴交等，留针 30 分钟，可使孕妇子宫收缩增强，临床可用于引产。

（3）据报道用毫针直刺或斜刺 1~1.5 寸，适当应用提插捻转手法，使针感向下达指端，向上达肘以上为佳，留针 15~20 分钟，期间行针 2~4 次，治疗习惯性便秘有效。

（4）据报道针刺患侧支沟，两胁肋痛者取双穴，泻法，强刺激，得气后让患者站立做深呼吸、咳嗽或活动肩部，每日 1 次，1 周为 1 个疗程，可治疗急性跌仆闪挫引起的胁痛。

（5）临床报道针刺支沟穴治疗急性腰扭伤有明显效果。

7. 会宗 《针灸甲乙经》，郄穴

【位置】在前臂背侧，当腕背横纹上 3 寸，支沟尺侧，尺骨的桡侧缘。

【解剖】①肌腱：尺骨桡侧缘，在小指固有伸肌和尺侧腕伸肌之间。②血管：前臂骨间背侧动、静脉。③神经：前臂背侧皮神经，深层有前臂骨间背侧

神经和骨间掌侧神经。

【释字】《说文解字》："会，合也。"《说文解字》："宗，尊祖庙也。"

【释穴】会即会合，宗即集聚。会宗者，总会也。此穴为本经的郄穴，是经气会聚之处。《内经》中有宗气、宗筋等概念，宗指祖先，指事物的源头。会宗则是会聚各个支别，为事物宗主之大会。本经居三阳之中间，而本穴下一个穴为三阳络，即三阳经之络脉，相互沟通，犹如系统的支别。会宗位于三阳络之前，联系三阳，网络诸脉，犹如会聚别支而统主之，为手少阳三焦脉气聚会之处，聚气以通络，运行经脉。

【气血运行状态】手少阳三焦经血气从手走头，经气发于此处皮下而为会宗穴。前为支沟，经气运行聚积于此处。又是郄穴，手少阳三焦经脉之气从此发出。

【穴性】本穴属手少阳三焦经腧穴，运气为暑火，五行属火，六气为暑。穴名会宗，郄穴，本穴禀少阳相火之经气，汇总脉内外的阴阳经之气，由内发出皮下，主治急症。

【主治】耳聋，痫证，上肢肌肤痛。

【应用】《针灸甲乙经》：聋，翳风及会宗下空主之。

《外台秘要》：主肌肉痛，耳聋，羊痫。

《铜人腧穴针灸图经》：治肌肤痛，耳聋，风痫。

《针灸大成》：主五痫，肌肤痛，耳聋。

【针法灸法】直刺 0.5~1 寸；可灸。

8. 三阳络 《针灸甲乙经》

【别名】通间（《素问》王冰注），通门（《针灸聚英》）。

【位置】在前臂背侧，腕背横纹上 4 寸，尺骨与桡骨之间。

【解剖】①肌腱：指总伸肌与拇长展肌起端之间。②血管：前臂骨间背侧动、静脉。③神经：前臂背侧皮神经，深层为前臂骨间背侧神经。

【释字】《说文解字》："三，天地人之道也。"《说文解字》："阳，高、明也。"《说文解字》："络，絮也。"

【释穴】三阳指手三阳经，络指络脉。此穴是手之三阳经的络脉交会处，三阳者，手太阳、阳明、少阳三经。《灵枢·脉度》："经脉为里，支而横者为络。"手三阳经通过络脉相联系。与之相对的是足三阴经的交会穴，通阴经经脉相联系的三阴交穴。三阴交是脾经腧穴，脾为后天之本，主输布水谷精微以补充阴脉精气，三阴交是脾经交于肝肾两经。三阳络为手少阳三焦经腧穴，三焦内藏少阳相火，入于三阳经，以补充阳脉，输送阳气于三阳脉中。

【气血运行状态】手少阳三焦经血气从手走头，经气发于此处皮下而为三阳络穴。前为会宗，经气运行聚积于此处。

【穴性】本穴属手少阳三焦经腧穴，运气为暑火，五行属火，六气为暑。穴名三阳络，本穴禀少阳相火之经气，联络补充手太阳和手阳明之经气，以运行气血，上通头窍。

【主治】暴喑，耳聋，手臂痛，龋齿痛。

【应用】《针灸甲乙经》：嗜卧，身体不能动摇，大湿，三阳络主之……内伤不足，三阳络主之。

《铜人腧穴针灸图经》：治耳卒聋，齿龋，暴喑不能言。

《针灸大成》：主暴喑哑，耳聋，嗜卧，四肢不欲动摇。

【针法灸法】直刺 0.5~1 寸；可灸。

【现代研究】据报道，三阳络穴对胸部手术有良好的镇痛作用。

9. 四渎　《针灸甲乙经》

【位置】在前臂背侧，当阳池与肘尖的连线上，肘尖下 5 寸，尺骨与桡骨之间。

【解剖】①肌肉：指总伸肌和尺侧腕伸肌之间。②血管：深层有前臂骨间背侧动、静脉。③神经：前臂背侧皮神经，深层有前臂骨间背侧神经。

【释字】《说文解字》："四，阴数也。象四分之形。"《说文解字》："渎，沟也。"

【释穴】四为阴数，地四生金；渎指河流，古称长江、黄河、淮河、济水为四渎。四渎又是星座名，共有四星，在东井星之南，轩辕星之东，古人认为为江淮河济四渎之精气，上通于天凝聚而成四星，主要用于占卜洪水泛滥、津梁舟楫等事。《晋书·天文志》："东井南垣之东四星曰四渎，江淮河济之精也。"本穴前先是会宗，会聚所有支别，然后是三阳络，犹如前有小的支流汇聚为江河大川。经云："三焦者，决渎之官，水道出焉。"手少阳三焦有四渎穴，足少阳胆经有中渎穴，两侧相合而为四渎，类似于江河淮济，由三焦通主，通水道如通江河淮济。本穴水量充足，可帮助疏通水道，补充水量。

【气血运行状态】手少阳三焦经血气从手走头，经气发于此处皮下而为四渎穴。前为三阳络，经气运行聚积于此处。

【穴性】本穴属手少阳三焦经腧穴，运气为暑火，五行属火，六气为暑。穴名四渎，主决渎水道。因此本穴禀少阳相火之经气，通行水道。

【主治】暴喑，暴聋，齿痛，呼吸气短，咽阻如梗，前臂痛。

【应用】《针灸甲乙经》：卒气聋，四渎主之……齿痛，四渎主之。

《备急千金要方》：主暴聋，呼吸气短，咽中如息肉状。

《针灸资生经》：耳暴聋，四渎，天牖。

《针灸大成》：主暴气耳聋，下齿龋痛。

【针法灸法】直刺 0.5~1 寸；可灸。

【现代研究】现代研究报道，电针实验性失血性低血压家兔内关、四渎穴组，可阻断血压下降趋势。

10. 天井 《灵枢经》

【位置】在臂外侧，屈肘时，当肘尖直上 1 寸凹陷处。

【解剖】①肌腱：肱骨下端后面鹰嘴窝中，有肱三头肌腱。②血管：肘关节动、静脉网。③神经：臂背侧皮神经和桡神经肌支。

【释字】《说文解字》："天，至高无上。"《唐韵》："穴地出水曰井。"

【释穴】天，指上部。井，深凹有水之处。又南方宿名，星官名，二十八宿中朱鸟七宿的第一宿，也称"东井""鹑首"，有星八颗，属双子座。

《释名·释宫室》："井，清也，水之清洁者也。"言经气如井水之清净，天井是在天上的水井，天为阳，为水之源，即所谓"地气上为云，天气降为雨"。清阳实四肢，三焦主一身之阳，而上肢之经气如井水之清净，居腰以上，为天位，有天井之象。有天雨沛然，灌溉全身之势。天井又是合穴，《难经》云："合主逆气而泄。"该穴可以调理三焦气机升降，从而通利气与水的通道，上焦主气之呼出，下焦主津液排泄。针刺天井穴可以开通水之上源，有如提壶揭盖之法，在上有利于肺气宣发肃降，在下有利于膀胱津液的排出，是调节气水代谢的有效穴位。

【气血运行状态】手少阳三焦经血气从手走头，经气发于此处皮下而为天井穴。前为四渎，经气运行聚积于此处。又是五输穴的合穴，手少阳三焦精气从井出，溜于荥，注于输，行于原，过于经，从合穴入于经脉中。

【穴性】本穴属手少阳三焦经腧穴，运气为暑火，五行属火，六气为暑。穴名天井，天水之原，五输穴合穴，五行属土，应天之湿气，其用为平。本穴禀少阳相火之精气，火中有土，土克火，火藏于土中，土之气为湿，为水之原。九窍为水注之气，三焦经气可通行三焦经，滋润上窍。

【主治】偏头痛，胁肋、颈项、肩臂痛，耳聋，瘰疬，瘿气，癫痫。

【应用】《针灸甲乙经》：疟，食时发，心痛，悲伤不乐，天井主之……胸痹，心痛，肩肉麻木，天井主之……大风，默默不知所痛，嗜卧善惊，瘛疭，天井主之……肘痛引肩不可屈伸，振寒热，颈项肩背痛，臂痿痹不仁，天井主之……癫疾，吐舌，沫出，羊鸣戾颈，天井主之。

《备急千金要方》：主肩痛，痿痹不仁，肩不可屈伸，肩肉麻木。天井、外关、曲池，主臂痿不仁。

《针灸大成》：心恍惚，天井、巨阙、心俞。

《类经图翼》：主治头颈肩臂痛，耳聋，目锐眦痛，颊肿，肘臂痛不得捉物。

《医宗金鉴》：主治瘰疬，瘾疹。

【针法灸法】直刺 0.5~1 寸；可灸。

11. 清冷渊　《针灸甲乙经》

【别名】清冷泉（《备急千金要方》），清吴（《西方子明堂灸经》），清灵（《普济方》）。

【位置】在臂外侧，屈肘时，当肘尖直上 2 寸，即天井上 1 寸。

【解剖】①肌肉：肱三头肌下部。②血管：中侧副动、静脉末支。③神经：臂背侧皮神经及桡神经肌支。

【释字】《说文解字》："清，厕清也。"《说文解字》："冷，寒也。"《说文解字》："渊，回水也。"

【释穴】清者，厕清也，有去浊远秽，其色如青。《孟子·离娄》："沧浪之水清兮。"冷，清凉貌。《楚辞·七谏·初放》："下冷冷而来风。"清冷，水名。冷与泠通，清泠也为水名。泠水有四条，分别在宣城、关中、零陵、桂阳。《文选·西京赋》："耕父扬光于清泠之渊。"其中在注释中提到："清泠水在南阳西鄂山上。"其中的"清泠之渊"也作"清冷渊"。此穴在天井穴上 1 寸凹陷中，天井即天之井水，其井深不可测，其水清冷深远，清冷渊穴可解三焦之热，如入清凉的深水潭中。

【气血运行状态】手少阳三焦经血气从手走头，经气发于此处皮下而为清冷渊穴。前为天井，天水之源，经气运行聚积于此处。

【穴性】本穴属手少阳三焦经腧穴，运气为暑火，五行属火，六气为暑。穴名清冷渊，本于三焦之暑气，经气上升至此外显清冷寒凉之水气。本穴禀少阳相火之经气，针刺本穴可清三焦之热。

【主治】头痛，目黄，肩臂痛不能举。

【应用】《针灸甲乙经》：头痛振寒，清冷渊主之……肩不可举，不能带衣，清冷渊主之。

《针灸大成》：主肩痹痛，臂臑不能举，不能带衣。

《胜玉歌》：眼痛须觅清冷渊。

《备急千金要方》：清冷渊、阳谷，主肩不举，不得带衣。

《类经图翼》：主治诸痹痛，肩臂肘臑不能举。

【针法灸法】直刺 0.5~1 寸；可灸。

12. 消泺 《针灸甲乙经》

【位置】在臂外侧，当清冷渊与臑会连线中点处。

【解剖】①肌肉：肱三头肌肌腹的中间。②血管：中侧副动、静脉。③神经：臂背侧皮神经及桡神经。

【释字】《说文解字》："消，尽也。"《说文解字》："泺，泺水，齐鲁间水也。"源出今山东济南市西南，北流至泺口入古济水，此段古济水即今黄河。

【释穴】消即消除，泺为水名，此穴如清凉之水，能清热消渴。泺水，《说文解字》说是在齐鲁间的河水，从水乐声，《春秋传》曰："公会齐侯于泺。"泺水还是古济水，济水通心经，心属火，三焦也属火，因此本穴清三焦之火的同时，也清心火。《素问·阴阳别论》："二阳结谓之消。"二阳指阳明胃气，消指消渴。是由于阳明气结，则水谷津液不生，以致发生消渴。《释名·释疾病》："消，渴也。肾气不周于胸，胃中津液消渴，故欲得水也。"因此当阳热炽盛时，可以选用消泺穴，如入清凉之水而消渴得以消除。此穴与清冷渊功能相近，互相参考使用。此穴在上臂，在清冷渊上 3 寸之凹陷中。本经在臂上的穴位多以水命名，至本穴后再无以水命名，如水之消尽，因此名消泺。

【气血运行状态】手少阳三焦经血气从手走头，经气发于此处皮下而为消泺穴。前为清冷渊，阳气藏于水中，经气运行聚积于此处。

【穴性】本穴属手少阳三焦经腧穴，运气为暑火，五行属火，六气为暑。穴名消泺，三焦之经水，本穴禀少阳相火之经气，相火行于经水之中，主清三焦之火，存津液，用以治疗消渴。

【主治】头痛，颈项强痛，臂痛，齿痛，癫疾。

【应用】《针灸甲乙经》：头痛，项背急，消泺主之。

《针灸资生经》：项痛，消泺、窍阴。

《针灸大成》：主风痹，颈项强急，肿痛，寒热，头痛，癫疾。

【针法灸法】直刺 0.8~1 寸；可灸。

13. 臑会　《针灸甲乙经》，手阳明、少阳络气之会

【别名】臑窌（《针灸甲乙经》），臑髎（《针灸甲乙经》），臑交（《针灸大成》）。

【位置】在臂外侧，当肘尖与肩髎的连线上，肩髎下 3 寸，三角肌的后下缘。

【解剖】①肌肉：肱三头肌长头与外侧头之间。②血管：中侧副动、静脉。③神经：臂背侧皮神经，桡神经肌支，深层为桡神经。

【释字】《说文解字》："臑，臂羊矢也。"《说文解字》："会，合也。"

【释穴】臑指上臂，人的上肢，也指猪羊的前肢。会即交会，此穴在上臂经脉交会之处。《气府论》王冰注："臑会……手阳明、少阳二络气之会。"臑会之意，为三臑之会穴。如臂臑属手阳明，为手足太阳及阳维之会，臑俞属手太阳，为手太阳及阳维之会；臑会属手少阳，又为手足少阳及阳维之会。

《金匮要略》曰："若五脏元真通畅，人即安和，病则无由入其腠理，腠者，是三焦通会元真之处，为血气所注。理者，是皮肤脏腑之纹理也。"三焦属少阳，三焦之气是初阳之气，在身体躯干中营运于上下，其于下焦肾水中，由内而外，通合于肌腠。《难经·六十六难》："脐下肾间动气者，人之生命也，十二经之根本也，故名曰原。三焦者，原气之别使也，主通行三气，经历于五脏六腑。原者，三焦之尊号也，故所止辄为原。五脏六腑之有病者，皆取其原也。"三焦还是原气之别使，主输布肾精于于皮下腠理，主营养肌肉，因此这里的臑会还有会聚脏腑之精的含义。正如《针灸甲乙经》所云："腠理气，臑会主之。"

【气血运行状态】手少阳三焦经血气从手走头，经气发于此处皮下而为臑会穴。前为消泺，清消祛热之经水，经气运行聚积于此处。

【穴性】本穴属手少阳三焦经腧穴，运气为暑火，五行属火，六气为暑。穴名臑会，皮下腠理精微物质会聚之处，本穴禀少阳相火之精气，温煦滋养肌肉腠理。

【主治】肩臂痛，瘿气，瘰疬，目疾，肩胛肿痛。

【应用】《备急千金要方》：臑会、支沟、曲池、腕骨、肘髎，主肘节痹臂酸重，腋急痛，肘难屈伸。

《外台秘要》：主项瘿，气瘤，臂痛，气肿腠理气。

《铜人腧穴针灸图经》：治项瘿气痛瘤，臂痛不能举。

《针灸大成》：主臂痛酸无力，痛不能举，寒热，肩肿引胛中痛，项瘿气瘤。

《类经图翼》：主治肘臂气肿，酸痛无力不能举，项瘿气瘤，寒热，瘰疬。

【针法灸法】直刺 0.5~1 寸；可灸。

14. 肩髎 《针灸甲乙经》

【位置】在肩部，肩髃后方，当臂外展时，于肩峰后下方呈现凹陷处。

【解剖】①肌肉：三角肌中。②血管：旋肱后动脉。③神经：腋神经的肌支。

【释字】《说文解字》：“肩，髆也。”《奇经八脉考》：“髎，骨空处也。”

【释穴】肩即肩部，髎指骨隙，此穴在肩部骨隙中。三焦经脉之腧穴起于关冲，至于此穴，经穴的属性从水流逐渐转为气化，例如前有液门、中渚、阳池、四渎等，经气处于经脉起始部位，后接清冷渊、消泺，水液逐渐气化，最后在臑会聚为精微，本穴为骨空之穴，是臑会的精气所运行贯注之处。以解剖部位命名，取形归气，气生形之义，这一特点与其他阳经在天部腧穴命名方式相同。

【气血运行状态】手少阳三焦经血气从手走头，经气发于此处皮下而为肩髎穴。前为臑会，元真之气所聚集，经气运行聚积于此处。

【穴性】本穴属手少阳三焦经腧穴，运气为暑火，五行属火，六气为暑。穴名肩髎，肩部骨之缝隙。本穴禀少阳相火之精气，疏通经脉，滋养腠理肌肉。

【主治】臂痛，肩重不能举。

【应用】《针灸甲乙经》：肩重不举，臂痛，肩髎主之。

《针灸大成》：主臂痛，肩重不能举。

《备急千金要方》：臂痛，肩髎、天宗、阳谷。

《铜人腧穴针灸图经》：治肩重不可举臂肘。

【针法灸法】直刺 0.5~1 寸；可灸。

15. 天髎 《针灸甲乙经》，手足少阳、阳维之会

【位置】在肩胛部，肩井与曲垣的中间，当肩胛骨上角处。

【解剖】①肌肉：斜方肌、冈上肌。②血管：颈横动脉降支，深层为肩胛上动脉肌支。③神经：第 1 胸神经后支外侧皮支，副神经，深层为肩胛上神经肌支。

【释字】《说文解字》："天，巅也，至高无上。"《奇经八脉考》："髎，骨空处也。"

【释穴】天即天空，髎指骨隙，此穴在肩胛冈上方之骨隙中，在背部，最接近阳位之天空。《素问·金匮真言》："帝曰：五脏应四时，各有收受乎？岐伯曰：有。东方青色，入通于肝，开窍于目，藏精于肝，其病发惊骇……"黄帝问，五脏与四时相应，而脏腑是否有从天收受到什么吗？岐伯的回答很肯定，有！是天的五方气色，入通于五脏，并资养五脏之精。以东方为例，东方青色入通于肝，滋养肝精，这是天气由上通于下，肝藏精又化为气，上开窍于目，这是由内行上，上通于天气，因此说是天气通于人，而人气通乎天。在前面的章节中讲过，天气入地，地气发出而为十二律，启动黄钟之数，这里是讲天气入于五脏，五脏藏精化气上通于天，因此前之肩髎是五脏之精微所贯注之处，本穴为天髎，是精气升至此而上通于天。《金匮真言》还说："天有八风，经有五风。"天之邪气，通过经脉入侵五脏之经，因此本穴又是邪气侵袭经脉的入口。

【气血运行状态】手少阳三焦经血气从手走头，经气发于此处皮下而为天髎穴。前为肩髎，精气上注之处，经气运行聚积于此处。

【穴性】本穴属手少阳三焦经腧穴，运气为暑火，五行属火，六气为暑。穴名天髎，皮下腠理之精气上通于天，本穴禀少阳相火之精气，布散精微于皮下，濡养肌肉，上通于天。也是外邪最容易侵袭的部位，如落枕，颈项强硬等，都是本穴的适应证。

【主治】肩臂痛，颈项强痛，胸中烦满。

【应用】《针灸甲乙经》：身热汗不出，胸中热满，天髎主之。

《铜人腧穴针灸图经》：治肩肘痛引颈项急。

《针灸大成》：主胸中烦闷，肩臂酸痛，缺盆中痛，汗不出，胸中烦满，颈项急，寒热。

【针法灸法】直刺 0.5~0.8 寸；可灸。

16. 天牖 《灵枢经》，天牖五部之一

【位置】在颈侧部，当乳突的后下方，平下颌角，胸锁乳突肌的后缘。

【解剖】①肌肉：胸锁乳突肌后缘。②血管：枕动脉的肌支，耳后动、静脉及颈后浅静脉。③神经：枕小神经本干，深层为副神经，颈神经。

【释字】《说文解字》："天，巅也。"《说文解字》："牖，穿壁以木为交窗也。"

【释穴】天即天空，上通于天；牖即窗户。此穴在颈部上方，功善开窍，犹如门窗，故名天牖。前有天髎，精气上通于天，本穴承接天髎，经气上行，是上通于天的窗口。天牖主要用于气逆证，由于窗户的闭塞，气机不能上行，因此逆于下，如《灵枢·寒热病》所云："阳明头痛，胸满不得息，取之人迎。暴喑气鞕，取扶突与舌本出血。暴聋气蒙，耳目不明，取天牖。暴挛痫眩，足不任身，取天柱。暴瘅内逆，肝肺相搏，血溢鼻口，取天府。此为天牖五部。"本段经文讲厥逆之气，各有所见症状，当随其所逆之经选取相应腧穴加以治疗。阳明头痛，阳明之气，厥逆于下焦腹部，不得循人迎而上充于头，所以头痛；逆于中焦，所以胸满不得息，当取人迎穴，以通其气。肺属金，金主声，心属火，心主言。手阳明大肠属金，与肺经相表里，因而主气而主金，如果阳明气逆于下，不能上行通行经脉，将突发失音，呼吸气梗，取扶突与舌本出血，则气通而音声可出。手少阳之脉入耳中，至目锐眦，少阳之不能上行，而气厥逆于下，在上的经脉不得疏通，所以暴聋气蒙，耳目不明，当取天牖穴，以通少阳之经。足太阳主筋，因此气厥则突发痉挛，足不能随身体所行。太阳之脉，起于目内之睛明，气不上通，因此表现头痫目眩，当取天柱穴。瘅、消瘅；暴瘅、暴渴。肝脉贯肺，因此手太阴之气逆，则肝肺相搏，肺主气而肝主血，气逆于中，则血也留聚并且上溢，肺为水之生原，肺气与邪气相搏，则津液不生而突发消渴，当取手太阴之天府，以疏通气逆。牖指窗户，是头面部的穴窍，

好像楼阁窗户，用以通气。气厥于下，以致在上之经脉不通，而为耳目不明，而表现暴喑痫眩。由于三阳之气，由下而生，从上而出，因此总结为天牖五部。

【气血运行状态】手少阳三焦经血气从手走头，经气发于此处皮下而为天牖穴。前为天髎，经气运行聚积于此处。

【穴性】本穴属手少阳三焦经腧穴，运气为暑火，五行属火，六气为暑。穴名天牖，经气上行之门户，本穴与人迎、扶突、天柱、天府共同组成天牖五部，以疏通各经之厥逆诸症。本穴禀少阳相火之精气，疏通经气以上行。

【主治】头晕，头痛，面肿，目昏，暴聋，项强。

【应用】《针灸甲乙经》：肩背痛，寒热，瘰疬绕颈，有大气暴聋，气蒙瞀，头目不明，头颔痛，泪出，鼻衄不得息，不知香臭，风眩，喉痹，天牖主之。

《备急千金要方》：天牖主目不明，耳不聪。主乳肿，缺盆中肿。

《备急千金要方》：天牖、曲渎，主暴聋。

《铜人腧穴针灸图经》：治头风面肿，项强不得回顾。

《针灸大成》：主暴聋气，目不明，耳不聪，夜梦颠倒，面青黄无颜色，头风面肿，项强不得回顾，目中痛。

【针法灸法】直刺0.8~1寸。不宜灸，《类经图翼》："天牖穴不宜补，亦不宜灸，灸取令人面肿。"

17. 翳风　《针灸甲乙经》

【位置】在耳垂后方，当乳突与下颌角之间的凹陷处。

【解剖】①血管：耳后动、静脉，颈外浅静脉。②神经：耳大神经，深部为面神经干从颅骨穿出处。

【释字】《说文解字》："翳，华盖也。"《说文解字》："风，八风也。"

【释穴】翳，《广韵》："羽葆也。"《急就篇注》："翳，谓凡鸟羽之可隐翳者也。舞者所持羽翿，以自隐翳，因名为翳。一曰华盖，今之稚尾扇，是其遗象。"翳风犹如鸟的羽毛，即可遮风避雨，又可展翅飞翔。头为诸阳之会，风袭头窍，可致头风诸症，面瘫、头痛、三叉神经痛等。本穴在耳垂之后，既可预防风邪侵袭，又能开气郁之闭，兼治因为气闭所造成的耳聋诸症。

【气血运行状态】手少阳三焦经血气从手走头，经气发于此处皮下而为翳风穴。前为天牖，经气上通于天的窗口，经气运行聚积于此处。

【穴性】本穴属手少阳三焦经腧穴，运气为暑火，五行属火，六气为暑。

穴名翳风，遮蔽风邪，疏通开窍，本穴禀少阳相火之经气，预防风邪侵袭，疏通开窍。

【主治】耳鸣，耳聋，口眼㖞斜，牙关紧闭，颊肿，瘰疬。

【应用】《针灸甲乙经》：痓，不能言，翳风主之……聋，翳风及会宗、下关主之……口僻不正，失欠脱颔，口噤不开，翳风主之。

《针灸资生经》：暴喑不能言，翳风、通里。

《针灸大成》：主耳鸣耳聋，口眼㖞斜，脱颔颊肿，口噤不开，不能言，口吃，牙车急，小儿喜欠。

《玉龙歌》：耳聋气闭痛难言，须刺翳风穴始痊，亦治项上生瘰疬，下针泻动即安然。

【针法灸法】直刺 0.8~1 寸；可灸，勿直接灸。

【现代研究】

（1）实验研究，在家兔身上观察到，电针双侧“翳风”时，动脉血压有明显变化，有上升、下降或双相反应，其变化幅度与针前比较均有非常显著差异（$P<0.01$）。证明翳风与心血管活动有关，并且这种关系主要为脑中枢效应所致，与迷走神经的外周作用无关。

（2）实验研究，针刺翳风有调整大脑皮质功能的作用。

（3）针刺、腧穴注射或腧穴重手法点按翳风治疗呃逆均有效。

（4）针刺治疗面神经炎有效。

（5）针刺治疗偏头痛，效果较为显著。

（6）用悬灸法治疗急慢性中耳炎，效果良好。

18. 瘈脉 《针灸甲乙经》

【位置】在头部，耳后乳突中央，当角孙与翳风之间，沿耳轮连线的中、下 1/3 交点处。

【解剖】①肌肉：耳后肌上。②血管：耳后动、静脉。③神经：耳大神经耳后支。

【释字】《说文解字》：“瘈，小儿瘈疭病也。”《说文解字》：“脉，血理分衺行体者。”

【释穴】瘈，指瘈疭、抽搐病症；脉，指耳后络脉。《素问·玉机真脏论》云：“筋脉相引而急，病名曰瘈。”俗称抽风。按瘈为痫类，小儿多患之。本穴在耳后“青筋”动脉处。人在惊风癫痫发时，或三焦火盛时，则此“筋脉”色变青紫，连及全耳灼热，即狂热之表现，也因此将青筋暴露之处，为瘛脉穴。小儿患惊痫时，此处青筋特别明显。《针灸大成》经穴歌：“天牖、翳风、瘛脉青”。是古人对此穴，以青筋为特征，刺之多效。前为翳风，遮蔽预防风邪侵袭头部经脉，风者肝木之气；本穴承接翳风，瘛者肝风内动，络脉瘀滞，青筋暴露，心主血，藏脉，邪气入脉，心血瘀滞。因此刺其脉，清营分热邪，息风止痉。

【气血运行状态】手少阳三焦经血气从手走头，经气发于此处皮下而为瘛脉穴。前为翳风，通络以息风，经气运行聚积于此处。

【穴性】本穴属手少阳三焦经腧穴，运气为暑火，五行属火，六气为暑。穴名瘛脉，风邪侵入脉中，青筋暴露，此本穴禀少阳相火之经气，通行络脉以祛营分热邪。

【主治】头痛，耳聋，耳鸣，小儿惊痫，呕吐，泻痢。

【针法灸法】平刺 0.3~0.5 寸，或点刺出血；可灸。

19. 颅息　《针灸甲乙经》

【别名】颅囟（《针灸甲乙经》）。

【位置】在头部，当角孙与翳风之间，沿耳轮连线的上、中 1/3 的交点处。

【解剖】①血管：有耳后动、静脉。②神经：布有耳大神经和枕大神经的吻合支。

【释字】《说文解字》：“颅，首骨也。”《说文解字》：“息，喘也。”

【释穴】颅即头颅，息的本意一呼一吸，而头颅呼吸是休息的意思。穴在颅侧睡眠着枕之处，有助于脑的休息，可安脑宁神，故名颅息。前穴为瘛脉，心主血藏脉，肾主骨，生髓，通于脑，本穴当与肾精相关。心属火，肾属水，心火在经脉的作用下，藏于肾水中，而生肾精，心肾相交，水火既济，则心神安宁，头脑得以休养生息。

【气血运行状态】手少阳三焦经血气从手走头，经气发于此处皮下而为颅息穴。前为瘛脉，血气运行脉中，心主血藏脉，经气运行聚积于此处。

【穴性】本穴属手少阳三焦经腧穴，运气为暑火，五行属火，六气为暑。穴名颅息，头脑精神既济，休养生息。因此本穴禀少阳相火之经气，主通养头脑，安神定志。

【主治】头痛、耳鸣、耳痛、身热，小儿惊痫，呕吐涎沫。

【应用】《针灸甲乙经》：身热痛，胸胁痛不可反侧，颅息主之……小儿痫喘不得息，颅息主之。

《针灸大成》：主耳鸣痛，喘息，小儿呕吐涎沫，瘛疭，发痫，胸胁相引，身热头痛，不得卧，耳肿及脓汁。

《铜人腧穴针灸图经》：治身热头重，胁痛不得转侧，风痉，耳聋，小儿发痫，瘛疭，呕吐涎沫，惊恐失精，瞻视不明。

《备急千金要方》：主小儿痫喘不得。

《百症赋》：痊病非颅息而不愈。

【针法灸法】平刺 0.2~0.5 寸；可灸。

20. 角孙 《灵枢经》，手少阳经、足少阳经、手阳明经交会穴

【位置】在头部，折耳廓向前，当耳尖直上入发际处。

【解剖】①肌肉：耳上肌。②血管：颞浅动、静脉耳前支。③神经：耳颞神经分支。

【释字】《说文解字》："角，兽角也。"《说文解字》："孙，子之子曰孙。"

【释穴】角指耳角，又是五音之一，属木；角还是星名，《韵会》："东方七宿之首，苍龙之角十二度。"孙除了"子之子"的意思以外，世俗称鼻为祖，称耳为孙。又是星名，织女星又名天孙，《前汉·天文志》："织女，天帝孙也。"不论是子之子，或是织女星，都指物之未成，尚未满盛，例如竹之未生者称为孙竹等。因此角孙可谓是头角尚未出生之处，又是五音之木音，东方七宿之首，如春气在头，少阳初生而尚未盛极之时。《素问·金匮真言论》："春气在头，其音角……是知病之在筋也。"本穴为手、足少阳交会穴，主少阳初生，足少阳胆经从头走足，其经气起始于角孙。穴在耳上角，属小的络脉通于四旁，《灵枢经·脉度》："支而横者为络，络之别者为孙。"《灵枢·寒热病》曰："足太阳有入頄遍齿者，名曰角孙。"角孙乃手少阳之经穴，足太阳之气，贯注于手少阳之经。

【气血运行状态】手少阳三焦经血气从手走头，经气发于此处皮下而为角孙穴。前为颅息，颅脑之气休养生息，经气运行聚积于此处。

【穴性】本穴属手少阳三焦经腧穴，运气为暑火，五行属火，六气为暑。穴名角孙，少阳初生之气，为足少阳胆经之起始。因此本穴禀少阳相火之经气，火气逐渐藏于木中，少阳初生之气渐盛，清热疏通经脉。

【主治】耳部肿痛，目赤肿痛，目翳，齿痛，唇燥，项强，头痛。

【应用】《针灸甲乙经》：齿牙不可嚼，龈肿，角孙主之。

《备急千金要方》：角孙主颈颔柱满。

《备急千金要方》：角孙、颊车，主牙齿不能嚼。

《铜人腧穴针灸图经》：治目生肤翳，齿龈肿。

《针灸大成》：主目生肤翳，齿龈肿，唇吻强，齿牙不能嚼物，龋齿，头项强。

《针灸大成》：龈痛，角孙、小海。

《医宗金鉴》：主治目中生翳。

【针法灸法】平刺 0.3~0.5 寸；可灸。

21. 耳门 《针灸甲乙经》

【位置】在面部，当耳屏上切迹的前方，下颌骨髁状突后缘，张口有凹陷处。

【解剖】①血管：颞浅动、静脉耳前支。②神经：耳颞神经，面神经分支。

【释字】《说文解字》："耳，主听也。"《说文解字》："门，闻也。"

【释穴】耳即耳窍，门即门户，此穴居耳前，经气出入之所，故名耳门。穴在耳屏上方切迹凹陷处，本经从耳后入耳中，由本穴出走耳前，穴居外耳道口，功能聪耳助听，有如声音入耳之门户。耳门之前为角孙，少阳初生之气，《内经》云："肾开窍于耳。"耳还是心之窍，肾主水，心主火，心藏神，肾藏精，神藏则耳聪，精为神之本，神生于精，因此耳窍通于心肾，介于水火之间。少阳主火，根于肾水，少阳具有水火双重属性，因此耳门出自三焦经，主耳道不通，经气阻滞所致诸症。

【气血运行状态】手少阳三焦经血气从手走头，经气发于此处皮下而为耳门穴。前为角孙，少阳初生之气之大会，经气运行聚积于此处。

【穴性】本穴属手少阳三焦经腧穴，运气为暑火，五行属火，六气为暑。穴名耳门，少阳之经气所入之门，主闻听之门。本穴禀少阳相火之经气，主通耳窍。

【主治】耳聋，耳鸣，聤耳，齿痛，颈颔痛，唇吻强。

【应用】《针灸甲乙经》：耳鸣聋，头颔痛，耳门主之。

《外台秘要》：治中风口㖞。

《针灸大成》：主耳鸣如蝉声，聤耳脓汁出，耳生疮，重听无所闻，齿龋，唇吻强。

《类经图翼》：主治耳聋，聤耳脓汁。

《百症赋》：耳门、丝竹空，住牙疼于顷刻。

【针法灸法】直刺 0.5~1 寸；可灸。

【现代研究】

（1）针刺耳门，对链霉素中毒性耳聋有显著疗效。

（2）在实验研究中发现，针刺动物“耳门”，凝血时间明显缩短。

22. 耳和髎 《针灸甲乙经》，手足少阳、手太阳经交会穴

【位置】在头侧部，当鬓发后缘，平耳廓根之前方，颞浅动脉的后缘。

【解剖】①血管：颞肌和颞浅动、静脉。②神经：耳颞神经分支，面神经颞支。

【释字】《说文解字》：“耳，主听也。”《说文解字》：“和，相曆也。”《奇经八脉考·释音》：“髎，骨空处也。”

【释穴】耳即耳窍；和有和谐的意思；髎指骨隙，此穴在耳前骨的浅表陷隙中。另外“和”还指小笙，《尔雅·释乐》：“大笙谓之巢，小笙谓之和。”《注》和，即十三簧。因此耳和髎意指此穴能使人听到悦耳的声音。经云：“鼻和能知香臭，口和能别五味，耳和能听五音，目和能视五色。”针此穴可使耳、鼻、口、目各部恢复正常。鼻窍异常者，针迎香；口腔异常者，针口禾髎，耳窍异常者，针耳和髎。前为耳门，经气所注入，本穴耳和髎经气调和，声音萦绕之处。

【气血运行状态】手少阳三焦经血气从手走头，经气发于此处皮下而为耳和髎穴。前为耳门，少阳经气所入之门，经气运行聚积于此处。

【穴性】本穴属手少阳三焦经腧穴，运气为暑火，五行属火，六气为暑。穴名耳和髎，少阳经气调和，萦绕之所，因此本穴禀少阳相火之经气，和调耳内之声。

【主治】头重痛，耳鸣，牙关拘急，颔肿，鼻准肿痛，口渴。

【应用】《针灸甲乙经》：头重，颔痛，引耳中憹憹嘈嘈，和髎主之。

《铜人腧穴针灸图经》：治牙车引急头重痛，耳中嘈嘈，颔颊肿。

《类经图翼》：主治头痛耳鸣，牙车引急，颈项肿，口僻，瘛疭。

《针灸大成》：主头重痛，牙车引急，颈颔肿，耳中嘈嘈，鼻涕，面风寒，鼻准上肿，痈痛，招摇视瞻，瘛疭，口僻。

【针法灸法】斜刺 0.3~0.5 寸；可灸。

23. 丝竹空 《针灸甲乙经》

【别名】巨髎（《针灸甲乙经》），目髎（《外台秘要》），巨窌（《针灸甲乙经》）。

【位置】在面部，当眉梢凹陷处。

【解剖】①肌肉：眼轮匝肌。②血管：颞浅动、静脉额支。③神经：面神经颧眶支及耳颞神经分支。

【释字】《说文解字》："丝，蚕所吐也。"《说文解字》："竹，冬生草也。"《说文解字》："空，窍也。"

【释穴】丝竹即细小竹，空即空窍，此穴在眉梢，状如细竹，局部呈浅表凹陷，故名丝竹空。丝竹，中国传统民族弦乐器和竹制管乐器的统称，亦泛指音乐。《礼记·乐记》："德者，性之端也，乐者，德之华也，金石丝竹，乐之器也。"《商君书·画策》："是以人主处匡床之上，听丝竹之声，而天下治。"眉头为攒竹，眉梢为丝竹空，都有竹字，竹色青，五行属木，肝开窍于目，五脏六腑之精上注于目而能视，眉毛者五脏精气之余所滋养。手少阳三焦经的最后一个穴名以丝竹空，是说三焦相火之经气转输于厥阴肝木，火藏木中。丝竹又是乐器，中空而可发音，是指木中有火，木气生发，少阳初生之气，气升而发声。因此本穴可清利头目，祛风止痛。

【气血运行状态】手少阳三焦经血气从手走头，经气发于此处皮下而为丝竹空穴。前为耳和髎，和调之声，萦绕之处，经气运行聚积于此处。

【穴性】本穴属手少阳三焦经腧穴，运气为暑火，五行属火，六气为暑。穴名丝竹空，竹中之空，火藏木中，木具生发之性。本穴禀少阳相火之经气，火藏木中，具少阳生发之性，疏通经脉，清利头目。

【主治】头痛，目眩，目赤痛，眼睑跳动，齿痛，癫痫。

【应用】《针灸甲乙经》：痓，反目，憎风，刺丝竹空主之……眩，头痛，刺丝竹空主之……小儿脐风，目上插，刺丝竹空主之。

《备急千金要方》：丝竹空、通谷，主风痫，癫疾，涎沫，狂，烦满。

《医宗金鉴》：主治头痛，颈项肿，口僻瘛疭。

《类经图翼》：主治头痛，目赤目眩，视物。

《玉龙歌》：偏正头风痛难医，丝竹金针亦可施，沿皮向后透率谷，一针两穴世间稀。

【针法灸法】平刺 0.5~1 寸。不宜灸。

第十三章　足少阳胆经

一、经脉循行

《灵枢·经脉》："胆足少阳之脉，起于目锐眦，上抵头角，下耳后，循颈行手少阳之前，至肩上，却交出手少阳之后，入缺盆；其支者，从耳后入耳中，出走耳前，至目锐眦后；其支者，别锐眦，下大迎，合于手少阳，抵于𩑶，下加颊车，下颈合缺盆，以下胸中，贯膈，络肝，属胆，循胁里，出气街，绕毛际，横入髀厌中；其直者，从缺盆下腋，循胸过季胁，下合髀厌中，以下循髀阳，出膝外廉，下外辅骨之前，直下抵绝骨之端，下出外踝之前，循足跗上，入小指次指之间；其支者，别跗上，入大指之间，循大指歧骨内出其端，还贯爪甲，出三毛。"

释义：起于目外眦（瞳子髎），向上到额角返回下行至耳后，沿颈部向后交会大椎穴再向前入缺盆部，入胸过膈，联络肝脏，属胆，沿胁肋部，出于腹股沟，经外阴毛际，横行入髋关节（环跳）。耳部支脉：从耳后入耳中，出走耳前，到目外眦处后向下经颊部会合前脉于缺盆部。下行腋部、侧胸部，经季胁和前脉会于髋关节后，再向下沿大腿外侧，行于足阳明和足太阴经之间，经腓骨前直下到外踝前，进入足第 4 趾外侧端（足窍阴）。足背部支脉：从足临泣处分出，沿第 1、2 跖骨之间，至大趾端（大敦）与足厥阴经相接。

二、十五大络

《灵枢·经脉》："足少阳之别，名曰光明，去踝五寸，别走厥阴，下络足跗。实则厥，虚则痿躄，坐不能起。取之所别也。"

三、经别

《灵枢·经别》："足少阳之正，绕髀，入毛际，合于厥阴；别者入季胁之间，循胸里，属胆，散之上肝，贯心，以上挟咽，出颐颔中，散于面，系目系，合少阳于外眦也。”

四、经筋

《灵枢·经筋》：“足少阳之筋，起于小指次指，上结外踝，上循胫外廉，结于膝外廉；其支者，别起外辅骨，上走髀，前者结于伏兔之上，后者，结于尻；其直者，上乘䏚季胁，上走腋前廉，系于膺乳，结于缺盆；直者，上出腋，贯缺盆，出太阳之前，循耳后，上额角，交巅上，下走颔，上结于頄；支者，结于目眦为外维。具病小指次指支转筋，引膝外转筋，膝不可屈伸，腘筋急前引髀，后引尻，即上乘䏚季胁痛，上引缺盆、膺乳、颈维筋急。从左之右，右目不开，上过右角，并跷脉而行，左络于右，故伤左角，右足不用，命曰维筋相交。治在燔针劫刺，以知为数，以痛为输，名曰孟春痹也。”

五、本经腧穴（共44穴）

1. 瞳子髎　《针灸甲乙经》，手太阳、手足少阳经交会穴

【别名】目外眦（《素问·气府论》），目瞳子（《素问·气穴论》），后曲（《外台秘要》），太阳（《备急千金要方》），前关（《备急千金要方》），前间（《西方子明堂灸经》），鱼尾（《扁鹊神应针灸玉龙经》）。

【位置】在面部，目外眦旁，当眶外侧缘处。

【解剖】①肌肉：眼轮匝肌，深层为颞肌。②血管：颧眶动、静脉分布处。③神经：颧面神经和颧颞神经，面神经的额颞支。

【释字】《玉篇》：“瞳，目珠子也。”《说文解字》：“子，十一月，阳气动，万物滋，人以为偁。”《奇经八脉考》：“髎，骨空处也。”

【释穴】瞳子即瞳孔，髎指骨隙，穴在眼角外缘骨隙中。《灵枢·大惑论》曰：“骨之精为瞳子。”肾主骨生髓，瞳孔是肾精上行贯注。瞳子髎是胆经第一个穴，胆属木，足少阳经脉将三焦相火藏于木中，胆与肝相表里，肝开窍于目，因此胆经腧穴首先起自眼目所在的骨空缝隙中。又瞳子乃瞳孔，肾精所注，胆经所秉持的是三焦相火，而相火根于肾水，相火藏于肾水而为精，因此本穴又与肾精相关。

【气血运行状态】足少阳胆经血气从头走足，起于目内眦，承接手少阳三

瞳子听会上关颔，悬颅悬厘曲鬓率，
天冲浮白头窍阴，完骨本神阳白泣，
目窗正营承灵脑，风池肩井渊腋辄，
日月京门带脉五，维道居髎环跳风，
中渎阳关阳陵泉，阳交外丘光明辅，
悬钟丘墟足临泣，地五侠溪足窍阴。

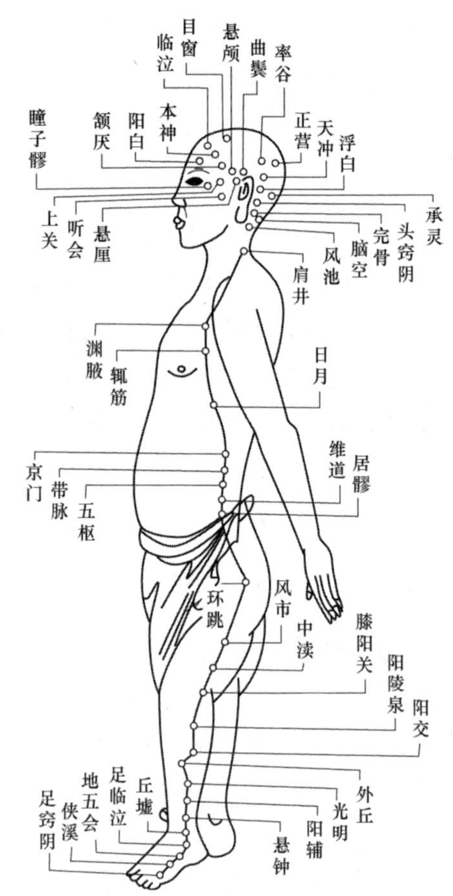

焦经，本穴是胆经第一个穴，位于目外眦，经气发于此处皮下而为瞳子髎。

【穴性】本穴属足少阳胆经腧穴，运气为暑木，五行属木，六气为暑。穴名瞳子髎，眼睛所处之骨空处，胆与肝相表里，肝开窍于目，因此本穴禀足少阳暑木之精气，主运行眼目周围气血。

【主治】头痛，目赤，目痛，怕光羞明，迎风流泪，远视不明，内障，目翳。

【应用】《外台秘要》：青盲无见，远视𥆨𥆨，目中肤翳白膜。

《铜人腧穴针灸图经》：青盲无所见，远视𥆨𥆨，目中肤翳，白膜，头痛，目外眦赤痛。

《针灸资生经》：目中翳膜，针瞳子髎、丘墟。

《针灸大成》：目痒，翳白膜，青盲无见，远视𥆨𥆨，赤痛泪出多眵䁾，内眦痒，头痛，喉痹。

《类经图翼》：妇人乳肿，针瞳子髎、少泽。

【针法灸法】向后刺或斜刺 0.3~0.5 寸；或用三棱针点刺出血。不宜灸。

【现代研究】

（1）临床报道，针刺双侧瞳子髎，治疗胆石症所致的胆绞痛，有效。

（2）临床报道，点刺瞳子髎，治疗麦粒肿效果良好。

2. 听会　《针灸甲乙经》，手太阳、手足少阳交会穴

【别名】耳门（《备急千金要方》），听呵（《针灸资生经》），后关（《针灸资生经》），听河（《针灸大全》）。

【位置】在面部，当耳屏间切迹的前方，下颌骨髁突的后缘，张口有凹陷处。

【解剖】①血管：颞浅动脉耳前支，深部为颈外动脉及面后静脉。②神经：耳大神经，皮下为面神经。

【释字】《说文解字》："听，笑貌。"《说文解字》："会，合也。"

【释穴】听，聆也，耳受声为听。会，有会合、聚会之义。听会之前为瞳子髎，胆与肝相表里，肝开窍于目，胆为肝之外腑，瞳子髎为眼目所出之骨空。同时足少阳经脉秉持三焦、心包之火下行，而相火根于肾水，胆经还与少阴肾精相关，肾开窍于耳，因此胆经腧穴主听觉之大会。穴当耳前，为耳部脉气之聚会，以其主治耳聋气闭，针此可使声音得以会聚，为司听之会。本穴之上有耳和髎、耳门、听宫，本穴名听会，都与耳听相关。

【气血运行状态】足少阳胆经血气从头走足，经气发于此处皮下而为听会穴。前为瞳子髎，胆与肝相表里，胆为肝之外腑，瞳子髎为眼目之骨空，经气运行聚积于此处。

【穴性】本穴属足少阳胆经腧穴，运气为暑木，五行属木，六气为暑。穴名听会，闻听之气会聚之处，肾开窍于耳，胆经秉持相火，下接肝经，又相火根于肾水。因此本穴禀足少阳暑木之精气，内连肾水，主通行耳窍之经气。

【主治】耳鸣，耳聋，流脓，齿痛，下颌脱臼，口眼㖞斜，面痛，头痛。

【应用】《针灸甲乙经》：目泣出，头不痛者，听会主之……聋，耳瘨溲，瘨溲者若风，听会主之。

《铜人腧穴针灸图经》：治青盲目无所见，远视䀮䀮，目中肤翳，白膜，头痛，目外眦赤痛。

《针灸资生经》：目中翳膜，针瞳子髎、丘墟。

《类经图翼》：妇人乳肿，针瞳子髎、少泽。

《针灸大成》：主耳鸣耳聋，牙车臼脱，相离一二寸，牙车急不得嚼物，齿痛恶寒物，狂走，瘛疭，恍惚不乐，中风㖞斜，手足不遂。

《玉龙歌》：耳聋之症不闻声，痛痒蝉鸣不快情，红肿生疮须用泻，宜从听会用针行。

《胜玉歌》：耳闭听会莫迟延。

【针法灸法】直刺 0.5 寸；可灸。

【现代研究】

（1）据报道，主穴取患侧听会、翳风。肝气厥逆者，加太冲、侠溪、丘墟、中渚等；气血瘀阻者，加血海、膈俞、三阴交等；脾胃虚弱、气血不足者，加中脘、足三里、三阴交、气海等；肾元亏损者，加肾俞、关元、太溪等；药物中毒者，加百会、哑门、上星、外关等，治疗神经性耳聋，效果良好。

（2）面痛位于三叉神经第 3 支感觉区内，取翳风、听会二穴为主；发展至三叉神经第 1、2 支感觉区，取听宫、听会二穴为主，均张口进针，治疗有效。

3. 上关 《灵枢经》，手少阳、足阳明之会

【别名】客主人（《灵枢经》），客主（《针灸大全》），容主（《针灸大全》）。

【位置】在耳前，下关直下，当颧弓的上缘凹陷处。

【解剖】①肌肉：颞肌中。②血管：颧眶动、静脉。③神经：面神经的颧眶支及三叉神经小分支。

【释字】《说文解字》：“上，高也。”《说文解字》：“关，以木横持门户也。”

【释穴】上即上方，关即关界，指颧骨弓，此穴在其上缘。上关与下关相对，下关在颧骨弓下，本穴在颧骨弓上。上关又名客主人，那么什么是客主人呢？古代皇帝巡游狩猎的时候，所到之处，当地诸侯都待以主人之礼，皇帝虽然是客人，但以主人自居，反客为主，即“客主人”。《礼记·坊记》说：“故天子四海之内无客礼，莫敢为主焉。”天子在四海之内没有作客的礼仪，因为没有哪个人敢当他的主人。所以国君到了臣下家里，升自主阶，即位于堂，这是教育百姓不要把家就看成是自己的。古有禁针一说，说如果误刺此穴，危害很大，因为本穴具皇帝之象，至尊至贵，所以能为“客主人”。本穴内通颅脑，

心主神明，脑为全身君主，君主之官，神明出焉，脑犹如中央正统，天下共同之主。本穴位于太阳穴旁，太阳如同君主，古有禁灸禁刺之说，如果一定要刺，只能以毫针轻取之。在帝王专制时代，不敢以君王、皇帝之名命其穴，因此造以“客主人”一名。

《灵枢·口问》：“黄帝曰：人之耳中鸣者，何气使然？岐伯曰：耳者宗脉之所聚也，故胃中空则宗脉虚，虚则下溜，脉有所竭者，故耳鸣，补客主人，手大指爪甲上与肉交者也。”这里讲经脉的血气，生于胃，而始于肾。肺朝百脉，宗脉者，即百脉一宗，肺所主。耳是宗脉之所聚，百脉之血气，水谷之所生，因此如果胃中空则宗脉虚，虚则脉气下溜，脉中之血气因此而衰竭，病发耳鸣，治疗当补客主人与手太阴的少商穴。客主人即上关穴，是足少阳经脉腧穴，补之的目的是引下溜之脉气上行。客主人，是说经脉为客，脉中的主人在肾。下溜者，下陷于肾中，因此取在上之脉以引启之。

本穴之前为听会穴，经气运行至此转而上行，要经过上关，与之相对的是下关。《灵枢·本输》曰：“刺上关者，呿不能欠。刺下关者，欠不能呿。刺犊鼻者，屈不能伸。刺两关者，伸不能屈。”经文通过对上关、下关穴位的进针方法，说明人体气机升降出入，循环往复运行变化的规律。呿，即大张口貌；欠，即撮口出气。上关穴即客主人穴，是足少阳经腧穴。刺上关者，必须要张开口，才有空隙，因此不能欠。下关足阳明经穴，必须合口才能取得该穴，因此刺下关的，欠不能呿。

【气血运行状态】足少阳胆经血气从头走足，经气发于此处皮下而为上关穴。前为听会，耳听之气会聚，经气运行聚积于此处。

【穴性】本穴属足少阳胆经腧穴，运气为暑木，五行属木，六气为暑。穴名上关，经气上行之关隘，因此本穴禀足少阳暑木之精气，主引下溜之经气上行。

【主治】头痛，耳鸣，耳聋，聤耳，口眼㖞斜，面痛，齿痛，惊痫，瘛疭。

【应用】《针灸甲乙经》：瘛疭，口沫出，上关主之……青盲，䁾目，恶风寒，上关主之……耳痛聋鸣，上关主之……上齿龋痛，恶寒者，上关主之。

《针灸资生经》：偏风口目瞤，上关、下关。

《针灸大成》：主唇吻强，口眼偏斜，青盲，眯目䀮䀮……耳鸣耳聋，瘛疭沫出，寒热，痉引骨痛。

《铜人腧穴针灸图经》：唇吻强，耳聋，瘛疭，口沫出，目眩，牙车不开，口噤，嚼食鸣，偏风，口眼㖞斜，耳中状如蝉声。

《千金翼方》：耳聋鸣，客主人一名上关，在听会上一寸动脉宛宛中针入一分，主耳聋鸣如蝉。

【针法灸法】直刺 0.5~0.8 寸；可灸。

4. 颔厌 《针灸甲乙经》，手少阳经、足少阳经、足阳明经交会穴

【位置】在头部鬓发上，当头维与曲鬓弧形连线的上 1/4 与下 3/4 交点处。

【解剖】①肌肉：颞肌中。②血管：颞浅动、静脉额支。③神经：耳颞神经颞支。

【释字】《说文解字》："颔，面黄也。"《说文解字》："厌，笮也。"《徐曰》："笮，镇也。压也。一曰伏也。"

【释穴】颔，下颌，《释名》曰："颔，含也。口含物之车也。或曰颊车，亦所以载物也。"厌者，压榨的意思，因此颔厌是指人当嚼咽食物时，下颌骨与颞颥俱动，本穴正当筋脉收引牵动所起止之处，也与颔厌之义有关。此穴在颞颌部，当头维穴与悬颅穴之间，在厌冠帖于颞颔之处。本穴是胆经在头部的最高处，厌还有下降的意思，经脉从此处开始由升转降。

【气血运行状态】足少阳胆经血气从头走足，经气发于此处皮下而为颔厌穴。前为上关，经气运行聚积于此处。

【穴性】本穴属足少阳胆经腧穴，运气为暑木，五行属木，六气为暑。穴名颔厌，下颌关节运动时筋脉收引牵动的起止处，又是胆经在头部的最高点，经脉之气血由升转降。因此本穴禀足少阳暑木之精气，主降胆经之气，治经气上逆之症。

【主治】头痛，眩晕，目外眦痛，齿痛，耳鸣，惊痫。

【应用】《针灸甲乙经》：善嚏，头痛身热，颔厌主之……目眩无所见，偏头痛，引外眦而急，颔厌主之。

《铜人腧穴针灸图经》：治头风眩，目无所见，偏头痛引目外眦急，耳鸣多嚏，颈项痛。

《针灸聚英》：偏头痛，头风目眩，惊痫。

《针灸大成》：主偏头痛，头风目眩，惊痫，手卷手腕痛，耳鸣，目无见，目外眦急，好嚏，颈痛，历节风，汗出。

《类经图翼》：齿痛，瘛疭，口噤不能嚼物，头风，偏头、颈项俱痛。

【针法灸法】直刺 0.3~0.4 寸；可灸。

【现代研究】临床报道，用3寸毫针，常规消毒后，自患侧颔厌穴进针（两侧痛时，双侧进针），将针快速刺入帽状腱膜层下，缓慢下插至曲鬓穴。进针2 寸左右，进针过程中不提插捻转。针体到位后，快速单方向捻转 3~4 周，造成人为的滞针，使患者整个颞部头皮产生痛胀、沉麻感。留针 30 分钟后，反方向捻针 1~2 周，即可出针。每日 1 次，6 次为 1 个疗程。治疗少阳头痛效果良好。

5. 悬颅 《灵枢经》

【别名】髓空（《经穴汇解》）。

【位置】在头部鬓发上，当头维与曲鬓弧形连线的中点处。

【解剖】①肌肉：颞肌中。②血管：颞浅动、静脉额支。③神经：耳颞神经颞支。

【释字】《说文解字》：“悬，系也。或从心。”《说文解字》：“颅，首骨也。”

【释穴】悬，本作“县”，象断首倒挂，后加“系”；另加“心”字表示悬挂，指悬浮在天。颅者头也，精明之腑。悬颅意指头颅悬空，别名髓空，有醒脑虚空之义，临床常用于治疗因热病所致头痛、眩晕诸症。《寒热病》：“先头痛及重者，先刺头上及两额两眉间出血。”其中的头上指上星、百会穴，两额是指悬颅，两眉间为攒竹穴。

【气血运行状态】足少阳胆经血气从头走足，经气发于此处皮下而为悬颅穴。前为颔厌，当口中有食物，咀嚼时，颞部肌肉运动部位，该穴经气运行聚积于此处。

【穴性】本穴属足少阳胆经腧穴，运气为暑木，五行属木，六气为暑。穴名悬颅，头脑虚空聪灵，因此本穴禀足少阳暑木之经气，降胆经气逆，治身热引起的头痛诸症。

【主治】热病头痛，偏头痛，面肿，目外眦痛，齿痛。

【应用】《针灸甲乙经》：热病头痛，身重，悬颅主之。

《铜人腧穴针灸图经》：热病，烦满汗不出，头偏痛引目外眦赤，身热，齿痛，面肤赤痛。

《类经图翼》：主治头痛齿痛，偏头痛引目，热病汗不出。

《针灸大成》：主头痛，牙齿痛，面肤赤肿，热病烦满汗不出，头偏痛引目外眦赤，身热，鼻洞浊下不止，传为鼽，目昏懵瞑目。

【针法灸法】向后平刺 0.5~0.8 寸；可灸。

【现代研究】

（1）临床报道，取患侧悬颅透率谷，配穴取风池、太冲、太阳、阿是穴、合谷和足三里，治疗偏头痛效果良好。

（2）现代研究证明，针刺悬颅穴可使正常人肌电上升。从针后 5 分钟开始，持续 35 分钟。对脑血栓形成的患者针刺悬颅穴，也可使肌电幅度升高，一般 5 分钟即可表现出来。

6. 悬厘 《针灸甲乙经》，手足少阳、阳明经交会穴

【定位】在头部鬓发上，当头维与曲鬓弧形连线的上 3/4 与下 1/4 交点处。

【解剖】①肌肉：颞肌中。②血管：颞浅动、静脉额支。③神经：耳颞神经颞支。

【释字】《说文解字》："悬，系也。或从心。"《说文解字》："厘，家福也。"

【释穴】悬，有系挂之义。厘的繁体字为"釐"，《扬雄·剧秦美新》："荷天衢，提地厘。"《注》："厘，理也。荷天道，提地理，言则而效之。"前为悬颅，清热醒脑之义，本穴为悬厘，提升地理，以合天道，天地气交，阴阳平衡，因名而得名悬厘。厘者在地，又为地之理，本穴之后有天冲穴，前后形成天地呼应之势。又古有"差之毫厘，谬以千里"，悬颅、悬厘两穴都有扶助正气，提升气机之力，含有纠偏矫正之义，后人纠正事物之差，多曰厘正。

【气血运行状态】足少阳胆经血气从头走足，经气发于此处皮下而为悬厘穴。前为悬颅，清热醒脑，经气运行聚积于此处。

【穴性】本穴属足少阳胆经腧穴，运气为暑木，五行属木，六气为暑。穴名悬厘，悬挂卷曲的鬓毛，提升地气。因此本穴禀足少阳暑木之经气，提升脑中精气，主治热病头痛。

【主治】热病头痛，偏头痛，面肿，目外眦痛，耳鸣，上齿痛。

【应用】《针灸甲乙经》：热病头痛，引目外眦而急，烦满汗不出，引颔齿，面赤皮痛，悬厘主之……热病，偏头痛，引目外眦，悬厘主之。

《铜人腧穴针灸图经》：治热病汗不出，头偏痛，烦心不欲食，目锐眦赤痛。

《备急千金要方》：主面皮赤痛。

《针灸大成》：主面皮赤肿，头偏痛，烦心不欲食，中焦客热，热病汗不出，目锐眦赤痛。

《类经图翼》：偏头痛，面肿，目锐眦痛。

【针法灸法】向后平刺 0.5~0.8 寸；可灸。

【现代研究】治疗落枕：取悬厘、风池。患者坐位，嘱其全身肌肉放松，医者立于患侧后方，同侧手拇指置于患者风池，中指置于悬厘，以示指为支撑，另一手以对侧额颞部为依托，两手同时用力，患侧拇指和中指按摩施压于相应腧穴，其酸胀痛感以患者可忍受为度。按压过程中，让患者最大限度活动头颈部，取得良好效果。

7. 曲鬓　《针灸甲乙经》，足太阳、足少阳经交会穴

【别名】曲发（《太平圣惠方》）。

【位置】在头部，当耳前鬓角发际后缘的垂线与耳尖水平线交点处。

【解剖】①肌肉：颞肌中。②血管：颞浅动、静脉额支。③神经：耳颞神经颞支。

【释字】《说文解字》："曲，象器曲受物之形。"《说文解字》："鬓，颊发也。"

【释穴】曲鬓穴在鬓发弯曲处，因名"曲鬓"。足少阳胆经在头部经脉，经过颔厌、悬颅、悬厘，至于曲鬓，经气从颌骨咀嚼运行形成的颔厌，到悬颅清热醒脑，悬厘提升地理，最后到达本穴的卷曲的鬓发，可以看出经气运行过程中的变化。发为血之余，血为肾之液，又肝藏血，本穴命以曲鬓，当与肝肾相关。经云："木曰曲直。"曲者，木之阴性也，因此本穴主要以滋肝肾之阴，祛头风，止头痛。

【气血运行状态】足少阳胆经血气从头走足，经气发于此处皮下而为曲鬓穴。前为悬厘穴，提升地理，引经气上行，经气运行聚积于此处。

【穴性】本穴属足少阳胆经腧穴，运气为暑木，五行属木，六气为暑。穴名曲鬓，卷曲鬓发，肝肾之阴充盛之象，因此本穴禀足少阳暑木之精气，主清热滋阴，祛风止痛。

【主治】偏头痛，颔颊肿，牙关紧闭，呕吐，齿痛，目赤肿痛，项强不得顾。

【应用】《备急千金要方》：口噤，齿龋。

《针灸甲乙经》：颈颔支满，痛引牙齿，口噤不开，急痛不能言，曲鬓主之。

《备急千金要方》：曲鬓、冲阳主齿龋。

《铜人腧穴针灸图经》：治颊颔肿，引牙车不得开，急痛，口噤不能言。

《针灸大成》：主颔颊肿，引牙车不得开，急痛，口噤不能言，颈项不得回顾，脑两角痛为颠风，引目眇。

【针法灸法】向后平刺0.5~0.8寸；可灸。

【现代研究】

（1）针刺“百会”透“曲鬓”，可以抑制脑缺血再灌注后血管内皮细胞表面黏附分子1的表达，从而减轻白细胞与血管内皮细胞间的黏附及白细胞向周围组织的浸润，减少大量炎性递质对脑组织的损伤，避免恶性循环，从而保护脑组织。

（2）若单眼复视，取患侧曲鬓；若双眼复视，则取两侧曲鬓。疗效肯定。

（3）针刺曲鬓，能明显改善细胞聚集状态，降低血黏度。

（4）针刺该穴可使脑血流图（近效应）平均波幅增高，流入时间缩短。说明针刺该穴有改善血管弹性，降低血液黏度的作用。

8. 率谷 《针灸甲乙经》，足太阳、少阳经交会穴

【别名】率骨（《银海精微》），蟀谷（《外台秘要》），耳尖（《银海精微》）。

【位置】在头部，当耳尖直上入发际1.5寸，角孙直上方。

【解剖】①肌肉：颞肌中。②血管：颞动、静脉顶支。③神经：耳颞神经和枕大神经会合支。

【释字】《说文解字》：“率，捕鸟毕也。”《说文解字》：“谷，泉出通川为谷。”

【释穴】率的本意是捕鸟的丝网，率谷穴在侧头骨与颞颥骨合缝处，其缝的形态如捕鸟的丝网。率还指音律，《释文》曰：“率，音律。”本穴又名蟀谷，与声音相关。此穴在耳上，以中指指腹敲击此穴处，好像是山谷中发出虫鸟的鸣叫声，因而得名率谷。又率谷者，率骨也，肾主骨，开窍于耳，因此本穴与内耳疾病相关。主治耳鸣，头晕。又率者，行也，脾气通于谷，因此率谷还有通行脾气的作用，古人常用于治疗因醉酒而导致的呕吐。

【气血运行状态】足少阳胆经血气从头走足，经气发于此处皮下而为率谷

穴。前为曲鬓，养血息风，止头痛，经气运行聚积于此处。

【穴性】本穴属足少阳胆经腧穴，运气为暑木，五行属木，六气为暑。穴名率谷，山谷中发出的虫鸟鸣叫声，又可运行脾气。因此本穴禀足少阳暑木之精气，木中有土，主通耳窍，运行脾气。

【主治】头痛，眩晕，呕吐，小儿惊风。

【应用】《针灸甲乙经》：醉酒风热，发两角眩痛，不能饮食，烦满呕吐，率谷主之。

《铜人腧穴针灸图经》：治膈胃寒痰，伤酒风，发脑两角强痛，不能饮食，烦满，呕吐不止。

《类经图翼》：主治脑病，两头角痛，胃膈寒痰，烦闷呕吐，酒后皮风肤肿。

《针灸大成》：主痰气膈痛，脑两角强痛，头重，醉后酒风，皮肤肿，胃寒，饮食烦满，呕吐不止。

《医宗金鉴》：伤酒呕吐，痰眩。

《玉龙歌》：偏正头风痛难医，丝竹金针亦可施，沿皮向后透率谷，一针两穴世间稀。

【针法灸法】平刺 0.5~1 寸；可灸。

【现代研究】

（1）临床报道，取患侧率谷，以 2 寸毫针，沿头皮水平进针后朝丝竹空方向平刺 1~1.5 寸，得气后将针尖退至皮下，再将针朝角孙方向平刺 1~1.5 寸，得气后再将针退回至皮下，然后朝脑空方向平刺 1~1.5 寸，治疗偏头痛有良好效果。

（2）临床报道，取双侧率谷，随症加减，治疗中风偏瘫取得良好效果。

（3）临床报道，取率谷穴，沿头皮刺向曲鬓，治疗眩晕有效。

9. 天冲　《针灸甲乙经》，足太阳、少阳经交会穴

【别名】天衢（《备急千金要方》）。

【位置】在头部，当耳根后缘直上入发际 2 寸，率谷后 0.5 寸。

【解剖】①血管：耳后动、静脉。②神经：布有耳大神经支。

【释字】《说文解字》：“天，巅也，至高无上。”《说文解字》：“冲，涌摇也。”

【释穴】天即天空，冲即上冲。《扬雄·剧秦美新》：“荷天衢，提地厘。”

此穴在悬厘之后，悬厘应地之理，天冲则合天道。经云："人法地，地法天，天法道，道法自然。"又"天运当以日光明"，这是天道。

又天冲为星名，岁星之精，流为天冲。本穴又名"天衢"。衢，指四通八达之义，与"冲"意同。《易·大畜·上九》："何天之衢。"注释为"何其通达之甚也"。因此可以得知本穴以通行头部气机为要。

道家将天冲归属于七魄之首，《太上老君内观经》说，人有三魂七魄，三魂谓之天魂、地魂、命魂，七魄谓之天冲、灵慧、气、力、中枢、精、英。这三魂七魄各有阴阳，三魂属阳，主动主生；七魄属阴，主静主形。魄者肺之神，肺应天，天冲为人之魂魄与天相通之穴。天冲与灵魂相通，合于天道，并且四通八达之义。但如果在人体天部，气冲太过，也可以形成气逆于上的病症，因此针本穴不但可以通行气机于四旁，还可清降阳亢之气。

【气血运行状态】足少阳胆经血气从头走足，经气发于此处皮下而为天冲穴。前为率谷，通行脾气，经气运行聚积于此处。

【穴性】本穴属足少阳胆经腧穴，运气为暑木，五行属木，六气为暑。穴名天冲，人与天气相通之处，地气上通于天。因此本穴禀足少阳暑木之精气，以提升地气，降天气上逆。

【主治】头痛，齿龈肿痛，癫痫，惊恐，瘿气。

【应用】《针灸甲乙经》：头痛，目窗及天冲、风池主之。

《备急千金要方》：主头痛，癫疾互引，数惊悸。

《铜人腧穴针灸图经》：治头痛，癫疾，风痉，牙龈肿，善惊恐。

《针灸大成》：主癫疾风痉，牙龈肿，善惊，恐头痛。

【针法灸法】平刺 0.5~1 寸；可灸。

10. 浮白 《素问》，足太阳、足少阳经交会穴

【位置】在头部，当耳后乳突的后上方，天冲与完骨弧形连线的中 1/3 与上 1/3 交点处。

【解剖】①血管：耳后动、静脉分支。②神经：耳大神经之分支。

【释字】《说文解字》："浮，氾也。"《说文解字》："白，西方色也。"

【释穴】浮者漂浮，脚底无根；白者，除了指西方之色以外，还有杯的意思。浮白一词出自一个典故，据《说苑》记载，战国时魏文侯与大夫们饮酒，任命公乘不仁为"觞政"，觞政就是酒令官。公乘不仁办事非常认真，与在座

的君臣们有个约定，即“饮不釂者，浮以大白”，釂者，饮酒干杯也。也就是说，谁要是杯中没有饮尽，就要再罚一大杯。后人以“浮大白”为惩罚一大杯酒的意思。浮者，即满而溢也，以为穴名，是说患者头晕头痛，如有醉态，酒后走路不稳，漂浮之态，并由此而主治足不能行。

【气血运行状态】足少阳胆经血气从头走足，经气发于此处皮下而为浮白穴。前为天冲，合天地之道，降冲气上逆，经气运行聚积于此处。

【穴性】本穴属足少阳胆经腧穴，运气为暑木，五行属木，六气为暑。穴名浮白，本穴可治走步不稳，如饮酒后之态，漂浮无根。因此本穴禀足少阳暑木之精气，主醒神通络。

【主治】头痛，颈项强痛，耳鸣，耳聋，齿痛，瘰疬，瘿气，臂痛不举，足痿不行。

【应用】《备急千金要方》：主牙齿痛，不能言。

《铜人腧穴针灸图经》：发治寒热，喉痹，咳逆痰沫，胸中满不得喘息，耳鸣嘈嘈无所闻，颈项痈肿及瘿气，肩臂不举，悉皆治之。

《针灸大成》：主足不能行，耳聋耳鸣，齿痛，胸满不得息，胸痛，颈项瘿，痈肿不能言，肩臂不举，发寒热，喉痹，咳逆痰沫，耳鸣嘈嘈无所闻。

《类经图翼》：主治咳逆，胸满，喉痹，耳聋，齿痛，项瘿，痰沫，不得喘息，肩臂不举，足不能行。

【针法灸法】平刺 0.5~0.8 寸；可灸。

【现代研究】取右侧浮白，常规消毒后，用 1.5 寸毫针快速向下平刺 0.8~1 寸，用强刺激手法，有酸、麻、胀感后，令做伸展运动，活动右侧胸腹部并对患者胆囊区叩击，治疗胆囊炎疼痛有效。

11. 头窍阴　《针灸甲乙经》，足太阳、足少阳经交会穴

【别名】枕骨（《针灸聚英》），首窍阴（《圣济总录》），窍阴（《针灸甲乙经》）。

【位置】在头部，当耳后乳突的后上方，天冲与完骨的弧形连线的中 1/3 与下 1/3 交点处。

【解剖】①血管：耳后动、静脉之支。②神经：枕大神经和枕小神经会合支。

【释字】《说文解字》：“头，首也。”《说文解字》：“窍，空也。”《说文解字》：

"阴，暗也。水之南，山之北也。"

【释穴】头者，头颅；窍者，头窍；阴者，阳从阴中出。头为诸阳之会，五脏藏精为阴，精化气为阳，五脏藏精，气化后，与水合化为气，从阴位上出于头窍，经云："九窍为水注之气。"心开窍于舌，肝开窍于目，肾开窍于耳，脾开窍于口而通于咽，肺开窍于鼻而通于喉。另外，头窍阴的阴，还有阴邪的意思，阴邪可阻滞头上诸窍，因此本穴主通头部诸窍，治耳鸣，目眩，舌强出血，口苦，喉痹，咳逆等。

【气血运行状态】足少阳胆经血气从头走足，经气发于此处皮下而为头窍阴。前为浮白，头晕头昏，走路不稳，经气运行聚积于此处。

【穴性】本穴属足少阳胆经腧穴，运气为暑木，五行属木，六气为暑。穴名头窍阴，五脏藏精，精化气上于头窍，因此本穴禀足少阳暑木之精气，主通头窍。

【主治】头痛，眩晕，颈项强痛，胸胁痛，口苦，耳鸣，耳聋，耳痛。

【应用】《针灸甲乙经》：头痛引颈，窍阴主之……痈疽，窍阴主之……脉风成为厉，管疽发厉，窍阴主之。

《备急千金要方》：窍阴、强间，主头痛如锥刺，不可以动。

《针灸大成》：主四肢转筋，目痛，头项颔痛引耳嘈嘈，耳鸣无所闻，舌本出血，骨劳，痈、疽、发、厉，手足烦热，汗不出，舌强胁痛，咳逆喉痹，口中恶苦。

《类经图翼》：主治四肢转筋，目痛，头项痛，耳鸣，痈疽，发热，手足烦热，汗不出，咳逆，喉痹，舌强，胁痛，口苦。

【针法灸法】平刺 0.5~0.8 寸；可灸。

12. 完骨 《素问》，足太阳、足少阳经交会穴

【位置】在头部，当耳后乳突的后下方凹陷处。

【解剖】①肌肉：胸锁乳突肌附着部上方。②血管：耳后动、静脉之支。③神经：枕小神经本干。

【释字】《说文解字》："完，全也。"《说文解字》："骨，肉之核也。"

【释穴】完骨，张介宾注："耳后高骨曰完骨。"是古代解剖部位，即今之颞骨乳突。完者，坚实完好，全而整也；骨者，肉之核。前为头窍阴，五脏藏精化气上出头窍，本穴完骨，完整之骨，无窍，与头窍相对。前有五脏藏精化

气上出头窍，后有完骨以藏阴精。肾主骨生髓，通于脑，开于耳窍，耳后之凸起之骨，如城池完备，保护脑府，中藏精明，故名完骨。又完骨为耳后高骨，与足跟骨相应，同为肾所主，因此本穴可治疗足跟痛。

【气血运行状态】足少阳胆经血气从头走足，经气发于此处皮下而为完骨穴。前为头窍阴，五脏藏精上出头诸窍，经气运行聚积于此处。

【穴性】本穴属足少阳胆经腧穴，运气为暑木，五行属木，六气为暑。穴名完骨，骨中藏精，肾气所注，因此本穴禀足少阳暑木之精气，兼有少阴肾水之精。

【主治】头痛，颈项强痛，颊肿，喉痹，龋齿，口眼㖞斜，癫痫，疟疾，足痛不收。

【应用】《针灸甲乙经》：小便黄赤，完骨主之……风头，耳后痛，烦心及足痛不收，失履，口㖞僻，头项摇瘛，牙车急，完骨主之……项肿不可俯仰，颊肿引耳，完骨主之。

《备急千金要方》：主癫疾，僵仆，狂，疟，完骨及风池主之。

《铜人腧穴针灸图经》：治头痛，烦心，癫疾，头面虚肿，齿龋，偏风，口眼㖞斜，颈项痛，不得回顾，小便赤黄，喉痹，颊肿。

《类经图翼》：主治头痛头风，耳鸣，齿龋，牙车急，口眼㖞斜，喉痹，颊肿，瘿疾，便赤，足痿不收。

【针法灸法】斜刺 0.5~0.8 寸；可灸。

13. 本神　《针灸甲乙经》，足少阳、阳维脉交会穴

【位置】在头部，当前发际上 0.5 寸，神庭旁开 3 寸，神庭与头维连线的内 2/3 与外 1/3 交点处。

【解剖】①肌肉：额肌中。②血管：颞浅动、静脉额支和额动、静脉外侧支。③神经：额神经外侧支。

【释字】《说文解字》："本，木下曰本。"《说文解字》："神，天神，引出万物者也。"

【释穴】本者，根本也。神者，心神也。前为完骨穴，肾主骨，生髓，通于脑，脑骨中藏精明；此为本神，神气之本，心主神明。经云："生之来谓之精，两精相搏谓之神。"肾者精之本，心者生之本，神生于精。完骨者，藏精在下；本神者，神之本在上，两穴一上一下。本神在上合心，完骨在下合肾，

肾水上交心火，两者成心肾相交之势。《灵枢·本神》："凡刺之法必先本于神。"针刺的关键是调神，并且根据患者的神志状态选择相应的治疗方法。

《皇极经世》："天之神，栖于日，人之神，栖于目。"手足三阳经脉都起自目内眦，又五脏六腑之精气上注于目而能视，目之精气为神为光，也是神之本。本穴傍近之穴，为临泣、目窗、正营、承光，都与眼目疾病及惊痫相关，这些病症又都属于神明病症，本穴统能治之。《黄庭经》："何为死作令神泣。"是说由于房事过度，伤精失明，因此而神泣，即神哭泣。是由于房事造成肾精受损，而伤神，所以神泣，表现健忘、失眠、目昏等症，本穴能治之。

【气血运行状态】足少阳胆经血气从头走足，经气发于此处皮下而为本神穴。前为完骨穴，骨中藏精，经气运行聚积于此处。

【穴性】本穴属足少阳胆经腧穴，运气为暑木，五行属木，六气为暑。穴名本神，神之本，精之标，因此本穴禀足少阳暑木之精气，木中藏火，主如惊痫、癫风、神不归本等症。

【主治】头痛，目眩，癫痫，小儿惊风，颈项强痛，胸胁痛，半身不遂。

【应用】《针灸甲乙经》：头痛，目眩，颈项强急，胸胁相引，不得倾侧，本神主之。

《备急千金要方》：本神、颅息，主胸胁相引，不得倾侧。本神、前顶、囟会、天柱，主小儿惊痫。

《铜人腧穴针灸图经》：治目眩，颈项强急痛，胸胁相引，不得转侧，癫疾呕吐涎沫。

《针灸大成》：主惊痫，吐涎沫，颈项强急，头痛，目眩，胸胁相引不得转侧，癫疾呕吐涎沫，偏风。

【针法灸法】平刺 0.5~0.8 寸；可灸。

【现代研究】

（1）临床报道，取神庭、本神向头顶方向斜刺为主，四神聪向百会方向斜刺为主，神门直刺，用平补平泻手法，治疗顽固性失眠有效。

（2）治疗血管性痴呆所选的 18 个腧穴为脑空、脑户（双侧）、头临泣（双侧）、头维（双侧）、头窍阴（双侧）、本神（双侧）、四神聪、神门（双侧）、神庭，以上腧穴简称"三脑六头九神穴"。以上腧穴均采用捻转补法，每穴施术 1 分钟，必令患者有酸胀针感。疗效良好。

（3）电针组取本神、四神聪、百会、风池、内关为主，采用疏密波，频率每分钟 14~26 次，强度 3~5 mA，每次治疗 30 分钟，能改善糖尿病性认知功能障碍患者的认知功能和学习记忆能力。

14. 阳白　《针灸甲乙经》，足太阳、阳维脉交会穴

【位置】在前额部，当瞳孔直上，眉上 1 寸。

【解剖】①肌肉：额肌中。②血管：额动、静脉外侧支。③神经：额神经外侧支。

【释字】《说文解字》："阳，高、明也。"《说文解字》："白，西方色也。"

【释穴】阳为阴之对，白者金之色。前为本神穴，心神之本，肾精之标。本穴位于前额，居高为阳，色白属金，乾金为天，天气主降。穴在前额眉之上方，眉为目精之余，合于竹，属木，本穴在木之上，五行属金，如同秋金之气降，因此阳白可清肝潜阳，降上逆之气，清热明目，安神定志。

【气血运行状态】足少阳胆经血气从头走足，经气发于此处皮下而为阳白穴。前为本神，神之本，精之标，经气运行聚积于此处。

【穴性】本穴属足少阳胆经腧穴，运气为暑木，五行属木，六气为暑。穴名阳白，乾金在天，天气降为雨，因此本穴禀足少阳暑木之精气，其气在上主降，清热明目，安神定志。

【主治】头痛，目眩，目痛，外眦疼痛，雀目。

【应用】《针灸甲乙经》：头目瞳子痛，不可以视，挟项强急，不可以顾，阳白主之。

《备急千金要方》：主目瞳子痛痒，远视睆睆，昏夜无所见。

《针灸大成》：主瞳子痒痛，目上视，远视睆睆，昏夜无见，目痛目眵，背腠寒栗，重衣不得温。

《类经图翼》：头痛，目昏多眵，背寒栗，重衣不得温。

【针法灸法】平刺 0.5~0.8 寸；可灸。

【现代研究】临床报道，齐刺阳白，随症加减，治疗周围性面瘫，效果良好。

15. 头临泣　《针灸甲乙经》，足太阳、足少阳、阳维脉交会穴

【位置】在头部，当瞳孔直上入前发际 0.5 寸，神庭与头维连线的中点处。

【解剖】①肌肉：额肌中。②血管：额动、静脉。③神经：额神经内、外支会合支。

【释字】《说文解字》："头，首也。"《说文解字》："临，监临也。"《说文解字》："泣，无声出涕曰泣。"

【释穴】头临泣的一般注解，是指头部监临眼目哭泣，这种解释过于想当然，缺乏逻辑性，与之相对的足临泣又该如何监临呢？还有穴名注释之类书认为，足临泣是眼泪掉落在足临泣穴上而得名，这些注解太勉强了。

"临"字除了有监临的意思以外，还指哭，《增韵》："临，丧哭。"《颜师古曰》："众哭曰临。"《左传·宣十二年》："楚子围郑，旬有七日。郑人卜行成，不吉。卜临于大官，且巷出车，吉。"《注》："临，哭也。"《说文解字》："哭，哀声也。"泣指无声抽涕。因此"临泣"即是因悲伤而哭泣的意思。

头临泣之前为阳白穴，高居阳位，白者，金秋之色，主敛降，有潜阳安神的作用。本穴承接阳白，并且头临泣与阳白相应，头为诸阳之会，应阳；临泣者哭泣也，情绪悲伤；白者肺之色，肺之志为悲，白应临泣。本穴是阳白发展而来，针刺本穴可醒神舒志，是治疗情绪抑郁的要穴。足临泣的作用与之相仿，标本不同而已。本穴还是《灵枢经》《素问》五十九热穴之一，主清头部之热。

【气血运行状态】足少阳胆经血气从头走足，经气发于此处皮下而为头临泣。前为阳白，应秋金之气降，经气运行聚积于此处。

【穴性】本穴属足少阳胆经腧穴，运气为暑木，五行属木，六气为暑。穴名头临泣，主调节肺之情志，醒神舒志。因此本穴禀足少阳暑木之精气，木中有金。

【主治】头痛，目眩，目赤痛，流泪，目翳，鼻塞，鼻渊，耳聋，小儿惊痫，热病。

【应用】《针灸甲乙经》：颊清，不得视，口沫泣出，两目眉头痛，临泣主之。

《铜人腧穴针灸图经》：治卒中风不识人，目眩，鼻塞，目生白翳，多泪。

《针灸大成》：主目眩，目生白翳，目泪，枕骨合颅痛，恶寒鼻塞，惊痫反视，大风，目外眦痛，卒中风不识人。

《类经图翼》：主治鼻塞，目眩生翳，眵曦冷泪，眼目诸疾，惊痫反视，卒暴中风不识人，胁下痛，疟疾日西发。

【针法灸法】平刺 0.5~0.8 寸；可灸。

【现代研究】

（1）临床报道，取穴头临泣、曲差、风池，接电针治疗偏头痛临床效果好。

（2）临床报道，取头临泣，针尖向后刺，治疗腰背扭伤有效。

16. 目窗　《针灸甲乙经》，足少阳、阳维脉交会穴

【别名】至营（《针灸甲乙经》），至宫（《普济方》），至荣（《针灸逢源》）。

【位置】在头部，当前发际上 1.5 寸，头正中线旁开 2.25 寸。

【解剖】①肌腱：帽状腱膜中。②血管：颞浅动、静脉额支。③神经：额神经内、外侧支会合支。

【释字】《说文解字》：“目，人眼也。”《说文解字》：“窗，囱，在墙曰牖，在屋曰囱。”

【释穴】目即眼睛，窗即窗户。目窗者，眼睛的窗户。前有头临泣，因悲伤而哭泣，泪水遮住了双眼，好像遮住了眼睛的窗户。同时眼睛还是心灵的窗户，针刺目窗不但可以开目窗，还可以开心窗，清心明目。目窗与头临泣相配，主治情绪抑郁，有醒神舒情益智的作用。足少阳胆经的头临泣、目窗、正营、承灵、脑空五穴，属于《素问》《灵枢经》五十九热穴。

【气血运行状态】足少阳胆经血气从头走足，经气发于此处皮下而为目窗穴。前为头临泣，主治因悲伤而哭泣，经气运行聚积于此处。

【穴性】本穴属足少阳胆经腧穴，运气为暑木，五行属木，六气为暑。穴名目窗，开眼睛的窗户，因此本穴禀足少阳暑木之精气，主通目窍。

【主治】头痛，目眩，目赤肿痛，远视，近视，面浮肿，上齿龋肿，小儿惊痫。

【应用】《针灸甲乙经》：青盲无所见，远视𥉂𥉂，目中淫肤，白膜覆瞳子，目窗主之……上齿龋肿，目窗主之。

《备急千金要方》：目瞑，远视𥉂𥉂，目窗主之。

《铜人腧穴针灸图经》：治头面浮肿痛，引目外眦赤痛，忽头旋，目𥉂𥉂远视不明。

《针灸大成》：主目赤痛，忽头旋，目𥉂𥉂远视不明，头面浮肿，头痛，寒热汗不出，恶寒。

【针法灸法】平刺 0.5~0.8 寸。可灸。

【现代研究】临床报道，主穴取目窗。肝气郁结者，加太冲、膻中、内关；肝肾两虚者，加肝俞、肾俞、太溪；心脾两虚者，加心俞、脾俞、神门。治疗单纯性青光眼疗效肯定。

17. 正营 《针灸甲乙经》，足少阳、阳维脉交会穴

【位置】在头部，当前发际上 2.5 寸，头正中线旁开 2.25 寸。

【解剖】①肌腱：帽状腱膜中。②血管：颞浅动、静脉顶支和枕动、静脉吻合网。③神经：额神经和枕大神经的会合支。

【释字】《说文解字》："正，是也。"《说文解字》："营，市居也。"

【释穴】正营者，怔营也，即惶恐不安。汉·蔡邕《表贺录换误上章谢罪》："臣邕怔营慚怖，屏气累息，不知所自投处。"晋·陶潜《咏荆轲》："图穷事自至，豪主正怔营。"针刺正营可调节因惊吓导致惶恐不安的情绪，类似于今天的焦虑症。本穴之前为目窗，主醒神舒志，治疗情绪低落、抑郁等，而本穴则主治焦虑症。焦虑多实，抑郁多虚，精神类病症往往抑郁与焦虑交替出现，正营与目窗相配，对此类精神类病症有效。

【气血运行状态】足少阳胆经血气从头走足，经气发于此处皮下而为正营穴。前为目窗穴，醒神舒志，经气运行聚积于此处。

【穴性】本穴属足少阳胆经腧穴，运气为暑木，五行属木，六气为暑。穴名正营，怔营也，主惶恐焦虑之症，因此本穴禀足少阳暑木之精气，主安神定志。

【主治】头痛，头晕，目眩，唇吻强急，齿痛。

【应用】《针灸甲乙经》：上齿龋痛，恶风寒，正营主之。

《针灸大成》：主目眩瞑，头项偏痛，牙齿痛，唇吻急强，齿龋痛。

《类经图翼》：主治头痛目眩，齿龋痛，唇吻强急。

【针法灸法】平刺 0.5~0.8 寸；可灸。

18. 承灵 《针灸甲乙经》，足少阳、阳维脉交会穴

【位置】在头部，当前发际上 4 寸，头正中线旁开 2.25 寸。

【解剖】①肌腱：帽状腱膜中。②血管：枕动、静脉分支。③神经：枕大神经之支。

【释字】《说文解字》："承，奉也。受也。"《说文解字》："灵，灵巫也。以玉事神。"

【释穴】承者承接也，灵即神灵。承灵者承接心之神灵，又脑为神灵之府，头顶骨古称天灵盖。前有本神，本穴承灵，承接本神之神。前有阳白、头临泣、目窗、正营，主神志异常病症，如精神异常，记忆丧失，失魂落魄等。本

穴主神灵根入肾水，针刺本穴可治疗突然失忆，精神突然失常等症。

【气血运行状态】足少阳胆经血气从头走足，经气发于此处皮下而为承灵穴。前为正营，怔营也，经气运行聚积于此处。

【穴性】本穴属足少阳胆经腧穴，运气为暑木，五行属木，六气为暑。穴名承灵，承接神灵，因此本穴禀足少阳暑木之精气，主通神气，主治失忆及脑风等症。

【主治】头晕，眩晕，目痛，鼻渊，鼻衄，鼻窒，多涕。

【应用】《针灸甲乙经》：脑风头痛，恶见风寒，鼽衄，鼻窒，喘息不通，承灵主之。

《铜人腧穴针灸图经》：治脑风，头疼，恶风寒，鼻窒，喘息不利。

《类经图翼》：主治脑风头痛，恶风，鼻窒不通。

【针法灸法】平刺 0.5~0.8 寸；可灸。

19. 脑空 《针灸甲乙经》，足少阳、阳维脉交会穴

【别名】颞颥（《针灸甲乙经》）。

【位置】在头部，当枕外隆凸的上缘外侧，头正中线旁开 2.25 寸，平脑户。

【解剖】①肌肉：枕肌中。②血管：枕动、静脉分支。③神经：枕大神经之支。

【释字】《说文解字》："脑，头髓也。"《说文解字》："空，窍也。"

【释穴】脑即头脑，空即虚空。脑为髓海，海之所行云气者，天下也，髓海升降出入，补益肾精和骨中之髓，肾精盛，经脉气血通畅则脑空。《灵枢·海论》："髓海，有余则轻劲，多力自度；髓海不足，则脑转、耳鸣、胫酸、眩冒、目无所见、懈怠、安卧。"肾主骨生髓，通于脑，肾精亏虚，不能上补脑髓，记忆丧失，脑子一片空白，补以脑空。经脉阻滞，髓海升降失常，诸如邪热郁滞脑髓，引起头痛耳鸣，泻以脑空。

【气血运行状态】足少阳胆经血气从头走足，经气发于此处皮下而为脑空穴。前为承灵，心神顺接，经气运行聚积于此处。

【穴性】本穴属足少阳胆经腧穴，运气为暑木，五行属木，六气为暑。穴名脑空，脑髓虚空轻灵，精血随经脉升降，因此本穴禀足少阳暑木之精气，清脑止痛。

【主治】头痛，颈项强痛，目眩，目赤肿痛，鼻痛，耳聋，癫痫，惊悸，

热病。

【应用】《针灸甲乙经》：头痛身热，引两颔急，脑空主之……脑风目瞑，头痛，风眩目痛，脑空主之……鼻管疽，发为立厉，脑空主之。

《铜人腧穴针灸图经》：治脑风头痛不可忍，目瞑心悸，发即为癫，风引目眇，劳疾羸瘦，体热，颈项强，不得回顾。

《类经图翼》：主治脑风头痛不可忍，项强不得顾，目瞑，鼻衄，耳聋。

【针法灸法】平刺 0.5~0.8 寸；可灸。

20. 风池 《灵枢经》，足少阳、阳维脉交会穴

【位置】在项部，当枕骨之下，与风府相平，胸锁乳突肌与斜方肌上端之间的凹陷处。

【解剖】①肌肉：胸锁乳突肌与斜方肌上端附着部之间的凹陷中，深层为头夹肌。②血管：枕动、静脉分支。③神经：枕小神经之支。

【释字】《说文解字》："风，八风也。东方曰明庶风，东南曰清明风，南方曰景风，西南曰凉风，西方曰阊阖风，西北曰不周风，北方曰广莫风，东北曰融风。风动虫生。故虫八日而化。"《说文解字》："池，治也。"

【释穴】风者，天之气；池者，静水也。手少阴心火内藏于足少阴肾水，肾水上交心包之火，再由三焦经，转输给足少阳胆经，胆腑五行属木，木之气为风，因此正常状态下，风池是指风藏水中。池还有城池的意思，以水土阻挡风邪侵入。

经云："风为百病之长。"风邪袭人体位置深、病情重，人体有一套完整的天然屏障，可防风邪入侵。反映在腧穴上，可分为几道防线，阻挡风邪第一道防线是风池穴，枕骨之下，与风府相平，胸锁乳突肌与斜方肌上端之间的凹陷处。池者，城池也，是城郭御敌最外一层，风池是治疗外感风寒的常用腧穴。如果正虚邪胜，城池失守，风邪长驱直入，疾如风雨，很快将进入房屋大院门厅。腧穴中阻挡风邪的第二道防线是风府穴，当后发际正中直上 1 寸，府者，聚也，在督脉之上，督主一身之阳。如果邪气再次胜出，阻挡失利，风邪将破门蹬堂入室，腧穴与之抗争的最后一道外防线，是风门穴，在背部，当第 2 胸椎棘突下，旁开 1.5 寸，门者，出入之道也，风门在肺俞穴之上，是防止邪气入里的最后一道外线。如果还守不住，病邪入里，侵袭五脏，主帅将被迫迎战，即风门穴下一胸椎的肺俞穴，《内经》说："病入五脏，半生半死。病发至

此，凶多吉少。”

【气血运行状态】足少阳胆经血气从头走足，经气发于此处皮下而为风池穴。前为脑空，脑髓虚空轻灵，经气运行聚积于此处。

【穴性】本穴属足少阳胆经腧穴，运气为暑木，五行属木，六气为暑。穴名风池，风木少阳初生之气藏于水中，又是阻挡风邪的城池，因此本穴禀足少阳暑木之精气，木中有水土，水土合德以抗风邪。

【主治】头痛，眩晕，颈项强痛，目赤痛，目泪出，鼻渊，鼻衄，耳聋，气闭，中风，口眼㖞斜，疟疾，热病，感冒，瘿气。

【应用】《针灸甲乙经》：颈痛，项不得顾，目泣出，多眵䁾，鼻鼽衄，目内眦赤痛，气厥，耳目不明，喉痹伛偻引项筋挛不收，风池主之。

《备急千金要方》：主喉咽偻引项挛不收。

《外台秘要》：千金疗疟灸法，灸风池二穴三壮。

《外台秘要》：寒热癫疾僵仆，温热病汗不出，头眩痛，瘤疟，颈项痛不得顾，目泪出，欠气多，鼻鼽衄，目内眦赤痛，气发耳塞，目不明，喉痹，伛偻引项筋挛不收。

《针灸大成》：主洒淅寒热，伤寒温病汗不出，目眩苦，偏正头痛，痻疟颈项如拔，痛不得回顾。目泪出，欠气多，鼻鼽衄，目内眦赤痛，气发耳塞，目不明，腰背俱疼，腰伛偻引颈筋无力不收，大风中风，气塞涎上不语，昏危，瘿气。

《医宗金鉴》：肺受风寒，及偏正头痛。

《通玄指要赋》：头晕目眩，要觅于风池。

《席弘赋》：风府风池寻得到，伤寒百病一时消。

【针法灸法】针尖微下，向鼻尖方向斜刺0.5~0.8寸，或平刺透风府穴；可灸。

【现代研究】

（1）临床报道，针刺风池、廉泉，治疗脑卒中后假性延髓性麻痹有效。

（2）临床报道，针刺风池、翳风、廉泉，治疗中风后吞咽障碍有效。

（3）临床报道，针刺风池、哑门，治疗经前期紧张综合征有效。

（4）临床报道，针刺风池、足三里等穴可使脑震荡患者的颅压下降，具有较长的后效应。

（5）针刺风池等穴，治疗高血压患者，使血压下降。

（6）针刺本穴可使视力减弱者，普遍提高视力，用指针点刺或梅花针叩刺对防治青少年近视眼有效。

（7）有报道以风池、上天柱（天柱上5分）为主穴行导气法，足三里、三阴交行补法，有一定疗效。并对突眼症的瘀血状态、微循环、血液流变学、血流动力学有明显改善。

（8）针刺风池穴，治疗216例足跟痛，有较好效果。

（9）据报道针刺风池穴，能使胃酸及胃蛋白酶高者降低，低者升高。

21. 肩井 《针灸甲乙经》，足少阳、阳维脉交会穴

【别名】膊井（《太平圣惠方》），髆井（《铜人腧穴针灸图经》），肩解（《素问·气穴论》王冰注）。

【位置】在肩上，前直乳中，当大椎与肩峰端连线的中点上。

【解剖】①肌肉：斜方肌，深层为肩胛提肌与冈上肌。②血管：颈横动、静脉分支。③神经：腋神经分支，深层上方为桡神经。

【释字】《说文解字》："肩，髆也。"《正韵》："井，穴地出水曰井。"

【释穴】肩即肩部，井即水井，此穴在肩上，局部凹陷如井，故名肩井。井还是南方宿名，《史记·天官书》："南宫朱鸟东井为水事。"《注》："东井八星，主水衡也。"说明井与水火相关。又《易》有："井者，木上有水。"又说明井与木相关。本穴之前为风池穴，风藏于静水中；本穴肩井，井水上涌。前者风藏水中，又水土合德以祛风邪；后者是木中又水，水生木，水在木之下可滋木之阴津，水在木上可清木，因此肩井穴不仅可以清降肝之阳亢，还可滋养肝阴，目的在于祛风止痉。又井主出，本穴还可治疗难产，主胎儿出生。又主乳汁通畅，本穴可治疗乳痈。孕妇禁刺。

【气血运行状态】足少阳胆经血气从头走足，经气发于此处皮下而为肩井穴。前为风池，水土合德而祛风邪，经气运行聚积于此处。

【穴性】本穴属足少阳胆经腧穴，运气为暑木，五行属木，六气为暑。穴名肩井，木上有水，水润肝阴，以祛风。因此本穴禀足少阳暑木之精气，木中有水，滋阴息风。

【主治】肩背痹痛，手臂不举，颈项强痛，乳痈，中风，瘰疬，难产，诸虚百损。

【应用】《针灸甲乙经》：肩背痹痛，臂不举，寒热凄索，肩井主之。

《备急千金要方》：难产，针两肩井入一寸泻之，须臾即分娩。

《千金翼方》：凡难产，针两肩井一寸，泻之，须臾即生也。上气咳逆，短气，风劳百病，灸肩井二百壮。

《铜人腧穴针灸图经》：治五劳七伤，颈项不得回顾，背膊闷，两手不得向头，或因仆伤腰髋痛，脚气上攻……若妇人堕胎后，手足厥逆，针肩井立愈。若灸更胜针，可针七壮。

《针灸大成》：主中风气塞，涎上不语，气逆，妇人难产，堕胎后手足厥逆，针肩井立愈。头项痛，五劳七伤，臂痛，两手不得向头。

《医宗金鉴》：主治仆伤，肘臂疼痛不举。

《百症赋》：肩井乳痈而极效。

《玉龙歌》：急疼两臂气攻胸，肩井分明穴可攻。

《长桑君天星秘诀歌》：脚气酸痛肩井先，次寻三里阳陵泉。

【针法灸法】直刺0.5~0.8寸，深部正当肺尖，慎不可深刺，《类经图翼》：孕妇禁针。可灸。

【现代研究】

（1）临床报道，针刺取穴风池、新设（第3、4颈椎间旁开1.5寸）、颈7夹脊、肩井、阿是穴；头晕者，加百会、大杼、悬钟；上肢疼痛者，加曲池、外关、合谷及阿是穴；心悸者，加内关、神门、巨阙。治疗颈椎病有效。

（2）临床报道，针刺患侧肩井、曲池、外关、环跳、阳陵泉、足三里，用电针加强刺激，治疗中风后遗症有效。

（3）临床报道，针刺乳根（患侧）、肩井、曲池、内庭、行间、至阳，治疗急性乳腺炎有效。

（4）临床报道，以天宗、肩井、肾俞为一穴组，与屋翳、足三里、膻中穴组交替针治乳腺增生，可增强患者细胞免疫功能。

22. 渊腋　《灵枢经》

【别名】泉腋（《备急千金要方》），泉液（《备急千金要方》）。

【位置】在侧胸部，举臂，当腋中线上，腋下3寸，第4肋间隙中。

【解剖】①肌肉：前锯肌和肋间内、外肌。②血管：胸腹壁静脉，胸外侧动、静脉及第4肋间动、静脉。③神经：第4肋间神经外侧皮支，胸长神经之支。

【释字】《说文解字》："渊，回水也。"《说文解字》："腋，人之臂亦也。"

【释穴】渊者，回流之水；腋者，臂下也。前有风池、肩井，水行从静水之池，再到涌水之井，再到回水之渊。水流逐渐增多，回旋于腋下，而成此穴。足少阳胆木秉持三焦相火下行，三焦者决渎之官，主通行水道。肩井、渊腋与天泉、极泉、天溪等居上焦，是水之上源。渊腋主滋阴通络，主治胸满马刀病，即腋下淋巴结核病，此病属阴虚火旺之证，本穴滋阴清热，可治之。

【主治】胸满马刀，肋痛，腋下肿，臂痛不举。

【应用】《针灸甲乙经》：胸满马刀，臂不得举，渊腋主之。

《铜人腧定针灸图经》：治胸满无力，臂不举。

《针灸大成》：主寒热，马刀疡，胸满无力，臂不举。

【针法灸法】斜刺 0.5~0.8 寸。不宜灸。

23. 辄筋 《针灸甲乙经》

【别名】神光（《针灸大成》），胆募（《针灸大成》）。

【位置】在侧胸部，渊腋前 1 寸，平乳头，第 4 肋间隙中。

【解剖】①肌肉：胸大肌外缘，有前锯肌，肋间内、外肌。②血管：胸外侧动、静脉。③神经：第 4 肋间神经外侧皮支。

【释字】《说文解字》："辄，车两犄也。"《说文解字》："筋，肉之力也。"

【释穴】辄者，车耳也，可以依靠的部位。筋者，肝之体。"辄"与"辙"通，辙者车辙，穴在肋骨间，肋骨并列顺排，有如车辙，因此得名辄筋。辄主气机运行，《增韵》："辄，忽然也。"因此主治胸中暴满。

《庄子》中有记载："辄然忘吾有四肢形体也。"是人忘记了自己有四肢形体的存在，意思是说当经脉气血通畅，没有梗阻，人们感觉不到四肢形态的存在。胆木主筋，辄筋是指胆腑的气机通畅，所以《针灸大成》又称此穴为胆募。

【气血运行状态】足少阳胆经血气从头走足，经气发于此处皮下而为辄筋穴。前为渊腋穴，水流回旋于腋下，经气运行聚积于此处。

【穴性】本穴属足少阳胆经腧穴，运气为暑木，五行属木，六气为暑。穴名辄筋，邻近胆腑，主筋经气机运行，因此本穴禀足少阳暑木之精气，主疏通胆腑气机。

【主治】胸中暴满，喘息，呕吐，吞酸，腋肿，肩臂痛。

【应用】《针灸甲乙经》：胸中暴满，不得眠，辄筋主之。

《铜人腧穴针灸图经》：治胸中暴满，不得卧，喘息也。

《针灸大成》：主胸中暴满不得卧，太息善悲，小腹热，欲走，多唾，言语不正，四肢不收，呕吐宿汁，吞酸。

《类经图翼》：主治太息多唾善悲，言语不正，四肢不收，呕吐宿汁吞酸。

【针法灸法】斜刺 0.5~0.8 寸；可灸。

24. 日月　《脉经》，足太阴、少阳经交会穴，胆之募穴

【别名】神光（《千金翼方》），胆募（《千金翼方》）。

【位置】在上腹部，当乳头直下，第 7 肋间隙，前正中线旁开 4 寸。

【解剖】①肌肉：肋间内、外肌，肋下缘有腹外斜肌腱膜，腹内斜肌，腹横肌。②血管：肋间动、静脉。③神经：第 7 或第 8 肋间神经。

【释字】《说文解字》："日，实也，太阳之精不亏。"《说文解字》："月，阙也，太阴之精象形。"

【释穴】日者太阳，月者月亮。日月穴在身体两侧，人体气机随天运而行，经云："天运当以日光明。"日月的东升西落指示天运的轨迹。圣人面南而立，前为广明，后为太冲，日月从人体左侧升，右侧降，人体气机随之升降出入，因此日月穴代表气机的左升右降，是人的日月阴阳出入之处。前为辄筋穴，又名胆募，主胆腑气机通畅，本穴为胆之募穴，胆为少阳之腑，少阳者，阳气初生，本穴主人体气机随着日月升降出入而运行，主治太息善悲等。

【气血运行状态】足少阳胆经血气从头走足，经气发于此处皮下而为日月穴。前为辄筋穴，主胆腑气机升降出入，经气运行聚积于此处。

【穴性】本穴属足少阳胆经腧穴，运气为暑木，五行属木，六气为暑。穴名日月，是日月升降出入的地方，因此本穴禀足少阳暑木之精气，主气机随天道左升右降。

【主治】太息善悲，肋疼痛，胀满，呕吐，吞酸，呃逆，黄疸。

【应用】《针灸甲乙经》：太息善悲，少腹有热，欲走，日月主之。

《千金翼方》：呕吐宿汁，吞酸，灸神光（一名胆募）百壮，三报之。

《铜人腧穴针灸图经》：治太息善悲，小腹热，欲走，多唾，言语不正，四肢不收。

《医宗金鉴》：呕吐吞酸。

【针法灸法】斜刺 0.5~0.8 寸；可灸。

【现代研究】

（1）临床报道，针刺日月，治疗慢性胆囊炎有效。

（2）临床报道，药物外敷日月，配合耳穴压丸法可治疗胆石症有效。消石散：金钱草 500g，生大黄、玄明粉各 600g，槟榔、炮山甲、威灵仙各 250g，郁金、白芷、木香、虎杖各 300g，枳壳、陈皮各 200g，薄荷冰 50g，麝香少许。将上述药材用机器粉碎后拌和调匀，过 100 目筛，装罐备用。用时取该散 20g 左右，用蜂蜜适量调成膏状摊在塑料薄膜上，将肝胆投影区用水洗净擦干，将备好的消石散膏贴于右日月，用布带固定，7 天换药 1 次。

25. 京门 《脉经》，肾之募穴

【别名】气府、气俞（《针灸甲乙经》）。

【位置】在侧腰部，章门后 1.8 寸，当 12 肋骨游离端的下方。

【解剖】①肌肉：腹内、外斜肌及腹横肌。②血管：第 11 肋间动、静脉。③神经：第 11 肋间神经。

【释字】《说文解字》："京，人所为绝高丘也。"《说文解字》："门，闻也。"

【释穴】京者，皇权所居之处，一国之都；门，出入之门。京门者，君主出入之门。此穴为肾募，肾主一身之原气，此为原气募集之处。肾之原气，原于心火下入肾水中而藏，心为君主之官，因此称为京门。经脉相传，手少阴心火，入足少阴肾水，上交心包之火，肾水气化上交心包之火，转入三焦经，再接胆经，将火藏于木中。因此木中有肾水，肾精化气从胆经发出于此处，而为肾经募穴。前为日月穴，少阳出入升降之处；本穴京门，是肾精化气出入之门。主治肾气不足所引起诸症。

【气血运行状态】足少阳胆经血气从头走足，经气发于此处皮下而为京门穴。前为日月穴，日月阴阳出入之处，经气运行聚积于此处。

【穴性】本穴属足少阳胆经腧穴，运气为暑木，五行属木，六气为暑。穴名京门，肾气所发之处，因此本穴禀足少阳暑木之精气，木中藏水火。

【主治】肠鸣，泄泻，小便不利，腹胀，腰胁痛。

【应用】《针灸甲乙经》：腰痛不可久立仰俯，京门及行间主之。

《针灸甲乙经》：痓，脊强反折，京门主之。寒热，腹胀膜，怏怏然不得息，京门主之。溢饮，水道不通，溺黄，小腹痛，里急，肿，洞泄，体痛引

骨，京门主之。

《备急千金要方》：京门、照海，主尿黄，水道不通。

《针灸大成》：主肠鸣，小肠痛，肩背寒，痉，肩胛内廉痛，腰痛不得俯仰久立，寒热腹胀，引背不得息，水道不利，溺黄，小腹急肿，肠鸣洞泄，髀枢引痛。

《类经图翼》：主治肠鸣洞泄，水道不利，少腹急痛，寒热膜胀，肩背腰髀引痛，不得俯仰久立。

【针法灸法】斜刺 0.5~0.8 寸；可灸。

【现代研究】

（1）实验研究，针刺京门穴有抑制肾脏泌尿作用。

（2）临床报道，针刺主穴取肾俞（双侧）、京门、关元、中极，配穴取阴陵泉、三阴交。结合四金排石汤，针药结合治疗尿路结石有效。

26. 带脉　《灵枢经》，足少阳、带脉交会穴

【位置】在侧腹部，章门下 1.8 寸，当第 12 肋骨游离端下方垂线与脐水平线的交点上。

【解剖】①肌肉：腹内、外斜肌及腹横肌。②血管：第 12 肋间动、静脉。③神经：第 12 肋间神经。

【释字】《说文解字》："带，绅也。男子鞶带，妇人带丝。"《说文解字》："脉，血理分衺行体者。"

【释穴】带脉穴为足少阳经与带脉之会穴。带脉为奇经八脉之一，《素问·痿论》曰："阳明者，五脏六腑之海，主润宗筋，宗筋主骨而利机关也。冲脉者，经脉之海也，主渗灌溪谷，与阳明合于宗筋，阴阳揔宗筋之会，会于气街，而阳明为之长，皆属于带脉，而络于督脉。故阳明虚则宗筋纵，带脉不引，故足痿不用也。"

冲脉起于胞中，上循脊里，为经络之海。而冲脉由内出外，散布于皮下肌肉间，用以灌渗于溪谷之间，又冲脉与阳明合于宗筋。所以古代的宦官，去其宗筋，则伤其冲任脉，由于血液消耗泻出，而不再复生，因此宦官也不长胡须。少阴、太阴、阳明经脉，以及冲、任、督脉，总会于宗筋，沿着腹部上行，而又再会于气街。气街是腹气之街，在冲脉于肚脐左右的动脉间，气街是阳明经腧穴，由阳明所主，因此说阳明为之主。带脉起于季胁，围绕身体一

周，如束紧腰带。三阴三阳之经，十二经脉，以及奇经八脉的任督冲维，其经脉都沿着身体上下运行，而都属于带脉所约束的范畴。督脉起于会阴，至于下腹部，冲任脉同出此处，而上行腹背，因此冲任、少阴、阳明，与督脉都有联系。阳明为水谷之海，主润宗筋，阳明虚则宗筋纵，宗筋纵弛，不能束骨而利机关，则成痿症，因此诸痿独取于阳明。由于阴阳经脉，都属带脉之所约束，如果带脉不能延引，则在下的筋脉纵弛，而表现为足痿不用。

另外，带脉紧束，冲任气血上行，而经水下行，带脉失于固束之用，则气血逆于下，月经失调，本穴主经脉气血上行。带脉不固还表现在当人年过半百，下腹部腰部肌肉松弛，凸起，溶溶如囊水之状，也属于带脉穴的主治范畴。前为京门穴，肾精化气所出之处，本穴以肾精为本，冲任气血生于肾精，带脉也生于肾精。

【气血运行状态】足少阳胆经血气从头走足，经气发于此处皮下而为带脉穴。前为京门穴，肾精化气所出之处，经气运行聚积于此处。

【穴性】本穴属足少阳胆经腧穴，运气为暑木，五行属木，六气为暑。穴名带脉，紧束经脉，使气血上行，因此本穴禀足少阳暑木之精气，主冲任、肾经气血上行。

【主治】月经不调，赤白带下，疝气，腰胁痛。

【应用】《针灸甲乙经》：妇人少腹坚痛，月水不通，带脉主之。

《针灸大成》：主腰腹纵，溶溶如囊水之状，妇人小腹痛，里急后重，瘛疭，月事不调，赤白带下。

《医宗金鉴》：主治疝气，偏堕于肾，及妇人赤白带下等症。

《玉龙歌》：肾气冲心得几时，须用金针疾自除，若得关元并带脉，四海谁不仰明医。

【针法灸法】直刺 0.5~0.8 寸；可灸。

【现代研究】临床报道，取带脉、足临泣。患者取仰卧位，局部常规消毒后，带脉直刺 25~40mm，足临泣直刺 20~25mm，行提插泻法，以局部有酸麻胀痛感为度，留针 20 分钟，10 分钟行针 1 次，行提插捻转泻法。治疗腰骶疼痛有效。

27. 五枢　《针灸甲乙经》，足少阳、带脉交会穴

【位置】在侧腹部，当髂前上棘的前方，横平脐下 3 寸处。

【解剖】①肌肉：腹内、外斜肌及腹横肌。②血管：旋髂浅、深动、静脉。③神经：髂腹下神经。

【释字】《说文解字》："五，五行也。从二，阴阳在天地间交午也。"《说文解字》："枢，户枢也。"

【释穴】五者，土之生数，天五生土。枢者，枢纽。五枢者，在中转枢的意思。带脉是奇经八脉之一，是经脉中唯一横向运行的经脉，带脉主固束纵向经脉，并主气血上行，经水下行。带脉穴则主气血上行，五枢穴在其后，主转枢，气血上行，而经水下行。因此主治月经过多、小肠疝气、带下病等气机下陷的病证。

【气血运行状态】足少阳胆经血气从头走足，经气发于此处皮下而为五枢穴。前为带脉穴，主气血上行，经气运行聚积于此处。

【穴性】本穴属足少阳胆经腧穴，运气为暑木，五行属木，六气为暑。穴名五枢，主经脉气血上下转枢，本穴禀足少阳暑木之精气，主经脉中气血上行，经水下行的转枢。

【主治】阴挺，赤白带下，月经不调，疝气，少腹痛，便秘，腰胯痛。

【应用】《针灸甲乙经》：男子阴疝，两丸上下，小腹痛，五枢主之……妇人下赤白，里急瘛疭，五枢主之。

《备急千金要方》：主阴疝，两丸上下，少腹痛。

《针灸大成》：主痃癖，膀胱气攻两胁，男子寒疝，阴卵上入小腹痛，妇人赤白带下，里急瘛疭。

《玉龙歌》：五枢亦治腰间痛，得穴方知疾顿轻。

【针法灸法】直刺 0.8~1.5 寸；可灸。

28. 维道　《针灸甲乙经》，足少阳、带脉交会穴

【别名】外枢（《针灸甲乙经》）。

【位置】在侧腹部，当髂前上棘的前下方，五枢前下 0.5 寸。

【解剖】①肌肉：髂前上棘前内方，有腹内、外斜肌及腹横肌。②血管：旋髂浅、深动、静脉。③神经：髂腹股沟神经。

【释字】《说文解字》："维，车盖维也。"《说文解字》："道，所行道也。"

【释穴】维者，保持；道者，通达也。维道者，维持道路通畅。本穴为足少阳与带脉之交会穴，带脉在人身有束缚之用，维持诸经脉通行，尤其是足阳

明经气下行，三焦气机顺畅。如有梗阻，三焦气机受阻，气逆而上行，形成胃气上逆之呕吐。

带脉、五枢、维道三穴，俱为足少阳与带脉之会穴，带脉在人体如约束诸经之带，包括冲任、肾经等，主气血上行。五枢穴主转枢，是经气由升转降，肝脾肾经脉气血上行，转为胃经气血下行；冲任气血上行，经水下行，因此本穴则为维持气血下行的通道。

【气血运行状态】足少阳胆经血气从头走足，经气发于此处皮下而为维道穴。前为五枢穴，经脉之气血由升转降，经气运行聚积于此处。

【穴性】本穴属足少阳胆经腧穴，运气为暑木，五行属木，六气为暑。穴名维道，维持三焦、胃等六腑之道路通畅，因此本穴禀足少阳暑木之精气，木中有土，主气水道路之通畅。主治水肿、三焦不调、不嗜食、呕逆等症。

【主治】呕吐，咳逆，腰胯痛，少腹痛，阴挺，疝气，带下，月经不调，水肿。

【应用】《针灸甲乙经》：咳逆不止，三焦有水气，不能食，维道主之。

《铜人腧穴针灸图经》：呕逆不止，三焦不调，水肿，不嗜食。

《类经图翼》：主治呕逆不止，三焦不调，不食，水肿。

【针法灸法】向前下方斜刺 0.8~1.5 寸；可灸。

【现代研究】

（1）临床报道，以维道为主穴，配中极、三阴交，治疗尿潴留有效。

（2）临床报道，取穴维道（双侧）加电针，再加针刺气海、关元、中极、足三里、三阴交，治疗排尿异常有效。

（3）现代研究证明，针刺维道穴对下腹部手术有良好的针刺麻醉效果，如腹股沟疝修补术中，针刺维道具有阻断髂腹股沟神经的疼痛冲动作用，减轻患者切皮时的疼痛反应。

29. 居髎 《针灸甲乙经》，阳跷、足少阳经交会穴

【位置】在髋部，当髂前上棘与股骨大转子最凸点连线的中点处。

【解剖】①肌肉：臀中肌，臀小肌。②血管：臀上动、静脉下支。③神经：臀上皮神经及臀上神经。

【释字】《说文解字》："居，蹲也。"《奇经八脉考》："髎，骨空处也。"

【释穴】居者，蹲也；髎者，骨缝隙也。此处指髋骨为宽大之骨，即今之

盆骨。《玉篇》："髎，髋也。"穴在髂骨上凹陷处，在髂前上棘与股骨大转子高点连线之中点，当端坐时正位于凹陷中，以其居则成髎，故名居髎。《内经》有言，足少阳胆经主骨所生病，有云，骨为干。居髎之后为环跳穴，环跳指跳跃，居髎指下蹲位，这是下肢屈曲之极，跳跃又是下肢伸展之极，两者配伍主下肢运动。

【气血运行状态】足少阳胆经血气从头走足，经气发于此处皮下而为居髎穴。前为维道穴，维持三焦水道下出，经气运行聚积于此处。

【穴性】本穴属足少阳胆经腧穴，运气为暑木，五行属木，六气为暑。穴名居髎，下肢蹲位的动作，因此本穴禀足少阳暑木之精气，主下肢骨之病。

【主治】腰腿痹痛，瘫痪，足痿，疝气。

【应用】《铜人腧穴针灸图经》：治腰引少腹痛，肩引胸臂挛急，手臂不得举而至肩。

《类经图翼》：主治肩引胸臂挛急不得举，腰引小腹痛。

《玉龙赋》：腿风湿痛，居髎兼环跳与委中。

【针法灸法】直刺或斜刺 1.5~2 寸；可灸。

30. 环跳　《针灸甲乙经》，足少阳、太阳经交会穴

【别名】镮铫（《备急千金要方》），枢中（《素问・缪刺论》），髀厌（《素问・气穴论》王冰注），髀枢（《素问・气府论》张志聪注），髌骨（《针灸大全》），髋骨（《针方六集》），分中（《针方六集・神照集》）。

【位置】在股外侧部，侧卧屈股，当股骨大转子最凸点与骶管裂孔连线的外 1/3 与中 1/3 交点处。

【解剖】①肌肉：臀大肌、梨状肌下缘。②血管：内侧为臀下动、静脉。③神经：臀下皮神经，臀下神经，深部正当坐骨神经。

【释字】《说文解字》："环，璧也。肉好若一谓之环。"《说文解字》："跳，蹶也。一曰跃也。"

【释穴】环即环曲，跳即跳跃。弯身屈腿，腿弯如环，便于跳跃。如果腿不能弯曲，不能成环壮，可取此穴，此为治腿病之要穴。别名髀枢，是跳跃之前，先下蹲，屈膝卑微之姿态，然后一跃而起。本穴之前为居髎，蹲位也，环跳指跳跃，下肢活动从蹲到跳跃是两个极限动作，一个是屈曲的极限，一个是挺伸的极限，居髎主曲之极，环跳主伸之极，两穴配伍主治下肢活动。足少阳

胆经主骨所生病，属木主筋，又与少阳出生相关，木曰曲直，阴静阳动，足少阳主动，居髎、环跳是胆经主动的枢纽，也因此而得名髀枢。

【气血运行状态】足少阳胆经血气从头走足，经气发于此处皮下而为环跳穴。前为居髎穴，主下肢屈曲之极，经气运行聚积于此处。

【穴性】本穴属足少阳胆经腧穴，运气为暑木，五行属木，六气为暑。穴名环跳，下肢尽伸，因此本穴禀足少阳暑木之精气，主骨之所生病，主筋伸。

【主治】腰胯疼痛，半身不遂，下肢痿痹，遍身风疹，挫闪腰疼，膝踝肿痛不能转侧。

【应用】《素问·缪刺论》：邪客于足少阳之络，令人留于枢中痛，髀不可举，刺枢中，以毫针，寒则久留针。以月死生为数，立已。

《针灸甲乙经》：腰胁相引痛急，髀筋瘛胫痛不可屈伸，痹不仁，环跳主之。

《铜人腧穴针灸图经》：冷风湿痹，风疹，偏风半身不遂，腰胯痛不得转侧。

《针灸大成》：主冷风湿痹不仁，风疹遍身，半身不遂，腰胯痛蹇，膝不得转侧伸缩。

《医宗金鉴》：主治腰、胯、股、膝中受风寒湿气，筋挛疼痛。

《长桑君天星秘诀歌》：冷风湿痹针何处，先取环跳次阳陵。

《玉龙歌》：环跳能治腿股风，居髎二穴认真攻，委中毒血更出尽，愈见医科神圣功。

《杂病穴法歌》：脚连胁腋痛难当，环跳阳陵泉内杵，冷风湿痹针环跳，阳陵三里烧针尾。

【针法灸法】直刺 2~2.5 寸；可灸。

【现代研究】

（1）临床报道，主穴取环跳。配穴取腰夹脊、腰俞、委中、足三里、阿是穴、承山、悬钟。治疗腰腿痛有效。

（2）临床报道，主穴取环跳、委中。疼痛向小腿外侧及外踝前放射者，配阳陵泉、悬钟；疼痛向下肢后侧放射者，配秩边、承山、昆仑；疼痛向足背或胫骨内侧放射者，配患侧髀关、足三里、解溪；继发性坐骨神经痛，即由邻近组织结构病变如腰椎间盘突出症、腰椎关节病等引起者，配双侧肾俞、大肠俞、秩边。环跳针刺 2~2.5 寸，行提插泻法，以麻电感传至足趾部 3 次为度；

委中直刺 1~1.5 寸，行提插泻法，致下肢抽动、麻电感传至足趾部 3 次为度，不留针；其余各穴均行平补平泻法。治疗坐骨神经痛，效果良好。

（3）临床报道，患者侧卧位，健侧下肢在下呈伸直位，患侧下肢在上呈屈髋屈膝位，臀部放平，并尽量放松患侧踝关节。医者位于其身后，屈曲右肘，以右肘尺骨鹰嘴抵住患侧环跳，施以揉运 5 分钟，再逐渐加大揉运之力，至局部酸、胀、痛、麻感觉明显时，嘱患者主动活动踝关节，治疗急性踝关节扭伤有效。

（4）临床报道，针刺环跳穴治疗白带，用强刺激手法，若行针时针感能达到足跟，则能提高治疗效果。

（5）实验研究，针刺环跳穴可使胃酸及胃蛋白酶高者降低，使低者升高。

（6）有实验报道，电针家兔坐骨神经"环跳穴"可使人工感染的腹膜炎渗出减少或停止。

31. 风市　《肘后备急方》

【别名】垂手（《医学原始》）。

【位置】在大腿外侧部的中线上，当腘横纹上 7 寸。或直立垂手时，中指尖处。

【解剖】①肌肉：阔筋膜下，股外侧肌中。②血管：旋股外侧动、静脉肌支。③神经：股外侧皮神经，股神经肌支。

【释字】《说文解字》："风，八风也。东方曰明庶风，东南曰清明风，南方曰景风，西南曰凉风，西方曰阊阖风，西北曰不周风，北方曰广莫风，东北曰融风。风动虫生。故虫八日而化。"《说文解字》："市，买卖所之也。"

【释穴】风者八方之风，市者集市也。市还指星宿，《史记·天官书》："房心东北曲十二星曰旗，旗中四星曰天市，市中六星曰市楼。"《正义》："天市二十二星，主国市聚交易之所。一曰天旗。"足少阳胆经介于手少阳三焦和足厥阴肝之间，三焦者决渎之官，主出水道，厥阴肝木多风，因此少阳胆经是一个风水集散地。上有风池，下有风市；上有肩井、渊腋，下有中渎、阳陵泉。前者为风，后者合水，风水相得，则风调雨顺，人体不病，如果风水不相得，则疾如风雨，经脉阻滞。足少阳胆经主调节人体风水运行，风行则通，水行则润，风为阳气，水为阴津，风水又彼此相互制约，保持平衡。风市者，风邪侵袭此穴而聚集，针刺本穴又可祛风而风邪散去，如同风邪的集散之地。

【气血运行状态】足少阳胆经血气从头走足，经气发于此处皮下而为风市穴。前为环跳穴，筋伸极之处，经气运行聚积于此处。

【穴性】本穴属足少阳胆经腧穴，运气为暑木，五行属木，六气为暑。穴名风市，风邪的集散地，因此本穴禀足少阳暑木之精气，主祛风从四肢。

【主治】中风半身不遂，下肢痿痹、麻木，遍身瘙痒，脚气。

【应用】《备急千金要方》：主两膝挛痛，引胁拘急。缓纵痿痹，腨肠疼冷不仁。

《针灸大成》：主中风腿膝无力，脚气，浑身瘙痒，麻痹，厉风疮。

《医宗金鉴》：主治腿中风湿，疼痛无力，脚气，浑身瘙痒，麻痹等证。

《玉龙歌》：膝腿无力身立难，原因风湿致伤残，倘知二市穴能灸，步履悠然渐自安。

《胜玉歌》：腿股转酸难移步，妙穴说与后人知。环跳风市及阴市，泻却金针病自除。

《杂病穴法歌》：腰连脚痛怎生医，环跳行间与风市。

【针法灸法】直刺 1~1.5 寸；可灸。

【现代研究】

（1）临床报道，针刺风市穴，治疗神经性耳鸣、耳聋有效。

（2）临床报道，针刺双侧风市，治疗肝病高胆红素血症致瘙痒症有效。

（3）临床报道，主穴取风市，配穴取翳风、风池、颊车、合谷。治疗面肌痉挛有效。

（4）临床报道，在风市（双侧）点刺，破皮即可，然后加火罐，治疗遍身瘙痒有效。

32. 中渎 《针灸甲乙经》

【别名】中犊（《医学纲目》）。

【位置】在大腿外侧，当风市下 2 寸，或腘横纹上 5 寸，股外肌与股二头肌之间。

【解剖】①肌肉：阔筋膜下，股外侧肌中。②血管：旋股外侧动、静脉肌支。③神经：股外侧皮神经，股神经肌支。

【释字】《说文解字》："中，内也。"《说文解字》："渎，沟也。"

【释穴】中即中间，渎即河流。此穴在股外侧两筋之中，形如河流，故名中渎。经云："三焦者决渎之官，水道出焉。"本穴出自胆经，胆经秉持三焦相火，转输于厥阴肝木，调风水之处。前为风市，此为中渎，水行风中，风水相得，顺风顺水，风行则通，水行则润。如果经脉气血瘀滞，风水为患，风能行舟，亦能覆舟，本穴主治下肢寒痹和痿证。

【气血运行状态】足少阳胆经血气从头走足，经气发于此处皮下而为中渎穴。前为风市穴，风行水流，经气运行聚积于此处。

【穴性】本穴属足少阳胆经腧穴，运气为暑木，五行属木，六气为暑。穴名中渎，风中之水行，本穴禀足少阳暑木之精气，借东风，行水道。

【主治】下肢痿痹、麻木，半身不遂。

【应用】《针灸甲乙经》：治寒气在分肉间，痛上下，痹不仁，中渎主之。

《铜人腧穴针灸图经》：治寒气入于分肉之间，痛攻上下，筋痹不仁。

《针灸大成》：痿，针中渎、环跳，灸足三里、肺俞。

【针法灸法】直刺 1~1.5 寸；可灸。

【现代研究】临床报道，针刺中渎穴，治疗胆绞痛有效。

33. 膝阳关　《针灸甲乙经》

【别名】寒府（《素问·骨空论》张介宾注），足阳关（《针灸大全》），关阳（《备急千金要方》），关陵（《备急千金要方》），阳陵（《针灸大全》）。

【位置】在膝外侧，当股骨外上髁上方的凹陷处。

【解剖】①肌腱：髂胫束后方，股二头肌腱前方。②血管：膝上外侧动、静脉。③神经：股外侧皮神经末支。

【释字】《说文解字》："膝，胫头卪也。"《说文解字》："阳，高、明也。"《说文解字》："关，以木横持门户也。"

【释穴】膝阳关者，膝盖部阳气通行的关隘。本穴在《内经》中称为寒府，是寒气容易聚集之处，由于本穴在膝盖外侧，阴津滋养不足，精虚化气不足，是寒邪最容易侵袭的部位，是阳气难以通过的关隘，因此得名膝阳关。经云："膝为筋之府，腰为肾之府。"膝有膝阳关，腰有腰阳关，都是寒邪容易聚集而侵袭之处，也都是阳气难以通行的关隘。本穴之前为风市、中渎，风水运行的通道，风调雨顺，滋养阴精，本穴不受寒邪侵袭，反之则为寒邪之府。

【气血运行状态】足少阳胆经血气从头走足，经气发于此处皮下而为膝阳关。前为中渎，经水通行之处，经气运行聚积于此处。

【穴性】本穴属足少阳胆经腧穴，运气为暑木，五行属木，六气为暑。穴名膝阳关，阳气通行的关隘，容易感寒而又称为寒府。本穴禀足少阳暑木之精气，主少阳经气通行。

【主治】膝膑肿痛，腘筋挛急，小腿麻木。

【应用】《针灸甲乙经》：膝外廉痛，不可屈伸，胫痹不仁，膝阳关主之。

《备急千金要方》：梁丘、曲泉、阳关主筋挛，膝不得屈伸，不可以行。

《备急千金要方》：阳关、环跳、承筋，主胫痹不仁。

《铜人腧穴针灸图经》：治膝外痛不可屈伸，风痹不仁。

《类经图翼》：主治风痹不仁，股膝冷痛，不可屈伸。

【针法灸法】直刺 0.8~1 寸。

【现代研究】临床报道，针刺膝阳关，治疗肱骨外上髁炎，有效。

34. 阳陵泉 《灵枢经》，足少阳经所入为合，胆腑下合穴

【位置】在小腿外侧，当腓骨小头前下方凹陷处。

【解剖】①肌肉：腓骨长、短肌中。②血管：膝下外侧动、静脉。③神经：腓总神经分为腓浅神经及腓深神经处。

【释字】《说文解字》："阳，高明也。"《说文解字》："陵，大阜也。"引申指帝王陵墓。《说文解字》："泉，水原也。"

【释穴】阳者，少阳经气，在外侧。陵者，帝王陵墓，火之所藏。泉者，地下之水，主少阳相火收藏。前为膝阳关，阳气经过的关隘，少阳经气在此穴处收藏，因此称为阳陵泉。其内侧有阴之陵泉，脾经合穴，主脾之阴精收藏之处。《素问·脉要精微论》："膝者筋之府。"阳气收藏不足，则筋病也。

《素问·奇病论》曰："帝曰：有病口苦，取阳陵泉，口苦者病名为何？何以得之？岐伯曰：病名曰胆瘅。夫肝者中之将也，取决于胆，咽为之使。此人者，数谋虑不决，故胆虚气上溢，而口为之苦。治之以胆募俞，治在《阴阳十二官相使》中。"

《灵枢·九针十二原》曰："疾高而内者，取之阴之陵泉；疾高而外者，取之阳之陵泉也。"所谓疾高而内，是病发在内的阴气，而见于上，阴陵泉是太阴经的腧穴，经云："太阴主开。"可使在内的邪气，随着阴气的开而上出。一般来说，阳病入内的，是要从下解；阴病出于上的，是要从外解。所谓疾高而外，是外邪高居而病在外之下，阳陵泉是足少阳经的腧穴，少阳主枢，邪气位

高，而欲下入于内，因此要使从枢外出，而不要使邪入于内。

胆腑下合穴主治病证，《灵枢·邪气脏腑病形》：“胆病者，善太息，口苦，呕宿汁，心下澹澹，恐人将捕之，嗌中吩吩然数唾。在足少阳之本末，亦视其脉之陷下者灸之；其寒热者取阳陵泉。”胆病则胆气不升，因此太息以伸出之。口苦呕宿汁，是胆汁上逆；心下澹澹，是恐人将捕之，属于胆气不足；嗌中然数唾者，是少阳之脉病，足少阳经脉之本在下，其末在颈嗌之间，灸之以起陷下之脉气。其寒热者，少阳之枢证，当以经取之，是因为少阳经气主外内出入。

【气血运行状态】足少阳胆经血气从头走足，经气发于此处皮下而为阳陵泉。前为膝阳关，经脉中的阴精化气，从此关隘通过，经气运行聚积于此处。又是五输穴的合穴，脉外精气从四肢末端之井穴发出，溜于经输，最后入于合穴之经脉中。胆腑下合穴，助胆气降。

【穴性】本穴属足少阳胆经腧穴，运气为暑木，五行属木，六气为暑。穴名阳陵泉，少阳精气从此穴藏入水土之中。本穴五输穴合穴，五行属土，因此本穴禀足少阳暑木之精气，又具土水之性，主少阳相火内藏经脉中，转输与厥阴肝木。

【主治】半身不遂，下肢痿痹、麻木，膝肿痛，脚气，胁肋痛，口苦，呕吐，黄疸，小儿惊风，破伤风。

【应用】《针灸甲乙经》：胆胀者，胁下痛胀，口苦，好太息，阳陵泉主之……胁下支满，呕吐逆，阳陵泉主之……髀痛引膝，股外廉痛，不仁，筋急，阳陵泉主之。

《铜人腧穴针灸图经》：治膝伸不得屈，冷痹脚不仁，偏风半身不遂，脚冷无血色。

《针灸大成》：主膝伸不得屈，髀枢膝骨冷痹，脚气，膝股内外廉不仁，偏风半身不遂，脚冷无血色，苦嗌中介然，头面肿，足筋挛。

《类经图翼》：主治偏风，半身不遂，足膝冷痹不仁，无血色，脚气筋挛。

《玉龙歌》：膝盖红肿鹤膝风，阳陵二穴亦堪攻。

《席弘赋》：最是阳陵泉一穴，膝间疼痛用针烧。

【针法灸法】直刺或斜向下刺 1~1.5 寸；可灸。

【现代研究】

（1）临床报道，针刺双侧阳陵泉，治疗腰痛有效。

（2）临床报道，针刺患侧阳陵泉，治疗中风后肩痛有效。

（3）临床报道，针刺阳陵泉，治疗胆绞痛有效。

（4）据报道，针刺阳陵泉，治疗胆囊炎、结石症有效。

（5）临床报道，取患者对侧阳陵泉进行针刺，治疗落枕有效。

（6）临床报道，针刺阳陵泉透阴陵泉，治疗肝脾脏疼痛疗效较好。

（7）据报道，针刺阳陵泉，治疗肩关节周围炎，效果良好。

35. 阳交 《针灸甲乙经》，阳维脉郄穴

【别名】别阳（《针灸甲乙经》），足髎（《针灸甲乙经》），足窌（《针灸甲乙经》）。

【位置】在小腿外侧，当外踝尖上 7 寸，腓骨后缘。

【解剖】①肌肉：腓骨长肌附着部。②神经：腓肠外侧皮神经。

【释字】《说文解字》："阳，高、明也。"《说文解字》："交，交胫也。"

【释穴】阳交者，阳气之交会。本穴之前为膝阳关、阳陵泉，经气沿经脉运行至此；从四肢末端有五输穴的精气，从井出，溜注于荥输，行于阳辅，经过此穴处而从阳陵泉入于经脉，而五输穴的精气至此由阴转阳，与从上而来的经脉之气相合，因此本穴是少阳经气与精气交会之处，得名阳交。由于是两阳相交，阳热气盛，临床主治寒厥。

《素问·刺腰痛》曰："阳维之脉，令人腰痛，痛上怫然肿；刺阳维之脉，脉与太阳合下间，去地一尺所。"阳维起于诸阳之会，阳维脉始发于足太阳的金门穴，金门穴位于足外踝下 1.5 寸，而后上外踝 7 寸，交会足少阳的阳交穴，阳交是阳维的郄穴，因此经文说与太阳合下间而取之，即是取阳维的郄穴，上去踝 7 寸，正是离地一尺所。

【气血运行状态】足少阳胆经血气从头走足，经气发于此处皮下而为阳交穴。前为阳陵泉，少阳经气收藏之处，经气运行聚积于此处。

【穴性】本穴属足少阳胆经腧穴，运气为暑木，五行属木，六气为暑。穴名阳交，少阳经气与精气交会之处，因此本穴禀足少阳暑木之精气，主下肢寒厥。

【主治】下肢寒厥，胸胁胀满疼痛，面肿，惊狂，癫疾，瘛疭，膝股痛，下肢痿痹。

【应用】《针灸甲乙经》：寒热痹，髀胫不收，阳交主之……寒厥，癫疾，

噤吤，瘛疭，惊狂，阳交主之。

《备急千金要方》：主胸满肿。

《铜人腧穴针灸图经》：治寒厥，惊狂，喉痹，胸满，面肿，寒痹，膝胻不收。

《针灸大成》：主胸满肿，膝痛足不收，寒厥，惊狂，喉痹，面肿，寒痹，膝胻不收。

【针法灸法】直刺 0.5~0.8 寸；可灸。

36. 外丘 《针灸甲乙经》，胆经郄穴

【位置】在小腿外侧，当外踝尖上 7 寸，腓骨前缘，平阳交。

【解剖】①肌肉：腓骨长肌和趾总伸肌之间，深层为腓骨短肌。②血管：胫前动、静脉肌支。③神经：腓浅神经。

【释字】《说文解字》："外，远也。"《说文解字》："丘，土之高也，非人所为也。"

【释穴】外丘穴在小腿外侧，外踝高点上 7 寸腓骨前缘，正当腓骨长肌之肌腹隆起处与趾总伸肌之肌腹隆起处之间，其状如丘，故名外丘。丘者高土堆，但不是人所为之，而是天然形成的，与之相对的是"京"，也是高土，是人所为之。前有京门穴，肾之募穴，位于都城之内，肾精化气出身体前部于此处。此穴远在都城之外，有高土之处，经脉之气从上而下运行至此，局部有缝隙，经气随之而出，因此为郄穴。外丘之后还有丘墟，丘墟是胆经原穴，原气所出之处。不论是"京"还是"丘"都与土相关，经脉入于地下，经气从地下黄泉出于皮下。

【气血运行状态】足少阳胆经血气从头走足，经气发于此处皮下而为外丘穴。前为阳交穴，少阳之经气与精气交会之处，经气运行聚积于此处。

【穴性】本穴属足少阳胆经腧穴，运气为暑木，五行属木，六气为暑。穴名外丘，经气从地下黄泉出于皮下，为郄穴，本穴禀足少阳暑木之精气，主急症。

【主治】胸胁支满，颈项强痛，胸胁痛，疯犬伤毒不出，下肢痿痹，癫疾，小儿龟胸。

【应用】《针灸甲乙经》：胸胁支满，头痛，项内寒，外丘主之……肤痛，痿痹，外丘主之。

《铜人腧穴针灸图经》：治肤痛，痿痹，胸胁胀满，颈项痛，恶风寒，癫疾。猘犬所伤，毒不出发寒热，速以三壮，又可灸所啮之处，立愈。

《针灸大成》：主胸胀满，肤痛痿痹，颈项痛，恶风寒，猘犬伤毒不出，发寒热，速以三壮艾，可灸所啮处及足少阳络。癫疾，小儿龟胸。

《类经图翼》：主治颈项痛，胸满，痿痹癫风，恶犬伤毒不出。

【针法灸法】直刺 0.5~0.8 寸；可灸。

【现代研究】临床报道，针刺外丘、会宗、风池、天柱，治疗枕神经痛有效。

37. 光明 《灵枢经》，胆经之大络

【位置】在小腿外侧，当外踝尖上 5 寸，腓骨前缘。

【解剖】①肌肉：趾长伸肌和腓骨短肌之间。②血管：胫前动、静脉分支。③神经：腓浅神经。

【释字】《说文解字》："光，明也。从火在人上，光明意也。"《说文解字》："明，照也。"

【释穴】足少阳胆经在腹部有日月穴，此处又有光明穴，两者一上一下，《易·系辞》曰："日月相推，而明生焉。"前者为胆经募穴，主少阳初生，少阳之气聚集于此而为日月穴；后者为胆经络穴，即足少阳之大络，十五大络与十二经脉并行，精气从脏腑发出，随大络出于皮下，阳走阴，阴走阳。本穴之前为外丘，仿佛是一轮红日从东方升起，从都城的京门出，至于城外高土之外丘，阳光普照，大地尽显光明。因此光明不仅可显现光明，同时也是太阳温暖大地之处。因此本穴除了治疗眼疾外，更常用的是治疗厥证。如《灵枢·经脉》曰："足少阳之别，名曰光明，去踝五寸，别走厥阴，下络足跗。实则厥，虚则痿躄，坐不能起。取之所别也。"说明本穴当以温阳祛寒为主。

【气血运行状态】足少阳胆经血气从头走足，经气发于此处皮下而为光明穴。前为外丘穴，太阳高升的地方，经气运行聚积于此处。

【穴性】本穴属足少阳胆经腧穴，运气为暑木，五行属木，六气为暑。穴名光明，阳光普照，大地温暖，因此本穴禀足少阳暑木之精气，主温通行气。

【主治】下肢寒厥，痿痹，目痛，夜盲，乳胀痛，膝痛，颊肿。

【应用】《灵枢·经脉》：足少阳之别，名曰光明，去踝五寸，别走厥阴，下络足跗。实则厥，虚则痿躄，坐不能起。取之所别也。

《针灸甲乙经》：虚则痿躄，坐不能起，实则厥，胫热膝痛，身体不仁，手足偏小，善啮颊，光明主之。

《备急千金要方》：主膝痛胫热，不能行，手足偏小。

《席弘赋》：睛明治眼未效时，合谷光明安可缺。

《医宗金鉴》：妇人少腹胞中疼痛，大便难，小便淋，好怒色青。

【针法灸法】直刺 0.5~0.8 寸；可灸。

【现代研究】

（1）临床报道，针刺光明穴，治疗麻痹性斜视有效。

（2）临床报道，单侧腰扭伤只取患侧光明，两侧腰扭伤及腰椎痛者可取双侧光明，治疗急性腰扭伤有效。

（3）临床报道，针刺光明，配太冲，对青少年近视眼有效。

38. 阳辅　《灵枢经》，足少阳所行为经

【别名】绝骨、分肉（《针灸聚英》）。

【位置】在小腿外侧，当外踝尖上 4 寸，腓骨前缘稍前方。

【解剖】①肌肉：趾长伸肌和腓骨短肌之间。②血管：胫前动、静脉分支。③神经：腓浅神经。

【释字】《说文解字》："阳，高明也。"《说文解字》："辅，人颊车也。"

【释穴】阳为阴之对，外为阳；辅即辅骨，指腓骨，此穴在小腿外侧腓骨前。辅有辅助的意思，阳辅者，辅助阳气。本穴之前是光明穴，正当午时，至于本穴太阳西落，阳气开始下降，好像是辅助的阳光。又阳者，日也；辅者，晡也，阳辅还有日晡的意思。日晡之时是午后，阳明所主。一年中，阳辅应暑，阳气虽盛，但热势已经开始下降，暑季经过夏至，夏至阳极一阴生，湿气逐渐增加，阳气开始下降。因此阳辅穴有引阳入阴之用，可以治疗胆热上逆，例如头晕、头痛、心烦、失眠等症状。

【气血运行状态】足少阳胆经血气从头走足，经气发于此处皮下而为阳辅穴。前为光明穴，阳光普照，大地温暖，经气运行聚积于此处。

【穴性】本穴属足少阳胆经腧穴，运气为暑木，五行属木，六气为暑。穴名阳辅，五输穴的经穴，五行属火，其性从暑气，其用为热降。因此本穴禀足少阳暑木之精气，木生火，热极而降。

【主治】腰坐水中，膝下浮肿，偏头痛，目外眦痛，缺盆中痛，腋下痛，

瘰疬，胸、胁、下肢外侧痛，疟疾，半身不遂。

【应用】《针灸甲乙经》：寒热酸痛，四肢不举，腋下肿，马刀瘘，喉痹，髀膝胫骨摇，酸痹不仁，阳辅主之……腰痛如小锤居其中，怫然肿痛，不可以咳，咳则筋缩急，诸节痛，上下无常，寒热，阳辅主之。

《备急千金要方》：主胸胁痛。

《针灸资生经》：风痹不仁，阳辅、阳关。

《针灸大成》：主腰溶溶如坐水中，膝下浮肿，筋挛。百节酸痛，实无所知。诸节尽痛，痛无常处。腋下肿痿，喉痹，马刀侠瘿，膝胻酸，风痹不仁，厥逆，口苦太息，心胁痛，面尘，头角颔痛，目锐眦痛，缺盆中肿痛，汗出振寒，疟，胸中、胁、肋、髀、膝外至绝骨外踝前痛，善洁面青。

《医宗金鉴》：主治膝胻酸疼，腰间寒冷，肤肿筋挛，百节酸疼，痿痹，偏风不遂等证。

【针法灸法】直刺 0.5~0.8 寸。可灸。

【现代研究】临床报道，针刺双下肢阳辅，治疗急性腰扭伤有效。

39. 悬钟 《针灸甲乙经》，八会穴之髓会

【别名】绝骨（《备急千金要方》），髓孔（《灸法图残卷》）。

【位置】在小腿外侧，当外踝尖上 3 寸，腓骨前缘。

【解剖】①肌肉：腓骨短肌与趾长伸肌分歧处。②血管：有胫前动、静脉分支。③神经：腓浅神经。

【释字】《说文解字》：“悬，系也。”《说文解字》：“钟，乐钟也。秋分之音，物种成。”

【释穴】悬者，下有心字，上是县字，县好像是首的倒挂，繁体字还有“系”，因此表示心神不定，或者悬挂的意思。钟者，《白虎通·五行云》云：“钟，动也。”又钟者，种也。是说天气入于地中，好像种于土中，阳气动于黄泉之下，地气从地下黄泉发出，上通于天，因此也称为“黄钟”。足少阳胆经上有悬颅，下有悬钟，上下呼应，上下交通，悬颅主降，悬钟主升，前者应天气降为雨，后者则是地气上为云。又是八会穴之髓会，肾主骨生髓，通于脑，因此又称为绝骨，髓藏于骨中，所谓绝骨，是髓的意思。因此悬钟主肾藏精生髓，上通于脑，脑为髓海。

【气血运行状态】足少阳胆经血气从头走足，经气发于此处皮下而为悬钟

穴。前为阳辅，阳气收藏，转化为精髓，经气运行聚积于此处。

【穴性】本穴属足少阳胆经腧穴，运气为暑木，五行属木，六气为暑。穴名悬钟，生髓之原，因此本穴禀足少阳暑木之精气，木中具水性，主补骨中之髓，上通于脑。

【主治】半身不遂，颈项强痛，胸腹胀满，胁肋疼痛，膝腿痛，脚气，腋下肿。

【应用】《素问·刺疟》：胻酸痛甚，按之不可，名曰胕髓病。以镵针，针绝骨出血，立已。

《针灸甲乙经》：腹满，胃中有热，不嗜食，悬钟主之……胫酸痛，按之不可，名曰胕髓病，以镵针针绝骨出其血立已……小儿腹满不能食饮，悬钟主之。

《备急千金要方》：主风，灸百壮，治风，身重心烦，足胫痛。主湿痹，流肿，髀筋急瘛，胫痛。主膝胫酸摇，酸痹不仁，筋缩，诸节酸折，风劳身重。主五淋。主腹满。

《铜人腧穴针灸图经》：治心腹胀满，胃中热不嗜食，膝胻痛，筋挛足不收履，坐不能起。

《类经图翼》：主治颈项痛，手足不收，腰膝痛，脚气筋骨挛。

《医宗金鉴》：主治胃热腹胀，胁痛脚气，脚胫湿痹，浑身瘙痒，趾疼等证。

《长桑君天星秘诀歌》：足缓难行先绝骨，次寻条口及冲阳。

《针经标幽赋》：悬钟、环跳，华佗刺躄足而立行。

【针法灸法】直刺 0.5~0.8 寸；可灸。

【现代研究】

（1）针刺双侧悬钟，取 1 寸毫针捻转进针，得气后行提插捻转复合泻法，强度以患者能忍受为度，同时让患者前后左右活动颈部，尤其是活动受限侧，幅度由小到大，治疗落枕有效。

（2）临床报道，对于缺血性脑卒中的治疗，针刺足三里、悬钟对缺血性脑卒中患者脑血管舒缩反应能力、脑血流自动调节功能、大脑半球侧支循环代偿功能有明显改善作用，并能促进神经功能的恢复。

（3）临床报道，针刺前先静卧 10 分钟，取双侧悬钟，针刺得气后用平补平泻手法，留针 30 分钟，期间每隔 10 分钟运针 1 分钟。治疗高血压有效。

（4）临床报道，针刺悬钟（重者取双侧，一般取单侧）治疗胁痛有效。

（5）临床报道，取患侧悬钟，配阿是穴，偏头痛有效。

（6）临床报道，取患者同侧悬钟，治疗肩周炎有效。

40. 丘墟　《灵枢经》，原穴

【位置】在外踝的前下方，当趾长伸肌腱的外侧凹陷处。

【解剖】①肌肉：趾短伸肌起点。②血管：外踝前动、静脉分支。③神经：足背中间皮神经分支及腓浅神经分支。

【释字】《说文解字》："丘，土之高也"。《说文解字》："墟，大丘也。"丘墟指废墟、荒地。《管子·八观》："众散而不收，则国为丘墟。"

【释穴】丘者，高土，但非人之所为；与之相对的是"京"，也是高土，是人之所为。丘墟之上有外丘，外丘之上有京门。京门者，都城之门，门外有丘，称为外丘，外丘有原，即丘墟。丘墟者，废墟荒地，意指初始、原始，本穴是足少阳胆经的元真之气通过三焦转输于此，并从此穴出于皮下，五行属火，应天之热气。因此本穴可祛寒温煦胆腑，利于胆汁排泄，加强胆主决断的功能，同时可以温通足少阳胆经，治疗各种因寒瘀所致的疼痛症状。临床上有类似于温胆汤的功效。

【气血运行状态】足少阳胆经血气从头走足，经气发于此处皮下而为丘墟穴。前为瞳子髎，经气运行聚积于此处。

【穴性】本穴属足少阳胆经腧穴，运气为暑木，五行属木，六气为暑。穴名丘墟，原穴，五行属火，其性从热气，其用为升阳。因此本穴禀足少阳暑木之精气，木生火，其气生，主胸胁满痛不得息。

【主治】胸胁满痛不得息，颈项痛，腋下肿，下肢痿痹，外踝肿痛，疟疾，疝气，目赤肿痛，目生翳膜，中风偏瘫。

【应用】《针灸甲乙经》：目视不明，振寒，目翳，瞳子不见，腰两胁痛，脚酸转筋，丘墟主之……疟振寒，腋下肿，丘墟主之……寒热颈肿，丘墟主之……大疝腹坚，丘墟主之……胸满善太息，胸中膨膨然，丘墟主之……痿厥寒，足腕不收，躄坐不能起，髀枢脚痛，丘墟主之。

《备急千金要方》：主脚急肿痛，战掉不能久立，跗筋脚挛。

《针灸大成》：主胸胁满痛不得息，久疟振寒，腋下肿，痿厥坐不能起，髀枢中痛，目生翳膜，腿胻酸，转筋，卒疝，小腹坚，寒热颈肿，腰胯痛，太息。

《类经图翼》：主治胸胁满痛不得息，寒热，目生翳膜，颈肿，久疟振寒，痿厥腰腿酸痛。髀枢中痛，转筋足胫偏细，小腹坚卒疝。

《玉龙歌》：脚背疼起丘墟穴，斜针出血即时轻。

《胜玉歌》：踝跟骨痛灸昆仑，更有绝骨共丘墟。

【针法灸法】直刺 0.5~0.8 寸；可灸。

【现代研究】

（1）临床试验研究发现，针刺丘墟等穴，可显著提高头面与腰部的皮肤痛阈。

（2）临床报道，取两侧丘墟，连接电针治疗仪，治疗偏头痛有效。

（3）临床报道，主穴取丘墟。配穴：血瘀型加膈俞；痰浊型加丰隆或肺俞；气滞型加阳陵泉；阴虚型加太溪、三阴交；阳虚型加大椎、关元；气虚型加气海、足三里。治疗冠心病心绞痛有效。

（4）临床报道，针刺患侧丘墟，治疗胸胁痛有效。

（5）临床报道，患者左侧卧位，针刺右侧丘墟，治疗胆绞痛有效。

（6）现代研究报道，针刺丘墟穴可使胆汁分泌显著增加，针刺治疗胆石症患者，可在短时间内引起胆囊显著收缩，促进胆囊排空。

41. 足临泣　《灵枢经》，足少阳胆所注为输；八脉交会穴，通带脉

【位置】在足背外侧，当第 4 趾关节的后方，小趾伸肌腱的外侧凹陷处。

【解剖】①血管：有足背静脉网，第 4 趾背侧动、静脉。②神经：足背中间皮神经。

【释字】《颜师古曰》：“临，众哭曰临。”《左传・宣十二年》：“楚子围郑，旬有七日。郑人卜行成，不吉。卜临于大官，且巷出车，吉。”《注》“临，哭也。”泣者，《说文解字》：“无声出涕也。”

【释穴】临者，监察也。除此以外，临还有哭的意思，并且是很多人一起哭。如《颜师古曰》：“临，众哭曰临。”又《说文解字》曰：“哭，哀声也。”不但是众多人哭，而且还发出哀声。泣者，指无声抽涕。因此临和泣都是哭的意思，只是一个有声，一个无声。临泣首先与眼目相关，同时还有悲伤的意思。足少阳胆经在头部有头临泣与之相对，该穴是阳白穴的延续，阳白穴主阳气敛降，头临泣则主心情悲伤，因此针刺该穴可醒神舒志，是治疗情绪抑郁的

要穴。足临泣的作用与头临泣相仿，在下与之相呼应，头临泣为标，足临泣为本。由于居下部，还可引经气下行，与头临泣配伍从上下共同作用于患者情志。

【气血运行状态】足少阳胆经血气从头走足，经气发于此处皮下而为足临泣。前为丘墟穴，温煦胆腑，经气运行聚积于此处。

【穴性】本穴属足少阳胆经腧穴，运气为暑木，五行属木，六气为暑。穴名足临泣，五输穴的输穴，五行属木，其性从风气，其用为温，主动。因此本穴禀足少阳暑木之精气，主木之疏泄。

【主治】胸满气喘，目眩心痛，头痛，目外眦痛，乳痈，瘰疬，胁肋痛，疟疾，中风偏瘫，痹痛不仁，足跗肿痛。

【应用】《针灸甲乙经》：厥，四逆，喘，气满，风，身汗出而清，髋髀中痛，不可得行，足外皮痛，临泣主之……疟日两发，临泣主之……胸中满，腋下肿，马刀瘘，善自啮舌颊，天牖中肿，淫泺胫酸，头眩，枕骨颌腮肿，目涩身痹，洒淅振寒，季胁支满，寒热，胸胁、腰腹、膝外廉痛，临泣主之……大风目外眦痛，身热痱，缺盆中痛，临泣主之……月水不利，见血而有身则败，及乳肿，临泣主之。

《针灸大成》：手足中风不举，痛麻发热拘挛，头风痛肿项腮连，眼肿赤痛头旋，齿痛，耳聋，咽肿，浮风瘙痒筋牵，腿疼胁胀肋肢偏，临泣针时有验。

《类经图翼》：主治胸满气喘，目眩心痛，缺盆中及腋下马刀疡，痹痛无常。

《医宗金鉴》：中风手足举动难，麻痛发热筋拘挛，头风肿痛连腮项，眼赤而疼合头眩。

《玉龙歌》：两足有水临泣泻。

《杂病穴法歌》：赤眼迎香出血奇，临泣太冲合谷侣。耳聋临泣与金门，合谷针后听人语。牙风面肿颊车神，合谷临泣泻不数。

【针法灸法】直刺 0.5~0.8 寸；可灸。

【现代研究】临床报道，针刺取外关、足临泣治疗口苦有效。

42. 地五会 《针灸甲乙经》

【位置】在足背外侧，当第 4 趾关节的后方，第 4、5 趾骨之间，小趾伸肌腱的内侧缘。

【解剖】①血管：足背静脉网，第4跖背侧动、静脉。②神经：足背中间皮神经。

【释字】《说文解字》："地，元气初分，轻清阳为天，重浊阴为地。万物所陈列也。"《说文解字》："五,五行也。从二，阴阳在天地间交午也。"《说文解字》："会，合也。"

【释穴】关于五会,《史记·扁鹊仓公列传》："扁鹊乃使弟子子阳厉鍼砥石，以取外三阳五会。"张守节正义引《素问》："五会谓百会、胸会、听会、气会、臑会也。"我认为这个注释不妥。地五会是唯一的，在四肢末端而不属于五输穴的，五输穴为脉中精气出于脉外，应地气上为云，天气下为雨，汇聚入于经脉中。地五会不属于五输穴，说明是地之五行在此大会。与之相对的还有天五会，即人迎穴，经云："天食人以五气，地食人以五味。"天气入于人体，会于阳明胃经的人迎穴，阳明属土，天之五行，即天之五气，土居中央，所以天气会于土。地属阴，合于脉，地五会，是地之五行会于此，经脉始于肺金，终于肝木，经云："脉为营。"经脉会聚营血之气，会于少阳胆木，入于肝木。胆经之前有十经脉，包括了五行的全部内容，因此地五会是脉中营血之大会，可补益营血，主诸不足而内伤唾血，例如肺痨等。

除了天五会、地五会，还有三阳五会，即百会穴，百会位于颠顶，头为诸阳之会，即手足三阳经，三阳内连六腑，归属于五行，因此称为三阳五会。又"凡十一脏，取决于胆也。"胆为"中正之官，决断出焉"，胆介于脏腑阴阳之间，具有阴阳双重属性，地五会具有五行平衡属性，主补益精气。

【气血运行状态】足少阳胆经血气从头走足，经气发于此处皮下而为地五会。前为足临泣，属肺，主气降，经气运行聚积于此处。

【穴性】本穴属足少阳胆经腧穴，运气为暑木，五行属木，六气为暑。穴名地五会，地之五行在此会聚，脉中之营血会于此，因此本穴禀足少阳暑木之精气，主补诸不足而内伤唾血。

【主治】内伤唾血不足，头痛，目赤痛，耳鸣，耳聋，胸满，胁痛，腋肿，乳痈，跗肿。

【应用】《针灸甲乙经》：内伤唾血不足，外无膏泽，刺地五会。

《铜人腧穴针灸图经》：治内伤唾血，足外皮肤不泽，乳肿。

《针灸大成》：主腋痛，内损唾血不足，外无膏泽，乳痈。

《长桑君天星秘诀歌》：耳鸣腰腿先五会，次针耳门三里内。

《针经标幽赋》：眼痒眼疼，泻光明与地五。

《席弘赋》：耳内蝉鸣腰欲折，膝下明存三里穴。若能补泻五会间，且莫向人容易说。

【针法灸法】直刺或斜刺 0.5~0.8 寸。

43. 侠溪 《灵枢经》，足少阳所溜为荥

【位置】在足背外侧，当第 4、5 趾间，趾蹼缘后方赤白肉际处。

【解剖】①血管：趾背侧动、静脉。②神经：足背中间皮神经之趾背侧神经。

【释字】《集韵》：“侠，与夹通。傍也，从也。”《说文解字》：“溪，山渎无所通者。又水注川曰溪。”

【释穴】侠溪是山谷中一条狭窄的小溪，溪谷属骨，与肾水相关。荥穴，五行属水，天之气为寒，经云：“荥主身热。”此穴的主要功能是清泄足少阳胆经的相火。“君火以明，相火以位”，正常来说相火以藏为顺，相火不藏逆于上，则形成上焦热证。临床上很常见由于相火的逆上，可以造成君火上浮，如果相火逆于胃还也可以影响到胃气，使之上逆，如果相火逆于上而侮金，则肺气上逆。这些脏腑的气逆都可以形成相火炎上的病证。侠溪穴的主要作用就是清利少阳火逆之症，临床上可以配伍行间、阳陵泉、然谷等穴以清热。

【气血运行状态】足少阳胆经血气从头走足，经气发于此处皮下而为侠溪穴。前为地五会，经气运行聚积于此处。本穴还是五输穴的荥穴，五输穴从井出，是脉中精气出于脉外，应地气上为云，溜于荥穴。

【穴性】本穴属足少阳胆经腧穴，运气为暑木，五行属木，六气为暑。穴名侠溪，五输穴的荥穴，五行属水，其性从寒气，其用为寒，热者寒之。因此本穴禀少阳暑木之精气，木中有水，主清胆经之热。

【主治】头痛，眩晕，惊悸，耳鸣，耳聋，目外眦赤痛，颊肿，胸胁痛，膝股痛，足跗肿痛，疟疾。

【应用】《针灸甲乙经》：膝外廉痛，热病汗不出，目外眦赤痛，头眩，两颌痛，寒逆泣出，耳鸣聋，多汗，目痒，胸中痛，不可反侧，痛无常处，侠溪主之……胸胁支满，寒如风吹状，侠溪主之……狂疾，侠溪主之。

《备急千金要方》：主少腹坚痛，月水不通。主乳肿痈溃。主疟，足痛。主胸中寒，如风状，头眩，两颊痛。

《铜人腧穴针灸图经》：治胸胁支满，寒热汗不出，目外眦赤，目眩，颊颔肿，耳聋，胸中痛不可转侧，痛无常处。

【针法灸法】直刺或斜刺 0.3~0.5 寸；可灸。

44. 足窍阴　《灵枢经》，足少阳所出为井

【位置】在第 4 趾末节外侧，距趾甲角 0.1 寸。

【解剖】①血管：趾背侧动、静脉和趾跖动脉形成的动脉网。②神经：趾背侧神经。

【释字】《说文解字》："足，足，人之足也，在下。"《说文解字》："窍，穴也，空也。"《说文解字》："阴，暗也。山之北，水之南也。"

【释穴】窍者，《礼·礼运》："地秉阴窍于山川。《疏》谓地秉持于阴气，为孔于山川，以出纳其气。"在人体是五脏藏精化气，从内出外，上出于头窍。足窍阴与头窍阴相对，后者位于耳后乳突的后上方，两者都主治头晕、头痛、耳鸣，而一上一下，从标从本。窍指耳窍，阴指阴津，《内经》说："九窍为水注之气。"因此窍阴是水气注于耳窍。足少阳胆经内藏相火，相火妄动伤阴火逆于耳窍，而表现头痛、头晕、耳鸣，足窍阴清相火从其根本，属远端取穴，经云："四肢为诸阳之本。"头窍阴清泻相火从其标，是局部取穴；足窍阴之治病，为导引下行，通而散之。

《内经》说："肝开窍于目，肾开窍于耳，心开窍于舌，肺开窍于鼻，脾开窍于口。"此五脏皆属阴脏。该穴所主治目疾、耳聋、舌强、鼻塞、口中恶苦诸疾与头窍阴相类，《灵枢·根结》："少阳根于窍阴，结于窗笼，窗笼者耳中也。"此穴位人体最下，在足第 4 趾外侧趾甲角根旁 1 分处，为足少阳脉气所发之地，犹如井泉，故名足窍阴。

【气血运行状态】足少阳胆经血气从头走足，经气发于此处皮下而为足窍阴。前为侠溪穴，经气运行聚积于此处。

【穴性】本穴属足少阳胆经腧穴，运气为暑木，五行属木，六气为暑。足窍阴穴，五输穴的井穴，五行属金，其性从燥气，其用为凉。因此本穴禀足少阳暑木之精气，木中有金，主清热潜阳，降逆。

【主治】偏头痛，目眩，目赤肿痛，耳聋，耳鸣，喉痹，胸胁痛，足跗肿痛，多梦，热病。

【应用】《针灸甲乙经》：胁痛，咳逆，不得息，窍阴主之……手足清，烦

热汗不出，手肢转筋，头痛如锥刺之，循然不可以动，动益烦心，喉痹，舌卷干，臂内廉不可及头，耳聋鸣，窍阴皆主之。

《备急千金要方》：主痈疽，头痛如锥刺，不可以动，动则烦心。

《针灸大成》：主胁痛，咳逆不得息，手足烦热，汗不出，转筋，痈疽，头痛心烦，喉痹，舌强口干，肘不可举，卒聋，魇梦，目痛，小眦痛。

《医宗金鉴》：主治胁间痛，咳不得息热躁烦，痈疽，头痛，耳聋病，喉痹舌强不能言。

【针法灸法】直刺 0.1~0.2 寸；可灸。

【现代研究】

（1）临床报道，取双侧足窍阴，治疗头痛有效。

（2）临床报道，取双侧足窍阴，治疗急性结膜炎有效。

第十四章　足厥阴肝经

一、经脉循行

《灵枢·经脉》:“肝足厥阴之脉，起于大指丛毛之际，上循足跗上廉，去内踝一寸，上踝八寸，交出太阴之后，上腘内廉，循股阴，入毛中，过阴器，抵小腹，挟胃，属肝，络胆，上贯膈，布胁肋，循喉咙之后，上入颃颡，连目系，上出额，与督脉会于巅；其支者，从目系下颊里，环唇内；其支者，复从肝，别贯膈，上注肺。”

释义：起于足大趾上毫毛部（大敦），经内踝前向上至内踝上8寸处交出于足太阴经之后，上行沿股内侧，进入阴毛中，绕阴器，上达小腹，挟胃旁，属肝络胆，过膈，分布于胁肋，沿喉咙后面，向上入鼻咽部，连接于“目系”（眼球连系于脑的部位），上出于前额，与督脉会合于颠顶。“目系”支脉：下行颊里、环绕唇内。肝部支脉：从肝分出，过膈，向上流注于肺，与手太阴肺经相接。

二、十五大络

《灵枢·经脉》:“足厥阴之别，名曰蠡沟。去内踝五寸，别走少阳；其别者，经胫上睾，结于茎。其病气逆则睾肿卒疝。实则挺长，虚则暴痒。取之别也。”

三、经别

《灵枢·经别》:“足厥阴之正，别跗上，上至毛际，合于少阳，与别俱行，此为二合也。”

四、经筋

《灵枢·经筋》:“足厥阴之筋，起于大指之上，上结于内踝之前，上循胫，上结内辅之下，上循阴股，结于阴器，络诸筋。其病足大指支，内踝之前痛，内辅痛，阴股痛转筋，阴器不用，伤于内则不起，伤于寒则阴缩入，伤于热则纵挺不收，治在行水清阴气；其病转筋者，治在燔针劫刺，以知为数，以痛为输，命曰季秋痹也。手太阳之筋，起于小指之上，结于腕，上循臂内廉，结于肘内锐骨之后，弹之应小指之上，入结于腋下；其支者，后走腋后廉，上绕肩胛，循颈出走太阳之前，结于耳后完骨；其支者，入耳中；直者出耳上，下结于颔，上属目外眦。其病小指支肘内锐骨后廉痛，循臂阴，入腋下，腋下痛，腋后廉痛，绕肩胛引颈而痛，应耳中鸣痛引颔，目瞑良久乃得视，颈筋急，则为筋瘘，颈肿，寒热在颈者。治在燔针劫刺之，以知为数，以痛为输。其为肿者，复而锐之。本支者上曲牙，循耳前属目外眦，上颔结于角，其痛当所过者支转筋。治在燔针劫刺，以知为数，以痛为输，名曰仲夏痹也。”

五、本经腧穴（共14穴）

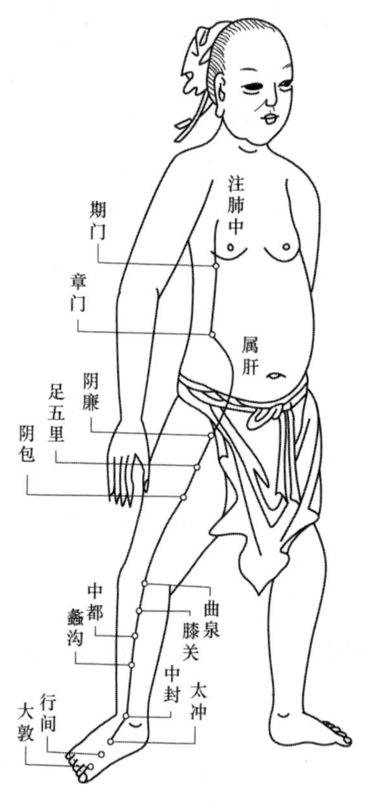

大敦行间太冲中，
蠡沟中都膝关曲，
阴包五里阴廉急，
章门期门十二经。

1. 大敦 《灵枢经》，足厥阴经所出为井

【别名】水泉（《备急千金要方》），三毛（《素问·缪刺论》），大训（《西方

子明堂灸经》)。

【位置】在足大指末节外侧，距趾甲角 0.1 寸。

【解剖】①血管：足趾背动、静脉。②神经：腓神经的趾背神经。

【释字】《说文解字》："大，天大，地大，人亦大。故大象人形。"《说文解字》："敦，怒也。诋也。一曰谁何也，皆责问之意。毛曰：敦厚也。"

【释穴】大，与小对言，有宽广、高大、丰富之意。敦，有厚、聚义，有聚而未发之意。厥阴为一阴，内藏少阳之气，主少阳初生，萌动于下，而资长全生，即动养万物。又大敦者，大怒也，是厚积薄发，怒是肝的情志，经云："肝气虚则恐，实则怒。"井穴，五行属木，阴经的五输穴从于五味，因此气性从酸味，酸主收敛。酸敛滋阴，收敛肝阴，以抑制肝阳上亢。肝阴虚所致的肝阳上亢，表现在情志上为怒。又肝气郁而化火，伤阴，阴虚生血热，肝血不藏，血热不归经而出现出血的症状。大敦还可以收敛止血，用于各自出血症状，例如，崩漏，月经量过大，经期时间过长，月经点滴不尽等症状。

大敦与足少阳经足窍阴同为井穴，两者互为表里，大敦属木在内，足窍阴属金在外；大敦藏精化气出于外，足窍阴为其在外之窍。

【气血运行状态】足厥阴肝经血气从足走胸，本穴为第一个穴，承接足少阳胆经脉，经气发于此处皮下而为大敦穴。本穴还是五输穴的井穴，五输穴从井出，是脉中精气从此穴出于脉外，应地气上为云，并溜于荥穴。

【穴性】本穴属足厥阴肝经腧穴，运气为风木，五行属木，六气为风。穴名大敦，五输穴的井穴，五行属木，其性从酸味。因此本穴禀厥阴风木之精气，主厥阴精化气而出于脉外，从木之酸味，主收精敛气。

【主治】卒心痛，疝气，缩阴，阴中痛，月经不调，血崩，尿血，癃闭，遗尿，淋疾，癫狂，痫证，少腹痛。

【应用】《素问·缪刺论》：邪客于足厥阴之络，令人卒疝暴痛。刺足大指爪甲上与肉交者，各一痏，男子立已，女子有顷已，左取右，右取左。

《针灸甲乙经》：卒心痛，汗出，大敦主之，出血立已……阴跳，遗尿，小便难而痛，阴上下入腹中，寒疝，阴挺出，偏大肿，腹脐痛，腹中悒悒不乐，大敦主之……小儿痫瘛，遗精溺，虚则诸病痫癫，实则闭癃，小腹中热，善寐，大敦主之。

《备急千金要方》：主目不欲视，太息。主卒疝暴痛，阴跳上入腹，寒疝，阴挺出，偏天肿，脐腹中悒悒不乐，小便难而痛，灸刺之立已，左取右，右取左。

《铜人腧穴针灸图经》：治卒疝，小便数，遗溺，阴头中痛，心痛，汗出，阴上入腹，阴偏大，腹脐中痛，悒悒不乐，病左取右，右取左，腹胀肿满，少腹痛，中热，喜寐，尸厥状如死，妇人血崩不止。

《针灸大成》：主五淋，卒疝七疝，小便数遗不禁，阴头中痛，汗出，阴上入小腹，阴偏大，腹脐中痛，悒悒不乐，病左取右，病右取左。腹胀肿病，小腹痛，中热喜寐，尸厥状如死人，妇人血崩不止，阴挺出，阴中痛。

《玉龙歌》：肾强疝气发甚频，气上攻心似死人，关元兼刺大敦穴，此法亲传始得真。

《长桑君天星秘诀歌》：小肠气痛先长强，后刺大敦不要忙。

《千金翼方》：狂走癫厥如死人，灸足大敦九壮。

【针法灸法】斜刺 0.1~0.2 寸，或用三棱针点刺出血；可灸。

【现代研究】

（1）临床报道，心脾两虚型，配神门、心俞、气海、脾俞，用常规捻转补法，频率为每分钟 20 转；肝郁型，配太冲、肝俞，常规捻转泻法；脾虚型，配脾俞、足三里、三阴交；肝肾阴虚型，配肝俞、太冲、太溪，治疗崩漏有效。

（2）常规消毒后，单侧大敦用三棱针点刺放血数滴，治疗房事茎痛有效。

（3）针刺大敦有明显的降压效应。

（4）针刺大敦穴，对大肠运动有明显调整作用，可使不蠕动或蠕动很弱的降结肠下部及直肠的蠕动加强，是治疗肠梗阻的有效穴。

（5）据报道针刺大敦，治疗急性睾丸炎及副睾丸炎有较显著疗效，临床常配太冲、气海、归来、曲泉等穴。

2. 行间 《灵枢经》，足厥阴经所溜为荥

【位置】在足背侧，当第 1、2 趾间，趾蹼缘后方赤白肉际处。

【解剖】①血管：足背静脉网，第 1 趾背侧动、静脉。②神经：腓神经的跖背侧神经分为趾背神经的分歧处。

【释字】《说文解字》：“行，人之步趋也。”《说文解字》：“间，隙也。”《礼·乐记》：“间，一动一静者，天地之间也。”

【释穴】行即行走，间即中间。表面意思，此穴在第 1、2 趾缝端，经气行

走其间。深层含义，行者，《说文解字》说是人步与趋，《灵枢·天年》曰：“人生十岁，五脏始定，血气已通，其气在下，故好走；二十岁，血气始盛肌肉方长，故好趋；三十岁，五脏大定，肌肉坚固，血脉盛满，故好步。”步趋是快走的意思。行间者，行与天地之间。含义有二，第一，行主动，肝筋的功能特点。第二，天地之间阴阳之气相互转化而使之平衡。其前为大敦穴，敦厚而聚，厚积薄发，经气至此行于两趾之间，运行迅速。本穴与胆经的侠溪穴同为荥穴，互为表里，行间是厥阴气行在内，侠溪是少阳经水运行在外。此穴是清肝经之热的要穴，阴经荥穴五行属火，其用从其苦味，苦坚可藏精，苦降泄可清热，常与胆经侠溪相配伍，主治因肝郁而化火生热，或者肝阳上亢所引起的头痛、头晕等症。行间还有收藏肝精以保护肝之阴精，以及清肝凉血的作用。行间还可以与太冲配伍，清肝潜阳的同时还可以柔肝养血，治疗因肝郁血虚引起的头痛、头晕效果明显。

【气血运行状态】足厥阴肝经血气从足走胸，经气发于此处皮下而为行间穴。前为大敦，厚积薄发，经气运行聚积于此处。本穴还是五输穴的荥穴，五输穴从井出，是脉中精气出于脉外，应地气上为云，溜于荥穴。

【穴性】本穴属足厥阴肝经腧穴，运气为风木，五行属木，六气为风。穴名行间，五输穴的荥穴，五行属火，其性从苦味，其用为坚。因此本穴禀厥阴风木之精气，木中具有火之阴精。

【主治】厥心痛，月经过多，闭经，痛经，白带，阴中痛，遗尿，淋疾，疝气，胸胁满痛，呃逆，咳嗽，洞泻，头痛，眩晕，目赤痛，青盲，中风，癫痫，瘛疭，失眠，口歪，膝肿，下肢内侧痛，足跗肿痛。

【应用】《灵枢·厥病》：厥心痛，色苍苍如死状，终日不得太息，肝心痛也，取行间、太冲。

《针灸甲乙经》：溺难痛，白浊，卒疝，少腹肿，咳逆，呕吐，卒阴跳，腰痛不可以俯仰，面黑热，腹中䐜满，身热厥痛，行间主之……善惊，悲不乐，厥，胫足下热，面尽热。一渴，行间主之……腹痛，上抢心，心下满，癃，茎中痛，怒瞋不欲视，泣出，长太息，行间主之……癫疾，短气，呕血，胸背痛，行间主之……喉痹，气厥，口㖞，喉咽如扼状，行间主之……月事不利，见血而身反败阴寒，行间主之。

《备急千金要方》：主心痛，色苍苍然，如死灰状，然终日不得太息。

《针灸大成》：主呕逆，洞泄，遗溺癃闭，消渴嗜饮，善怒，四肢满，转筋，胸胁痛，小腹肿，咳逆呕血，茎中痛，腰痛不可以俯仰，腹中胀，小肠气，肝心痛，色苍苍如死灰状，终日不得太息，口㖞，癫疾，短气，四肢逆冷，嗌干烦渴，瞑不欲视，目中泪出，太息，便溺难，七疝寒疝，中风，肝积肥气，发痎疟，妇人小腹肿，面尘脱色，经血过多不止，崩中，小儿急惊风。

《医宗金鉴》：治小儿急慢惊风，及妇人血蛊癥瘕，浑身肿，单腹胀等证。

《胜玉歌》：行间可治膝肿病。

《百症赋》：行间、涌泉，主消渴之肾竭。雀目肝气，睛明、行间而细推。

【针法灸法】直刺 0.5~0.8 寸；不宜灸。

【现代研究】

（1）临床报道，针刺双侧行间，同时患者活动腰部，治疗急性腰扭伤有效。

（2）临床报道，针刺任一侧行间穴，治疗急性痉挛性腹痛有效。

（3）临床报道，针刺双侧行间、风池，治疗原发性高血压有效。

（4）针刺行间穴，可使不同代偿功能的原发性青光眼的眼压在短时间内下降。

（5）行间穴与人中、后溪配伍，针治因血钙降低而引起的手足搐搦症，可使血钙增高，症状消失。

3. 太冲 《灵枢经》，足厥阴经所注为输，原穴

【别名】大冲（《太平圣惠方》）。

【位置】在足背侧，当第 1 跖骨间隙的后方凹陷处。

【解剖】①肌腱：拇长伸肌腱外缘。②血管：足背静脉网，第 1 跖背侧动脉。③神经：腓深神经的跖背侧神经，深层为胫神经足底内侧神经。

【释字】《说文解字》：“太，滑也。一曰大也，通也。”《说文解字》：“冲，涌摇也。”

【释穴】太者，大也，还指源头，古人称皇帝的父亲为太上皇，今俗称老年人为老太太等。冲者，《玉篇》：“虚也。”《老子·道德经》：“大盈若冲。”《萧悫诗》：“重明岂凝滞，无累在渊冲。又飞也。”结合字典的各种注释，“冲”有两个含义，第一上冲；第二是虚空。因此可以解释为虚空的上冲，是无形的气的正常运动形式。如果是有形的物质上冲就是一种病态，例如临床上有奔豚

病，有水气凌心的诊断，都是由于有形之邪上冲所致。

《道德经》曰："道生一，一生二，二生三，三生万物，万物复阴而抱阳，冲气以为和。"这个冲气是天地阴阳之气的交合，道生太极，太极生阴阳，阴阳就是天地，天地之气的升降转化就生出了"三"，也就是生命。总之，太冲是指天地之气的升降运动，以及彼此相互转化的意思。太冲是静中有动的运动形式。以下是《内经》对太冲概念的描述。

《素问·阴阳离合论》曰："圣人南面而立前曰广明，后曰太冲，太冲之地，名曰少阴；少阴之上，名曰太阳。"

《素问·上古天真》曰："女子二七而天癸至，任脉通，太冲脉盛，月事以时下，故有子……七七，太冲脉衰少，天癸竭，地道不通，故形坏而无子。"这里提到了太冲脉，也就是冲脉，冲脉位于督脉与任脉之间，督脉属阳，任脉属阴，冲脉为天地阴阳之气的运动转化而成，同时冲脉内藏精血，可以看出，太冲的实质是生命的动力之源，女子能否有生育能力，完全取决于"太冲"的盛衰。

《黄帝内经》曰："冲脉者，十二经之海也。"又有"冲为血海"的注释。

《素问·水热穴论》曰："……此肾脉之下行，名曰太冲。"

《淮南子·诠言训》曰："故神制则形从，形胜则神穷，聪明虽用，必反为神，谓之太冲。"这段文字给"太冲"下了一个定义，"太冲"是形与神的相互制约，相互平衡的结果。

【气血运行状态】足厥阴肝经血气从足走胸，经气发于此处皮下而为太冲穴。前为行间，厥阴之气由内出外，行于天地阴阳之间，经气运行聚积于此处。本穴还是五输穴的输穴、原穴，五输穴从井出，是脉中精气出于脉外，应地气上为云，溜于荥穴，注于输，从原穴入于脏腑，以补充五脏之精。

【穴性】本穴属足厥阴肝经腧穴，运气为风木，五行属木，六气为风。穴名太冲，五输穴的输穴，五行属土，其性从甘味，辛甘发散为阳。因此本穴禀厥阴风木之精气，木中有土。

【应用】《针灸甲乙经》：痓，互引善惊，太冲主之……呕厥寒，时有微热，胁下支满，喉痛，嗌干，膝外廉痛，淫泺胫酸，腋下肿，马刀瘘，唇肿，吻伤痛，太冲主之……环脐痛，阴骞，两丸缩，腹坚痛不得卧，太冲主之……暴胀，胸胁支满，足寒，大便难，面唇白，时呕血，太冲主之……腰痛，少腹满，小便不利如癃状，羸瘦，意恐惧，气不足，腹中悒悒，太冲主之……狐疝，太冲主之……飧泄，太冲主之……黄疸热中，善渴，太冲主之……男子精不足，太冲主之……女子疝，及少腹肿，溏泄，癃，遗溺，阴痛，面尘黑，目下眦痛，太冲主之……女子漏血，太冲主之。

《千金翼方》：不得溺，灸太冲五十壮。虚劳浮肿，灸太冲百壮。

《铜人腧穴针灸图经》：治胸胁支满，足寒大便难，呕血，女子漏血不止，小儿卒疝呕逆。

《针灸大成》：女人漏下不止，太冲、三阴交。

《医宗金鉴》：主治急慢惊风，羊痫风证，及咽喉疼痛，心胸胀满，寒湿脚气，行痛步难，小腹疝气，偏坠疼痛，两目昏暗，腰背疼痛等证。

【针法灸法】直刺 0.5~0.8 寸；可灸。

【现代研究】

（1）临床报道，取双侧太冲，针刺太冲降压起效较迅速，一般针刺后 20 分钟降压幅度即达最大。

（2）针刺双侧太冲、足三里，治疗急性淤胆型肝炎有效。

（3）以太冲、足三里穴组针治急慢性及中毒性肝炎和胆系感染有效。

（4）针刺太冲，治疗呃逆有效。

（5）临床报道，取双侧太冲，配穴取患侧外关、阿是穴。呕吐加双侧内关，治疗偏头痛有效。

（6）针刺患侧太冲，治疗牙痛有效。

（7）现代研究报道，对施行胆囊切除术和胆总管探查术的急性胆道疾病患者皮下注射吗啡，单针太冲不仅可使胆道内压停止上升，且可迅速下降，该效应优于针刺足三里、阳陵泉。

（8）针刺双侧太冲穴，治疗鼻衄有效。

（9）针刺太冲配内关、素髎穴，对呼吸功能衰竭者有较好疗效。

（10）针刺太冲穴，对青少年近视眼有较好的治疗效果。

4. 中封 《灵枢经》，足厥阴经所行为经

【别名】悬泉（《备急千金要方》），垂泉（《圣济总录》）。

【位置】在足背侧，当足内踝前，商丘与解溪连线之间，胫骨前肌腱的内侧凹陷处。

【解剖】①肌腱：胫骨前肌腱的内侧。②血管：足背静脉网。③神经：足

背侧皮神经的分支及隐神经。

【释字】《说文解字》："中，内也。"《说文解字》："封，爵诸侯之土也。"

【释穴】中者，中土也。封者，封藏也。足厥阴肝所过为经，五输穴出于井，溜于荥，注于输，至此应地气上为云，从输穴开始，过于经，入于合，应天气下为雨。中封之前为太冲穴，厥阴经气由此而上冲，精气至于经穴，由升转降，封藏于中土，因此称为中封。本穴与足少阳胆经的丘墟原穴、阳辅经穴相对，也都与阳气收藏于中土相关。

【气血运行状态】足厥阴肝经血气从足走胸，经气发于此处皮下而为中封穴。前为太冲，厥阴精气由此而上冲，经气运行聚积于此处。本穴还是五输穴的经穴，五行属金，应天气下为雨，厥阴精气开始收藏。

【穴性】本穴属足厥阴肝经腧穴，运气为风木，五行属木，六气为风。穴名中封，五输穴的经穴，五行属金，其性从辛味，本穴禀厥阴风木之精气，木中有辛散之性。阳气辛散，精气收藏，因此本穴主治遗精。

【主治】疝气，阴茎痛，遗精，小便不利，黄疸，胸腹胀满，腰痛，足冷，内踝肿痛。

【应用】《针灸甲乙经》：色苍苍然，太息，如将死状，振寒，溲白，便难，中封主之……疝，癃，脐少腹引痛，腰中痛，中封主之……身黄时有微热，不嗜食，膝内、内踝前痛，少气，身体重，中封主之……女子少腹大，乳难，嗌干，嗜饮，中封主之……女子挟脐疝，中封主之。

《千金翼方》：治失精，阴缩，灸中封五十壮。

《针灸大成》：小腹胀满痛，中封、然谷、内庭、大敦。

《医宗金鉴》：主治梦泄遗精，阴缩，五淋，不得尿，鼓胀，瘿气。

《玉龙赋》：行步艰楚刺三里、中封、太冲。

《胜玉歌》：若人行步艰难，中封太冲针便痊。

【针法灸法】直刺 0.5~0.8 寸；可灸。

【现代研究】

（1）针刺双侧中封，治疗尿路结石性绞痛有效。

（2）针刺双侧中封、阳辅，治疗神经血管性头痛有效。

（3）针刺中封等穴治疗急性传染性黄疸型肝炎，不仅可以消除症状，而且能够使转氨酶降低。

（4）现代研究表明，针刺中封穴有加强内关、足三里减慢心率的作用。

5. 蠡沟 《灵枢经》，足厥阴肝经之大络

【别名】交仪（《千金翼方》）。

【位置】在小腿内侧，当足内踝尖上 5 寸，胫骨内侧面的中央。

【解剖】①骨骼：胫骨内侧面下 1/3 处。②血管：其内后侧有大隐静脉。③神经：隐神经的前支。

【释字】《说文解字》："蠡，虫啮木中也。"《说文解字》："沟，水渎，广四尺，深四尺。"

【释穴】蠡的原意指盛水之瓢；又指齿木小虫；又与螺通，《类篇》："蚌属。圣人法蠡蚌，而闭户见文子。"蠡的引申意思为器物久磨将断的样子。沟，有水道的意思，狭小之溪，凹渠之阴象。本穴是足厥阴肝经之大络，《灵枢·经脉》曰："足厥阴之别，名曰蠡沟，去内踝五寸，别走少阳；其别者，循胫上睾，结于茎。其病：气逆则睾肿卒疝。实则挺长，虚则暴痒。取之所别也。"十五大络与十二经脉并行，从脏腑发出，五脏藏精化气，沿大络运行，出于络穴，阴走阳，阳走阴。本穴与光明穴同为络穴，光明是太阳照耀的地方，本穴则是太阳照不到的地方，两者有阴阳表里关系。因此本穴主治阴位病症，阴痒、阴挺、阴囊疝气等。

【气血运行状态】足厥阴肝经血气从足走胸，经气发于此处皮下而为蠡沟穴。前为中封，精气藏于中土，经气运行聚积于此处。本穴还是肝之大络，精气从五脏发出，从络穴出于脉外。

【穴性】本穴属足厥阴肝经腧穴，运气为风木，五行属木，六气为风。穴名蠡沟，络穴，本穴禀厥阴风木之精气，从地下水泉中发出。主治阴茎勃起过度，或阴囊瘙痒。

【主治】月经不调，赤白带下，阴挺，阴痒，疝气，小便不利，睾丸肿痛，小腹痛，腰背拘急不可俯仰，胫部酸痛。

【应用】《针灸甲乙经》：阴跳，腰痛，实则挺长，寒热，挛阴暴痛，遗溺，偏大虚则暴痒气逆，肿睾，卒疝，小便不利如癃状，数噫，恐悸，气不足，腹中悒悒，少腹痛，嗌中有热，如有息肉状，如著欲出，背挛不可俯仰，蠡沟主之……女子疝，小腹肿，赤白淫，时多时少，蠡沟主之。

《备急千金要方》：主气噫恐悸，气不足，腹中悒悒。

《铜人腧穴针灸图经》：治卒疝少腹肿，时少腹暴痛，小便不利如癃闭，数

噫，恐悸，少气不足，腹中痛，悒悒不乐，咽中闷如有息肉状，背拘急不可俯仰。

《类经图翼》：主治疝痛，小腹满痛，癃闭脐下积气如石，数噫，恐悸少气，足胫寒酸，屈伸难。

【针法灸法】平刺 0.5~0.8 寸；可灸。

【现代研究】

（1）临床报道，取蠡沟，用 28~30 号 1.5 寸毫针沿胫后缘局部按压敏感处，直刺 0.5~1 寸；针患病的对侧，如双侧病重，针双侧，治疗落枕有效。

（2）临床报道，取蠡沟、中极、血海、曲骨、三阴交、下髎，治疗阴痒有效。

6. 中都 《针灸甲乙经》，郄穴

【别名】中郄（《针灸甲乙经》），太阴（《经穴汇解》）。

【位置】在小腿内侧，当足内踝尖上 7 寸，胫骨内侧面的中央。

【解剖】①骨骼：胫骨内侧面中央。②血管：其内后侧有大隐静脉。③神经：隐神经的中支。

【释字】《说文解字》："中，内也。"《说文解字》："都，有先君之旧宗庙曰都。"

【释穴】中者，内也。都者，先天之气会聚也。《广韵》曰："天子所宫曰都。"本穴之前为蠡沟，厥阴阴精行于地下水沟之中，本穴之后为膝关、曲泉，厥阴阴精经过膝盖的关口，从曲泉穴进入经脉。本穴的厥阴阴精行于地下，前有中封，阴精封藏其中，本穴则是阴精运行于地下土中。足太阴脾经有大都一穴，是土之精气聚积之处，而且本穴又名太阴，因此中都虽然属足厥阴肝经腧穴，但与太阴脾土相关。又是郄穴，是足厥阴肝经精气汇聚之处，并从地下缝隙中发出，可治疗急症。

【气血运行状态】足厥阴肝经血气从足走胸，经气发于此处皮下而为中都穴。前为蠡沟，地下阴精聚集之处，经气运行聚积于此处。本穴还是郄穴，经气从地下缝隙发出，出于皮下。

【穴性】本穴属足厥阴肝经腧穴，运气为风木，五行属木，六气为风。穴名中都，郄穴，厥阴精气汇聚之处，并从地下之缝隙中发出。因此本穴禀厥阴风木之精气，精化气从地下而出于皮下。

【主治】胁痛，腹胀，泄泻，疝气，小腹痛，崩漏，恶露不尽。

【应用】《针灸甲乙经》：肠澼，中郄主之。崩中，腹上下痛，中郄主之。

《备急千金要方》：主足下热，胫寒不能久立，湿痹不能行。

《铜人腧穴针灸图经》：治妇人崩中，因产恶露不绝。

《针灸大成》：四肢浮肿，中都、合谷、曲池、中渚、液门。

【针法灸法】向上平刺 0.5 寸；可灸。

7. 膝关 《针灸甲乙经》

【别名】膝开（《外台秘要》）。

【位置】在小腿内侧，当胫骨内髁的后下方，阴陵泉后 1 寸，腓肠肌内侧头的上部。

【解剖】①肌肉：胫骨内侧后下方，腓肠肌内侧头的上部。②血管：深部有胫后动脉。③神经：腓肠内侧皮神经，深层为胫神经。

【释字】《说文解字》："膝，胫头部也。"《说文解字》："关，以木横持门户也。"

【释穴】膝即膝部，关即机关，在此指膝关节，此穴在膝关节之下。《素问·脉要精微论》曰："膝者筋之府，屈伸不能，行则偻附，筋将惫矣。"筋会阳陵泉，而膝是筋之府，肝主筋，筋将疲惫的，是由于肝脏之精气衰。肝藏血，主筋，肝之经脉从下而上，从此处进入膝关节。前为中都，是厥阴阴精之气聚于土中，本穴处为阴精流注膝关节中。

血者，神气也，人有三百六十五节，是神气游行于其中，非皮肉筋脉骨也。神气舍于血脉中，神气能否进入膝关节，此处为关隘，因此本穴主筋经气血之病症。

【气血运行状态】足厥阴肝经血气从足走胸，经气发于此处皮下而为膝关穴。前为中都穴，厥阴精气从土中出于皮下，经气运行聚积于此处。

【穴性】本穴属足厥阴肝经腧穴，运气为风木，五行属木，六气为风。穴名膝关，神气进入膝关节的关隘，主营养全身之经筋，因此本穴禀厥阴风木之精气，木中有神气，主治膝关节风寒湿痹证。

【主治】膝膑肿痛，寒湿走注，历节风痛，下肢痿痹。

【应用】《针灸甲乙经》：膝内廉痛引髌，不可屈伸，连腹，引咽喉痛，膝关主之。

《备急千金要方》：膝关在犊鼻下三寸陷者中。

《铜人腧穴针灸图经》：治风痹，膝内痛引髌，不可屈伸，喉咽中痛。

《类经图翼》：主治风痹，膝内肿痛引髌，不可屈伸，及寒湿走注，白虎历节风痛，不能举动，咽喉中痛。

《玉龙歌》：膝头红肿不能行，必针膝眼膝关穴。

【针法灸法】直刺 0.8~1 寸；可灸。

8. 曲泉 《灵枢经》，足厥阴经所入为合

【位置】在膝内侧，屈膝，当膝关节内侧端，股骨内侧髁的后缘，半腱肌、半膜肌止端的前缘凹陷处。

【解剖】①肌肉：胫骨内髁后缘，半膜肌、半腱肌止点前上方。②血管：大隐静脉，膝最上动脉。③神经：隐神经、闭孔神经，深向腘窝可及胫神经。

【释字】《说文解字》："曲，象器受物之形。"《易・系辞》："曲成万物而不遗。"《说文解字》："泉，水原也。象水流成川形。"

【释穴】曲即弯曲，泉即水泉，此穴在腘窝横纹内侧端，屈膝时局部凹陷如泉。《尚书・洪范》："木曰曲直。"木有双重含义，曲直代表了肝木的阴阳属性，木之直是由于肝之气舒，木之曲是由于肝之味酸。前者为木之刚性，后者为木之柔性，刚柔既济体现木的完整属性。本穴以曲命名，取木的阴柔之性。泉者水之原，本穴为五输穴的合穴，五行属水，水中涌出而为泉。因此曲泉多以养肝阴，而阴中有阳，柔中有刚。

【气血运行状态】足厥阴肝经血气从足走胸，经气发于此处皮下而为曲泉穴。前为膝关，神气进入膝关节的关隘，经气运行聚积于此处。本穴还是五输穴的合穴，脉外精气从此入于经脉中，应天气下为雨。

【穴性】本穴属足厥阴肝经腧穴，运气为风木，五行属木，六气为风。穴名曲泉，肝木之阴柔属性，而柔中带刚。又为五输穴的合穴，五行属水，其性从咸味，咸主软坚。因此本穴禀厥阴风木之精气，木中有水，主治肝阴不足所致病症。

【主治】月经不调，痛经，白带，阴挺，阴痒，产后腹痛，遗精，阳痿，疝气，小便不利，头痛，目眩，癫狂，膝膑肿痛，下肢痿痹。

【应用】《灵枢・厥病》：病注下血，取曲泉。

《针灸甲乙经》：女子疝瘕，按之如以汤沃其股内至膝，飧泄，灸刺曲

泉……少腹肿，阴挺出，痛经水来下，阴中肿或痒，漉青汁若葵羹，血闭无子，不嗜食，曲泉主之。

《备急千金要方》：主膝不可屈伸。

《千金翼方》：男子失精，膝胫疼痛冷，灸曲泉百壮。

《针灸大成》：女子血瘕，按之如汤浸股内，小腹肿，阴挺出，阴痒。

《类经图翼》：主治颓疝阴股痛，小便难，少气，泄痢脓血。

《席弘赋》：若是七疝少腹痛，照海阴交曲泉针。

《肘后歌》：风痹痿厥如何治，大杼曲泉真是妙。

【针法灸法】直刺 1~1.5 寸；可灸。

【现代研究】

（1）临床研究证实，针刺曲泉有明显降压作用。

（2）针刺曲泉、侠溪、丘墟等穴可使胆汁分泌增加。

（3）肝病患者，常在曲泉穴出现压痛、酸麻等感觉异常反应，有助肝病诊断。

9. 阴包 《针灸甲乙经》

【别名】阴胞（《针灸大全》）。

【位置】在大腿内侧，当股骨上髁上 4 寸，股内肌与缝匠肌之间。

【解剖】①肌肉：股内肌与缝匠肌之间，内收长肌中点，深层为内收短肌。②血管：股动、静脉，旋股内侧动脉浅支。③神经：股前皮神经，闭孔神经浅、深支。

【释字】《说文解字》：“阴，暗也。水之南，山之北也。”《说文解字》：“包，象人裹妊，巳在中，象子未成形也。元气起於子。子，人所生也。男左行三十，女右行二十，俱立於巳，为夫妇。裹妊于巳，巳为子，十月而生。男起巳至寅，女起巳至申。故男季始寅，女季始申也。凡包之属皆从包。”

【释穴】经云：“水为阴，火为阳。”阴者，水也；包者，包裹的意思。阴包者，阴水包裹其中，这里的包指膀胱，膀胱者州都之官，津液藏焉，气化则出焉。主治腰尻引小腹痛、遗尿、失精等症。又指女子胞，阴精包裹其中，主孕育胎儿、月事等，因此在女子则治月经不调等与女子胞病症。本穴之前为曲泉，木中之水，精气运行至此，而为阴包，阴精包裹其中。

【气血运行状态】足厥阴肝经血气从足走胸，经气发于此处皮下而为阴包穴。前为曲泉穴，厥阴肝阴精所注之处，经气运行聚积于此处。

【穴性】本穴属足厥阴肝经腧穴，运气为风木，五行属木，六气为风。穴名阴包，阴精之胞，本穴禀厥阴风木之精气，主通行膀胱之气，又主调经血。

【主治】月经不调，遗尿，小便不利，腰骶痛引小腹。

【应用】《针灸甲乙经》：腰痛，少腹痛，阴包主之。

《铜人腧穴针灸图经》：治腰尻引中腹痛，遗溺不禁。

《针灸聚英》：主腰尻引小腹痛，小便难，遗尿，妇人月水不调。

《肘后歌》：中满如何去得根，阴包如刺效如神。

【针法灸法】直刺，或向上平刺 0.8~1 寸；可灸。

【现代研究】临床报道，以3.5寸毫针，刺入阴包3寸，提插捻转，强刺激，治疗癔症有效。

10. 足五里　《针灸甲乙经》

【别名】五里（《针灸甲乙经》）。

【位置】在大腿内侧，当气冲直下 3 寸，大腿根部，耻骨结节的下方，长收肌的外缘。

【解剖】①肌肉：内收长肌，内收短肌。②血管：股内侧动脉浅支。③神经：闭孔神经浅支和深支。

【释字】《说文解字》："足，人之足也。在下。从止口。"《说文解字》："五，五行也。从二，阴阳在天地间交午也。"《说文解字》："里，居也。从田从土。"

【释穴】足五里者，手在上为阳，足在下为阴，在上主降，在下则升。五者，五行，《内经》曰："其生五，其气三。"五脏藏精，化为三气。里者，居也。

经穴中足三里、足五里、手三里、手五里等四个穴名相近，而穴义不同。手三里是手阳明大肠经穴，手五里是手阳明大肠经穴，足三里是足阳明经穴，足五里是足厥阴肝经穴。大肠与胃同属阳明，在肘膝之下各有三穴，其名亦同。即在肘前有本穴及上廉、下廉，在膝以下有三里、巨虚上廉、巨虚下廉。手三里位于上、下廉之后，是得益于上下廉的气血补充；而足三里在上下巨虚之前，足三里的气血行于上下巨虚。足三里，中焦土气所居之处，在下主升。与之相对的是手三里，位居上肢，是上焦金气所居之处，在上主降。手五里属手阳明大肠经，阳明后天之精所居之处，在外主布散于尺肤。足五里属肝经，位于下肢，是先天之精所居之处，在内主出。本穴位于气冲下 3 寸，五里之精化气上于气冲穴，助气上冲。

【气血运行状态】足厥阴肝经血气从足走胸，经气发于此处皮下而为足五里。前为阴包穴，木水之阴精盛于此处，经气运行聚积于此处。

【穴性】本穴属足厥阴肝经腧穴，运气为风木，五行属木，六气为风。穴名足五里，五脏藏精化气，上为气冲穴。因此本穴禀厥阴风木之精气，精化气上行于气冲穴。

【主治】少腹中满，少腹胀痛，小便不通，阴挺，睾丸肿痛，嗜卧，四肢倦怠，颈疬。

【应用】《针灸甲乙经》：少腹中满，热闭不得溺，足五里主之……病注下血，取曲泉、五里。

《备急千金要方》：主心下胀满而痛上气。

《针灸大成》：主腹中满，热闭不得溺，风劳嗜卧。

《类经图翼》：主治肠风热闭不得溺，风劳嗜卧，四肢不得举。

【针法灸法】直刺，或向上平刺 0.5~0.8 寸；可灸。

11. 阴廉 《针灸甲乙经》

【位置】在大腿内侧，当气冲直下 2 寸，大腿根部，耻骨结节的下方，长收肌的外缘。

【解剖】①肌肉：内收长肌和内收短肌。②血管：旋股内侧动、静脉的分支。③神经：股神经的内侧皮支，深层为闭孔神经的浅支和深支。

【释字】《说文解字》：“阴，暗也。水之南，山之北也。”《说文解字》：“廉，仄也。”

【释穴】阴者，阴精也。廉者，廉洁、清俭，即边缘。《玉篇》：“廉，清也。”《广韵》：“俭也。”本穴位于外阴部的边缘，因此称为阴廉。其前为足五里，厥阴肝之藏精化气，过于此穴。又本穴在五里边缘，也因此得名阴廉。本穴之后为急脉，厥阴之气随经脉从下而上运行，厥阴之上，风气主之，中见少阳，少阳之气从阴中出，急脉者少阳郁滞而急，急脉之上为气冲。而厥阴为阖，阖阴而少阳初生，因此足五里、阴廉、急脉三穴是连贯的，表述厥阴肝藏精，精化气，从地下出地上，从阴出阳的过程。

【气血运行状态】足厥阴肝经血气从足走胸，经气发于此处皮下而为阴廉穴。前为足五里，五脏藏精化气，上承气冲，经气运行聚积于此处。

【穴性】本穴属足厥阴肝经腧穴，运气为风木，五行属木，六气为风。穴名阴廉，阴精之清，本穴禀厥阴风木之精气，精化气而承少阳之气，主绝产。

【主治】绝产，月经不调，赤白带下，少腹疼痛，股内侧痛，下肢挛急。

【应用】《针灸甲乙经》：妇人绝产，若未曾生产，阴廉主之。

《铜人腧穴针灸图经》：治妇人绝产，若未经生产者，可灸三壮，即有子。

《类经图翼》：主治妇人不妊，若经不调未有孕者，灸三壮即有子。

【针法灸法】直刺，向上平刺 0.8~1 寸；可灸。

12. 急脉 《素问》

【别名】羊矢（《医学入门》）。

【位置】在耻骨结节的外侧，当气冲外下腹股沟股动脉搏动处，前正中线旁开 2.5 寸。

【解剖】①血管：阴部外动、静脉分支及腹壁下动、静脉的耻骨支，外方有股静脉。②神经：髂腹股沟神经，深层为闭孔神经的分支。

【释字】《说文解字》："急，褊也。"《说文解字》："脉，血理分衺行体者。"

【释穴】急着，疾也，迫也。脉者，足厥阴肝经脉。《素问·气府论》曰："足少阴舌下，厥阴毛中急脉各一。"所谓足少阴舌下，是说肾脉上行通于心，循喉咙，挟舌本，而舌下有肾经的穴窍。所谓厥阴毛中急脉，是谓肝经之脉，起于大指丛毛之际，而由于肝气弦急。手足三阳之脉气所发腧穴，有三百六十五穴，以应周天之数，而这里又讲足少阴舌下，厥阴毛中，手足鱼际，是说在内有五脏之脉，而阳中有阴。脉气又都本于五脏五行所生，而三阳之气，也是由阴中所出。

急脉之前为阴廉，精血藏于阴中，此外急脉，肝中藏有少阳之气，阳其出生，寒气未尽，外寒内阳而形成瘀滞，因此称为急脉。本穴又名羊矢穴，是因为本穴位于股内侧近阴处，局部有隆起，形如羊矢，也是小肠疝气易发之处。

【气血运行状态】足厥阴肝经血气从足走胸，经气发于此处皮下而为急脉穴。前为阴廉穴，精血藏于阴中，经气运行聚积于此处。

【穴性】本穴属足厥阴肝经腧穴，运气为风木，五行属木，六气为风。穴名急脉，肝木少阳初生，阳气在内，寒气未尽，而形成郁滞之象。因此本穴禀厥阴风木之精气，厥阴瘀滞之象。

【主治】疝气，阴挺，阴茎痛，少腹痛，股内侧痛。

【应用】《素问·气府论》王冰注：按之隐指坚然，甚按则痛引上下也，其左者中寒，则上引少腹，下引阴丸，善为痛，为少腹急中寒，此两脉皆厥阴之大络通行其中，故日厥阴急脉，即睾之系也，可灸而不可刺，病疝，少腹痛，即可灸。

《备急千金要方》：妇人胞下垂注，阴下脱，灸侠玉泉三寸，随年壮三报。

【针法灸法】直刺，或向上平刺0.5~1寸；可灸。

【现代研究】令患者仰卧，伸直下肢，术者用大拇指指腹压在急脉穴上，单侧痛取患侧，整个下腹痛可两穴同用。逐渐用力，至穴内似搏动非搏动时为适宜，约10秒，即放松，再压再放松，每次放松时，患者感到有股热气向下放散至膝部或足部。治疗肠痉挛有效。

13. 章门 《脉经》，脾之募穴，八会穴之脏会

【别名】长平（《针灸甲乙经》），胁髎（《针灸甲乙经》），脾募（《千金翼方》），季胁（《针灸大全》）。

【位置】在侧腹部，当第11肋游离端的下方。

【解剖】①肌肉：腹内、外斜肌及腹横肌。②血管：肋间动脉末支。③神经：第10、11肋间神经；右侧当肝脏下缘，左侧当脾脏下缘。

【释字】《说文解字》："章，乐竟为一章。从音从十。十，数之终也。"《说文解字》："门，闻也。"

【释穴】章字，上音下十，十是数之终，因此其是指一首乐曲的结束。又与彰相通，显明也。位于11浮肋之端，章门又是十二经脉的最后一经，并且是倒数第二个穴，因此可以说章门穴是经脉运行一周的结束。又十为土之数，属阴土，应脾，《难经·四十五难》曰："脏会季胁。"注："季胁，章门穴。"本穴既是八会穴之脏会，又是脾之募穴，脾为后天之本，五脏皆禀于脾，脏有病当取此穴治之，其效显明，因此而得名。

本穴还是带脉的起点，《难经·二十八难》曰："带脉者，起于季胁，回身一周。阳跷脉者，起于跟中，循外踝上行，入风池。"带脉与阳明经、冲任督脉相关联，主约束经脉气血上下运行，功能显明。如《素问·痿论》曰："阳明者，五脏六腑之海，主润宗筋，宗筋主骨而利机关也。冲脉者，经脉之海也，主渗灌溪谷，与阳明合于宗筋，阴阳揔宗筋之会，会于气街，而阳明为

之长，皆属于带脉，而络于督脉。故阳明虚则宗筋纵，带脉不引，故足痿不用也。”

【气血运行状态】足厥阴肝经血气从足走胸，经气发于此处皮下而为章门穴。前为急脉，肝藏血，少阳初生，阳从阴出，经气运行聚积于此处。

【穴性】本穴属足厥阴肝经腧穴，运气为风木，五行属木，六气为风。本穴是脾之募穴，脏之会，穴名章门，因此本穴禀厥阴风木之精气，木中有土。土克水，土盛则水气不能上冲，主治气机上逆诸症。

【主治】奔豚，腹痛，腹胀，肠鸣，泄泻，呕吐，神疲肢倦，胸胁痛，黄疸，痞块，小儿疳积，腰脊痛。

【应用】《脉经》：关脉缓，其人不欲食，此胃气不调，脾胃不足，宜服平胃丸、补脾汤，针章门补之。

《针灸甲乙经》：奔豚，腹胀肿，章门主之……腹中肠鸣盈盈然，食不化，胁痛不得卧，烦，热中，不嗜食，胸胁支满，喘息而冲膈，呕，心痛，及伤饱，身黄疾，骨羸瘦，章门主之……腰痛不得转侧，章门主之……腰清脊强，四肢懈惰，善怒，咳，少气，郁然不得息，厥逆，肩不可举，马刀瘘，身瞤，章门主之。

《备急千金要方》：主心痛而呕。主四肢懈惰，喜怒。主食饮不化，入腹还出，热中，不嗜食，若吞，而闻食臭伤饱，身黄酸痛羸瘦。

《类经图翼》：主治两胁积气如卵石，膨胀肠鸣，食不化，胸胁痛。

《医宗金鉴》：主治痞块多灸左边，肾积灸两边。

《胜玉歌》：经年或变劳怯者，痞满脐旁章门决。

《百症赋》：胸胁支满何疗，章门、不容细寻。

【针法灸法】斜刺 0.5~0.8 寸；可灸。

【现代研究】

（1）治疗残胃排空延迟症，主穴选用膈俞、章门、上脘、足三里，腹胀甚者加气海，急性呕吐者加合谷、内关，虚寒者加艾灸，先泻邪后补正。

（2）治疗胃痛，以中脘和章门（双侧）为主。寒邪客胃型，加气海、命门；肝气犯胃型，加内关、期门；瘀血停滞型，加血海、膈俞；饮食停滞型，加足三里、然谷。

（3）治疗慢性胆囊炎，取章门、期门、日月、阳陵泉、足三里、合谷、太冲、肝俞、胆俞、膈俞。

（4）针刺章门用泻法或电针治疗，治疗急性机械性肠梗阻有效。

（5）针刺章门，治疗肝脾大，有不同程度缩小，常配肝俞、脾俞、期门。

14. 期门 《伤寒论》，肝之募穴，足太阳、厥阴、阴维脉交会穴

【别名】肝募（《针灸大成》）。

【位置】在胸部，当乳头直下，第6肋间隙，前正中线旁开4寸。

【解剖】①肌肉：腹直肌，肋间肌。②血管：肋间动、静脉。③神经：第6、7肋间神经。

【释字】《说文解字》："期，会也。从月其声。"《说文解字》："门，闻也。"

【释穴】期者，会也。古代所使用的农历是阴阳合历，以阳历纪录节气，以阴历纪录日期，新月为初一，满月为十五。期者，其月也，是指月的周期。本穴是十二经脉的最后一个穴，血脉为阴，日为阳，月为阴，血脉与月相应，本穴是十二经脉的结束，也是下次循环的开始，因此为期会也。如陈良甫及《妇人大全良方》曰："经云：女子二七天癸至。天谓天真之气，癸谓壬癸之水。壬为阳水，癸为阴水。女子阴类，冲为血海，任主胞胎，二脉流通，经血渐盈，应时而下，天真气降，故曰天癸。常以三旬一见，以像月盈则亏，不失其期，故名曰月信。"

期门本是官职，建元三年（公元前138年），汉武帝微服出巡期间，诏陇西北地良家子能骑射者"期诸殿门"，即会于各自殿门。于是开始设置期门，当时期门并没有特定编制人员，最多可至千人，以期门仆射领，秩比千石。西汉末年，汉平帝元始年间，乃将期门更名为虎贲郎，并设置虎贲中郎将为统领，秩比二千石，建制与地位都得到了确立。东汉初年，期门之称曾再次出现，不过很快又被虎贲替代。

肝为将军之官，是把守殿门的官员，在人体则是期门穴把守气血周期性运行出入的门户。经气运行至此已满一周，肝藏血，脾为生血之源，人体气血始出云门，终于期门，终而复始，循环无端，复出云门。本穴又是肝之募穴，是肝、脾二经和阴维脉之会穴。本穴为治血证之要穴，血证又以月经异常为常见，月信有期，故名期门。期门之前为章门，脾之募穴，本穴为肝之募穴，土克水，而木克土，有将军之象，内有少阳之气，从土中出。

《伤寒论》："伤寒腹满谵语，寸口脉浮而紧，此肝乘脾也，名曰纵，刺期门。""阳明病，下血谵语者，此为热入血室；但头汗出者，刺期门，随其实而

泻之，浅然汗出则愈。”刺期门指泻肝之实邪。

【气血运行状态】足厥阴肝经血气从足走胸，经气发于此处皮下而为期门穴。前为章门穴，脾气彰显出入之门，经气运行聚积于此处。本穴还是肝经募穴，肝之精气聚积于此。

【穴性】本穴属足厥阴肝经腧穴，运气为风木，五行属木，六气为风。穴名期门，又是肝经的募穴，因此本穴禀厥阴风木之精气，主肝气疏泄。

【主治】胸胁胀满疼痛，呕吐，呃逆，吞酸，腹胀，泄泻，饥不欲食，胸中热，咳喘，奔豚，疟疾，伤寒热入血室。

【应用】《伤寒论》：伤寒，腹满谵语，寸口脉浮而紧，此肝乘脾也，名曰纵，刺期门。伤寒，发热，啬啬恶寒，大渴欲饮水，其腹必满，自汗出，小便利，其病欲解，此肝乘肺也，名曰横，刺期门。妇人中风，发热恶寒，经水适来，行之七八日，热除而脉迟，身凉，胸胁下满如结胸状，谵语者，此为热人血室，当刺期门。

《针灸甲乙经》：痓，腹大坚不得息，期门主之……咳，胁下积聚，喘逆，卧不安席，时寒热，期门主之……奔豚上下，期门主之……伤食胁下满，不能转展反侧，目青而呕，期门主之……癃，遗尿，鼠蹊痛，小便难而白，期门主之。霍乱泄注，期门主之……喑不能言，期门主之……妇人产余疾，食饮不下，胸胁支满，眩目，足寒，心切痛，善噫，闻酸臭胀，痹，腹满，少腹尤大，期门主之。

《备急千金要方》：主喘逆卧不安，咳胁下积聚。

《铜人腧穴针灸图经》：治胸中烦热，奔豚上下，目青而呕，霍乱泄利，腹坚硬，大喘不得安卧，胁下积气，女子产余疾，食饮不下，心中切痛，善噫，若伤寒过经不解，当刺期门，师经不传。

《针灸大成》：胸连胁痛，期门、章门、丘墟、行间、涌泉。

《长桑君天星秘诀歌》：伤寒过经不出汗，期门通里先后看。

《玉龙歌》：伤寒过经犹未解，须向期门穴上针，忽然气喘攻胸膈，三里泻多须用心。

《玉龙赋》：期门大敦，能治坚痃疝气。

【针法灸法】斜刺，或向上平刺 0.5~0.8 寸；可灸。

【现代研究】

（1）临床报道，针刺期门治疗呃逆有效。

（2）临床报道，主穴取期门。肝气郁结者，加太冲、章门；气滞血瘀者，加膈俞、行间；脾肾阳虚者，加命门、足三里；痰饮停聚者，加阴陵泉、中脘、丰隆；肝肾虚者，加涌泉、太溪。治疗慢性胆囊炎有效。

（3）试验研究发现，针刺期门穴，当捻针时，可引起膀胱收缩，内压升高，捻针停止时，膀胱变为松弛，内压下降。

（4）试验研究表明，用针或灸期门治疗早期肝硬化有一定疗效。

（5）针刺期门穴还能引起白细胞数量的增高。

第十五章　督 脉

一、经脉循行

《素问·骨空》:“督脉者，起于少腹以下骨中央，女子入系廷孔，其孔，溺孔之端也。其络循阴器合篡间，绕篡后，别绕臀，至少阴与巨阳中络者合，少阴上股内后廉，贯脊属肾。与太阳起于目内眦，上额交巅，上入络脑，还出别下项，循肩髆，内挟脊抵腰中，入循膂络肾。其男子循茎下至篡，与女子等。其少腹直上者，贯齐中央，上贯心入喉，上颐环唇，上系两目之下中央。”

释义：督脉起于少腹以下骨中央，并且循骨空而行，女子是在阴内的产门，男子则是起于少腹内宗筋之本处。督脉别络，前面沿着阴器，合于会阴之后；又有别络，行而环绕臀部，沿着髀枢，络股侧太阳，下注贯臀，合于足少阴，自股内后廉，贯脊属肾。而督脉之别绕臀者，至于少阴，与太阳中络所合之处相合而与同于上股，贯脊属肾。

督脉之循于背部者，是从上而下运行。背为阳，腹为阴，督脉总督一身之阳，因此其脉沿着背部上行，而从上而下的部分，是应天气之下降。由于阳生于阴，因此督脉之原出于前阴，循腹而上至于目，太阳主诸阳之气，其脉起于两目之睛明穴，并且督脉也与太阳之脉，共同上额交巅，络脑出项，循脊而下。这是阳气循环运行于上下前后，好像天道绕地而行一周。

督脉之原，起于少腹内，分为两支，一支循阴器下至会阴。一支从少腹直上，贯脐入喉，上颐环唇，入交上齿缝中，上系于两目之下的中央，会太阳于睛明穴。

又《难经》:“督脉者，起于下极之俞，并于脊里，上至风府，入属于脑。”

释义：起于小腹内，下出于会阴部，向后行于脊柱的内部，上达项后风府，进入脑内，上行巅顶，沿前额下行鼻柱。

二、督脉大络

《灵枢·经脉》：“督脉之别，名曰长强。挟膂，散头上，下当肩胛左右，别走太阳，入贯膂。实则脊强，虚则头重高摇之，挟脊之有过者。取之所别也。”

三、本经腧穴（共28穴）

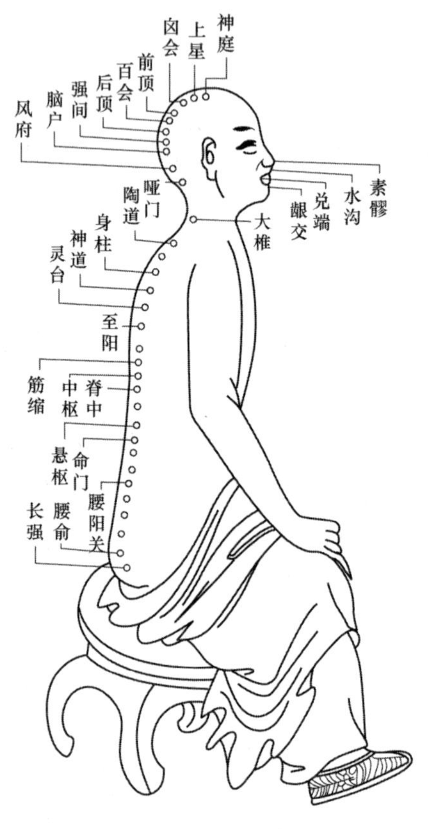

长强腰俞腰阳关，
命门悬枢脊中枢，
筋缩至阳灵台神，
身柱陶道大椎哑，
风府脑户强间后，
百会前顶囟会上，
神庭素髎水兑龈。

1. 长强 《灵枢经》，督脉之大络

【别名】穷骨（《灵枢经·癫狂》），橛骨（《素问·骨空论》），气之阴郄（《针灸甲乙经》），胸之阴郄（《西方子明堂灸经》），气郄（《针灸大全》），尾骨（《千金翼方》），尾翠骨（《太平圣惠方》），尾闾（《古今医统大全》），骶上（《太平圣惠方》），骶端、骨骶（《类经图翼》），龟尾（《太平圣惠方》），龙虎（《经穴纂要》），尾蛆骨（《人镜经》），骶骨（《人镜经》），曹溪路（《卫生宝鉴》），三分间（《卫生宝鉴》），河车路（《卫生宝鉴》），朝天岭（《经穴纂要》），

云出（《卫生宝鉴》），上天梯（《卫生宝鉴》），下极（《难经》杨玄操注）。

【位置】在尾骨端下，当尾骨端与肛门连线的中点处。

【解剖】①骨骼：在肛尾膈中。②血管：有肛门动、静脉分支，棘间静脉丛之延续部。③神经：布有尾神经及肛门神经。

【释字】《说文解字》："长，久远也。"《说文解字》："强，蚚也。"

【释穴】长者，距离长，且旺盛也。强，力强也，同时还是虫名，《疏》："强，虫名也。一名蚚，好自摩捋者，盖蝇类。"长强穴位于尾骨端，尾骨的形状像虫卵。

督脉为统督诸阳之经，自下而上，强劲端长，而长于阳，为全身之所寄托。长强为纯阳初始，又为督脉之络穴，其气源于督脉内的阴精化气而出，循脊柱上行，力强路远。督脉与少阴、太阳脉相交，督脉之阳气来自少阴、太阳之精气。

《灵枢·经脉》曰："督脉之别，名曰长强。挟膂，散头上，下当肩胛左右，别走太阳，入贯膂。实则脊强，虚则头重高摇之，挟脊之有过者。取之所别也。"

督脉总督一身之阳，应天道绕地环转运行。经脉沿着阴茎到会阴部，再从少腹上贯脐中央，入喉上颐，环唇连接眼目，是先下行然后上行的部分，应下午到凌晨。经脉又起于目内，上额头，交颠顶，下行于颈项，挟脊柱抵达腰中，两者环转于周身的前后，是先上行而后下行的部分，应凌晨到下午。两者合起来应天道一周运行。

其督脉之大络，出于长强于皮下气分，挟脊上行，散于头上。是督脉行于脊膂的部分，从头项而下行，别络之从下而上行于头项。所谓虚实，是督脉之气的实虚。所谓有过，是有过之脉，邪气之所客。

【气血运行状态】督脉之气从会阴，沿背部正中先走头，经气始发于此处皮下而为长强穴。

【穴性】本穴属督脉腧穴，督脉主一身之阳。穴名长强，督脉之大络，阴精化气从本穴发出，循脊上行至头部，因此本穴禀督脉盛阳之精气，循行路线长，升阳力强。

【主治】泄泻，痢疾，便秘，便血，痔疾，癫狂，脊强反折，癃淋，阴部湿痒，腰脊、尾骶部疼痛。

【应用】《素问·骨空论》：灸寒热之法，先灸项大椎，以年为壮数；次灸橛骨，以年为壮数。

《灵枢·经脉》：督脉之别，名曰长强……实则脊强，虚则头重，高摇之，挟脊之有过者，取之所别也。

《灵枢·癫狂》：治癫疾者，常与之居，察其所当取之处。病至，视之有过者泻之。置其血于瓠壶之中，至其发时，血独动矣，不动，灸穷骨二十壮。穷骨者，骶骨也。

《针灸甲乙经》：痓，反折，心痛，气短，尻涩，小便黄闭，长强主之……腰痛上寒，实则脊急强，长强主之……癫疾发如狂走者，面皮厚敦敦，不治，虚则头重，洞泄，淋癃，大小便难，腰尻重，难起居，长强主之……小儿惊痫，瘛疭脊强，互相引，长强主之。

《针灸大成》：主肠风下血，久痔瘘，腰脊痛，狂病，大小便难，头重，洞泄，五淋，疳蚀下部，小儿囟陷，惊痫，瘛疭，呕血，惊恐失精，瞻视不正。

《铜人腧穴针灸图经》：针入三分，抽针以太痛为度……灸然不及针。

《类经图翼》：一经验治少年注夏羸瘦，灸此最效。

《席弘赋》：大杼若连长强寻，小肠气痛即行针。

《玉龙歌》：九般痔疾最伤人，必刺承山效若神，更有长强一穴是，呻吟大痛穴为真。

【针法灸法】斜刺，针尖向上与骶骨平行刺入 0.5~1 寸。不得刺穿直肠，以防感染。不宜灸。

【现代研究】

（1）据报道，长强、水分穴针刺麻醉用于多种妇产科手术，有效率高达 97%。

（2）取长强，刺 1 寸，用强刺激，泻法，治疗闭经有效。

（3）取长强，刺 5~8 分，小幅度快速捻转 2 分钟左右出针，治疗婴幼儿腹泻有效。

（4）长强穴埋肠线，治疗肛裂有效。

（5）长强配承山，治疗痔疮有效。

（6）长强穴埋肠线，治疗癫痫有效。

2. 腰俞 《素问》

【别名】髓空（《针灸甲乙经》），背解（《针灸甲乙经》），腰户（《针灸甲乙经》），腰柱（《外台秘要》），髓俞（《针灸大全》），髓孔（《针灸资生经》），腰注（《圣济总录》）。

【位置】在骶部，当后正中线上，适对骶管裂孔。

【解剖】①肌腱：在骶后韧带、腰背筋膜中。②血管：有骶中动、静脉后支，棘间静脉丛。③神经：布有尾神经分支。

【释字】《说文解字》："腰，身中也。"《说文解字》："俞，空中木为舟也。"

【释穴】腰即腰部，俞即输注，此穴在腰部，是精气输注之处。经云："腰者，肾之府。"督脉与少阴经相交而上行，与太阳经相交而下行，督脉与少阴、太阳密切相关。腰俞者肾精化气所注之处，穴在脊椎第 21 椎节下间腰眼处，居腰部冲要之地，为腰部精气输注之处。本穴之前为长强，督脉之阳气的起始，阳气初生，贯穿力强，本穴处为腰之精气输出之处，为腰部之俞，其后为腰阳关，阳气出入的关隘。

【气血运行状态】督脉从会阴，沿背部正中先走头，经气发于此处皮下而为腰俞穴，前为长强，督脉精气之初始，力强路远，经气运行并聚于此处。

【穴性】本穴属督脉腧穴，督脉主一身之阳。穴名腰俞，腰为肾之府，肾精化气从此穴散于腰部皮下，本穴禀督脉盛阳之精气，肾气所注之处。

【主治】腰脊强痛，腹泻，便秘，痔疾，脱肛，便血，癫痫，淋浊，月经不调，下肢痿痹。

【应用】《针灸甲乙经》：腰以下至足清不仁，不可以坐起，尻不举，腰俞主之……乳子下赤白，腰俞主之。

《铜人腧穴针灸图经》：治腰髋疼，腰脊强不得回转，温疟痎疟。

《针灸大成》：主腰胯腰脊痛，不得俯仰，温疟汗不出，足痹不仁，伤寒，四肢热不已，妇人月水闭，溺赤。

《针灸聚英》：以挺身伏地舒身，两手相重支额，纵四体，后乃取其穴。

【针法灸法】向上斜刺 0.5~1 寸。可灸。

【现代研究】实验研究，腰俞可明显松弛肛门括约肌和腹肌，抑制内脏反应和鼓肠，故以腰俞穴针刺麻醉，可用于肛门手术和全子宫切除术。

3. 腰阳关 《素问》

【别名】阳关（《素问》王冰注），背阳关（《针灸大全》），脊阳关（《循经考穴编》）。

【位置】在腰部，当后正中线上，第 4 腰椎棘突下凹陷中。

【解剖】①肌腱：在腰背筋膜、棘上韧带及棘间韧带中。②血管：有腰动脉后支，棘间皮下静脉丛。③神经：布有腰神经后支的内侧支。

【释字】《说文解字》：“腰，身中也。”《说文解字》：“阳，高明也。”《说文解字》：“关，以木横持门户也。”

【释穴】腰即腰部，阳指精化气，关者，阳气的出口。本穴是督脉经气出入之所，穴位于腰部的要冲之处，为下焦封藏元真之气之处，又是腰部运动之机关。本穴之前为腰俞，肾藏精为阴，肾精化气为阳，精气从腰俞出，上于腰阳关，是肾之阳气出入的门户。本穴之后为命门，内藏少阳相火，肾精内藏相火，肾中阳盛则为火，阴盛则为气，本穴介于精化气与精气化火之间，是阳气出入的关口。

【气血运行状态】督脉从会阴，沿背部正中先走头，经气发于此处皮下而为腰阳关，前为腰俞，肾精化气聚积之处，经气运行并聚于此处。

【穴性】本穴属督脉腧穴，督脉主一身之阳。穴名腰阳关，本穴禀督脉盛阳之精气，肾精化气从此生出。

【主治】腰骶疼痛，下肢痿痹，月经不调，赤白带下，遗精，阳痿，便血。

【应用】《针灸大成》：主膝外不可屈伸，风痹不仁，筋挛不行。

《循经考穴编》：主劳损腰胯痛，遗精，白浊，妇人月病，带下。

《针灸聚英》：十六椎节下间，坐取之。

【针法灸法】直刺 0.5~1 寸。可灸。

【现代研究】针刺腰阳关有很好的镇痛作用，用来治疗坐骨神经痛及急性腰扭伤有较好的疗效。

4. 命门 《针灸甲乙经》

【别名】属累（《针灸甲乙经》），精宫（《循经考穴编》）。

【位置】在腰部，当后正中线上，第 2 腰椎棘突下凹陷中。

【解剖】①肌腱：在腰背筋膜、棘上韧带及棘间韧带中。②血管：有腰动脉后支及棘间皮下静脉丛。③神经：布有腰神经后支内侧支。

【释字】《说文解字》：“命，使也。”《说文解字》：“门，闻也。”

【释穴】命即生命，门即门户。“命门”一词最早见于《内经》，《灵枢·根结》说：“命门者，目也。”而将命门作为内脏提出，则始于《难经》。《难经·三十六难》提出“左肾右命门”说，其曰：“命门者，诸精神之所舍也。男子以藏精，女子以系胞，其气与肾通。”明·虞抟明确提出“两肾总号为命门”说，认为命门“为元气之根本，性命之所关”。张介宾进一步阐述命门之功能，曰：“故命门者，为水火之府，为阴阳之宅，为精气之海，为死生之窦。”(《类经附翼·求正录》)。“命门为元气之根，为水火之宅。五脏之阴气，非此不能滋；五脏之阳气，非此不能发”(《景岳全书·传忠录》)。此一论点，也为肾阴、肾阳理论的形成奠定了基础。明·赵献可则提出“命门在两肾之间”说，认为命门的功能，主要是真火的作用，主持人体一身之阳气。明·孙一奎提出“命门为肾间动气”说，认为这种动气，乃生生不息之气，是人身先天之太极，造化之枢纽，阴阳之根蒂，脏腑之根本，生命之源，并不限于火。另外，明·张介宾尚提出“命门为产门、精关”说，他在《类经附翼·真阴论》中说：“肾有精室，是曰命门。”“夫命门者，子宫之门户也。”

为什么古人热衷于命门学说呢？“命门”者生命之门，古人试图寻找人体生命的启动之原，或者说是在寻找生命中的能量源头。自然界的能量主要来自太阳，太阳带给世界以光明和热量，而人身的能源在哪呢？人乃小宇宙，与自然之大宇宙相应，自然界太阳之热与地面上的水湿相合而化气。人体阳气根于五脏藏精，由肾统主，肾精收藏则存津为阴，肾精气化生火为阳，阴阳平衡而化为气。天人相应，人之太阳主光明者藏于心，心主之火下交肾水而藏，主一身之阳气，《灵枢·本输》曰：“少阳属肾，肾上连肺，故将两脏。”少阳者相火是也，乃是生命之火藏于肾水中。

《灵枢经》曰：“足太阳之本，在跟以上五寸中，标在两络命门。命门者，目也。”表面看来“命门”是指眼目，与足太阳经脉相关，而根据《灵枢·邪客》所云：“天有日月，人有两目。”眼睛对应日月，由此得知《内经》中的命门概念合于日月之明。《灵枢·大惑论》曰：“五脏六腑之精气，皆上注于目而为之精。”精在上则能视，精在下则生热，眼睛好像生命之门，生则开，死则瞑，因此双目是命门之标，肾精才是命门之本。《内经》与《难经》中的“命门”概念，同出一辙，都是在讲生命中的能量之源，只是标本不同。

【气血运行状态】督脉从会阴，沿背部正中先走头，经气发于此处皮下而为命门穴，前为腰阳关，精化气所出的关口，经气运行并聚于此处。

【穴性】本穴属督脉腧穴，督脉主一身之阳。穴名命门，生命之门，内藏命门相火，本穴禀督脉盛阳之精气，具火热之性。

【主治】头痛如破，身热如火，虚损腰痛，脊强反折，遗尿，尿频，泄泻，遗精，白浊，阳痿，早泄，赤白带下，胎屡堕，五劳七伤，头晕耳鸣，癫痫，惊恐，手足逆冷。

【应用】《针灸甲乙经》：头痛如破，身热如火，汗不出，瘛疭（《备急千金要方》作头痛），寒热，汗不出，恶寒，里急，腰腹相引痛，命门主之。

《铜人腧穴针灸图经》：治头痛不可忍，身热如火。汗不出，瘛疭，里急，腰腹相引痛。

《针灸大成》：主头痛如破，身热如火，汗不出，寒热痎疟，腰脊相引，骨蒸，五脏热，小儿发痫，张口摇头，身反折角弓。

《类经图翼》：一云平脐、用线牵而取之……若年二十以上者，灸恐绝子。

【针法灸法】直刺 0.5~1 寸。可灸。

【现代研究】

（1）以腰俞、命门、次髎穴组针刺麻醉行下腹部全子宫切除术，镇痛效果满意。

（2）取命门，针刺得气后留针 10~15 分钟，隔日 1 次，治疗腰痛有效。

（3）命门配关元，针刺得气后加灸 20 分钟，治疗原发性肾上腺皮质功能低下有效。

（4）命门配肾俞、关元、中极，先针刺，出针后隔姜灸 3 壮，治疗精子减少症有效。

5. 悬枢 《针灸甲乙经》

【别名】悬极俞（《医心方》），悬柱（《医学入门》）。

【位置】在腰部，当后正中线上，第 1 腰椎棘突下凹陷中。

【解剖】①肌腱：腰背筋膜、棘上韧带及棘间韧带中。②血管：有腰动脉后支及棘间皮下静脉丛。③神经：布有腰神经后支内侧支。

【释字】《说文解字》：“悬，系也。或从心。”《说文解字》：“枢，户枢也。”

【释穴】悬者，从心，县声。县者，断首倒挂的意思，繁体字还加“系”字。本义，吊挂。枢者，枢纽。《内经》以少阳、少阴为枢，所谓太阳为开，阳明为阖，少阳为枢；太阴为开，少阴为枢，厥阴为阖。开者由弱到强，阖者由盛到衰，枢者则是阳从阴中出，从阴到阳的转枢。本穴之前为命门，内藏相火，本穴之后为脊中，相火化气出于命门，滋养濡润脊髓之中。出则化气，是从阴到阳的转枢；入则火藏，是从阳到阴的转枢，因此本穴称为悬枢，是因为本穴介于命门之火，到火藏于形骸中，是由阳入阴的转枢。

本穴与膀胱经三焦俞相平行，三焦内藏少阳相火，主少阳初生，本穴主阳气入藏于阴中，因此是少阳枢机倒置。

【气血运行状态】督脉从会阴，沿背部正中先走头，经气发于此处皮下而为悬枢穴，前为命门，相火之根原，经气运行并聚于此处。

【穴性】本穴属督脉腧穴，督脉主一身之阳。穴名悬枢，从阳入阴的转枢，本穴禀督脉盛阳之精气，主阳藏阴中的转枢。

【主治】腰脊强痛，腹胀，腹痛，完谷不化，泄泻，痢疾。

【应用】《针灸甲乙经》：腹中积上下行，悬枢主之。

《铜人腧穴针灸图经》：主积气上下行，水谷不化，下利，腰脊强不得屈伸，腹中留积。

《针灸大成》：主腰脊强不得屈伸，积气上下行，水谷不化，下利，腹中留积。

【针法灸法】直刺 0.5~1 寸；可灸。

6. 脊中　《素问》

【别名】神宗（《太平圣惠方》），脊俞（《太平圣惠方》）。

【位置】在背部，当后正中线上，第 11 胸椎棘突下凹陷中。

【解剖】①肌腱：在腰背筋膜、棘上韧带及棘间韧带中。②血管：有第 11 肋间动脉后支，棘间皮下静脉丛。③神经：布有第 11 胸神经后支内侧支。

【释字】《说文解字》：“脊，背吕也。”《说文解字》：“中，内也。”

【释穴】脊即脊柱，中即中间，脊柱古作 21 椎，穴在第 11 椎下，正当其中。本穴之前有命门、悬枢，肾中相火从下而上，经过悬枢的转枢，精化气出于命门，入于脊中，主滋养濡润等。本穴与膀胱经脾俞相平行，脾土主中焦，因此脊中者，脾土之精气所滋养。

【气血运行状态】督脉从会阴，沿背部正中先走头，经气发于此处皮下而为脊中穴，前为悬枢，阴阳转枢，经气运行并聚于此处。

【穴性】本穴属督脉腧穴，督脉主一身之阳。穴名脊中，肾精之气，从命门出，滋养濡润脊髓之中，本穴禀督脉盛阳之精气，以肾气滋养脊髓。

【主治】腰脊强痛，黄疸，腹泻，痢疾，小儿疳积，痔疾，脱肛，便血，癫痫。

【应用】《针灸甲乙经》：腹满不能食，刺脊中……黄疸，刺脊中……腰脊强，不得俯仰，刺脊中。

《铜人腧穴针灸图经》：治风痫癫邪，温病，积聚下利。

《针灸大成》：主风痫，癫邪，黄疸，腹满，不嗜食，五痔便血，温病积聚，下利，小儿脱肛。

《类经图翼》：小儿痢下赤白，秋末脱肛，每厕肛痛不可忍者，灸之亦无妨。

《针灸聚英》：素问刺中髓为伛，行针宜慎之。

【针法灸法】斜刺 0.5~1 寸。可灸。

【现代研究】

（1）用于剖腹产针刺麻醉，脊中配命门、腰俞，与其他穴组对比，效果最佳。

（2）治疗癫痫，脊中配筋缩埋线，每 3 个月埋 1 次有效。

7. 中枢 《素问》

【位置】在背部，当后正中线上，第 10 胸椎棘突下凹陷中。

【解剖】①筋膜：在腰背筋膜、棘上韧带及棘间韧带中。②血管：有第 10 肋间动脉后支，棘间皮下静脉丛。③神经：布有第十胸神经后支之内侧支。

【释字】《说文解字》："中，内也。"《说文解字》："枢，户枢也。"

【释穴】《内经》有言，少阳为枢，少阴为枢，所谓枢指转枢的意思，而且是特指由阴到阳的转枢。少阳之枢主阳气从地下出地上的转枢，少阴之枢主阳气从阴极到少阳出生的转枢。以时间为例，少阳的转枢发生在早晨 6 点，少阴转枢则是半夜 12 点。中枢穴在督脉之上，督脉为阳之大主，因此本穴主督脉阳气从下出上的转枢。中枢之前有命门、悬枢、脊中，都是精气行于地下水泉之中，从本穴开始精气由下上行，本穴之上有筋缩、至阳等。又本穴与膀胱的胆俞相平行，胆属少阳，少阳为枢，主少阳初生，阳气由下而上，中枢与胆俞的功能作用类似。腹部天枢穴与本穴相对，本穴之前有悬枢穴，都体现了转枢阳从阴中出的属性。《类经图翼》曰："此穴能退热进饮食，可灸三壮，常用常效。"也说明可调节枢机的作用，类似于少阳病的小柴胡汤。

【气血运行状态】督脉从会阴，沿背部正中先走头，经气发于此处皮下而为中枢穴，前为脊中穴，精气滋养濡润于脊髓中，经气运行并聚于此处。

【穴性】本穴属督脉腧穴，督脉主一身之阳。穴名中枢，督脉从阴到阳的枢纽，主精化气而出，本穴禀督脉盛阳之精气，精气由内出外。

【主治】黄疸，呕吐，腹满，胃痛，食欲不振，腰背痛。

【应用】《素问·气穴论》：背与心相控而痛，所治天突与十椎及上纪。

《备急千金要方》：眼暗，灸大椎下，数节第十当脊中，安灸二百壮，惟多为佳，至验。

《类经图翼》：一传云此穴能退热进饮食，可灸三壮，常用常效，未见伛偻。

【针法灸法】斜刺 0.5~1 寸；可灸。

【现代研究】

（1）现代研究报道，针刺中枢可使食管蠕动减弱，明显提高其黏膜皱襞的显影效果。

（2）现代研究报道，针刺中枢、神道、至阳，在 X 线钡餐透视下，可见食管蠕动减弱，并明显提高其黏膜皱襞的显影效果。

8. 筋缩　《针灸甲乙经》

【别名】筋束（《医学入门》）。

【位置】在背部，当后正中线上，第 9 胸椎棘突下凹陷中。

【解剖】①筋膜：在腰背筋膜、棘上韧带及棘间韧带中。②血管：有第 9 肋间动脉后支，棘间皮下静脉丛。③神经：布有第 9 胸神经后支内侧支。

【释字】《说文解字》：“筋，肉之力也。”《说文解字》：“缩，乱也。”《注》：“缩者，约束之。”

【释穴】筋即筋肉，缩者约束之义，《说文解字》：“筋，肉之力也。”为附着在骨上的韧带，引申为肌肉的通称。缩，《注》：“缩，约束也。”本穴为督脉属性，位于脊骨上，内藏先天之精髓。又本穴于第 9 椎节下间，与膀胱经的肝俞相平行，经气与肝俞相通，肝主筋。经云：“诸风掉眩，皆属于肝。”肝之精生于肾精，因此本穴有补肝阴，束缚经筋的作用，主治瘛疭、脊强、天吊诸般抽搐筋挛之症，因名筋缩。

筋缩之外为肝俞，肝俞之外为魂门，筋缩主藏肝之精，肝俞主精化气而出，魂门主肝之神志出入之门。本穴之前为中枢，是阳气由内出外而上行的转枢，少阳初生，始于春木；本穴则是督脉阳气由内出上的起始。

【气血运行状态】督脉从会阴，沿背部正中先走头，经气发于此处皮下而为筋缩穴，前为中枢，精气由阴出阳的枢纽，经气运行并聚于此处。

【穴性】本穴属督脉腧穴，督脉主一身之阳。穴名筋缩，精气束缚诸筋，本穴禀督脉盛阳之精气，中有肝木之精气。

【主治】癫狂，惊痫，抽搐，脊强，背痛，胃痛，黄疸，四肢不收，筋挛拘急。

【应用】《针灸甲乙经》：狂走，癫疾，脊强急，目转上插，筋缩主之……小儿惊痫加瘛疭，脊急强，目转上插，筋缩主之。

《铜人腧穴针灸图经》：治惊痫，狂走，癫疾，脊急强，目转上垂。

《针灸大成》：主癫疾，狂走，脊急强，目转反戴，上视，目瞪，痫病多言，心痛。

【针法灸法】斜刺 0.5~1 寸；可灸。

【现代研究】

（1）据临床试验研究报道，针刺筋缩对胃蠕动有调节作用。

（2）现代研究报道，针刺筋缩后发现细胞免疫水平随治疗次数逐渐升高。

9. 至阳 《针灸甲乙经》

【别名】肺底（《医学原始》）。

【位置】在背部，当后正中线上，第 7 胸椎棘突下凹陷中。

【解剖】①筋膜：腰背筋膜、棘上韧带及棘间韧带中。②血管：有第 7 肋间动脉后支，棘间皮下静脉丛。③神经：布有第 7 胸神经后支内侧支。

【释字】《说文解字》：“至，鸟飞从高下至地也。”《说文解字》：“阳，高、明也。”

【释穴】至即到达，阳为阴之对，此穴在第 7 胸椎下，七是火之成数；是督脉第 9 个穴，九是阳之大数。至阳是阳之极，与之相对的当为至阴，《内经》有言，脾土为至阴，肾水也为至阴。与土地相对的是天空，与水相对的是火。如果人体俯卧，本穴是背部脊柱的最高点，经云：“背为阳，腹为阴。”本穴位于背部脊柱的最高点，督脉统一身之阳，当为阳之高点。因此本穴即应天空，又应天上的太阳，与至阴相对。《庄子》云：“至阴肃肃，至阳赫赫。肃肃出乎天，赫赫出乎地。”

与天相应，俗话说，高处不胜寒，至阳为阳极，所处位置最高，其气当寒，因此至阳穴以清热降气为主要功能，应天气降为雨。与太阳相应，阳光普照，温暖大地，本穴可疏通经脉，温热之气可温煦中土，下焦肾水。前者为脉外之气的特性，后者为脉中之血的特点。因此本穴既可清热，又可温阳。《素问·刺热》：“七椎下间主肾热。”即是本穴的清热作用。

【气血运行状态】督脉从会阴，沿背部正中先走头，经气发于此处皮下而为至阳穴，前为筋缩穴，木之精气所为，经气运行并聚于此处。

【穴性】本穴属督脉腧穴，督脉主一身之阳。穴名至阳，阳气之极，火之精气所注，本穴禀督脉盛阳之精气，阳气至极。

【主治】胸胁胀痛，腹痛黄疸，咳嗽气喘，腰背疼痛，脊强，身热。

【应用】《素问·刺热》：七椎下间主肾热。

《针灸甲乙经》：寒热懈懒，淫泺，胫酸，四肢重痛，少气难言，至阳主之。

《针灸大成》：主腰脊痛，胃中寒气，不能食，胸胁支满，身羸瘦，背中气上下行，腹中鸣，寒热解㑊，淫泺胫酸，四肢重痛，少气难言，卒疰忤，攻心胸。

【针法灸法】斜刺 0.5~1 寸；可灸。

【现代研究】

（1）临床研究发现，大多数研究认为指压至阳能够缓解心绞痛。

（2）针刺至阳能够缓解胆道蛔虫所致的腹痛。

（3）针刺神道、至阳等穴，可使食管蠕动减弱，并且明显提高其黏膜皱襞的显影效果。

（4）至阳穴也是胃大部切除术的常用针刺麻醉用穴。

（5）据报道，用药物注射至阳可改善肝功能，降低黄疸指数。

10. 灵台 《素问》

【别名】肺底（《医学原始》）。

【位置】在背部，当后正中线上，第 6 胸椎棘突下凹陷中。

【解剖】①筋膜：在腰背筋膜、棘上韧带及棘间韧带中。②血管：有第 6 肋间动脉后支，棘间皮下静脉丛。③神经：布有第 6 胸神经后支内侧支。

【释字】《说文解字》："灵，灵巫也。以玉事神。"《说文解字》："台，观四方而高者。"

【释穴】灵即神灵，台即亭台。灵指心，成玄英疏："灵府者，精神之宅也，所谓心也。"本穴在第6胸椎下间，在心之下，好像承载心脏的平台。本穴与督俞相平行，督主一身之阳，心属火，同样主一身之阳，两者的区别，心主神明，督脉虽为阳气之大主，但还只能处于心下之台。其前为至阳，火之象，灵台者，心灵之台，与至阳同象。灵者，神之阴；神者，灵之阳，因此灵台主神之深处，内心也。本穴又名肺底，是指位于肺的底部，艾灸可治气喘病。

【气血运行状态】督脉从会阴，沿背部正中先走头，经气发于此处皮下而为灵台穴，前为至阳穴，阳气之极致，经气运行并聚于此处。

【穴性】本穴属督脉腧穴，督脉主一身之阳。穴名灵台，心灵的平台，与督俞相平，本穴禀督脉盛阳之精气，心火之下的平台。

【主治】咳嗽，气喘，项强，脊痛，身热，疔疮。

【应用】《针灸聚英》：先儒谓心曰灵台，经谓心者君主之官，神明出焉，岂主病同手少阴神门，而针刺浅深，艾壮多寡，同至阳、神道欤？

《针灸大成》：今俗灸之，以治气喘不能卧，火到便愈。

《类经图翼》：今俗以灸气喘不能卧及风冷久嗽，火到便愈。

《普济方》：西方子云，主热病脾温疟汗不出。

【针法灸法】斜刺0.5~1寸；可灸。

【现代研究】有研究表明，灵台针刺拔罐，可以缓解胃痛症状，认为灵台为十二指肠疾患反应点，针刺之可调节督脉与胃经。按压灵台能够缓解胆道蛔虫所致的腹痛。

11. 神道 《针灸甲乙经》

【位置】在背部，当后正中线上，第5胸椎棘突下凹陷中。

【解剖】①筋膜：在腰背筋膜、棘上韧带及棘间韧带中。②血管：有第5肋间动脉后支，棘间皮下静脉丛。③神经：布有第5胸神经后支内侧支。

【释字】《说文解字》："神，天神引出万物者也。"《说文解字》："道，所行道也。"

【释穴】神即心神，道即通道，心藏神，本穴与心俞、神堂相平行。心俞内连心脏，心俞之外为神堂，心俞之内为神道。心藏精化气出外而成神堂，督脉内的先天之精，又通过神道对心精加以补充。因此神堂为心俞之气外出布散之处，神道则是心俞之脉内通神明之道。本穴之前为灵台，心神位其上。

【气血运行状态】督脉从会阴，沿背部正中先走头，经气发于此处皮下而为神道穴，前为灵台穴，心灵之气聚积之处，经气运行并聚于此处。

【穴性】本穴属督脉腧穴，督脉主一身之阳。穴名神道，心俞之脉内通神明之道，本穴禀督脉盛阳之精气，内通心之神明。

【主治】心痛，惊悸，怔忡，失眠健忘，中风不语，癫痫，腰脊强，肩背痛，咳嗽，气喘。

【应用】《素问·刺热》：五椎下间主肝热。

《针灸甲乙经》：身热头痛，进退往来，神道主之。

《铜人腧穴针灸图经》：治寒热头痛，进退往来，痃疟，恍惚悲愁，健忘惊悸，可灸七七壮至百壮止。小儿风痫，瘛疭，可灸七壮。

《针灸大成》：主伤寒发热，头痛，进退往来，痎疟，恍惚，悲愁健忘，惊悸，失欠，牙车蹉，张口不合。小儿风痫，瘛疭，可灸七壮。

【针法灸法】斜刺 0.5~1 寸；可灸。

12. 身柱 《针灸甲乙经》

【位置】在背部，当后正中线上，第 3 胸椎棘突下凹陷中。

【解剖】①筋膜：在腰背筋膜、棘上韧带及棘间韧带中。②血管：有第 3 肋间动脉后支，棘间皮下静脉丛。③神经：布有第 3 胸神经后支内侧支。

【释字】《说文解字》：“身，躬也。象人之形。”《说文解字》：“柱，楹也。”

【释穴】身即身体，柱即支柱，此穴在第 3 胸椎下，上连头项，下通背腰，如一身之支柱。古人云：“擎天博玉柱，架海紫金梁。”脾主四肢，四肢为擎天之四柱，古人认为天是由四柱撑起了的，合于人体四肢，因此身柱是四柱之合体。本穴与肺俞相平行，肺者手太阴也，以足太阴脾为本，因此本穴位置上通于手太阴肺，而其本为足太阴脾。身柱藏脾精，输送给肺俞，肺俞之气布散于魄户。

【气血运行状态】督脉从会阴，沿背部正中先走头，经气发于此处皮下而为身柱穴，前为神道，少阴心火之象，经气运行并聚于此处。

【穴性】本穴属督脉腧穴，督脉主一身之阳。穴名身柱，擎身之柱，本穴禀督脉盛阳之精气，标通于手太阴肺金，本通于足太阴脾土。

【主治】身热头痛，咳嗽，气喘，惊厥，癫狂痫证，腰脊强痛，疔疮发背。

【应用】《素问·刺热》：热病气穴，三椎下间主胸中热。

《针灸甲乙经》：身热狂走，谵语见鬼，瘛疭，身柱主之……癫疾，怒欲杀人，身柱主之。

《铜人腧穴针灸图经》：主癫疾瘛疭，怒欲杀人，身热狂走，谵言见鬼。

《针灸大成》：主腰脊痛，癫病狂走，瘛疭，怒欲杀人，身热，妄言见鬼，小儿惊痫。

【针法灸法】斜刺 0.5~1 寸；可灸。

【现代研究】

（1）现代研究报道，灸治有失眠症状的精神病患者的身柱、百会 24 秒后，脑电图显示 a 波出现显著增强，波幅增高，持续时间长，δ 波略有减少。

（2）取身柱穴，在疟疾发作前 1.5 小时左右点刺出血，治疗疟疾有效。

（3）取身柱穴挑治，每周 1 次或隔周 1 次，治疗毛囊炎有效。

13. 陶道 《针灸甲乙经》，督脉、足太阳膀胱经的交会穴

【位置】在背部，当后正中线上，第 1 胸椎棘突下凹陷中。

【解剖】①筋膜：在腰背筋膜、棘上韧带及棘间韧带中。②血管：有第 1 肋间动脉后支，棘间皮下静脉丛。③神经：布有第 1 胸神经后支内侧支。

【释字】《说文解字》：“陶，再成丘也。”《说文解字》：“道，所行道也。”

【释穴】古时以两丘相重曰陶，颈七胸一两椎棘突较大，是督脉脉气通往精明之府的通道，经云：“头为精明之府。”

古人认为物体旋转最快的莫过于“陶钧”，陶钧是古法制造陶器之转盘机，其机上设平板，下有机轮，踏动机轮，牵引上板平转，置陶泥于板上，工人以手楷而模之，泥坯随盘自转，可使随意光匀。凡诸盘碗盎盂，埏埴以为器者，皆取制如此。中国古代谈天地运行称为“运转鸿钧”，即天体运转，阴阳循环转换之意。因此陶道者，陶钧旋转之道。将本穴比喻为陶钧，是法于陶钧居中旋转牵动四旁的特性，旋转则能生风，因此其旁下有风门穴。本穴与任脉之璇玑前后相应，璇玑属于北斗七星的两星，以北极星为中心而旋转。又本穴与膀胱经的大杼穴平行，大杼是机梭穿过纬纱，犹如膀胱经穿过脏腑背俞穴。因此陶道表现的是气机围绕督脉的螺旋式的旋转，有名医取陶道治眩晕极效，以其

有调于人体大气循环。

【气血运行状态】督脉从会阴，沿背部正中先走头，经气发于此处皮下而为陶道穴，前为身柱，太阴肺脾之精气所注，经气运行并聚于此处。

【穴性】本穴属督脉腧穴，督脉主一身之阳。穴名陶道，旋转四旁，取陶钧运转之道，本穴禀督脉盛阳之精气，督脉精气布散四周经脉。

【主治】头痛项强，恶寒发热，咳嗽，气喘，骨蒸潮热，胸痛，脊背酸痛，疟疾，癫狂，角弓反张。

【应用】《针灸甲乙经》：头重目瞑，凄厥，寒热，汗不出，陶道主之。

《铜人腧穴针灸图经》：治头重目瞑，洒淅寒热，脊强汗不出。

《针灸大成》：主痎疟寒热，洒淅脊强，烦满，汗不出，头重，目瞑，瘛疭，恍惚不乐。

《类经图翼》：一传此穴善退骨蒸之热。

【针法灸法】斜刺 0.5~1 寸；可灸。

【现代研究】

（1）临床研究证明，电针陶道、大椎穴治疗慢性气管炎不但能迅速减轻临床症状，而且对肺功能、心电图、免疫功能也有显著改善。

（2）针刺陶道可使嗜酸性粒细胞数增多，增强机体免疫力。

（3）针刺陶道穴为主，治疗间日疟有显著疗效。

14. 大椎　《素问》，三阳与督脉之会

【别名】百劳（《针灸大全》），上杼（《循经考穴编》），大槌（《肘后备急方》）。

【位置】在后正中线上，第 7 颈椎棘突下凹陷中。

【解剖】①筋膜：在腰背筋膜、棘上韧带及棘间韧带中。②血管：有颈横动脉分支，棘间皮下静脉丛。③神经：布有第 8 颈神经后支内侧支。

【释字】《说文解字》：“大，天大地大人亦大，故大象人形。”《说文解字》：“椎，击也。”

【释穴】大即巨大，椎即椎骨，此穴在粗大的第 7 颈椎棘突之下。古人排序以此椎为诸椎之长，是处脊椎较其他脊骨稍大突起。岐伯曰：“背中大腧，在杼骨之端。”《肘后备急方》有：“大椎在项上大节高起者。”本穴在此椎骨之下。

脊节之谓椎，也称为焦，张介宾注："焦，即椎之义，指脊骨之间也，古谓之焦，亦谓之倾，后世作椎。"穴在第7颈椎下，地二生火，天七成之，七是火之数，本穴为三阳与督脉之会，太阳统主三阳，太阳根于少阴肾火，肾水藏精，化气上注于大椎穴。因此大椎的阳气最盛，是精化气入脑之前，阳气聚积最多之处，应太阳之象，因此主治伤寒发热症。

督脉一共28穴，应二十八星宿，即东方苍龙：角亢氐房心尾箕；北方玄武：斗扣女虚危室壁；西方白虎：奎娄胃昴毕觜参；南方朱雀：井鬼柳星张翼轸。督脉上28穴也分为4组，每7穴为一组，每组最后一个穴分别是第7的中枢，第14的大椎，第21的前顶，这些腧穴都有一个共同点，即转输。中枢是督脉阴精由内出外的转输，大椎是太阳精气进入头颅之前的聚积之处，前顶是督脉经气从升转降的转输。

【气血运行状态】督脉从会阴，沿背部正中先走头，经气发于此处皮下而为大椎穴，前为陶道，督脉精气旋转布散周围经脉，经气运行并聚于此处。

【穴性】本穴属督脉腧穴，督脉主一身之阳。穴名大椎，本穴禀督脉盛阳之精气，肾精所贯注，主治外感引起的热病。

【主治】热病，疟疾，咳嗽，喘逆，骨蒸潮热，项强，肩背痛，腰脊强，角弓反张，小儿惊风，癫狂痫证，五劳虚损，七伤乏力，中暑，霍乱，呕吐，黄疸，风疹。

【应用】《伤寒论》：太阳与少阳并病，头项强痛，或眩冒，时如结胸，心下痞硬者，当刺大椎第一间肺俞、肝俞，慎不可发汗，发汗则谵语，脉弦。五日谵语不止，当刺期门。太阳、少阳并病，心下硬，颈项强而眩者，当刺大椎、肺俞、肝俞，慎勿下之。

《针灸甲乙经》：伤寒热盛，烦呕，大椎主之……痉，脊强互引，恶风时振栗，喉痹，大气满喘，胸中郁郁气热，䀮䀮，项强，寒热，僵仆不能久立，烦满里急，身不安席，大椎主之……灸寒热之法，先取项大椎，以年为壮数。

《铜人腧穴针灸图经》：疗五劳七伤，温疟，痎疟，气疰，背膊拘急，颈项强不得回顾，风劳食气。

《针灸大成》：主肺胀胁满，呕吐上气，五劳七伤，乏力，温疟，痎疟，气注背膊拘急，颈项强不得回顾，风劳，食气，骨热，前板齿燥。

《类经图翼》：大椎主五劳七伤乏力，风劳食气，痎疟久不愈，肺胀胁满，呕吐上气，背膊拘急，项颈强不得回顾。

《类经图翼》：又治颈瘿、灸百壮，及大椎两边相去各一寸半少垂下，各三十壮。

《备急千金要方》：凡灸疟者，必先问其病之所先发者先灸之。从头项发者，于未发前预灸大椎尖头，渐灸过时止；从腰脊发者，灸肾俞百壮；从手臂发者，灸三间。

《外台寿世方》：治哮吼妙法（喉内有声而气喘者是），病发先一时，用凤仙花（又名指甲草）连根带叶熬出浓汁，乘热蘸汁在背心上用力擦洗，冷则随换，以擦至极热为止。无则用生姜擦之，再用白芥子三两，轻粉、白芷各三钱，共研为末，蜂蜜调匀作饼，火上烘热，贴背心第三节骨上，贴过热痛难忍，正是拔动病根，务必极力忍耐，切勿轻易揭去，冷则将药饼取下，烘热再贴，一饼可贴二三日。无论病愈未愈，多备药饼换贴，不可间断，轻则贴一二日，重则贴三四日或五六日，永不再发……痰气结胸及咳嗽痰喘。

【针法灸法】斜刺 0.5~1 寸；可灸。《普济方》："灸以年为壮。"

【现代研究】

（1）针刺大椎可使白细胞增多，对白细胞减少症有一定的治疗作用。

（2）临床观察，深刺和浅刺大椎有退热效应。

（3）连续针刺大椎 1 周后，可出现呼吸功能增强、肺通气量增加，也可使支气管痉挛得到缓解，呼吸道阻力下降，对哮喘有效。

（4）针刺大椎对白细胞有双向调整作用，使高的下降，低的上升。

（5）取大椎穴，行散刺再拔罐。另可用隔姜灸大椎，治疗感冒有效。

（6）取大椎穴，行强刺激，留针 5 分钟。治疗荨麻疹有效。

（7）用三棱针点刺或梅花针叩刺数下，然后拔火罐，以出血为度，治疗痤疮有效。

15. 哑门　《针灸甲乙经》，督脉、阳维之会

【位置】在项部，当后发际正中直上 0.5 寸，第 1 颈椎下。

【解剖】①肌腱：在项韧带和项肌中，深部为弓间韧带和脊髓。②血管：有枕动、静脉分支及棘间静脉丛。③神经：布有第 3 颈神经和枕大神经支。

【释字】《说文解字》："哑，笑也。"《说文解字》："门，闻也。"

【释穴】《玉篇》："瘖，痖也。"《广韵》："同哑。"《集韵》："瘖也。"《说文解字》："瘖，不能言也。"痖通哑，瘖通喑。门指出入，关键之处，意为要地。

此穴在后发际正中直上入发际5分处，正对舌本，为督脉与阳维脉之会穴，因有通经络、开神窍、治失语之功，此穴可治哑，但针刺不当也可致哑。

哑还指笑声，《说文解字》："哑，笑也。"《易·震卦》曰："笑言哑哑。"因此哑并非是不能发音，而是指不能言语。古人认为，在肺主声，心主言，肝主语，而都由足少阴肾气之所发，因此哑与心、肝、肺、肾四脏相关，又由于心主言，肝主语，本穴与心肝直接发生关系。因此本穴除了治哑以外，还治肝风内动之象，如颈项强直等。哑门之前为大椎，太阳精气聚积之处，督脉精气由此门进入脑颅，应春木之门。

【气血运行状态】督脉从会阴，沿背部正中先走头，经气发于此处皮下而为哑门穴，前为大椎，督脉与三阳交会之处，肾精所贯注，经气运行并聚于此处。

【穴性】本穴属督脉腧穴，督脉主一身之阳。穴名哑门，本穴禀督脉盛阳之精气，肝主语，木之精气所贯注。

【主治】舌缓不语，音哑，头重，头痛，颈项强急，脊强反折，中风尸厥，癫狂，痫证，癔症，衄血，重舌，呕吐。

【应用】《针灸甲乙经》：不可灸，灸之令人喑。

《针灸甲乙经》：项强，刺喑门……舌缓，喑不能言，刺喑门。

《铜人腧穴针灸图经》：治颈项强，舌缓不能言，诸阳热气盛，鼻衄血不止，头痛风，汗不出，寒热风痉，脊强反折，瘛疭，癫疾，头重。

《针灸大成》：主舌急不语，重舌，诸阳热气盛，衄血不止，寒热风哑，脊强反折，瘛疭癫疾，头重风汗不出。

《针灸大成》：仰头取之。

《类经图翼》：主治颈项强急不语，诸阳热盛，衄血不止，脊强反折，瘛疭癫疾，头风疼痛汗不出，寒热风痉，中风尸厥，暴死不省人事。

《圣济总录》：脑后哑门穴，不可伤，伤即令人哑。宜针人中、天突二穴，可二分。

《玉龙歌》：偶尔失音言语难，哑门一穴两筋间，若知浅针莫深刺，言语音和照旧安。

《回阳九针歌》：哑门劳宫三阴交，涌泉太溪中脘接，环跳三里合谷并，此是回阳九针穴。

【针法灸法】伏案正坐位，使头微前倾，项肌放松，向下颌方向缓慢刺入0.5~1寸。

【现代研究】

（1）研究发现，针刺哑门、肾俞，对脑炎患者的血液流变学有一定影响，经针刺后，全血黏度下降，全血还原黏度下降，治疗前后有显著意义。

（2）现代研究表明，针刺哑门、华盖穴可促进骨髓造血功能，使白细胞总数及中性粒细胞百分比增加，尤其哑门作用突出。

16. 风府 《素问》，督脉、阳维之会

【别名】舌本（《针灸甲乙经》），鬼穴（《备急千金要方》），鬼枕（《备急千金要方》），曹溪（《本事方》），惺惺（《画墁录》）。

【位置】在项部，当后发际正中直上 1 寸，枕外隆凸直下，两侧斜方肌之间凹陷处。

【解剖】①肌腱：在项韧带和项肌中，深部为环枕后膜和小脑延髓池。②血管：有枕动、静脉分支及棘间静脉丛。③神经：布有第 3 颈神经和枕大神经支。

【释字】《说文解字》："风，八风也。东方曰明庶风，东南曰清明风，南方曰景风，西南曰凉风，西方曰阊阖风，西北曰不周风，北方曰广莫风，东北曰融风。风动虫生。故虫八日而化。"《说文解字》："府，文书藏也。"

【释穴】风，即六淫之一，为百病之长。府，有聚会之义。本穴在项后发际上 1 寸，风指阳邪，风性轻扬，头顶之上，惟风可至。在脊关节之最上，与风池、翳风相平，本穴居其正中。犹统领风穴之衙府，风邪内传之门户也。杨上善曰："风府，受风要处也。"前为哑门，肝木之精所贯注，本穴风府，即是外风侵袭聚集之处，也是肝风内动所会聚之处。前有门，后为府，肝木之精气从门入于府的意思。主治癫狂、痫证、癔症、中风不语等肝风引发病症。

【气血运行状态】督脉从会阴，沿背部正中先走头，经气发于此处皮下而为风府穴，前为哑门，心开窍于舌，肝主语，肝木之精气所注，经气运行并聚于此处。

【穴性】本穴属督脉腧穴，督脉主一身之阳。穴名风府，肝风内动所发之处，本穴禀督脉盛阳之精气，阳中含木。

【主治】癫狂，痫证，癔症，中风不语，悲恐惊悸，半身不遂，眩晕，颈项强痛，咽喉肿痛，目痛，鼻衄。

【应用】《素问·骨空论》：风从外入，令人振寒，汗出头痛，身重恶寒，

治在风府，调其阴阳，不足则补，有余则泻。大风，颈项痛，刺风府，风府在上椎。

《伤寒论》：太阳病，初服桂枝汤，反烦不解者，先刺风池、风府，却与桂枝汤则愈。

《针灸甲乙经》：足不仁，刺风府……头痛项急，不得倾倒，目眩，鼻不得喘息，舌急难言，刺风府主之……狂易多言不休，及狂走欲自杀，及目妄见，刺风府……暴喑不能言，喉嗌痛，刺风府。

《针灸聚英》：项后入发际1寸，大筋内宛宛中，疾言其肉立起，言休立下。

《针灸资生经》：风府者，伤寒所自起，壮人以毛裹之，南人怯弱者，亦以帛护其项。

《铜人腧穴针灸图经》：治头痛，颈急不得回顾，目眩，鼻衄，喉咽痛，狂走，目妄视。

《扁鹊心书》：但此穴入针，人即昏倒，其法向右耳入三寸，则不伤大筋而无晕，乃千金妙法也。

《针灸大成》：主中风，舌缓不语，振寒汗出，身重恶寒，头痛，项急不得回顾，偏风半身不遂，鼻衄，咽喉肿痛，伤寒狂走欲自杀，目妄视。头中百病，马黄黄疸。

《肘后歌》：腿脚有疾风府寻。

【针法灸法】伏案正坐位，使头微前倾，项肌放松，向下颌方向缓慢刺入0.5~1寸。针尖不可向上，以免刺入枕骨大孔，误伤延髓。《铜人腧穴针灸图经》："禁不可灸，不幸使人失喑。"

【现代研究】

（1）针刺风府、哑门，观察其对脑出血患者血液凝固与纤溶系统的影响。经两个月治疗后，测得血凝固程度降低，纤溶时间显著缩短。说明针刺风府、哑门有促进血浆纤溶系统活性增强，使纤维蛋白原含量减少的作用，有利于脑出血部位血块的溶解、吸收。

（2）针刺风府穴，对胃功能有良性调整作用，可使胃酸及胃蛋白酶高者降低、低者升高。

17. 脑户 《素问》，督脉、足太阳之会

【别名】会额（《针灸甲乙经》），匝风（《针灸甲乙经》），合颅（《外台秘

要》)，仰风(《太平圣惠方》)，迎风(《医心方》)。

【位置】在头部，后发际正中直上 2.5 寸，风府上 1.5 寸，枕外隆凸的上缘凹陷处。

【解剖】①肌肉：在左右枕骨肌之间。②血管：有左右枕动、静脉分支，深层常有导血管。③神经：布有枕大神经分支。

【释字】《说文解字》："脑，头髓也。"《说文解字》："户，护也。半门曰户。"

【释穴】脑，指脑髓；户，出入通行之处为户。督脉上头通脑，本穴为其入脑之门，本穴还是督脉与足太阳相会之处，《灵枢·经脉》曰："足太阳之脉……起于目内眦，上额交巅入络脑，还出别下项。"

肾主骨生髓通于脑，脑为髓海，本穴是足太阳经脉所络之处，足太阳根于肾水，肾藏精，从足太阳经入于脑户。本穴之前为风府，风者木之气，风府是肝木精气所注之处，此为脑户，肾水之精气所注，因此本穴可治肾精不足之头病。

【气血运行状态】督脉从会阴，沿背部正中先走头，经气发于此处皮下而为脑户穴，前为风府，肝木之精气所注，经气运行并聚于此处。

【穴性】本穴属督脉腧穴，督脉主一身之阳。穴名脑户，督脉精气上入脑髓，本穴禀督脉盛阳之精气，内藏肾水之精气。

【主治】头重，头痛，面赤，目黄，眩晕，面痛，音哑，项强，癫狂痫证，舌本出血，瘿瘤。

【应用】《素问》：刺中脑户，入脑立死。

《针灸甲乙经》：痓，目不眴，刺脑户……寒热，刺脑户……头重顶痛，目不明，风到脑中寒，重衣不热，汗出，头中恶风，刺脑户主之……癫疾，骨酸，眩，狂，口噤，羊鸣，刺脑户……喑不能言，刺脑户。

《铜人腧穴针灸图经》：治目睛痛不能远视，面赤目黄头肿，可灸七壮，亦不可妄灸，令人失音。

《针灸大成》：主面赤目黄，面痛，头重肿痛，瘿瘤。

《针灸聚英》：引铜人，禁灸，灸之令人哑。或灸七壮，妄灸令人喑。

【针法灸法】向下平刺 0.5~0.8 寸；可灸。

【现代研究】

(1) 有研究认为针刺脑户对垂体性高血压有降压作用。

（2）研究发现针刺脑户可使白细胞总数及中性粒细胞、嗜酸粒细胞数下降，也可使 80% 例次的淋巴细胞增加。

18. 强间 《针灸甲乙经》

【位置】在头部，当后发际正中直上 4 寸（脑户上 1.5 寸）。

【解剖】①筋膜：在浅筋膜、帽状腱膜中。②血管：有左右枕动、静脉吻合网。③神经：布有枕大神经分支。

【释字】《说文解字》："强，蚚也。"《说文解字》："间，隙也。"

【释穴】经云："肾者作强之官，伎巧出焉。"强者充盛，代表肾精的状态，督脉经穴始于长强，是督脉之大络，大络是脏腑之阴精由内出皮下的通道，长强是肾精化气所出之处。本穴当与长强相通，同由肾精所充。间者，间隙，穴当顶骨与枕骨人字缝之间。本穴之前为脑户，肾精上通于脑，至于本穴，精化气充盛于头中，出于强间。

【气血运行状态】督脉从会阴，沿背部正中先走头，经气发于此处皮下而为强间穴，前为脑户，督脉精气入脑髓，经气运行并聚于此处。

【穴性】本穴属督脉腧穴，督脉主一身之阳。穴名强间，肾精化气充盛头颅，本穴禀督脉盛阳之精气，肾气作强之处。

【主治】头痛，目眩，颈项强痛，癫狂痫证，烦心，失眠。

【应用】《针灸甲乙经》：癫疾狂走，瘛疭摇头，口㖞，戾，颈强，强间主之。

《铜人腧穴针灸图经》：治脑旋，目连头痛不可忍，烦心，呕吐涎沫，发即无时，颈项强，左右不得回顾。

《针灸大成》：主头痛目眩，脑旋烦心，呕吐涎沫。项强左右不得回顾，狂走不卧。

【针法灸法】向下平刺 0.5~0.8 寸；可灸。

19. 后顶 《针灸甲乙经》

【位置】在头部，当后发际正中直上 5.5 寸（脑户上 3 寸）。

【解剖】①筋膜：在浅筋膜、帽状腱膜中。②血管：有左右枕动、静脉网。③神经：布有枕大神经分支。

【释字】《说文解字》："后，继体君也。"《说文解字》："顶，巅也。"

【释穴】后，指后方，与前相对。顶端为颠顶，即指头上最高部。穴当头顶之上，百会之后，前顶、后顶两穴一前一后。百会为精气神之大会，后顶经气上升，当为阳；前顶经气下降，而为阴。两者都以百会为中心，但有阴阳升降不同。

【气血运行状态】督脉从会阴，沿背部正中先走头，经气发于此处皮下而为后顶穴，前为强间，经气运行并聚于此处。

【穴性】本穴属督脉腧穴，督脉主一身之阳。穴名后顶，督脉之经气上升至顶，本穴禀督脉盛阳之精气，通行经脉，助阳气通顶。

【主治】头痛，眩晕，项强，癫狂痫证，烦心，失眠。

【应用】《针灸甲乙经》：风眩目眩，颅上痛，后顶主之……癫疾瘛疭，狂走，颈项痛，后顶主之。

《铜人腧穴针灸图经》：治目䀮䀮，颈项恶风寒，目眩，头偏痛。

【针法灸法】向下平刺 0.5~0.8 寸；可灸。

20. 百会　《针灸甲乙经》，督脉、足太阳之会

【别名】巅上（《素问·骨空论》），三阳五会（《针灸甲乙经》），三阳（《针灸大全》），五会（《针灸大全》），顶上（《脉经》），泥丸宫（《本事方》），天满（《针灸资生经》），维会（《针经标幽赋》）。

【位置】在头部，当前发际正中直上 5 寸，或两耳尖连线中点处。

【解剖】①筋膜：在帽状腱膜中。②血管：有左右颞浅动、静脉及左右枕动、静脉吻合网。③神经：布有枕大神经及额神经分支。

【释字】《说文解字》："百，十十也。从一白。数，十百为一贯。相章也。"《说文解字》："会，合也。"

【释穴】百即百脉，会即交会，此穴在颠顶部，是足三阳、足厥阴和督脉等众多经脉交会之处。百会又称三阳五会，百会位于颠顶，头为诸阳之会，"火曰炎上"，三阳之气会聚于此。而三阳内连六腑，六腑根于五脏，五脏六腑为表里，而属于五行，五脏藏精化气为三阴，三阴为三阳之根，因此三阳以五脏之精为本。五脏藏精舍神，五神舍于五脏中，精为阴，神为阳，这里的五会当为神之大会。《道藏》云："天脑者，一身之宗，百神之会。"本穴主治神志异常，正是此意。

《说文解字》曰："百，十十也。"十为数之最，双十当为全，因此百会也是全会。穴在人体至高正中之处，百脉百骸皆仰望朝会。《针灸大成》云："犹天

之极星居北。”手足三阳与督脉之会也，与之相似的还有地五会，地之五行会聚之处；天五会（人迎），天之五气会聚之处。

【气血运行状态】督脉从会阴，沿背部正中先走头，经气发于此处皮下而为百会穴，前为后顶，督脉经气上行至极，经气运行并聚于此处。

【穴性】本穴属督脉腧穴，督脉主一身之阳。穴名百会，精气神会聚之处，本穴禀督脉盛阳之精气，神舍于精中。

【主治】头痛，眩晕，惊悸，健忘，尸厥，中风不语，癫狂，痫证，癔症，耳鸣，鼻塞，脱肛，痔疾，阴挺，泄泻。

【应用】《针灸甲乙经》：顶上痛，风头重，目如脱，不可左右顾，百会主之。

《铜人腧穴针灸图经》：治小儿脱肛久不瘥，风痫，中风，角弓反张，或多哭言语不择，发即无时，盛则吐沫，心烦，惊悸，健忘，痎疟，耳鸣，耳聋，鼻塞，不闻香臭。

《针灸大成》：主头风中风，言语謇涩，口噤不开，偏风半身不遂，心烦闷，惊悸，健忘，忘前失后，心神恍惚，无心力，痎疟，脱肛，风痫，青风，心风，角弓反张，羊鸣多哭，语言不择，发时即死，吐沫，汗出而呕，饮酒面赤，脑重鼻塞，头痛目眩，食无味，百病皆治。

《圣济总录》：凡灸头顶，不得过七壮，缘头顶皮薄，灸不宜多。

《太平圣惠方》：若频灸，恐拔气上，令人眼暗。

《普济方》：北人始生子，则灸此穴，盖防他日惊风也。

《类经图翼》：若灸至百壮，停三五日后绕四畔，用三棱针出血，以井花水淋之，令气宣通，否则恐火气上壅，令人目暗。

《胜玉歌》：头痛眩晕百会好。

《杂病歌》：乃若脱肛治百会，灸至七壮是尾穷，此疾须用治三穴，随年壮兮灸脐中。

《玉龙歌》：中风不语最难医，发际顶门穴要知，更向百会明补泻，即时苏醒免灾危。

【针法灸法】平刺 0.5~0.8 寸；可灸。

【现代研究】

（1）研究发现百会对血压有双向调节作用，对原发性高血压患者艾灸百会后，收缩压平均下降 13.9 mmHg，舒张压平均下降 10.3 mmHg，降压作用良好，而对失血性休克的动物则有升压作用，如血压下降 20~30 mmHg，稳定后，针“百会”30 分钟，血压即可上升，大部分上升超过 35 mmHg。

（2）观察 320 例患者针刺百会前后血液流变学情况，分别于针刺前、后 30 天测定红细胞比容、血液黏度、全血还原黏度、血沉、血沉方程 K 值等五项指数。结果：针刺后，除血沉外，其余指数均显著下降，与针前比较 *P* 值分别小于 0.01 与 0.05。说明针刺百会有明显改善细胞结聚和血液黏度的作用。

（3）用百会透曲鬓和前顶透悬颅的方法，观察偏瘫患者的痛阈改变。结果：患侧和健侧上下肢痛阈均下降。患侧上下肢的痛阈从针后 5 分钟已明显下降，一直延续到 40 分钟以后；健侧上下肢从针后 5 分钟开始也有下降，20 分钟时较明显，到 40 分钟时则有回升，各测定时间点痛阈均没有患侧变化大。

（4）针刺癫痫大发作患者百会，可使紊乱的脑电活动节律趋向规则或使电位降低，即对患者脑电图有调整作用。

（5）配长强，先温和灸 5 分钟后，再行雀啄灸 15 分钟，每日 1 次，7 次为 1 个疗程，治疗小儿脱肛有效。

（6）取百会，行艾炷无瘢痕灸，以感到有热力从头皮渗入脑内为度。治疗美尼尔综合征有效。

（7）对实验性糖尿病动物，艾灸百会可降低尿素氮含量。

（8）以放免分析技术观察针刺百会穴对健康育龄妇女卵泡早期血浆中雌二醇、黄体酮和睾酮含量的影响结果提示，在双向性影响基础上，主要倾向是黄体酮和睾酮明显升高，雌二醇偏高。

（9）艾灸百会穴还有矫正胎位的效应。

21. 前顶 《针灸甲乙经》

【位置】在头部，当前发际正中直上 3.5 寸，百会前 1.5 寸。

【解剖】①筋膜：在帽状腱膜中。②血管：有左右颞浅动、静脉吻合网。③神经：布有额神经分支和枕大神经分支会合处。

【释字】《说文解字》：“前，不行而进谓之前。”《说文解字》：“顶，巅也。”

【释穴】前即前方，顶即头顶，此穴在头顶百会的前方，督脉之经气从此开始由上转下，向下运行，因此本穴是经气运行的转枢，由升转降，后顶之前的督脉经气由下升上，应地气上为云，前顶穴之后的经气由上降下，应天气下为雨。因此前顶偏清降督脉之气。

【气血运行状态】督脉从会阴，沿背部正中先走头，经气发于此处皮下而为前顶穴，前为百会，三阳与神气之大会，经气运行并聚于此处。

【穴性】本穴属督脉腧穴，督脉主一身之阳。穴名前顶，经气由升转降，应天气降为雨，本穴禀督脉盛阳之精气，主降气，通于鼻。

【主治】癫痫，头晕，目眩，头顶痛，鼻渊，目赤肿痛，小儿惊风。

【应用】《针灸甲乙经》：风眩目瞑，恶风寒，面赤肿，前顶主之。

《铜人腧穴针灸图经》：疗头风目眩，面赤肿，小儿惊痫，风痫，瘛疭，发即无时，鼻多清涕，顶肿痛。

《针灸大成》：主头风目眩，面赤肿，水肿，小儿惊痫，瘛疭，发即无时，鼻多清涕，顶肿痛。

《普济方》：大肿极，即以三棱针刺之，绕四方一寸以下，其头肿痛立瘥。覆以盐末，生麻油揩发际下。

【针法灸法】向后平刺 0.3~0.5 寸；可灸。

22. 囟会 《针灸甲乙经》

【别名】囟中（《备急千金要方》），鬼门（《备急千金要方》），顶门（《扁鹊神应针灸玉龙经》），天窗（《医心方》），囟门（《奇经八脉考》）。

【位置】在头部，当前发际正中直上 2 寸（百会前 3 寸）。

【解剖】①筋膜：在帽状腱膜中。②血管：有左右颞浅动、静脉吻合网。③神经：布有额神经分支。

【释字】《说文解字》：“囟，头会，匘盖也。”《说文解字》：“会，合也。”

【释穴】囟，囟门。会，聚会。囟是指头顶前面的头骨，小儿初生未闭合时叫囟门，已闭合后叫囟骨，即天灵盖之骨。此穴在冠状缝和矢状缝交界处，正当额骨与顶骨的结合处，婴儿脑髓未满之时，头骨尚未闭合，长至 1~1.5 岁时囟门逐渐完全闭合。闭合过迟过早都将引起小儿发育异常，出生后 5~6 个月前囟门即提前闭合，造成小头畸形。骨骼发育需要维生素 D 和钙，如不及时补充，患此病的宝宝前囟门在出生后 18 个月仍迟迟不闭合，容易患佝偻病等。

又囟为首之会合处，囟会接头盖骨会合而关闭，肾主骨生髓通于脑，因此其关闭异常总与肾藏精相关。本穴之前有前顶、百会穴，是三阳与五神相会之处，本穴囟会则是先天神与精的会聚，是心肾相交，水火既济的表现。

【气血运行状态】督脉从会阴，沿背部正中先走头，经气发于此处皮下而为囟会穴，前为前顶，经气由升转降，应天气降为雨，经气运行并聚于此处。

【穴性】本穴属督脉腧穴，督脉主一身之阳。穴名囟会，精神既济，水火相交之处。本穴禀督脉盛阳之精气，精中藏神。

【主治】头痛，目眩，面赤暴肿，鼻渊，鼻衄，鼻痔，鼻痈，癫疾，嗜睡，小儿惊风。

【应用】《针灸甲乙经》：头痛颜青者，囟会主之……癫疾呕沫，暂起僵仆，恶见风寒，面赤肿，囟会主之。

《铜人腧穴针灸图经》：治目眩面肿，鼻塞不闻香臭，惊痫，戴目上不识人。

《针灸大成》：主脑虚冷，或饮酒过多，脑疼如破，衄血，面赤暴肿，头皮肿，生白屑风，头眩，颜青目眩，鼻塞不闻香臭，惊悸，目戴上不识人。

《类经图翼》：头风生白屑，多睡，针之称佳。针讫以末盐生麻油调和，揩发根下，即头风永除。

《针灸聚英》：初灸不痛，病去即痛，痛止灸。八岁以下不得针，缘囟门未合，刺之恐伤其骨，令之夭。

《针灸资生经》：予少刻苦，年逾壮则脑冷，或饮酒过多则脑痛如破，后因灸囟会，非特脑不复冷，他日酒醉，脑亦不疼矣。

《圣济总录》：囟会一穴，只可针五分，过即令人头旋目暗，急针百会及风府二穴救之。

【针法灸法】向后平刺 0.3~0.5 寸，小儿禁刺；可灸。

23. 上星　《针灸甲乙经》

【别名】鬼堂（《备急千金要方》），明堂（《太平圣惠方》），神堂（《针灸聚英》）。

【位置】在头部，当前发际正中直上 1 寸。

【解剖】①肌肉：在左右额肌交界处。②血管：有额动、静脉分支，颞浅动、静脉分支。③神经：有额神经分支。

【释字】《说文解字》：“上，高也。”《说文解字》：“星，万物之精，上为列星。”

【释穴】上星指天子，是针对下星而论，《晋书·卷十一·天文志上·中宫》曰：“三台为天阶，太一蹑以上下，一曰泰阶。上阶，上星为天子，下星为女主；中阶，上星为诸侯三公，下星为卿大夫；下阶，上星为士，下星为庶人。所以和阴阳而理万物也。”本段内容的意思是说，三台星是天之阶梯，太一星踏着它上上下下，又叫泰阶。最上一阶，上面的星指天子，下面的星指天子之后；中间的一阶，上面的星指诸侯三公，下面的星指卿大夫；最下一阶，上面是指士，下面的星指庶民百姓，其作用是调和阴阳并理顺万物。

穴在前头顶部正中，如同天目，头顶正中，为阳精所聚之处，犹如上星所居，贵为天子，精英四照，又名神堂、明堂、鬼堂，因此本穴是人与天的神气相通之处，因此主治癫狂等，为十三鬼穴之一。天气入于肺从鼻，本穴又是鼻窍通于天气之处，因此又是治疗鼻病的要穴。

【气血运行状态】督脉从会阴，沿背部正中先走头，经气发于此处皮下而为上星穴，前为囟会，头颅之精气所聚会，经气运行并聚于此处。

【穴性】本穴属督脉腧穴，督脉主一身之阳。穴名上星，天气通于肺，心神上通于天，是阳精之气上通之处，本穴禀督脉盛阳之精气，具金火之性。

【主治】头痛，眩晕，目赤肿痛，迎风流泪，面赤肿，鼻渊，鼻衄，鼻痔，鼻痈，癫狂，痫证，小儿惊风，疟疾，热病。

【应用】《铜人腧穴针灸图经》：治头风，面虚肿，鼻塞不闻香臭，目眩，痎疟振寒，热病汗不出，目睛痛，不能远视。

《针灸大成》：主面赤肿，头风，头皮肿，面虚，鼻中息肉，鼻塞头痛，痎疟振寒，热病汗不出，目眩，目睛痛，不能远视，口鼻出血不止。不宜多灸，恐拔气上，令人目不明。

《针灸聚英》：以细三棱针宣泄诸阳热气，无令上冲头目。

《类经图翼》：又十三鬼穴，此名鬼堂，主百邪癫狂，当在第十次下针。

《普济方》：灸亦得，然不及针。日灸三壮至百五壮罢，须停十余日，然后更灸。故不用相续加灸满五十壮，即以细三棱针刺头上，以宣热气，忌酒面荞麦。

【针法灸法】平刺 0.5~0.8 寸；可灸。

24. 神庭 《针灸甲乙经》，督脉与足太阳、阳明之会

【别名】发际（《本事方》），天庭（《针灸杂志》），督脉（《备急千金要方》）。

【位置】在头部，当前发际正中直上 0.5 寸。

【解剖】①肌肉：在左右额肌之交界处。②血管：有额动、静脉分支。③神经：布有额神经分支。

【释字】《说文解字》："神，天神引出万物者也。"《说文解字》："庭，宫中也。"

【释穴】神，指脑之元神。庭，宫庭，庭堂。《黄庭中景经》注："面有神庭。"《黄庭内景经》注："神处其中则灵，灵则应，应则保身。"《续博物志》云："面者，神之庭也。"《六节脏象论》："心者，生之本神之变也；其华在面，其充在血脉，为阳中之太阳，通于夏气。"此穴在前发际正中直上5分处，居面的上部，心之神气主要反映在面色上，神气会聚于神庭穴处。庭者，宫廷之意，是皇帝所居之处；心者，君主之官，神明出焉，因此本穴是调神之要穴。

【气血运行状态】督脉从会阴，沿背部正中先走头，经气发于此处皮下而为神庭穴，前为上星穴，阳经之气会聚之处，经气运行并聚于此处。

【穴性】本穴属督脉腧穴，督脉主一身之阳。穴名神庭，面部神气所会聚之处。本穴禀督脉盛阳之精气，精中有神。

【主治】头痛，眩晕，目赤肿痛，泪出，目翳，雀目，鼻渊，鼻衄，癫狂，痫证，角弓反张。

【应用】《针灸甲乙经》：头脑中寒，鼻衄，目泣出，神庭主之……痎疟，神庭、百会主之……寒热头痛，喘喝，目不能视，神庭主之……风眩，善呕，烦满，神庭主之……癫疾呕沫，神庭及兑端、承浆主之。

《铜人腧穴针灸图经》：治癫疾风痫，戴目上不识人，头风目眩，鼻出清涕不止，目泪出，惊悸不得安寝。

《针灸大成》：主登高而歌，弃衣而走，角弓反张，吐舌，癫疾，风痫，目上视不识人，头风目眩，鼻出清涕不止，目泪出，惊悸不得安寝，呕吐烦满，寒热头痛，喘渴。

《普济方》：岐伯曰：凡欲疗风，勿令灸多，缘风性轻，多则伤，宜灸七壮至二十壮；禁针，针即发狂。

《类经图翼》：灸三壮，禁刺，刺之令人癫狂目失明。

【针法灸法】平刺0.3~0.5寸；可灸。

【现代研究】针刺、艾灸神庭观察，发现针灸后患者的微循环障碍均有不同程度改善，痛阈也有不同程度提高。针、灸两组相比，血流速度、痛阈均无显著差异，证明针、灸均能使中风患者的微循环改善，并在病理条件下调节患侧肢体的感觉系统。

25. 素髎 《针灸甲乙经》

【别名】面王（《针灸甲乙经》），面正（《铜人腧穴针灸图经》），鼻准（《奇效良方》），准头（《医宗金鉴》），面玉（《外台秘要》），面士（《杨敬斋针灸全书》）。

【位置】在面部，当鼻尖的正中央。

【解剖】①骨骼：在鼻尖软骨中。②血管：有面动、静脉鼻背支。③神经：布有筛前神经鼻外支（眼神经分支）。

【释字】《说文解字》："素，白致缯也。"《奇经八脉考·释音》："髎，骨空处也。"

【释穴】素者，色白也；髎，为骨隙之狭小者。《素问·金匮真言论》："西方白色，入通于肺。"本穴在鼻尖部，肺开窍于鼻，鼻色白是肺金之象。又鼻尖，俗称准头，以其中立不倚，故又称面王、面正，古人尊称孔子为圣而不王名曰素王。髎者，骨空处，肾主骨生髓通于脑，天气通于鼻，肺属金，金生水而降，降入肾中，以补肾阴。经云："少阳属肾，肾上连肺，故将两藏。"素髎者是肺气下入肾水之意。素髎之后为水沟，也是金后而水，金生水而降之意。

【气血运行状态】督脉从会阴，沿背部正中先走头，经气发于此处皮下而为素髎穴，前为神庭，神气所居之处，经气运行并聚于此处。

【穴性】本穴属督脉腧穴，督脉主一身之阳。穴名素髎，金生水，肺气下交肾水之意，本穴禀督脉盛阳之精气，具金水之性。

【主治】鼻塞，鼻衄，鼻流清涕，鼻中肉，鼻渊，酒鼻，惊厥，昏迷，新生儿窒息。

【应用】《针灸甲乙经》：鼽衄涕出，中有悬痈宿肉，窒洞不通，不知香臭，素髎主之。

《铜人腧穴针灸图经》：治鼻塞，息肉不消，多涕，生疮。

《针灸大成》：主鼻中息肉不消，多涕，生疮，鼻窒，喘息不利，鼻㖞僻，鼽衄。

《类经图翼》：一曰治酒酢风，用三棱针出血。

《经验良方》：风火眼初起，在鼻尖上爆一灯火，屡经试验神效。

【针法灸法】向上斜刺 0.3~0.5 寸，或点刺出血；不灸。

【现代研究】

（1）针刺素髎，对血糖水平、血压有双向调节作用。

（2）现代研究证实，素髎穴有明显的抗休克作用，针刺素髎穴可增强脑垂体后叶的功能，使休克患者血压回升。

（3）素髎可调节呼吸运动，用于呼吸骤停时抢救。

（4）取素髎穴，用苎麻绳点灸一下，每日 1 次，治疗麦粒肿有效。

26. 水沟 《针灸甲乙经》，督脉、手足阳明之会

【别名】人中（《肘后备急方》），鬼宫（《备急千金要方》），鬼客厅（《备急千金要方》），鬼市（《千金翼方》）。

【位置】在面部，当人中沟的上 1/3 与中 1/3 交点处。

【解剖】①肌肉：在口轮匝肌中。②血管：有上唇动、静脉。③神经：布有眶下神经支及面神经颊支。

【释字】《说文解字》："水，准也。北方之行。象众水并流，中有微阳之气也。"《说文解字》："沟，水渎，广四尺，深四尺。"

【释穴】水沟是督脉、手阳明大肠经、足阳明胃经的交会穴。水即水液，沟即沟渠，此穴在鼻唇沟，形似水沟，因此而得名。三焦者决渎之官，水道出焉，其中渎者沟也，三焦根于肾水，为元气之别使，输送元真之气于皮下腠理，腠理为三焦通会元真之处，本穴可疏通三焦元真之气的运行。

本穴又称人中穴，鼻唇沟位于头面部，而人体的中心部位当为神阙穴，为什么称水沟为人中呢？经云："天食人以五气，地食人以五味。"天之气入肺从鼻，地之味入胃从口，鼻唇沟位于鼻口之间，连接天地之气。天为阳，地为阴，天地气交而生人，人居天地之中，所以称为人中是因该穴的部位。既然是人中，为什么是在上 1/3 与中 1/3 交点处，而不是在中心点呢？鼻唇沟分三份，分别指天地人三部，本穴用以治疗神志昏迷的急症、实证，是火气上逆所致，因此选择上 1/3 天部的目的是，从天部降心火，潜入水中。

本穴主要功用疏通三焦之气机，交通天地阴阳，既济心肾水火，临床主治阴阳不交的闭证。本穴是治疗昏迷晕厥病症的要穴，但必须是实证、热证，如果是阳虚、阳脱的虚寒证，则不能使用本穴，治疗阳气虚脱，当灸关元、气海等，以回阳救逆。本穴除了治疗作用以外，还可以判断寿命长短，是古代面相

学的重要内容之一。如《灵枢·天年》所云："使道隧以长，基墙高以方，通调营卫，三部三里起，骨高肉满，百岁乃得终。"

【气血运行状态】督脉从会阴，沿背部正中先走头，经气发于此处皮下而为水沟穴，前为素髎，金水之气，经气运行并聚于此处。

【穴性】本穴属督脉腧穴，督脉主一身之阳。穴名水沟，天地气交，水火既济，本穴禀督脉盛阳之精气，交通阴阳。

【主治】昏迷，晕厥，暑病，癫狂，痫证，急慢惊风，鼻塞，鼻衄，风水面肿，齿痛，牙关紧闭，黄疸，消渴，霍乱，温疫，脊膂强痛，挫闪腰疼。

【应用】《针灸甲乙经》：寒热头痛，水沟主之……水肿，人中尽满，唇反者死，水沟主之……口不能水浆，㖞僻，水沟主之……癫疾互引，水沟及龈交主之……睊目，水沟主之……鼻鼽不得息，不收涕，不知香臭及衄血不止，水沟主之。

《铜人腧穴针灸图经》：治消渴，饮水无度，水气遍身肿，失笑无时，癫痫，语不识尊卑，乍喜乍哭，牙关不开，面肿唇动，状如虫行，卒中恶。

《铜人腧穴针灸图经》：风水面肿，针此一穴，出水尽即顿愈。

《类经图翼》：千金云：此穴为鬼市，治百邪癫狂，此当在第一次下针。凡人中恶，先掐鼻下是也。鬼击卒死者，须即灸之。

《席弘赋》：人中治癫功最高，十三鬼穴不须饶。

《肘后备急方》：救卒死……令爪其病人人中，取醒。

《胜玉歌》：泻却人中及颊车，治疗中风口吐沫。

【针法灸法】向上斜刺 0.3~0.5 寸，或用指甲按掐；不灸。

【现代研究】

（1）水沟穴针刺有镇痛、镇静、松弛腹肌、抑制内脏牵拉反应等良好效果，故可用于针刺麻醉。

（2）癔症性抽搐：水沟穴配内关、阳陵泉、三阴交、太冲，用泻法，每日 1 次，10 次为 1 个疗程。

（3）呃逆：取水沟穴，从下向上斜刺，2 分钟运针 1 次。留针 10 分钟。

（4）小儿高热惊厥：配合谷，得气后用较大幅度提插捻转，用泻法。

27. 兑端 《针灸甲乙经》

【别名】兑骨（《针灸甲乙经》）。

【位置】在面部，当上唇的尖端，人中沟下端的皮肤与唇的移行部。

【解剖】①肌肉：在口轮匝肌中。②血管：有上唇动、静脉。③神经：布有面神经颊支及眶下神经分支。

【释字】《说文解字》："兑，说也。"《易·说卦》："兑为口。"《说文解字》："端，直也。"

【释穴】兑者，说也，又指口，《易》曰："兑为泽，为口，为舌，为刚中外柔。"其中兑卦五行属金，应天，合肺。端，直也，木曰曲直，五行属木，合肝。因此兑端具有金木属性，《内经》曰："金木者，生长之终始也。"穴在唇之上端，脾开窍于口，其华在唇四白，因此本穴又与脾土相关，肺脾同属太阴。端还有终点的意思。《针灸甲乙经》曰："手阳明脉气所发。"本穴与手阳明相交，肺与大肠为表里经，五行属金，金主肃杀，本穴是督脉在体表的最后一个穴，因此是督脉经气出于皮下之终点。

【气血运行状态】督脉从会阴，沿背部正中先走头，经气发于此处皮下而为兑端穴，前为水沟，天地气交之处，经气运行并聚于此处。

【穴性】本穴属督脉腧穴，督脉主一身之阳。穴名兑端，督脉经气之终。本穴禀督脉盛阳之精气，具金的肃杀之性，清热为主。

【主治】昏迷，晕厥，癫狂，癔症，消渴嗜饮，口疮臭秽，齿痛，口噤，鼻塞。

【应用】《针灸甲乙经》：手阳明脉气所发，刺入三分，留六呼，灸三壮。

《针灸甲乙经》：痓，互引，唇吻强，兑端主之。

《铜人腧穴针灸图经》：治癫疾吐沫，小便黄，舌干，消渴，衄血不止，唇吻强，齿龈痛。

《针灸大成》：主癫疾吐沫，小便黄，舌干，消渴，衄血不止，唇吻强，齿龈痛，鼻塞，痰涎，口噤鼓颔，炷如大麦。

【针法灸法】斜刺 0.2~0.3 寸；不灸。

28. 龈交 《素问》

【位置】在上唇内，唇系带与上齿龈的相接处。

【解剖】①肌肉：有上唇系带。②血管：有上唇动、静脉。③神经：布有上颌内槽神经分支。

【释字】《说文解字》："龈，啮也。"《说文解字》："交，交胫也。"

【释穴】龈字由齿与艮组成，齿为骨之余，肾主骨生髓，通于脑；艮者，止也，八卦之一，其相应山，五行属土。龈者，齿之根部，是齿与肉相交处，此穴在上齿龈中缝，为督脉和任脉的交会处，因此称为龈交。本穴督任相交处，督主一身之阳，任主一身之阴，督脉入交于任脉中，阳入阴中而藏。又是肾水与脾土的交会处，齿生长于齿龈中，是肾水生长于脾土中，肾藏精，依靠脾土精微物质的供给而成长。本穴之前为兑端，金性肃杀，至此处阳气收藏于阴精中。

【气血运行状态】督脉从会阴，沿背部正中先走头，经气发于此处皮下而为龈交穴，前为兑端，具金之肃杀之性，经气运行并聚于此处。

【穴性】本穴属督脉腧穴，督脉主一身之阳。穴名龈交，阳入交于阴，肾水入交于脾土，本穴禀督脉盛阳之精气，具阴阳水土之性。

【主治】齿龈肿痛，口臭，齿衄，鼻渊，面赤颊肿，唇吻强急，面部疮癣，两腮生疮，癫狂，项强。

【应用】《针灸甲乙经》：痓，烦满，龈交主之……癫疾互引，水沟及龈交主之……目痛不明，龈交主之……齿间出血者，有伤酸，齿床落痛，口不可开引鼻中，龈交主之……鼻中息肉不利，鼻头额频中痛，鼻中有蚀疮，龈交主之。

《铜人腧穴针灸图经》：治面赤心烦痛，颈项急不得回顾，治小儿面疮，癣久不除，点烙亦佳，鼻塞不利，目泪眵汁，内眦赤痒痛，生白肤翳，鼻中息肉蚀疮。

《针灸聚英》：任、督、足阳明之会。

《针灸大成》：主鼻中息肉，蚀疮，鼻塞不利，额频中痛，颈项强，目泪眵汁，牙疳肿痛，内眦赤痒痛，生白翳，面赤心烦，马黄疸，寒暑瘟疫。小儿面疮，癣久不除，点烙亦佳。

《类经图翼》：刺三分，逆刺之，灸三壮。

【针法灸法】向上斜刺 0.2~0.3 寸；不灸。

【现代研究】治疗痔疮：将龈交穴上或附近唇系带上的小滤疱及小白点，剪掉或切除。

第十六章 任 脉

一、经脉循行

《素问·骨空》:“任脉者，起于中极之下，以上毛际，循腹里上关元，至咽喉，上颐循面入目。”

释义：任脉是沿着腹部的气穴，然而是起于中极之下，上毛际而交于横骨，循膺胸之鸠尾、膻中、天突，而至于咽喉，上颐循承浆而入络于齿龈，复循面入目下，而络于承泣。

又《难经》:“任脉者，起于中极之下，以上毛际，循腹里，上关元，至咽喉。”

释义：起于小腹内，下出会阴部，向上行于阴毛部，沿腹内向上经前正中线到达咽喉部，再向上环绕口唇，经面部入目眶下。

二、任脉大络

《经脉》:“任脉之别，名曰尾翳。下鸠尾，散于腹。实则腹皮痛，虚则痒搔。取之所别也。”

三、督脉与任脉

督脉共 28 个腧穴，对应二十八星宿，东南西北四方分别为四象，每方共 7 个星宿，所以督脉腧穴以 7 为单位，古代术数中七为火的成数，即地二生火，天七成之。任脉共 24 个穴，对应二十四节气，春夏秋冬分为四季，每季 6 个节气，六为水的成数，即天一生水，地六成之。因此督脉统一身之阳，任脉统一身之阴，督脉以火的成数为单位，任脉以水的成数为单位，两者形成阴阳关系。

四、本经腧穴（共 24 穴）

会阴曲骨中极关，
石门气海阴交神，
水分下脘建里中，
上脘巨阙鸠尾庭，
膻中玉堂紫宫华，
璇玑天突廉泉浆。

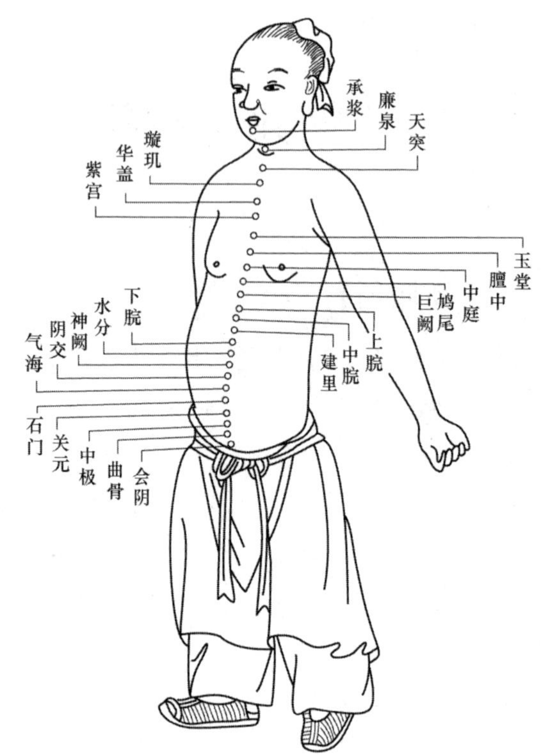

1. 会阴 《针灸甲乙经》，任脉与督脉、冲脉之会

【别名】下阴别（《素问·气府论》），屏翳（《针灸甲乙经》），平翳（《医宗金鉴》），金门（《备急千金要方》），神田（《圣济总录》），海底（《针方六集·神照集》），下极（《类经图翼》）。

【位置】在会阴部，男性当阴囊根部与肛门连线的中点，女性当大阴唇后联合与肛门连线的中点。

【解剖】①肌肉：在球海绵体中央，有会阴浅、深横肌。②血管：有会阴动、静脉分支。③神经：布有会阴神经分支。

【释字】《说文解字》："会，合也。"《说文解字》："阴，暗也。山之北，水之南也。"

【释穴】会者，合也；阴者，山之北，水之南。会阴者位于人体最阴位，是督、任、冲脉共同的起始处，冲为血海，任主胞胎，督主一身之阳，虽然阴阳各有不同，但是都起自阴位，为精之原始状态，精化为阳，精藏为阴，精又为血的根本。三者对比，任脉主阴，督脉主阳，冲脉为阴中之阳，三者构成天地人三才关系。冲任督都生于精，而精发源于会阴。与之相对的当为百会穴，百会又称三阳五会，指三阳气之会，五脏神气相会之处。本穴当属阴精之会，为其根本。与之相对的是会阳穴，属足太阳膀胱经，与督脉相交。这里要明确的是，会阳为诸阳之会，与会阴互为阴阳关系，为什么不是出自督脉而属足太阳经呢？阴之大会，藏精，精化气而上冲，阳从阴中出；阳之大会，卫外，气聚成形而降，阴生阳藏。如《内经》所云："阴者，藏精而起亟也；阳者，卫外而为固也。"

督脉为阳脉之海，阳之初始，由阴出阳，而足太阳膀胱经则为阳之极，运气为太阳寒水，阳气由外入内。督脉升，太阳降，阴升阳降，形成泰卦阴阳相交的稳定之势，经云："阴平阳秘，精神乃治；阴阳离决，精气乃绝。"这也是为什么会阳穴又是足太阳膀胱经与督脉的交会穴。

总之，会阴与会阳相对，前者为藏精化气而启亟，后者为阳气卫外而为固。

【气血运行状态】任脉起于会阴，沿腹部正中走头，本穴是任脉的起始，经气发于此处皮下聚积此处。

【穴性】本穴属任脉腧穴，任主一身之阴，穴名会阴，精之原生之处，本穴禀任脉阴精之气，

【主治】溺水窒息，昏迷，癫狂，惊痫，小便难，遗尿，阴痛，阴痒，阴部汗湿，脱肛，阴挺，疝气，痔疾，遗精，月经不调。

【应用】《针灸甲乙经》：小便难，窍中热，实则腹皮痛，虚则痒瘙，会阴主之……痔，会阴主之……凡痔与阴相通者死，阴中诸病，前后相引痛，不得大小便，皆主之……身肿，皮肤不可近衣，淫泺苛获，久则不仁，屏翳主之……男子阴端寒，上冲心很很，会阴主之……女子血不通，会阴主之。

《铜人腧穴针灸图经》：治小便难，窍中热，皮疼痛，谷道瘙痒，久痔相通者死。阴中诸病前后相引痛，不得大小便，女子经不通，男子阴端寒，冲心很很。

《针灸资生经》：产后暴卒，灸会阴、三阴交。

《针灸聚英》：卒死者，针一寸，补之。溺死者，令人倒驮出水，针补，尿屎出则活，余不可针。

《普济方》：女子经不通，男子阴端寒冲心。

【针法灸法】平刺向后，或直刺0.5~1寸，孕妇慎用；可灸。

【现代研究】

（1）临床试验报道，针刺会阴引起呼吸变化的阳性率为45%，会阴对呼吸变化的影响有一定特异性。

（2）针刺“会阴”能止肛门术后疼痛。

（3）据报道配曲骨穴，治疗外阴白斑有效。

（4）会阴留针加灸，治疗遗尿有效。

（5）针刺会阴、秩边等穴对先天性腰骶椎裂引起的排尿困难有一定疗效。

2. 曲骨 《针灸甲乙经》，任脉别络，督脉、冲脉之会

【别名】尿胞（《备急千金要方》），回骨（《铜人腧穴针灸图经》），屈骨（《备急千金要方》），屈骨端（《备急千金要方》）。

【位置】在下腹部，当前正中线上，耻骨联合上缘的中点处。

【解剖】在腹白线上。①血管：有腹壁下动脉及闭孔动脉的分支。②神经：布有髂腹下神经分支。

【释字】《说文解字》：“曲，象器曲受物之形。”《说文解字》：“骨，肉之核也。”《素问·脉要精微论》：“骨者，髓之府。”

【释穴】曲即弯曲，骨指横骨。横骨即今之耻骨，其骨弯曲，形同偃月，中医解剖也称耻骨联合为曲骨，穴当耻骨上边正中。木曰曲直，曲者，木之阴性；直者，木之阳性；骨者，肾所主，因此曲骨者代表肝肾之阴性。本穴之前为会阴，阴之大会之处；本穴之后为中极，元精之起始，曲骨为人体形骸，主藏肝肾之阴精。

【气血运行状态】任脉起于会阴，沿腹部正中从腹走头，经气发于皮下而为曲骨，前为会阴，阴之大会，经气运行并聚集此处。

【穴性】本穴属任脉腧穴，任主一身之阴，穴名曲骨，内藏肝肾阴精，本穴禀任脉阴精之气，具有木水之阴性。

【主治】少腹胀满，小便淋沥，遗尿，疝气，遗精阳痿，阴囊湿痒，月经不调，赤白带下，痛经。

【应用】《针灸甲乙经》：膀胱胀者，曲骨主之……小便难，水胀满，溺出少，胞转，不得溺，曲骨主之……妇人下赤白沃，后阴中干痛，恶合阴阳，少

腹膜坚，小便闭，曲骨主之。

《铜人腧穴针灸图经》：治少腹胀满，小便淋涩不通，㿗疝，少腹痛，妇人赤白带下，恶合。

《针灸大成》：主失精，五脏虚弱，虚乏冷极，小腹胀满，小便淋涩不通，㿗疝，小腹痛，妇人赤白带下。

《针灸聚英》：卒死者，针一寸，补之。溺死者，令人倒驮出水，针补，尿屎出则活。余不可针。

《普济方》：女子经不通，男子阴端寒冲心。

《铜人腧穴针灸图经》：会阴、谷道瘙痒。

【针法灸法】直刺 0.5~1 寸，内为膀胱，应在排尿后进行针刺；可灸。

【现代研究】

（1）针刺曲骨穴对膀胱张力有双向调节作用，并且与手法有关。

（2）据报道，针刺公孙、足三里可以有效抑制宫缩，而针刺曲骨、秩边可使宫缩反应迅速上升。

（3）据报道配曲骨穴，治疗外阴白斑有效。

3. 中极 《素问》，足三阴、任脉之会

【别名】气原（《针灸甲乙经》），玉泉（《针灸甲乙经》），膀胱募（《圣济总录》），气鱼（《黄帝虾蟆经》）。

【位置】在下腹部，前正中线上，当脐中下 4 寸。

【解剖】在腹白线上，深部为乙状结肠。①血管：有腹壁浅动、静脉分支，腹壁下动、静脉分支。②神经：布有髂腹下神经的前皮支。

【释字】《说文解字》："中，和也。"《说文解字》："极，栋也。按，在屋之正中至高处。"

【释穴】中指中心，极即极致。中极是终止于中心之处。《易经证释·艮卦》："致于中，易言之，皆止也，止则永用其极，恒持其中，中极者艮也。万物莫不有其中极，则莫不终始于艮。""以其不易也，立本于中，致用于极，中极不变，永执其中，其道乃久故能行变化而无息，主生成而不测。"所谓极是指静止的，不动的，是万物之起始，万物之中心，其他部位围绕其旋转。《道经》以肚脐为中极，《千金要方·序例》以心为中极，本穴是元气之中极，因此说中极不是一个，有先后天不同，有上下、内外、表里等不同属性。中极在

曲骨之后，关元之前，是元精收藏之处，元精是人之根本，是元气开始发起的地方，因此称为中极。

【气血运行状态】任脉起于会阴，沿腹部正中从腹走头，经气发于皮下而为中极，前为曲骨，肝肾阴精充盛之处，经气运行并聚集此处。

【穴性】本穴属任脉腧穴，任主一身之阴，穴名中极，内藏阴精，是经脉中元精的发源地，本穴禀任脉阴精之气，阴藏精至极。

【主治】小便不利，遗溺不禁，阳痿，早泄，遗精，白浊，疝气偏坠，积聚疼痛，月经不调，阴痛，阴痒，痛经，带下，崩漏，阴挺，产后恶露不止，胞衣不下，水肿。

【应用】《针灸甲乙经》：脐下疝，绕脐痛，冲胸不得息，中极主之……奔豚上抢心，甚则不得息，忽忽少气，尸厥，心烦痛，饥不能食，善寒中，腹胀引䐜而痛，小腹与脊相控暴痛，时窘之后，中极主之……丈夫失精，中极主之……女子禁中痒，腹热痛，乳余疾，绝不足，子门不端，少腹苦寒，阴痒及痛，经闭不通，中极主之。

《铜人腧穴针灸图经》：治五淋，小便赤涩，失精，脐下结如覆杯，阳气虚惫，疝瘕，水肿，奔豚抢心，甚则不得息，恍惚，尸厥。

《针灸大成》：主冷气积聚，时上冲心，腹中热，脐下结块，奔豚抢心，阴汗，水肿，阳气虚惫，小便频数，失精绝子，疝瘕，妇人产后恶露不行，胎衣不下，月事不调，血结成块，子门肿痛不端，小腹苦寒，阴痒而热，阴痛，恍惚，尸厥，饥不能食，临经行房，羸瘦，寒热，转脬不得尿，妇人断绪，四度针即有子。

【针法灸法】直刺 0.5~1 寸；可灸，《类经图翼》：“孕妇不可灸。”

【现代研究】

（1）针刺中极、归来、血海等穴，可使继发性闭经患者出现激素撤退性出血现象。

（2）针刺中极、关元、大赫等穴能引起血浆黄体生成素、卵泡激素水平发生变化，可改善迟发排卵。

（3）用泻法针刺中极、曲骨等，可使紧张性膀胱张力下降，而对松弛性膀胱却引起张力增高。

（4）取中极透曲骨，配三阴交、地机，操作时先导尿后针刺，以泻法为主，治疗产后及术后尿潴留有效。

（5）中极对男子性功能障碍也有一定疗效。

（6）中极配三阴交、大赫于月经周期的第12天开始针刺，连续3天，每日1次，每次留针15分钟，用平补平泻手法，治疗原发性不孕。

4. 关元 《素问》，手太阳小肠之募穴，足三阴、任脉之会

【别名】下纪（《素问·气穴论》），三结交（《灵枢·寒热病》），次门（《针灸甲乙经》），大中极（《针灸资生经》），丹田（《针灸资生经》），关原（《灸法图残卷》）。

【位置】在下腹部，前正中线上，当脐中下3寸。

【解剖】在腹白线上，深部为小肠。①血管：有腹壁浅动、静脉分支，腹壁下动、静脉分支。②神经：布有第12肋间神经前皮支的内侧支。

【释字】《说文解字》："关，以木横持门户也。"《说文解字》："元，始也。"

【释穴】关即封藏，元即元气，为元气封藏之处。本穴位居脐下3寸，正当丹田，该处为真气、元气发生之地，呼吸之门，是脏腑、经络的根本，为人之根元，为下焦元阴、元阳关藏出入之所。《紫清指玄集·谷神不死论》曰："经云：天谷元神，守之自真。言人身中上有天谷泥丸，藏神之府也；中有应谷绛宫，藏气之府也；下有灵谷关元，藏精之府也。天谷，玄宫也，乃元神之室，灵性之所存，是神之要也。圣人则天地之要，知变化之源，神守于玄宫，气腾于牝府，神气交感，自然成真，与道为一，而入于不死不生，故曰谷神不死，是谓玄牝也。"经文说明了关元为藏精之府。同时本穴还是小肠的募穴，小肠与心相表里，心神下交小肠，五行属火。关元是肾精元气所藏之处，气之初始，热性似火，关元在体内深处，而其上为小肠之府所覆盖，因此又是小肠的募穴。心火通过小肠，内藏肾水，而成水火既济，心肾相交之势。本穴之前为中极，是藏精之极处，关元当以中极为本，阴精逐渐化为元气而藏。

【气血运行状态】任脉起于会阴，沿腹部正中从腹走头，经气发于皮下而为关元，前为中极，藏精至极之处，经气运行并聚集此处。

【穴性】本穴属任脉腧穴，任主一身之阴，穴名关元，元气所处之处，本穴禀任脉阴精之气，精化气而始于此处。

【主治】中风脱证，虚劳冷惫，羸瘦无力，少腹疼痛，霍乱吐泻，痢疾，脱肛，疝气，便血，溺血，小便不利，尿频，尿闭，遗精，白浊，阳痿，早泄，月经不调，经闭，经痛，赤白带下，阴挺，崩漏，阴门瘙痒，恶露不止，

胞衣不下，消渴，眩晕。

【应用】《灵枢·寒热病》：身有所伤，血出多及中风寒，若有所堕坠，四肢懈惰不收，名曰体惰。取其小腹脐下三结交。三结交者，阳明、太阴也，脐下三寸关元也。

《针灸甲乙经》：奔豚寒气入小腹，时欲呕，伤中溺血，小便数，背脐痛引阴，腹中窘急欲凑，后泄不止，关元主之……石水，痛引胁下胀，头眩痛，身尽热，关元主之……胞转不得溺，少腹满，关元主之……暴疝，少腹大热，关元主之……女子绝子，衃血在内不下，关元主之。

《铜人腧穴针灸图经》：治脐下疞痛，小便赤涩，不觉遗沥，小便处痛，状如散火，溺血，暴疝痛，脐下结血，状如覆杯，转胞不得尿，妇人带下瘕聚，因产恶露不止，月脉断绝，下经冷。

《针灸大成》：主积冷虚乏，脐下绞痛，渐入阴中，发作无时，冷气结块痛，寒气人腹痛，失精白浊，溺血，七疝，风眩头痛，转脬闭塞，小便不通，黄赤，劳热，石淋，五淋，泄利，奔豚抢心，脐下结血，状如覆杯，妇人带下，月经不通，绝嗣不生，胞门闭塞，胎漏下血，产后恶露不止。

《太平圣惠方》：引岐伯云，但是积冷虚乏病，皆宜灸之。

《类经图翼》：此穴当人身上下四旁之中，故又名大中极，乃男子藏精，女子畜血之处。

《扁鹊心书》：每夏秋之交，即灼关元千壮，久久不畏寒暑。人至三十，可三年一灸脐下三百壮；五十，可二年一灸脐下三百壮；六十，可一年一灸脐下三百壮，令人长生不老。

《席弘赋》：小便不禁关元好。

【针法灸法】直刺 0.5~1 寸；可灸。

【现代研究】

（1）针刺中极、关元、大赫等穴，对垂体－性腺功能有促进作用，可引起血浆黄体生成素、促卵泡激素水平发生变化，可改善迟发排卵，对男子精子缺乏症也有一定疗效。艾灸小鼠“关元”，可使溶血空斑形成细胞增加。

（2）针灸关元穴可以提高机体免疫功能，并具有抗癌作用。

（3）现代研究证实，刺灸关元氧摄取率明显降低，氧耗量明显增高，故能增加机体代偿能力。

（4）关元捻针，可使膀胱神经支配完整的尿潴留患者逼尿肌收缩。

（5）配复溜、三阴交，治疗老年性阴道炎。

（6）隔姜面饼灸，治疗子宫功能性出血有效。

（7）配三阴交，针关元时针尖向下，针后加艾炷灸，以小腹部有热感为度，治疗痛经有效。

（8）取关元透中极，配百会，治疗遗尿有效。

（9）艾灸关元对休克患者的血压及体温均有升高作用。

5. 石门 《针灸甲乙经》，手少阳三焦之募穴

【别名】利机（《针灸甲乙经》），精露（《针灸甲乙经》），丹田（《针灸甲乙经》），命门（《针灸甲乙经》），端田（《西方子明堂灸经》）。

【位置】在下腹部，前正中线上，当脐中下 2 寸。

【解剖】在腹白线上，深部为小肠。①血管：有腹壁浅动、静脉分支，腹壁下动、静脉分支。②神经：布有第 11 肋间神经前皮支的内侧支。

【释字】《说文解字》："山石也。在厂之下；口，象形。"《说文解字》："门，闻也。从二户。"

【释穴】石指肾藏精，门是出入之门，石门者，肾精化气所出之门。《平人气象》："冬胃微石曰平，石多胃少曰肾病，但石无胃曰死；石而有钩曰夏病，钩甚曰今病。藏真下于肾，肾藏骨髓之气也。"这里的石指石脉，即肾之脉，石入水即沉，并深藏水下，具肾藏精之象。

古人将不能生长谷物的土地称为石田，不能生育的女性称为石女，针刺此穴不当可消耗肾精而导致不孕，由此有人认为石门有类似石女的意思，是为绝产而设置，这一观点不够客观，有些牵强。

根据任脉特点，以及本穴前后腧穴的特性，石门当是肾精之门。本穴之前为关元，元精封藏之处，本穴之后为气海，元精化气之海，因此本穴当为元精化气所出之门。针刺太过可伤及肾精而导致不孕，或流产，并非本穴是为流产而设。本穴还是手少阳三焦的募穴，三焦内藏相火，根于肾水，三焦为元气之别使，输送元气于皮下腠理，也说明本穴的本质属性。

【气血运行状态】任脉起于会阴，沿腹部正中从腹走头，经气发于皮下而为石门，前为关元，元气所出之处，经气运行并聚集此处。

【穴性】本穴属任脉腧穴，任主一身之阴，穴名石门，本穴禀任脉阴精之气，肾精精气所出之门。

【主治】腹胀，泄利，绕脐疼痛，奔豚疝气，水肿，小便不利，遗精，阳痿，经闭，带下，崩漏，产后恶露不止。

【应用】《针灸甲乙经》：脐下疝绕脐痛，石门主之……奔豚气上，腹膜胀，茎肿先引腰，后引小腹，腰髋坚痛，下引阴中，不得小便，两丸骞，石门主之……三焦胀者，石门主之……水肿腹大，水胀，水气行皮中，石门主之……心腹中卒痛而汗出，石门主之……气痛，癃，小便黄，气满塞，虚则遗溺，身时寒热，吐逆，溺难，腹满，石门主之。

《铜人腧穴针灸图经》：治腹胀坚硬，支满。妇人因产恶露不止，遂结成块，崩中漏下。灸亦良，可灸二七壮至一百壮止。

《针灸大成》：主伤寒，小便不利，泄利不禁，小腹绞痛，阴囊入小腹，奔豚抢心，腹痛坚硬，卒疝绕脐，气淋，血淋，小便黄，呕吐血，不食谷，谷不化，水肿，水气行皮肤，小腹皮敦敦然，气满，妇人因产恶露不止，结成块，崩中漏下。

《类经图翼》：一传欲绝产，灸脐下二寸三分，阴动脉中三壮。

【针法灸法】直刺0.5~1寸；可灸。孕妇慎用。

【现代研究】

（1）对成年女性，针刺石门的避孕率很高。

（2）针刺石门穴，可调整避孕妇女的血压，又可降低实验性高血压。

（3）有报道，针刺心脏病患者石门、心俞穴，可致心电图P–P间期延长，QRS波群变窄，Q–T间期缩短，T波增高、加宽。

6. 气海　《灵枢经》，肓之原穴

【别名】脖胦（《灵枢·九针十二原》），丹田（《脉经》），下肓（《针灸甲乙经》），肓之原（《灵枢·九针十二原》）。

【位置】在下腹部，前正中线上，当脐中下1.5寸。

【解剖】在腹白线上，深部为小肠。①血管：有腹壁浅动脉、静脉分支，腹壁下动、静脉分支。②神经：布有第11肋间神经前皮支的内侧支。

【释字】《说文解字》："气，云气也。"《说文解字》："海，天池也。以纳百川者。"

【释穴】气即元气；海为天池，以纳百川。穴居脐下1.5寸，经云："五日谓之候，三候谓之气。"从术数的角度看，1.5寸为15分，十五为一气。气海

为元气之海，是肾之元精化气所存之处，胸中还有膻中也为气海，《灵枢·五味》：“其大气之搏而不行者积于胸中，命曰气海。”气海穴为先天元气之气海，膻中之气海为后天之气海，后天以先天为本，先天又得以后天的补充。本穴之前为石门，元精化气所出之门，经气运行聚积于此处，而为元气之海。

【气血运行状态】任脉起于会阴，沿腹部正中从腹走头，经气发于皮下而为气海，前为石门，元精之气所出之门，经气运行并聚集此处。

【穴性】本穴属任脉腧穴，任主一身之阴，穴名气海，精气之海，本穴禀任脉阴精之气，精气充盛之处。

【主治】绕脐腹痛，水肿鼓胀，脘腹胀满，水谷不化，大便不通，泄痢不禁，癃淋，遗尿，遗精，阳痿，疝气，月经不调，痛经，经闭，崩漏，带下，阴挺，产后恶露不止，胞衣不下，脏气虚惫，形体羸瘦，四肢乏力。

【应用】《灵枢·四时气》：腹中常鸣，气上冲胸，喘不能久立。邪在大肠，刺肓之原，巨虚上廉、三里。

《针灸甲乙经》：少腹疝，卧善惊，气海主之。

《备急千金要方》：妇人水泄利，灸气海百壮三报。

《铜人腧穴针灸图经》：治脐下冷气上冲，心下气结成块，状如覆杯，小便赤涩，妇人月事不调，带下崩中，因产恶露不止，绕脐疠痛，针入八分，得气即泻，泻后宜补之，可灸百壮。今附气海者，是男子生气之海也。治藏气虚惫，真气不足，一切气疾久不瘥，悉皆灸之，慎如常法。

《针灸资生经》：以为元气之海，则气海者，盖人元气所生也。

《针灸大成》：主伤寒，饮水过多，腹胀肿，气喘，心下痛，冷病面赤，脏虚气惫，真气不足，一切气疾久不瘥，肌体羸瘦，四肢力弱，奔豚七疝，小肠膀胱肾余，癥瘕结块，状如覆杯，腹暴胀，按之不下，脐下冷气痛，中恶，脱阳欲死，阴证卵缩，四肢厥冷，大便不通，小便赤，卒心痛，妇人临经行房羸瘦，崩中，赤白带下，月事不调，产后恶露不止，绕脐疠痛，闪着腰痛，小儿遗尿。

《胜玉歌》：诸般气症从何治，气海针之灸亦宜。

《医宗金鉴》：一切气疾，阴证痼冷及风寒暑湿，水肿，心腹膨胀，胁痛，诸虚癥瘕。

《普济方》：针八分，得气即泻，泻后宜补之。灸百壮。今附气海者，是男子生气之海也……一切气疾，久不瘥皆灸之。

《类经图翼》：昔柳公度曰：吾养生无他术，但不使元气佐喜怒，使气海常温尔。今人既不能不以元气佐喜怒，若能时灸气海使温，亦其次也。

【针法灸法】直刺 0.5~1 寸；可灸。孕妇慎用。

【现代研究】

（1）针刺气海可提高机体免疫力，使急慢性肠炎、细菌性痢疾、泄泻、便秘等症状减轻，康复加快，提示对肠功能有良好的调整作用。

（2）针刺气海，对精子缺乏症有一定治疗作用。

（3）对垂体－肾上腺素功能有一定影响，浅刺温针气海、关元穴，可使尿 17－羟类固醇含量增加，嗜酸粒细胞减少。

（4）针刺气海穴对肾脏功能改善较明显，可使肾炎患者的泌尿功能增强，酚红排出量较针前增多，尿蛋白减少，高血压下降，这种效应一般可维持 2~3 小时，个别可达数日。

7. 阴交 《针灸甲乙经》，任脉、冲脉、少阴之会

【位置】在下腹部，前正中线上，当脐中下 1 寸。

【解剖】在腹白线上，深部为小肠。①血管：有腹壁浅动脉、静脉分支，腹壁下动、静脉分支。②神经：布有第 10 肋间神经前皮支的内侧支。

【释字】《说文解字》："阴，暗也。山之北，水之南也。"《说文解字》："交，交胫也。"

【释穴】阴交是指阴脉之精气相交之处，本穴为冲任肾三经交会处，冲为血海，血为阴；任主胞胎，又主一身之阴脉；足少阴肾经先天之本，内藏元精，属水，为至阴。三经都行于下腹部，相距仅 0.5 寸，三经具阴之属性，其所交会之处在阴交穴。阴交之前为气海，是元气之海，元气从本穴而进入冲任肾三经，以补充经脉的元精之气。

与阴交相似的还有足太阴脾经的三阴交，是肝、脾、肾三阴经的交会穴，经脉中的营血在此相会，与阴交穴之元精之气相交会不同。

与之相对的是阳交穴，该穴出于足少阳胆经，还是阳维脉的郄穴，足少阳与阳维脉两阳经脉之气在此交会，少阳内藏相火，主阳气初生，阳维脉主维系在表的阳气，两经阳气充盛，其交会处为阳交。

【气血运行状态】任脉起于会阴，沿腹部正中从腹走头，经气发于皮下而为阴交，前为气海，精气之所聚，经气运行并聚集此处。

【穴性】本穴属任脉腧穴，任主一身之阴，穴名阴交，阴脉精气交会之处，本穴禀任脉阴精之气，又是冲任肾三经聚会之处。

【主治】绕脐冷痛，腹满水肿，泄泻，疝气，阴痒，小便不利，奔豚，血崩，带下，产后恶露不止，小儿陷囟，腰膝拘挛。

【应用】《难经·三十一难》：下焦者，当膀胱上口，主分别清浊，主出而不内，以传导也。其治在脐下一寸。

《针灸甲乙经》：奔豚上腹膜坚，痛引阴中，不得小便，两丸骞，阴交主之……水胀，水气行皮中，阴交主之。阴疝引睾，阴交主之……女子手脚拘挛，腹满，疝，月水不通，乳余疾，绝子，阴痒，阴交主之。

《铜人腧穴针灸图经》：治脐下疠痛，寒疝引少腹痛，腰膝拘挛，腹满，女子月事不绝，带下，产后恶露不止，绕脐冷痛，针入八分，得气即泻，可灸一百壮止。

《针灸大成》：主气痛如刀绞，腹膜坚痛，下引阴中，不得小便，两丸骞，疝痛，阴汗湿痒，腰膝拘挛，脐下热，鬼击，鼻出血，妇人血崩，月事不绝，带下，产后恶露不止，绕脐冷痛，绝子，阴痒，奔豚上腹，小儿陷囟。

《席弘赋》：小肠气撮痛连脐，速泻阴交莫再迟。

《普济方》：灸不及针……针入八分，得气即泻，泻后宜补。

【针法灸法】直刺 0.5~1 寸；可灸。孕妇慎用。

8. 神阙 《素问》

【别名】脐（《素问·气穴论》），脐中（《针灸甲乙经》），气舍（《外台秘要》），脐孔（《千金翼方》），气合（《铜人腧穴针灸图经》），维会（《循经考穴编》），命蒂（《经穴纂要》），云出（《危证简便》）。

【位置】在腹中部，脐中央。

【解剖】在脐窝正中，深部为小肠。①血管：有腹壁下动、静脉。②神经：布有第 10 肋间神经前皮支的内侧支。

【释字】《说文解字》："神，天神引出万物者也。"《说文解字》："阙，门观也。"《徐曰》："中央阙而为道，故谓之阙。"

【释穴】神者，天神引出万物，天神入于母体，经过脐带，传入胎儿体中，主生命的出生。《灵枢·本神》："故生之来谓之精，两精相搏谓之神。"胎儿出生后又产生出自己的神。阙者，门观也，中缺所以为道。神阙是指先天之神出入之道。《黄庭内景经》注："脐中为太乙君主，人之命也。一名中极，一名太渊，一名昆仑，一名特枢。"本穴在肚脐，脐是先天的结蒂，后天之气所存之处，人出生后肚脐内还有一息元气尚存。本穴又称中极，是因为肚脐也是人体的中心，其旁有天枢穴，天枢是北斗七星的第一颗星，围绕北极星循环运行，天枢穴围绕肚脐旋转运行。人体气机应天道运行，左升右降，肚脐为其中心，因此称为中极（道经）。

【气血运行状态】任脉起于会阴，沿腹部正中从腹走头，经气发于皮下而为神阙，前为阴交，阴脉精气交会之处，经气运行并聚集此处。

【穴性】本穴属任脉腧穴，任主一身之阴，穴名神阙，神之道，本穴禀任脉阴精之气，神气所出入之门。

【主治】中风虚脱，四肢厥冷，尸厥，风痫，形惫体乏，绕脐腹痛，水肿鼓胀，脱肛，泄利，便秘，小便不禁，五淋，妇女不孕。

【应用】《针灸甲乙经》：禁不可刺，刺之令人恶疡遗矢者，死不治。

《针灸甲乙经》：水肿大平脐，灸脐中，无理不治。肠中常鸣，时上冲心，灸脐中。绝子，灸脐中，令有子。

《铜人腧穴针灸图经》：治泄利不止，小儿奶利不绝，腹大，绕脐痛，水肿，鼓胀，肠中鸣，状如流水声，久冷伤惫，可灸百壮。

《针灸大成》：主中风不省人事，腹中虚冷，伤败脏腑，泄利不止，水肿，鼓胀，肠鸣，状如流水声，腹痛绕脐，小儿奶利不绝，脱肛，风痫，角弓反张。

《类经图翼》：主治阴证伤寒中风，不省人事，腹中虚冷伤惫，肠鸣泄泻不止，水肿鼓胀，小儿乳痢不止，腹大，风痫，角弓反张，脱肛。妇人血冷不受胎者，灸此永不脱胎。

《类经图翼》：故神阙之灸，须填细盐，然后灸之以多为良，若灸之三五百壮。不惟愈疾，亦且延年，若灸少，则时或暂愈，后恐复发，必难救矣。但夏月人神在脐，乃不宜灸。

《万病回春》：治阴证冷极，热药救不回者，手足冰冷，肾囊缩入，牙关紧急，死在须臾，用大艾炷灸脐中，预将蒜捣汁擦脐上，后放艾多灸之。

《神灸经纶》：凡卒中风者，此穴最佳。罗天益云：中风服药，只可扶持，要收全功，灸火为良。盖不惟追散风邪，宣通血脉，其于回阳益气之功，真有莫能尽述者。

《医宗金鉴》：主治百病，及老人虚人泄泻，又治产后腹胀，小便不通，小儿脱肛等证。

【针法灸法】禁刺；可灸。

【现代研究】

（1）艾灸神阙对治疗关节炎和缓解关节疼痛疗效明显。

（2）针灸神阙穴可增强机体免疫功能。

（3）用中药外敷神阙穴，取肉桂、鸡内金各3g，硫黄、枯矾、五倍子各6g，白胡椒1.5g，新鲜葱头3~5节，捣烂，加醋共调成糊状，平摊于神阙，用纱布覆盖，每次敷2小时，每日1次。治疗五更泻有效。

（4）将盐炒黄填入神阙穴，再将葱压成0.3cm饼状置盐上，将艾炷置饼上，灸1~4壮，治疗产后尿潴留。

（5）隔药灸神阙，取红花、桃仁、杏仁、生栀子各等量研细填神阙，治疗皮肤瘙痒。

9. 水分　《针灸甲乙经》

【别名】中守（《千金翼方》），分水（《太平圣惠方》），风水（《针灸逢源》）。

【位置】在上腹部，前正中线上，当脐中上1寸。

【解剖】在腹白线上，深部为小肠。①血管：有腹壁下动脉、静脉分支，腹壁下动、静脉分支。②神经：布有第8、9肋间神经前皮支的内侧支。

【释字】《说文解字》："水，准也。北方之行。象众水并流，中有微阳之气也。"《说文解字》："分，别也。"

【释穴】水即水液，分指分别，此穴在脐上1寸，内应小肠腑，《灵枢・营卫生会》曰："下焦者，别回肠，注于膀胱，而渗入焉。故水谷者，常并居于胃中，成糟粕而俱下于大肠，而成下焦，渗而俱下，济泌别汁，循下焦而渗入膀胱焉。"

水分之前有关元、气海、阴交、神阙等，主水中藏精，阴精化气；水分之上有下脘、建里、中脘等，是地下之气出于地上，主气生形，因此水分还是形与气的分界线。

【气血运行状态】任脉起于会阴，沿腹部正中从腹走头，经气发于皮下而为水分，前为神阙，先天之神所出入之道，经气运行并聚集此处。

【穴性】本穴属任脉腧穴，任主一身之阴，穴名水分，形气之分，本穴禀任脉阴精之气，主水液出于小肠，入于下焦，渗入膀胱。

【主治】腹痛，腹胀，肠鸣，泄泻，翻胃，水肿，小儿陷囟，腰脊强急。

【应用】《针灸甲乙经》：痉，脊强，里紧，腹中拘痛，水分主之。

《外台秘要》引甄权云：主水病腹肿，孕妇不可灸。

《铜人腧穴针灸图经》：治腹坚如鼓，水肿肠鸣，胃虚胀不嗜食，绕脐痛，冲胸不得息，针入八分，留三呼，泻五吸，若水病灸之大良，可灸七壮至百壮止。禁不可针，针水尽即毙。

《针灸大成》：主水病，腹坚肿如鼓，转筋，不嗜食，肠胃虚胀，绕脐痛，冲心，腰脊急强，肠鸣状如雷声，上冲心，鬼击，鼻出血，小儿陷囟。

《针灸聚英》：当小肠下口，至是而泌别清浊，水液入膀胱，渣滓入大肠，故曰水分。

《玉龙歌》：水病之疾最难熬，腹满虚胀不肯消，先灸水分并水道，后针三里及阴交。

《行针指要歌》：或针水，水分挟脐上边取。

【针法灸法】直刺 0.5~1 寸；可灸。

10. 下脘 《灵枢经》，足太阴、任脉之会

【别名】下管（《脉经》）。

【位置】在上腹部，前正中线上，当脐中上 2 寸。

【解剖】在腹白线上，深部为横结肠。①血管：有腹壁上、下动、静脉交界处的分支。②神经：布有第 8 肋间神经前皮支的内侧支。

【释字】《说文解字》：“下，底也。”《说文解字》：“脘，胃府也。”

【释穴】下即下方，脘即胃脘，此穴当胃脘之下部。此穴当于胃之下口，下接小肠，幽门所在部位，胃肠形状形成几道弯曲，曲径通幽。此穴之前为水分，是小肠秘别清浊之处，《灵枢·营卫生会》所云：“故水谷者，常并居于胃中，成糟粕而俱下于大肠，而成下焦，渗而俱下，济泌别汁，循下焦而渗入膀胱焉。”

【气血运行状态】任脉起于会阴，沿腹部正中从腹走头，经气发于皮下而为下脘，前为水分，肠胃之中的水谷从小肠入于下焦，渗入膀胱，经气运行并聚集此处。

【穴性】本穴属任脉腧穴，任主一身之阴，穴名下脘，胃之下部，本穴禀任脉阴精之气，主胃气下降。

【主治】脘痛，腹胀，呕吐，呃逆，食谷不化，肠鸣，泄泻，痞块，虚肿。

【应用】《灵枢·四时气》：饮食不下，膈塞不通，邪在胃脘。在上脘则刺抑而下之，在下脘则散而去之。

《针灸甲乙经》：食饮不化，入腹还出，下脘主之。

《外台秘要》：主食饮不化，入腹还出，六腑之谷气不转。

《针灸聚英》：穴当胃下口，小肠上口，水谷于是入焉。

《铜人腧穴针灸图经》：治腹痛，六腑之气寒，谷气不转，不嗜食，小便赤，腹坚硬，痞块，脐上厥气动，日渐羸瘦。

《针灸大成》：主脐下厥气动，腹坚硬，胃胀，羸瘦，腹痛，六腑气寒，谷不转化，不嗜食，小便赤，痞块连脐上厥气动，日渐瘦，脉厥动，反胃。反胃，先取下脘，后取足三里（泻），胃俞，膈俞（百壮），中脘，脾俞。

《胜玉歌》：胃冷下脘却为良。

《百症赋》：腹内肠鸣，下脘、陷谷能平。

【针法灸法】直刺 0.5~1 寸；可灸。《外台秘要》："引孕妇不可灸。"

【现代研究】

（1）据临床研究报道，针刺下脘对胃肠功能有调整作用，可促进胃及十二指肠溃疡的愈合，胃液分泌虽多保持高分泌状态，但胃的总酸度和自由酸度多趋于正常化。对肠功能障碍者针刺下脘，可使其功能正常化。

（2）临床研究报道，针刺下脘可提高机体免疫力。对痢疾杆菌携带者灸下脘、神阙等穴，结果发现，粪便细菌培养转阴所需天数比药物组明显缩短；针灸治疗痢疾杆菌携带者具有稳定的促进红细胞免疫功能提高的作用。

11. 建里 《针灸甲乙经》

【位置】在上腹部，前正中线上，当脐中上 3 寸。

【解剖】在腹白线上，深部为横结肠。①血管：有腹壁上、下动、静脉交界处的分支。②神经：布有第 8 肋间神经前皮支的内侧支。

【释字】《说文解字》："建，立朝律也。"《说文解字》："里，居也。"

【释穴】建即建立，里者，居也。此穴在中、下脘之间，建筑中焦之气的意思。水谷入胃，至于此处而布散吸收，因此中焦之里气也得以建立，脏腑因之而强健。《灵枢·营卫生会》曰："中焦亦并胃中，出上焦之后，此所受气者，泌糟粕，蒸津液，化其精微，上注于肺脉，乃化而为血，以奉生身，莫贵于此，故独得行于经隧，命曰营气。"本穴处于胃的中心部位，以补助中焦之气，运化水谷精微，滋养五脏之精。

【气血运行状态】任脉起于会阴，沿腹部正中从腹走头，经气发于皮下而为建里，前为下脘，水谷精微进入小肠，经气运行并聚集此处。

【穴性】本穴属任脉腧穴，任主一身之阴，穴名建里，滋养五脏之阴精。本穴禀任脉阴精之气，具中土之性。

【主治】胃脘疼痛，腹胀，呕吐，食欲不振，肠中切痛，水肿。

【应用】《针灸甲乙经》：心痛上抢心，不欲食，支痛引膈，建里主之。

《铜人腧穴针灸图经》：治心下痛，不欲食，呕逆上气，腹胀身肿，针入五分，留十呼，可灸五壮止。

《针灸大成》：主腹胀，身肿，心痛，上气，肠中疼，呕逆，不嗜食。

《长桑君天星秘诀歌》：兼水分治肚腹肿胀。

《百症赋》：建里、内关，扫尽胸中之苦闷。

《普济方》：治肠中疼痛，针入一寸二分，灸亦良。

《类经图翼》：一云宜针不宜灸，孕妇尤忌之。

【针法灸法】直刺0.5~1寸；可灸。

【现代研究】现代研究证实，在X线下观察，针刺建里、上脘等穴，可对胃下垂患者的胃张力有促进作用，即时性效应尤为显著。据报道，针刺本穴还可促进胃蠕动，增加胃肌收缩，解除幽门痉挛。

12. 中脘 《针灸甲乙经》，胃经募穴，八会穴之腑会，手太阳、少阳、足阳明、任脉之会

【别名】上纪（《素问·气穴论》），胃脘（《素问·气穴论》），太仓（《灵枢·根结》），大仓（《西方子明堂灸经》），胃管（《脉经》），胃腕（《经穴汇解》），中管（《备急千金要方》《脉经》），胃募（《千金翼方》）。

【位置】在上腹部，前正中线上，当脐中上4寸。

【解剖】在腹白线上，深部为胃幽门部。①血管：有腹壁上动、静脉。②神经：布有第7、8肋间神经前皮支的内侧支。

【释字】《说文解字》："中，内也。"《说文解字》："脘，胃府也。"

【释穴】中即中间，脘即胃脘，此穴当胃脘之中部。《灵枢·胀论》：“胃者，太仓也。”《难经·四十五难》：“府会太仓。”太仓即中脘穴。中脘，指穴当胃体的中部，相对于上脘及下脘而言，又是直接指胃而言，故又名太仓。《素问·气穴论》：“背与心相控而痛，所治天突与十椎及上纪。上纪者，胃脘也，下纪者，关元也。”《灵枢·根结》：“太阴根于隐白，结于太仓。”

《灵枢·营卫生会》：“中焦亦并胃中，出上焦之后，此所受气者，泌糟粕，蒸津液，化其精微，上注于肺脉，乃化而为血，以奉生身，莫贵于此，故独得行于经隧，命曰营气。”饮入于胃，脾为胃行其津液，中脘之下部为建里穴，滋养五脏之阴精，精微物质来自中脘。

【气血运行状态】任脉起于会阴，沿腹部正中从腹走头，经气发于皮下而为中脘，前为建里，滋养五脏阴精，经气运行并聚集此处。

【穴性】本穴属任脉腧穴，任主一身之阴，穴名中脘，饮食入于胃中，脾为胃行其津液，本穴禀任脉阴精之气，具中土之性。

【主治】胃脘痛，腹胀，呕吐，呃逆，翻胃，吞酸，纳呆，食不化，疳积，鼓胀，黄疸，肠鸣，泄利，便秘，便血，胁下坚痛，虚劳吐血，哮喘，头痛，失眠，惊悸，怔忡，脏躁，癫狂，痫证，尸厥，惊风，产后血晕。

【应用】《针灸甲乙经》：心痛身寒，难以俯仰，心疝气冲胃，死不知人，中脘主之……伤忧悁思气积，中脘主之……腹胀不通，寒中伤食，饮食不化，中脘主之……小肠有热，溺赤黄，中脘主之……溢饮胁下坚痛，中脘主之。

《铜人腧穴针灸图经》：治心下胀满，伤饱食不化，霍乱吐泻不自知，心痛，温疟，伤寒，饮水过多，腹胀气喘，因读书得奔豚气上攻，伏梁，心下状如覆杯，寒癖结气。针入八分，留七呼，泻五吸。

《针灸大成》：主五膈，喘息不止，腹暴胀，中恶，脾疼，饮食不进，反胃，赤白痢，寒癖，气心疼，伏梁，心下如覆杯，心膨胀，面色萎黄，天行伤寒，热不已，温疟先腹痛，先泻，霍乱，泻出不知，饮食不化，心痛，身寒，不可俯仰，气发噎。

《针灸聚英》：素注，针一寸二分，灸七壮……胃虚而致太阴无所禀者，于足阳明募穴中导引之。

《类经图翼》：孕妇不可灸。

《循经考穴编》：一切脾胃之疾，无所不疗。

《行针指要歌》：或针吐，中脘气海膻中补，反胃吐食一般医。

【针法灸法】直刺0.5~1寸；可灸。

【现代研究】

（1）现代研究表明，针刺中脘穴对胃肠功能有调整作用，可使健康人的胃蠕动增强，表现为幽门开放，胃下缘轻度升高。据报道，针刺中脘后，空肠黏膜皱襞增深、增密，空肠动力增强，上段尤为明显。泻法针刺胃癌患者中脘、足三里穴，可增加胃酸分泌。电针动物“中脘”等穴，弱刺激促进胃运动，强刺激则抑制胃运动。前者使胃电加强，后者使胃电抑制。

（2）针刺中脘可增加安静时通气量、耗氧量和最大通气量，对肺功能有影响。

（3）针刺中脘可使白细胞明显上升，中性粒细胞比例也相应上升。对脾功能亢进而白细胞减少者也有同样效果。

（4）针中脘穴对膀胱张力有调整作用。

（5）据报道指压中脘后，在X线下发现胃蠕动增强，波速增快，幽门痉挛解除。

（6）针刺中脘穴对小肠的蠕动有促进作用，尤其能促进空肠的蠕动。

（7）动物实验提示对实验性糖尿病家兔单灸“中脘”，可降低血糖和尿素氮。

13. 上脘 《灵枢经》，任脉、足阳明、手太阳之会

【别名】上管（《脉经》《备急千金要方》），胃管（《针灸聚英》《肘后备急方》），胃脘（《针灸资生经》），上纪（《针灸大全》）。

【位置】在上腹部，前正中线上，当脐中上5寸。

【解剖】在腹白线上，深部为肝下缘及胃幽门部。①血管：有腹壁上动、静脉分支。②神经：布有第7肋间神经前皮支的内侧支。

【释字】《说文解字》：“上，高也。”《说文解字》：“脘，胃府也。”

【释穴】上即上方，脘即胃脘，此穴当胃脘上部，故名上脘。《灵枢·五味》：“谷始入于胃，其精微者，先出于胃之两焦，以溉五脏，别出两行，营卫之道。其大气之抟而不行者，积于胸中，命曰气海，出于肺，循咽喉，故呼则出，吸则入。天地之精，其大数常出三入一，故谷不入，半日则气衰，一日则气少矣。”此穴居中、下脘之上，正当胃上口处，内应贲门，属《难经》所说的七冲门之一。贲者奔也，指水谷入胃之后，奔流疾下。

《灵枢·营卫生会》:“上焦出于胃上口,并咽以下,贯膈而布胸中,走腋,循太阴之分而行,还至阳明,上至舌,下足阳明,常与营俱行于阳二十五度,行于阴亦二十五度,一周也。故五十度而复大会于手太阴矣。”

上脘既是水谷入胃之进口,同时也是水谷上出两焦的上出口。

【气血运行状态】任脉起于会阴,沿腹部正中从腹走头,经气发于皮下而为上脘,前为中脘,胃之中部,脾为胃行其津液,经气运行并聚集此处。

【穴性】本穴属任脉腧穴,任主一身之阴,穴名上脘,水谷之入口,精微之出口,本穴禀任脉阴精之气,居中土之性。

【主治】胃脘疼痛,腹胀,呕吐,呃逆,纳呆,食不化,黄疸,泄利,虚劳吐血,咳嗽痰多,癫痫。

【应用】《针灸甲乙经》:头眩痛,身热,汗不出,上脘主之……心痛,有三虫,多涎,不得反侧,上脘主之……饮食不下,膈塞不通,邪在胃脘,在上脘则抑而下之。寒中伤饱,食饮不化,五脏膜满胀,心腹胸胁支满胀,则生百病,上脘主之……心下有膈,呕血,上脘主之。

《铜人腧穴针灸图经》:治心中热烦,奔豚气胀不能食,霍乱吐利,身热汗不出,三焦多涎,心风惊悸,心痛不可忍,伏梁气状如覆杯,针入八分,先补后泻之,神验。如风痫热病,宜先泻后补,其疾立愈,灸亦良,日可灸二七壮至一百壮。

《针灸大成》:主腹中雷鸣相逐,食不化,腹疠刺痛,霍乱吐利,腹痛,身热,汗不出,反胃呕吐,食不下,腹胀气满,心忪惊悸,时呕血,痰多吐涎,奔豚,伏梁,二虫,卒心痛,风痫,热病,马黄黄疸,积聚坚大如盘,虚劳吐血,五毒疰不能食。

《玉龙歌》:九种心痛及脾疼,上脘穴内用神针,若还脾败中脘补,两针神效免灾侵。

《普济方》:针入八分,先补后泻,神验。如风痫热病,宜先泻后补,立愈。

【针法灸法】直刺 0.5~1 寸;可灸。

【现代研究】

(1)针刺上脘对胃及十二指肠溃疡的治疗有一定效果,可使症状减轻,促进溃疡愈合,对胃酸分泌也有一定影响。

(2)现代研究证明,针刺上脘、中脘、内关等穴,在 X 线下观察,可解除膈肌痉挛，加速食管蠕动。

（3）针刺慢性胃炎患者的上脘、足三里等穴，可使胃液分泌增加，酸度增高。

14. 巨阙 《脉经》，心经募穴

【别名】巨关（《素问·气府论》王冰注），巨缺（《针灸甲乙经》），心募（《针灸穴名解》）。

【位置】在上腹部，前正中线上，当脐中上 6 寸。

【解剖】在腹白线上，深部为肝脏。①血管：有腹壁上动、静脉分支。②神经：布有第 7 肋间神经前皮支的内侧支。

【释字】《说文解字》："巨，规巨也。"《说文解字》："阙，门观也。"

【释穴】巨即巨大，阙即宫门，此穴为心之募穴，如心气出入的宫门。此穴在鸠尾下 1 寸，胸骨其形似剑，穴当其端。巨阙形似剑，古人也用以命名宝剑，《兵器谱》上，越国铸剑大师欧冶子，闻名古今，铸有龙泉、泰阿、工布三把宝剑，另外铸有湛卢、巨阙、胜邪、鱼肠、纯铭五把宝剑，这些都是削铁如泥的稀世珍宝。公子光得到了湛卢、鱼肠、胜邪三剑，伍子胥最后选中了"鱼肠剑"作为刺杀武器，它短小精悍，可以藏在鱼腹之中，这些剑都是青铜剑。

穴在胸骨剑突大凹陷之下方，正当心之外围，为心之宫城，至尊之门。《针灸问对》："心为一身之主，至贵不可犯……巨阙，心之宫城也。"

剑，古之圣品也，至尊至贵，人神咸崇。和刀比起来，剑的实用效果显然很差，但剑在多数时候不代表一种杀人的利器，而是一种标榜风雅的什物与门第身份的象征。军队中常是首领所佩戴，也常用以代表一国之君，据黄帝本纪云："帝采首山之铜铸剑，以天文古字铭之。"又据管子地数篇云："昔葛天卢之山发而出金，蚩尤受而制之，以为剑铠。"心者君主之官，所以本穴为心的募穴。

【气血运行状态】任脉起于会阴，沿腹部正中从腹走头，经气发于皮下而为巨阙穴，前为上脘，水谷精微出入之口，经气运行并聚集此处。

【穴性】本穴属任脉腧穴，任主一身之阴，穴名巨阙，心脏精气所聚之处，本穴禀任脉阴精之气，具心神之火性。

【主治】胸痛，心痛，心烦，惊悸，尸厥，癫狂，痫证，健忘，胸满气短，

咳逆上气，腹胀暴痛，呕吐，呃逆，噎嗝，吞酸，黄疸，泄利。

【应用】《扁鹊心书》：风狂，先灸巨阙五十壮，又灸心俞五十壮。

《针灸甲乙经》：热病，胸中澹澹，腹满暴痛，恍惚不知人，手清，少腹满，瘛疭，心痛，气满不得息，巨阙主之……狂，妄言，怒，恶火，善骂詈，巨阙主之……息贲时唾血，巨阙主之……胸胁支满，瘛疭引脐腹痛，短气烦满，巨阙主之……狐疝，惊悸少气，巨阙主之。

《备急千金要方》：上气咳逆，胸满短气牵背痛，灸巨阙、期门各五十壮。巨阙、照海主瘛疭引脐腹短气。

《铜人腧穴针灸图经》：治心中烦满，热病，胸中痰饮，腹胀暴痛，恍惚不知人，息贲时唾血，蛔虫心痛，蛊毒霍乱，发狂不识人，惊悸少气。

《针灸大成》：主上气咳逆，胸满短气，背痛，胸痛，痞塞，数种心痛，冷痛，蛔虫痛，蛊毒猫鬼，胸中痰饮，先心痛，先吐，霍乱不识人，惊悸，腹胀暴痛，恍惚不止，吐逆不食，伤寒烦心，喜呕发狂，少气腹痛，黄疸，急疸，急疫，咳嗽，狐疝，小腹胀噫，烦热，膈中不利，五脏气相干，卒心痛，尸厥，妊娠子上冲心，昏闷。

【针法灸法】直刺 0.5~1 寸；可灸。

【现代研究】

（1）针刺巨阙对胃下垂有良好的治疗作用。

（2）现代研究证实，分别针刺健康人巨阙、膻中、天突各穴或同时针刺以上各穴，食管蠕动增强，管腔放宽，痉挛解除。

（3）针刺巨阙能促使胆总管收缩，促进胆汁分泌，并可解除胆道括约肌痉挛。

15. 鸠尾 《灵枢经》

【别名】尾翳（《灵枢·经脉》），髑骬（《针灸甲乙经》），神府（《备急千金要方》），臆前（《铜人腧穴针灸图经》）。

【位置】在上腹部，前正中线上，当胸剑结合部下 1 寸。

【解剖】在腹白线上，腹直肌起始部，深部为肝脏。①血管：有腹壁上动、静脉分支。②神经：布有第 6 肋间神经前皮支的内侧支。

【释字】《说文解字》：“鸠，鹘鸼也。”《说文解字》：“尾，微也。”

【释穴】鸠即鸠鸟，尾即尾巴，胸骨剑突形如鸠鸟之尾。鸠为布谷鸟之别名，《周礼·夏官上·罗氏》曰："中春，罗鸟献鸠，以养老，因行羽物。"郑玄注曰："春，鹰为鸠。与春鸟变旧为新，宜以养老，助生气也。"《续汉书·礼仪志》曰："仲秋之月，县道皆案户民。年始七十者，授之以玉杖，铺之以糜粥。八十、九十，礼有加，赐玉杖，长九尺，端以鸠为饰。鸠者，不噎之鸟也。欲老人不噎，所以爱民也。"古人送鸠鸟以养老人，据《本草求真》记载，食用鸠鸟可补气，明目，尤其能补肾气，可强壮筋骨，因此而能养老，人们也常用鸠鸟的形状做成鸠杖，助老人步行。很多鸟吃食时，塞在食管中，一点点的吞下，而鸠鸟在吃食的时候却不噎，所以作为补养品，还可以帮助老人进食。《本草求真》："时珍又谓斑鸠因于益气，故能目明，不独补肾已也。又云：古者仲春罗氏献鸠以养国老，仲秋授老者以鸠杖，云鸠性不噎，食之且复助气，则知鸠之明目，是即补肾补气之治验矣。"

本穴以鸠尾命名，一是形象。二是此穴位于巨阙之上，巨阙是心的募穴，是心气会聚之处，鸠为鸟类，合南方朱雀。三是本穴位于膈肌附近，调理膈肌，治疗噎膈。四是鸠尾鸟的尾部，应心火以降为顺，心火下交肾水，以补肾精，因此能助肾气。

本穴还是任脉之大络，主输布运行气血在腹部，《灵枢·经脉》："任脉之别，名曰尾翳，下鸠尾，散于腹。实则腹皮痛，虚则痒搔，取之所别也。"

【气血运行状态】任脉起于会阴，沿腹部正中从腹走头，经气发于皮下而为鸠尾穴，前为巨阙，心气所聚之处，经气运行并聚集此处。

【穴性】本穴属任脉腧穴，任主一身之阴，穴名鸠尾，任脉大络之所出，布散心之精气，本穴禀任脉阴精之气，具火之性。

【主治】心痛，心悸，心烦，癫痫，惊狂，胸中满痛，咳嗽气喘，呕吐，呃逆，反胃，胃痛。

【应用】《素问》王注：人无蔽骨者，从歧骨际下行同身寸之一寸，为鸠尾处也。

《灵枢·经脉》：任脉之别，名曰尾翳，下鸠尾，散于腹。实则腹皮痛，虚则痒搔，取之所别也。

《针灸甲乙经》：喉痹，食不下，鸠尾主之。

《铜人腧穴针灸图经》：治心风惊痫发癫，不喜闻人语，心腹胀满，胸中满，咳逆数噫，喘息，喉痹，咽壅，水浆不下。

《针灸大成》：曰鸠尾者，言其骨垂下如鸠尾形。任脉之别。

《针灸大成》：主息贲，热病，偏头痛引目外眦，噫喘，喉鸣，胸满，咳，呕，喉痹，咽肿，水浆不下，癫痫，狂走，不择言语，心中气闷，不喜闻人语，咳唾血，心惊悸，精神耗散，少年房劳，短气少气。

《胜玉歌》：后溪、鸠尾及神门治疗五痫立便痊。

【针法灸法】斜向下刺 0.5~1 寸；可灸。

【现代研究】

（1）鸠尾穴针刺，可改善心功能及脑循环。

（2）鸠尾穴针刺对胆道蛔虫有一定疗效。

（3）针刺鸠尾对胃肠功能具有调整作用，如急性胃肠炎，针灸足三里、鸠尾等，可有较好的疗效。

（4）针刺鸠尾对血压也有调整作用，对高血压有降压作用，特别对 3 期高血压较好。

16. 中庭 《针灸甲乙经》

【别名】龙颔（《千金翼方》）。

【位置】在胸部，当前正中线上，平第 5 肋间，即胸剑结合部。

【解剖】①血管：胸廓（乳房）内动、静脉的前穿支。②神经：第 5 肋间神经前皮支的内侧支。

【释字】《说文解字》："中，内也。"《说文解字》："庭，宫中也。"

【释穴】中即中间，庭即庭院。此穴在膻中之下，鸠尾之上，犹如宫殿的前庭院落之中。又天子布政之宫为明堂，明堂之中为中庭。道经则以心田为中庭，《黄庭内景经》注："三田者，上天田，中心田，下丹田。上庭受精气于下，中庭受精气于上，下庭受精气于中。"本穴位于胸骨之上凹陷的缝隙间，胸骨犹如屏风的门，胸腔好像是庭院，心包络为宫城正室，心脏居于正中。本穴两旁为足少阴的步廊穴，好像是主的旁边，两侧有房廊相对，由此而形成空庭院落。心为一身之大主，胸廓好比是庭院，再进入则升堂入室。

中庭还是中药百合的别称，出自李时珍《本草纲目·菜二·百合》，百合滋养心肺之阴，安心神，因此本穴的主要功能也当仿此，养心安神，同时中庭有空阔之义，本穴还可宽胸理气。

【气血运行状态】任脉起于会阴，沿腹部正中从腹走头，经气发于皮下而为中庭穴，前为鸠尾穴，降心气，布散心之血络，经气运行并聚集此处。

【穴性】本穴属任脉腧穴，任主一身之阴，穴名中庭，功用与中药百合相似，本穴禀任脉阴精之气，具金火之阴精。

【主治】胸腹胀满，噎嗝，呕吐，心痛，梅核气。

【应用】《针灸甲乙经》：胸胁支满，膈塞饮食不下，呕吐食复出，中庭主之。

《备急千金要方》：中庭、中府主膈寒，食不下，呕吐还出。

《太平圣惠方》：小儿呕吐奶汁，灸中庭一穴一壮……炷如小麦大。

《针灸聚英》：主胸胁支满，噎塞，食饮不下，吐食出。小儿吐奶。

【针法灸法】平刺 0.3~0.5 寸；可灸。

17. 膻中 《灵枢经》，心包经之募穴，八会穴之气会，足太阴、足少阴、手太阳、手少阳、任脉交会穴

【别名】元儿（《针灸甲乙经》），胸堂（《备急千金要方》），上气海（《类经图翼》），元见（《针灸大成》），元沉（《循经考穴编》）。

【位置】在胸部，当前正中线上，平第 4 肋间，两乳头连线的中点。

【解剖】①骨骼：胸骨体上。②血管：胸廓（乳房）内动、静脉的前穿支。③神经：第 4 肋间神经前皮支的内侧支。

【释字】《说文解字》："膻，肉膻也。"《说文解字》："中，内也。"

【释穴】膻者，肉膻也。膻，羊臭也。《素问》："膻中者臣使之官，喜乐出焉。"朱肱曰："心之下有鬲膜，与脊胁周回相著，遮蔽浊气，所谓膻中也。"

膻这个字有两个读音，一是读山音，即羊肉的膻味。二是读诞音，与祖相通，指衣服遮蔽的意思。本穴是心包经之募穴，八会穴之气会，四海中的气海，心包五行属火，羊肉五行属火，羊肉的膻气当与心包之气相应。心主神明，其神志为喜，心包为心之大主，代心受邪，膻中为臣使之官，喜乐出焉。膻中主布散心火之气下行，其前为中庭，其后为玉堂，是心气所运行布散的部位。

《海论》："膻中者，为气之海。"位于膺胸之内，宗气之所聚，宗气流于海，其下者注于气街。肺气应天，心火应日，心在肺之下，如同日在天之下。

【气血运行状态】任脉起于会阴，沿腹部正中从腹走头，经气发于皮下而为膻中，前为中庭，滋补心肺之阴，以降气安神，经气运行并聚集此处。

【穴性】本穴属任脉腧穴，任主一身之阴，穴名膻中，上焦火气的发源地，

本穴禀任脉阴精之气，具火之性。

【主治】咳嗽，气喘，咯唾脓血，胸痹心痛，心悸，心烦，产妇少乳，噎膈，鼓胀。

【应用】《针灸甲乙经》：咳逆上气，唾喘短气不得息，口不能言，膻中主之。

《难经》：上焦者，在心下，下鬲，在胃上口，主纳而不出，其治在膻中。

《肘后备急方》：救卒尸厥……灸膻中穴二十八壮。

《铜人腧穴针灸图经》：治肺气咳嗽，上喘、唾脓，不得下食，胸中如塞，可灸七七壮，今附疗膈气，呕吐涎沫，妇人乳汁少。

《针灸大成》：主上气，短气，咳逆，噎气，膈气，喉鸣喘咳，不下食，胸中如塞，心胸痛，风痛，咳嗽，肺痈唾脓，呕吐涎沫，妇人乳汁少。

《玉龙歌》：哮喘之症最难当，夜间不睡气遑遑，天突妙穴宜寻得，膻中着艾便安康。

《百症赋》：膈痛饮蓄难禁，膻中、巨阙便针。

《行针指要歌》：或针气，膻中一穴分明记。

《普济方》：膻中为气之海，然心主为君，以敷宣散令。膻中主气，以气有阴阳，气和志适，则喜乐由后；分布阴阳，故官为臣使也。

【针法灸法】平刺 0.3~0.5 寸；可灸。

【现代研究】

（1）有人以膻中为主穴，向下透鸠尾穴，进针 2.5~2.8 寸深，并配用内关、足三里，治疗冠心病心绞痛，有效。

（2）针刺膻中可使催乳素分泌增加。

18. 玉堂　《针灸甲乙经》

【别名】玉英（《针灸甲乙经》）。

【位置】在胸部，当前正中线上，平第 3 肋间。

【解剖】①骨骼：胸骨体中点。②血管：胸廓（乳房）内动、静脉的前穿支。③神经：第 3 肋间神经前皮支的内侧支。

【释字】《说文解字》："玉，石之美。有五德：润泽以温，仁之方也；理自外，可以知中，义之方也；其声舒扬，尃以远闻，智之方也；不桡而折，勇之方也；锐廉而不技，絜之方也。象三玉之连。"《说文解字》："堂，殿也。"

【释穴】玉，金玉洁白之义，金者肺之质，白者肺之色。堂，正室也，古之居所为前堂后室。玉堂即为宫殿，神仙所居。《黄庭内景经》注："肺为玉堂宫。"此穴之上为紫宫，其下为膻中，膻中是心包的募穴，五行属火，应日，肺属金，应天，古人认为太阳挂在天盖之上，随天道而行，天在上在外，日在天之下，如同心在肺之中。玉堂者，是取玉之洁白濡润之意，资肺阴降心肺之气从上焦。

【气血运行状态】任脉起于会阴，沿腹部正中从腹走头，经气发于皮下而为玉堂，前为膻中，心主之气会聚之处，经气运行并聚集此处。

【穴性】本穴属任脉腧穴，任主一身之阴，穴名玉堂，资养肺之阴津，降上焦心肺之气，本穴禀任脉阴精之气，具金凉之气。

【主治】膺胸疼痛，咳嗽，气短，喘息，喉痹咽肿，呕吐寒痰，两乳肿痛。

【应用】《针灸甲乙经》：胸中满不得息，胁痛，骨疼，喘逆上气，呕吐烦心，玉堂主之。

《铜人腧穴针灸图经》：治胸满不得喘息，胸膺骨疼，呕吐寒痰，上气烦心。

《针灸大成》：主胸膺疼痛，心烦，咳逆上气，胸满不得息，喘息，呕吐寒痰。

《百症赋》：烦心呕吐，幽门开彻玉堂明。

【针法灸法】平刺 0.3~0.5 寸；可灸。

19. 紫宫 《针灸甲乙经》

【位置】在胸部，当前正中线上，平第 2 肋间。

【解剖】①骨骼：胸骨体上。②血管：胸廓（乳房）内动、静脉的前穿支。③神经：第 2 肋间神经前皮支的内侧支。

【释字】《说文解字》："紫，帛青赤色。"《说文解字》："宫，室也。"

【释穴】紫，尊贵的颜色。宫，王者之所居。紫宫为星名，《汉书·天文志》："中宫天极星，其一明者，泰一之常居也，旁三星三公，或曰子属。后句四星，末大星正妃，余三星后宫之属也。环之匡卫十二星，籓臣。皆曰紫宫。"《淮南子·天文》："紫宫者，太乙之居也。"紫宫也称为紫微宫，即紫薇垣，是三垣之一，居中，是皇帝所居住的地方，此处则为心之居室。《管子·心术》："心也者，智之所舍也，故曰宫。"注："宫，心之宅，犹灵台也。"本穴与背部灵台相对。本穴之上为华盖，华盖者天，天之下为心之太阳。华盖与紫宫，玉堂与膻中，以及后面的天突与璇玑，都居天位，讲天的不同层次，天有九重，在人则指脏腑形骸及其所藏之精气处在的不同层次。

紫色是红与黑的混合色，红属火，心之色，黑属水，肾之色，紫者指心肾相交，水火既济之意。心为手少阴，肾为足少阴，合为少阴之气，内藏水火，主一身之阴阳。

【气血运行状态】任脉起于会阴，沿腹部正中从腹走头，经气发于皮下而为紫宫穴，前为玉堂穴，资养肺之阴津，降气安神，经气运行并聚集此处。

【穴性】本穴属任脉腧穴，任主一身之阴，穴名紫宫，心脏所住之宫，本穴禀任脉阴精之气，内具火性。

【主治】咳嗽，气喘，胸胁支满，胸痛，喉痹，吐血，呕吐，饮食不下。

【应用】《针灸甲乙经》：胸胁支满，痹痛，骨疼，饮食不下，呕逆气上，烦心，紫宫主之。

《针灸大成》：主胸胁支满，胸膺骨痛，饮食不下，呕逆上气，烦心，咳逆吐血，唾如白胶。

【针法灸法】平刺 0.3~0.5 寸；可灸。

20. 华盖　《针灸甲乙经》

【位置】在胸部，当前正中线上，平第 1 肋间。

【解剖】①骨骼：胸骨角上。②血管：胸廓（乳房）内动、静脉的前穿支。③神经：第 1 肋间神经前皮支的内侧支。

【释字】《说文解字》："华，荣也。"《说文解字》："盖，苫也。"

【释穴】华，有荣华、光采之义。华盖，指古代帝王的车盖，帝王出入的宝伞。《天文应象》注："华盖七星，其柄九星，列如盖状，以荫帝座。"华盖星是古代天文中的星官之一，属紫微垣，共十六星，形似伞状，古代星命家以三合低处为华盖。《师传》："五脏六腑者，肺为之盖。"本穴之前为紫宫，也属于紫薇垣，皇帝所居之宫殿，本穴居其上，华丽覆盖，应天与日的关系，天在上，其气主降，天气降为雨；日在天之下，其热亦降，主地气上为云。

【气血运行状态】任脉起于会阴，沿腹部正中从腹走头，经气发于皮下而为华盖穴，前为紫宫穴，心之宫殿，经气运行并聚集此处。

【穴性】本穴属任脉腧穴，任主一身之阴，穴名华盖，合于肺气主降，本穴禀任脉阴精之气，具金凉之性。

【主治】咳嗽，气喘，胸痛，胁肋痛，喉痹，咽肿。

【应用】《针灸甲乙经》：咳逆上气，喘不能言，华盖主之……胸胁支满，痛引胸中，华盖主之。

《针灸大成》：主喘急上气，咳逆哮嗽，喉痹咽肿，水浆不下，胸胁支满痛。

《百症赋》：久知胁肋疼痛，气户华盖有灵。

【针法灸法】平刺 0.3~0.5 寸，可灸。

【现代研究】

（1）针刺华盖对甲状腺功能亢进的高血压患者有降压作用。

（2）针刺华盖可使白细胞总数和中性粒细胞增加，也可使嗜酸粒细胞增加。

21. 璇玑 《针灸甲乙经》

【位置】在胸部，当前正中线上，天突下 1 寸。

【解剖】①骨骼：胸骨柄上。②血管：胸廓（乳房）内动、静脉的前穿支。③神经：锁骨上神经前支。

【释字】《说文解字》："璇，美石次玉。"《说文解字》："玑，珠不圆者也。"

【释穴】璇玑是星名，北斗第二星为璇，第三星为玑，璇玑是北斗七星中天璇天机之合称。北斗自转，而璇玑随之，观测天文之仪器，称为璇玑，又名浑天仪。仪上枢轴，也称为璇玑。璇玑又指北斗前四星，也叫魁。《晋书·天文志上》："魁四星为璇玑，杓三星为玉衡。"又泛指北斗，或北极星等，比喻权柄，帝位。《史记·天官书》："北斗七星，所谓璇玑玉衡，以齐七政。"

璇玑本为玉器名，即重型礼玉"琮"的别名。琮是源自良渚文化的一种皇家重型礼玉，外方内圆，中空柱状，四角雕刻生灵之象，代表天圆地方。璇玑也就是玉琮，还代表天地柱，古越语把天地柱叫作"昆仑"，也写作"混沦"，是旋转的水汽，如同中国东南沿海夏季常见的台风，台风眼对应于"璇玑"中空部分，所以玉琮中心的空气柱就是"昆仑"。

不论是作为北斗七星还是玉琮，或是天地柱，或是混沦等，都与枢机旋转运行相关，本穴与督脉的陶道，足太阳经脉的大杼穴性质类似，表示枢机旋转的属性。本穴居天突之下，胸腔之上，如斗运于天，机运于身，犹璇玑持衡，也因此称为旋机（即璇玑）。

【气血运行状态】任脉起于会阴，沿腹部正中从腹走头，经气发于皮下而为璇玑穴，前为华盖穴，主天气降为雨，经气运行并聚集此处。

【穴性】本穴属任脉腧穴，任主一身之阴，穴名璇玑，旋转枢机，主气水上下运行，本穴禀任脉阴精之气，主气机旋转运行。

【主治】咳嗽，气喘，胸满痛，喉痹咽肿，胃中有积。

【应用】《针灸甲乙经》：胸满痛，璇玑主之……喉痹，咽肿，水浆不下，璇玑主之。

《针灸大成》：主胸胁支满痛，咳逆上气，喉鸣，喘不能言，喉痹咽痈，水浆不下，胃中有积。

《席弘赋》：胃中有积刺璇玑，三里功多人不知。

《长桑君天星秘诀歌》：若是胃中停宿食，后寻三里起璇玑。

《百症赋》：胸满项强，神藏、璇玑宜试。

【针法灸法】平刺 0.3~0.5 寸；可灸。

22. 天突　《灵枢经》，阴维、任脉交会穴

【别名】玉户（《针灸甲乙经》），天瞿（《备急千金要方》《针灸聚英》），五户（《铜人腧穴针灸图经》）。

【位置】在颈部，当前正中线上胸骨上窝中央。

【解剖】①肌肉：左右胸锁乳突肌之间，深层左右为胸骨舌骨肌和胸骨甲状肌。②血管：颈静脉弓、甲状腺下动脉分支，深部为气管，再向下，在胸骨柄后方为无名静脉及主动脉弓。③神经：锁骨上神经前支。

【释字】《说文解字》："天，巅也。"《说文解字》："突，犬从穴中暂出也。"

【释穴】天即天空，突即突出、高耸之义。天突位于五脏六腑的最高位，有天极之意，古人认为"极"的位置很重要，"极"是中心，是静止不动的，好像北极星，静止不动，恒指北方，其他天体则以之为中心，环绕而行。孔子说过"为政以德，譬如北辰，居其所而众星拱之。"如果要用德行来治理天下，就像北极星一样，其他的星辰都围绕着它运转。此穴所在部位相当于气管上端，是天之气下通于肺，肺之气上与其相应之处，是天之极点，因此称为天突。本穴之前为璇玑，是北斗七星围绕北极星旋转运行，本穴在其之上，也说明其位居极点。

【气血运行状态】任脉起于会阴，沿腹部正中从腹走头，经气发于皮下而为天突穴，前为璇玑穴，气机环绕天突而运转，经气运行并聚集此处。

【穴性】本穴属任脉腧穴，任主一身之阴，穴名天突，天之极点，天之气与肺之气交通之处，本穴禀任脉阴精之气，气机出入之处。

【主治】咳嗽，哮喘，胸中气逆，咯唾脓血，咽喉肿痛，舌下急，暴暗，瘿气，噎膈，梅核气。

【应用】《素问·气穴论》：背与心相控而痛，所治天突与十椎及上纪。

《针灸甲乙经》：咳上气，喘，暴喑不能言，及舌下挟缝青脉，颈有大气，喉痹，咽中干，急不得息，喉中鸣，翕翕寒热，项肿肩痛，胸满，腹皮热，衄，气梗心痛，瘾疹头痛，面皮赤热，身肉尽不仁，天突主之。

《铜人腧穴针灸图经》：治咳嗽上气，胸中气噎，喉中状如水鸡声，肺痈，咳唾脓血，气咽干，舌下急，喉中生疮，不得下食。

《玉龙歌》：哮喘之证最难当，夜间不睡气遑遑，天突妙穴宜寻得，膻中着艾便安康。

《百症赋》：咳嗽连声，肺俞须迎天突穴。

《普济方》：针五分，留三呼，得气即泻，灸亦得。即下针宜直横下，不得低手，即损五脏之气，伤人短寿。

《类经图翼》：治一切瘿瘤初起者，灸之妙。

【针法灸法】先直刺 0.2~0.3 寸，然后沿胸骨柄后缘，气管前缘缓慢向下刺入 0.5~1 寸；可灸。本穴针刺不能过深，也不宜向左右刺，以防刺伤锁骨下动脉及肺尖。如刺中气管壁，针下有硬而轻度弹性的感觉，患者出现喉痒欲咳等现象；若刺破气管壁，可引起剧烈的咳嗽及血痰等现象。如刺中无名静脉或主动脉弓时，针下可有柔软而有弹力的阻力或患者有疼痛感觉，应即退针。

【现代研究】

（1）针刺天突对甲状腺功能亢进患者有较好的治疗作用，可使甲状腺缩小，症状消失，基础代谢明显降低。

（2）针刺甲状腺功能亢进患者天突穴，可使基础代谢降低，而对地方性甲状腺肿患者，针后基础代谢可增加。

（3）临床观察，电针天突穴对呼吸衰竭有一定疗效，特别是对外周性呼吸衰竭疗效明显。

（4）针刺天突对支气管平滑肌也有调整作用，对支气管哮喘有治疗作用。

（5）针刺食管癌患者天突穴，可使蠕动增强，内径增宽。

23. 廉泉　《素问》，阴维、任脉交会穴

【别名】本池（《针灸甲乙经》），舌本（《铜人腧穴针灸图经》）。

【位置】在颈部，当前正中线上，结喉上方，舌骨上缘凹陷处。

【解剖】①肌肉：甲状软骨和舌骨之间，深部为会厌，下方为喉门，有甲状舌骨肌、舌肌。②血管：颈前浅静脉，甲状腺上动、静脉。③神经：颈皮神经，深层有舌下神经分支。

【释字】《说文解字》："廉，仄也。按，堂之侧边曰廉，故从广。天子之堂九尺，诸侯七尺，大户五尺，士三尺。堂边皆如其高。"《说文解字》："泉，水原也。象水流出成川形。"

【释穴】廉，有清廉，边角之义。泉，水之源。廉泉本为地名，又是泉名，在东莞市的黄旗山内，有廉泉，泉水甘甜，行人常在此歇息饮用。800余年前，廉泉建亭立匾。后东莞县令上任，必在此处饮泉水，以示为官清廉。廉泉与广州市郊石门贪泉，扬名于宋代。两者意义相反，却均为劝告人们倡廉戒贪。

本穴在喉结上方边缘，内应舌本，如果舌在口腔内搅动，则津液如泉水般不断涌出。《灵枢·胀论》："廉泉玉英者，津液之道也。"刺本穴，口可生津。

【气血运行状态】任脉起于会阴，沿腹部正中从腹走头，经气发于皮下而为廉泉穴，前为天突穴，天之水气上于此处而为津液，经气运行并聚集此处。

【穴性】本穴属任脉腧穴，任主一身之阴，穴名廉泉，内应舌本，主生津液，本穴禀任脉阴精之气，主生津液。

【主治】舌下肿痛，舌根急缩，舌纵涎出，舌强，中风失语，舌干口燥，口舌生疮，暴喑，喉痹，聋哑，咳嗽，哮喘，消渴，食不下。

【应用】《针灸甲乙经》：舌下肿，难以言，舌纵涎出，廉泉主之。

《铜人腧穴针灸图经》：治舌下肿难言，舌纵涎出，咳嗽上气，喘息，呕沫，口噤，舌根急缩，下食难。

《针灸大成》：主咳嗽上气，喘息，呕沫，舌下肿难言，舌根缩急不食，舌纵涎出，口疮。

《类经图翼》：然则廉泉非一穴，当是舌根下之左右泉脉，而且为足少阴之会也。

【针法灸法】直刺 0.5~0.8 寸，不留针；可灸。

【现代研究】针刺廉泉对甲状腺功能有良好调节作用，对甲状腺功能亢进者，针刺廉泉可使甲状腺体缩小，症状消失，基础代谢率下降。

24. 承浆 《针灸甲乙经》，足阳明、任脉交会穴

【别名】天池（《针灸甲乙经》），鬼市（《备急千金要方》），垂浆（《圣济总录》），悬浆（《铜人腧穴针灸图经》）。

【位置】在面部，当颏唇沟的正中凹陷处。

【解剖】①肌肉：口轮匝肌和颏肌之间。②血管：下唇动、静脉分支。③神经：面神经及颏神经分支。

【释字】《说文解字》："承，奉也。受也。"《说文解字》："浆，酢浆也。"

【释穴】承即承受，浆即水浆。《素问·上古天真论》："以酒为浆。"浆，在此指口涎而言。《释名》："口下曰承浆，承浆水也。"浆，指口中津液。承浆者，指口内承受浆液言也。人口中浆液，《黄庭内景经》以口中津液为玉液、醴泉、玉浆、玉津，是由舌下渗透而出，汇于天池，经舌尖向上舐送。舌为心之苗，舌上津液也可以认为是心之液，慢慢咽下，补充肾水，形成心肾相交之态势。

承浆者，舌上有水，足阳明与任脉会于中脘，上会于承浆，足阳明为后天水谷之本，任脉主一身之阴，承浆津液的盛衰，也预示着后天水谷的盛衰。古代相学理论认为女人的承浆穴处深凹下陷，且能容下一指，是好的面相。因为承浆凹陷可承接口中流出的津液玉浆，证明该女子体内阴气充盈，生殖、内分泌机能健康，若在古代她们必是儿女成群、多子多福，享尽天伦之乐，相反下巴尖薄短小者，并且承浆平坦的，则多阴精亏虚。

本穴是任脉最后一个腧穴，任主一身之阴，起于会阴穴，终于承浆穴，前后呼应。阴者藏阴精，存津液，津液以气为本，以水为标，任脉起于下焦之精气，终于上焦津液，本穴承浆正是此意。

【气血运行状态】任脉起于会阴，沿腹部正中从腹走头，经气发于皮下而为承浆穴，前为廉泉穴，主生津液，经气运行并聚集此处。

【穴性】本穴属任脉腧穴，任主一身之阴，穴名承浆，承接水泉阴津，本穴禀任脉阴精之气，主存津液。

【主治】口眼㖞斜，唇紧，面肿，齿痛，齿衄，龈肿，流涎，口舌生疮，

暴喑不言，消渴嗜饮，小便不禁，癫痫。

【应用】《针灸甲乙经》：寒热，凄厥，鼓颔，承浆主之……痓，口噤互引，口干，小便黄赤，或时不禁，承浆主之。消渴嗜饮，承浆主之……目瞑，身汗出，承浆主之……衄血不止，承浆及委中主之。

《铜人腧穴针灸图经》：疗偏风口㖞，面肿，消渴，口齿疳蚀生疮。

《针灸大成》：主偏风，半身不遂，口眼㖞斜，面肿，消渴，口齿疳蚀生疮，暴喑不能言。

《玉龙歌》：头颈强痛难回顾，牙痛病作一般看，先向承浆明补泻，后针风府即时安。

《类经图翼》：又名十三鬼穴云，此名鬼市，治百邪癫狂，当在第八次下针。

《针灸聚英》：若一向灸，恐足阳明脉断，其病不愈。停息复灸，令血脉通宣，其病立愈。

《普济方》：灸即备脉通宣，其风立愈，注依小筋头作；针三分，得气即泻……徐徐引气而出。

【针法灸法】斜刺0.3~0.5寸；可灸。

【现代研究】

（1）承浆穴在针刺麻醉手术中具有镇痛、镇静、松弛腹肌、抑制内脏牵拉反应等良好效果。且可同时调节呼吸、血压。

（2）电针动物承浆、人中可引起应激反应，使血浆皮质醇含量升高。针刺承浆、水沟穴有良好的抗休克作用，能有效地调节血中儿茶酚胺含量，提高肺的摄氧率。

（3）治疗痛经，配大椎，经潮前3天开始，每日1次，至经净为1个疗程。

（4）治疗落枕，配风府，用泻法，有强的针感为好，一般针刺后即有一定效果。